U0233505

胶质母细胞瘤
Glioblastoma

胶质母细胞瘤
Glioblastoma

原　著　Steven Brem
　　　　Kalil G. Abdullah
主　译　马春晓
主　审　游潮（四川大学华西医院神经外科）
副主译　徐建国　步星耀　杨红旗
译　者（按姓名汉语拼音排序）

步星耀　河南省人民医院神经外科
崔勇霞　河南省人民医院肿瘤科
韩　倩　河南省人民医院放疗科
李　艳　河南省人民医院影像科
李治晓　河南省人民医院神经外科
刘建波　河南省人民医院放疗科
马春晓　河南省人民医院神经外科
孙　勇　河南省人民医院神经外科
王朝杰　河南省人民医院肿瘤科
王　翔　四川大学华西医院神经外科
谢红建　河南省人民医院病理科
徐建国　四川大学华西医院神经外科
闫兆月　河南省人民医院神经外科
杨红旗　河南省人民医院神经内科
杨　阳　河南省人民医院康复科
张　敬　四川大学华西医院神经外科
赵瑞皎　河南省人民医院病理科
周良学　四川大学华西医院神经外科

北京大学医学出版社

JIAOZHIMUXIBAOLIU

图书在版编目（CIP）数据

胶质母细胞瘤 /（美）史蒂文·布莱姆（Steven Brem），卡里尔·阿卜杜拉（Kalil G. Abdullah）原著 . 马春晓主译 ;– 北京 : 北京大学医学出版社 , 2022.5
书名原文 : Glioblastoma
ISBN 978-7-5659-2266-4

Ⅰ . ①胶… Ⅱ . ①马… ②史… ③卡… Ⅲ . ①神经胶质瘤
Ⅳ . ① R730.264

中国版本图书馆 CIP 数据核字 (2020) 第 178465 号

北京市版权局著作权合同登记号 : 图字 : 01-2022-2246

Elsevier(Singapore) Pte Ltd.
3 Killiney Road, #08-01 Winsland House I, Singapore 239519
Tel: (65) 6349-0200; Fax: (65) 6733-1817

Glioblastoma
Copyright © 2017 by Elsevier, Inc. All rights reserved.
ISBN-13: 9780323476607

This translation of Glioblastoma by Steven Brem, Kalil G. Abdullah was undertaken by Peking University Medical Press and is published by arrangement with Elsevier (Singapore) Pte Ltd.

Glioblastoma by Steven Brem, Kalil G. Abdullah 由北京大学医学出版社进行翻译，并根据北京大学医学出版社与爱思唯尔（新加坡）私人有限公司的协议约定出版。

《胶质母细胞瘤》（马春晓　主译）
ISBN: 978-7-5659-2266-4
Copyright © 2022 by Elsevier (Singapore) Pte Ltd. and Peking University Medical Press.

All rights reserved. No part of this publication may be reproduced or transmitted in any form or by any means, electronic or mechanical, including photocopying, recording, or any information storage and retrieval system, without permission in writing from Elsevier (Singapore) Pte Ltd, and Peking University Medical Press.

注　意

本译本由Elsevier (Singapore) Pte Ltd. 和北京大学医学出版社完成。相关从业及研究人员必须凭借其自身经验和知识对文中描述的信息数据、方法策略、搭配组合、实验操作进行评估和使用。由于医学科学发展迅速，临床诊断和给药剂量尤其需要经过独立验证。在法律允许的最大范围内，爱思唯尔、译文的原文作者、原文编辑及原文内容提供者均不对译文或因产品责任、疏忽或其他操作造成的人身及（或）财产伤害及（或）损失承担责任，亦不对由于使用文中提到的方法、产品、说明或思想而导致的人身及（或）财产伤害及（或）损失承担责任。

Published in China by Peking University Medical Press under special arrangement with Elsevier (Singapore) Pte Ltd. This edition is authorized for sale in the People's Republic of China only, excluding Hong Kong SAR, Macau SAR and Taiwan. Unauthorized export of this edition is a violation of the contract.

胶质母细胞瘤

主　　译 : 马春晓
出版发行 : 北京大学医学出版社
地　　址 :（100191）北京市海淀区学院路 38 号　北京大学医学部院内
电　　话 : 发行部 010-82802230 ; 图书邮购 010-82802495
网　　址 : http ://www.pumpress.com.cn
E － mail : booksale@bjmu.edu.cn
印　　刷 : 北京信彩瑞禾印刷厂
经　　销 : 新华书店
责任编辑 : 阳耀林　靳　奕　　责任校对 : 靳新强　　责任印制 : 李　啸
开　　本 : 787 mm × 1092 mm　1/16　　印张 : 20　字数 : 500 千字
版　　次 : 2022 年 5 月第 1 版　2022 年 5 月第 1 次印刷
书　　号 : ISBN 978-7-5659-2266-4
定　　价 : 189.00 元

版权所有，违者必究
（凡属质量问题请与本社发行部联系退换）

原著者名单

KALIL G. ABDULLAH, MD
Department of Neurosurgery
Perelman School of Medicine
Hospital of the University of Pennsylvania
Department of Bioengineering
University of Pennsylvania
Philadelphia, PA, USA

COREY ADAMSON, MD, PhD, MPH
Department of Neurosurgery
Emory University Hospital
Atlanta, GA, USA

MANISH K. AGHI, MD, PhD
Professor, Department of Neurologic Surgery
University of California
San Francisco, CA, USA

MAYA A. BABU, MD, MBA
Department of Neurological Surgery
Mayo Clinic
Rochester, MN, USA

RABAA BAITALMAL, MBBS
Microvascular and Molecular Neuro-Oncology
  Laboratory
Department of Pathology
NYU Langone Medical Center
New York, NY, USA;
Department of Pathology
King Abdulaziz University
Jeddah, Saudi Arabia

GENE H. BARNETT, MD, MBA
Department of Neurosurgery
Rose Ella Burkhardt Brain Tumor &
  Neuro-Oncology Center
Neurological Institute, Cleveland Clinic
Cleveland, OH, USA

JILL S. BARNHOLTZ-SLOAN, PhD
Professor, Case Comprehensive Cancer Center
Case Western Reserve University School
  of Medicine
Cleveland, OH, USA

TELMO BELSUZARRI, MD
Department of Neurosurgery
Hospital Celso Pierro, PUC-Campinas
Campinas, Sao Paulo, Brazil

MITCHEL S. BERGER, MD
Professor, Department of Neurological
  Surgery
University of California
San Francisco, CA, USA

RODICA BERNATOWICZ, MD
Resident, Neurological Institute Cleveland
  Clinic Foundation
Cleveland, OH, USA

FLORIEN W. BOELE, PhD
Edinburgh Centre for Neuro-Oncology
Western General Hospital
Edinburgh, United Kingdom

STEVEN BREM, MD
Co-Director, Brain Tumor Center Director
  of Neurosurgical Oncology
Professor of Neurosurgery, Hospital of the
  University of Pennsylvania
Philadelphia, PA, USA

JASON A. BURDICK, PhD
Department of Bioengineering
University of Pennsylvania
Philadelphia, PA, USA

BOB S. CARTER, MD, PhD
Department of Neurosurgery
University of California
La Jolla, CA, USA

SAMUEL T. CHAO, MD
Department of Radiation Oncology
Rose Ella Burkhardt Brain Tumor &
  Neuro-Oncology Center
Cleveland Clinic
Cleveland, OH, USA

STEPHANIE CHEN, MD
University of Miami Miller School
  of Medicine
University of Miami Hospital
Miami, FL, USA

ANDREW S. CHI, MD, PhD
Department of Neurosurgery
NYU Langone Medical Center
Departments of Neurology and Medicine
NYU School of Medicine
Laura and Isaac Perlmutter Cancer Center
NYU Langone Medical Center
NYU School of Medicine
New York, NY, USA

JOHN CHOI, MEd
Johns Hopkins University School of Medicine
Baltimore, MD, USA

ROBERTO JOSE DIAZ, MD, PhD, FRCS(C)
University of Miami Miller School of Medicine
University of Miami Hospital
Miami, FL, USA

LINDA DIRVEN, PhD
Department of Neurology
Leiden University Medical Center
Leiden, The Netherlands

HUGUES DUFFAU, MD, PhD
Professor, Department of Neurosurgery
Gui de Chauliac Hospital
National Institute for Health and Medical
   Research (INSERM)
Team "Brain Plasticity, Stem Cells and Glial
   Tumors"
Institute for Neurosciences of Montpellier
Montpellier University Medical Center
Montpellier, France

YI FAN, MD, PhD
Assistant Professor, Departments of Radiation
   Oncology and Neurosurgery
University of Pennsylvania
Perelman School of Medicine
Philadelphia, PA, USA

JAVIER M. FIGUEROA, MD, PhD
Department of Neurosurgery
University of California
La Jolla, CA, USA

PATRICK FLANIGAN, BS
Department of Neurologic Surgery
University of California
San Francisco, CA, USA

JEAN-PIERRE GAGNER, MD, PhD
Microvascular and Molecular Neuro-Oncology
Laboratory
Department of Pathology
NYU Langone Medical Center
New York, NY, USA

CONSTANTINOS G. HADJIPANAYIS,
MD, PhD
Department of Neurosurgery
Mount Sinai Health System
New York, NY, USA

ZHENQIANG HE, MD
Department of Radiation Oncology
University of Pennsylvania
Perelman School of Medicine
Philadelphia, PA, USA;
Department of Neurosurgery
Sun Yat-sen University Cancer Center
State Key Laboratory of Oncology in South China
Collaborative Innovation Center for
   Cancer Medicine
Guangzhou, China

SHAWN L. HERVEY-JUMPER, MD
Assistant Professor
Department of Neurosurgery
University of Michigan
Ann Arbor, MI, USA

ANDREAS F. HOTTINGER, MD, PhD
Departments of Clinical Neurosciences
   and Oncology
Lausanne University Hospital
Lausanne, Switzerland

MICHAEL E. IVAN, MD, MBS
University of Miami Miller School of Medicine
University of Miami Hospital
Miami, FL, USA

ARMAN JAHANGIRI, BS
Department of Neurologic Surgery
University of California
San Francisco, CA, USA

EDWARD W. JUNG, MD
Therapeutic Radiology Associates
Hagerstown, MD, USA

ANELIA KASSI, BSc
University of Miami Miller School of Medicine
University of Miami Hospital
Miami, FL, USA

JOHAN A.F. KOEKKOEK, MD, PhD
Department of Neurology
Leiden University Medical Center
Leiden, The Netherlands;
Department of Neurology
Medical Center Haaglanden
The Hague, The Netherlands

RICARDO J. KOMOTAR, MD, FACS
University of Miami Miller School of Medicine
University of Miami Hospital
Miami, FL, USA

PETER LIAO, BS, MD, PhD Student
Case Comprehensive Cancer Center
Case Western Reserve University School
   of Medicine
Cleveland, OH, USA

EDWIN LOK, MS
Brain Tumor Center & Neuro-Oncology Unit
Department of Neurology
Beth Israel Deaconess Medical Center
Harvard Medical School
Boston, MA, USA

MARCELA V. MAUS, MD, PhD
Cancer Center
Massachusetts General Hospital
Harvard Medical School
Boston, MA, USA

JACOB A. MILLER, BS
Lerner College of Medicine
Cleveland Clinic
Cleveland, OH, USA

RICHARD ALAN MITTEER Jr, MS
Department of Radiation Oncology
University of Pennsylvania
Perelman School of Medicine
Philadelphia, PA, USA

YONGGAO MOU, MD
Professor, Department of Neurosurgery
Sun Yat-sen University Cancer Center
State Key Laboratory of Oncology in South China
Collaborative Innovation Center for
   Cancer Medicine
Guangzhou, China

ERIN S. MURPHY, MD
Department of Radiation Oncology
Rose Ella Burkhardt Brain Tumor &
   Neuro-Oncology Center
Cleveland Clinic
Cleveland, OH, USA

DONALD M. O'ROURKE, MD
Department of Neurosurgery
Perelman School of Medicine
University of Pennsylvania
Philadelphia, PA, USA

QUINN T. OSTROM, MPH, MA
Research Coordinator
Case Comprehensive Cancer Center
Case Western Reserve University School
   of Medicine
Cleveland, OH, USA

DAVID PEEREBOOM, MD, FACP
Professor of Medicine
Lerner College of Medicine
Director, Clinical Research
Rose Ella Burkhardt Brain Tumor &
   Neuro-Oncology Center
Solid Tumor Oncology
Cleveland Clinic
Cleveland, OH, USA

H. WESTLEY PHILLIPS, MD
Department of Neurosurgery
NYU Langone Medical Center
NYU School of Medicine
New York, NY, USA

JONATHAN J. RASOULI, MD
Department of Neurosurgery
Mount Sinai Health System
New York, NY, USA

CHRISTOPHER A. SARKISS, MD
Department of Neurosurgery
Mount Sinai Health System
New York, NY, USA

JAMES ERIC SCHMITT, MD, PhD
Assistant Professor of Radiology
Division of Neuroradiology
Department of Radiology
Hospital of the University of Pennsylvania
Philadelphia, PA, USA

MAYUR SHARMA, MD
Department of Neurosurgery
Rose Ella Burkhardt Brain Tumor &
   Neuro-Oncology Center
Cleveland Clinic
Cleveland, OH, USA

DANILO SILVA, MD
Department of Neurosurgery
Rose Ella Burkhardt Brain Tumor &
   Neuro-Oncology Center
Cleveland Clinic
Cleveland, OH, USA

JOEL M. STEIN, MD, PhD
Assistant Professor of Radiology
Division of Neuroradiology
Department of Radiology
Hospital of the University of Pennsylvania
Philadelphia, PA, USA

LINDSAY C. STETSON, PhD
Post-Doctoral Scholar
Case Comprehensive Cancer Center
Case Western Reserve University School
  of Medicine
Cleveland, OH, USA

ROGER STUPP, MD
Professor, Department of Oncology
Zurich University Hospital
Zurich, Switzerland

YOURONG SOPHIE SU, MD
Department of Neurosurgery
University of Pennsylvania
Philadelphia, PA, USA

JOHN H. SUH, MD
Department of Radiation Oncology
Rose Ella Burkhardt Brain Tumor &
  Neuro-Oncology Center
Cleveland Clinic
Cleveland, OH, USA

KENNETH D. SWANSON, PhD
Brain Tumor Center & Neuro-Oncology Unit
Department of Neurology
Beth Israel Deaconess Medical Center
Harvard Medical School
Boston, MA, USA

MARTIN J.B. TAPHOORN, MD, PhD
Department of Neurology
Medical Center Haaglanden
The Hague, The Netherlands;
Department of Neurology
Leiden University Medical Center
Leiden, The Netherlands

JAYESH P. THAWANI, MD
Department of Neurosurgery
Hospital of the University of Pennsylvania
Philadelphia, PA, USA

CHEDDHI J. THOMAS, MD
Division of Neuropathology
Department of Pathology
NYU Langone Medical Center
New York, NY, USA

ERIC T. WONG, MD
Brain Tumor Center & Neuro-Oncology Unit
Department of Neurology
Beth Israel Deaconess Medical Center
Harvard Medical School
Boston, Massachusetts;
Department of Physics
University of Massachusetts
Lowell, Massachusetts

ANDREW I. YANG, MD, MS
Department of Neurosurgery
Perelman School of Medicine
University of Pennsylvania
Philadelphia, PA, USA

DAVID ZAGZAG, MD, PhD
Division of Neuropathology
Microvascular and Molecular Neuro-Oncology
  Laboratory
Department of Pathology
Department of Neurosurgery
Laura and Isaac Perlmutter Cancer Center
NYU Langone Medical Center
New York, NY, USA

中文版序一

在当今医学的发展进程中，循证医学正稳步向精准医学转变，科学技术的进步深刻影响着医疗技术的发展与治疗理念的变革，随着高场强核磁以及基因检测等多组学研究的逐步开展，我们逐渐开始从横跨宏观到微观的多角度更全面立体地认识各种临床疾病。

脑科学是当今世上最为热门且发展迅猛的学科之一，世界大脑组织提出"认识脑、保护脑、创造脑"的三大目标，中国科学院院士、北京天坛医院神经外科专家赵继宗提出"网络神经外科"是未来神经外科发展的必由之路，因此，如何从更精准、更全面的角度理解并攻克神经外科相关疾病是医学科学家必须深入思考的问题。

胶质母细胞瘤是当前神经外科肿瘤研究领域中最为复杂且棘手的一种特殊类型，具有较高的病死率和复发率。随着 CT、MRI 等新型影像设备的更新迭代，胶质母细胞瘤的早期识别和诊治更为精准；基因检测等多组学技术的临床应用使胶质母细胞瘤的靶向治疗成为可能；手术显微镜、神经导航、术中磁共振成像、术中唤醒等多模态技术的融合应用使得胶质母细胞瘤的手术可以在安全切除肿瘤和保护神经功能之间获得最大限度的平衡。

然而，由于胶质母细胞瘤较为罕见，我国广大神经外科医师在临床实践中对此类疾病仍缺乏全面而深入的理解。本书由著名神经外科专家——美国宾夕法尼亚州费城宾夕法尼亚大学医院的 Steven Brem 教授以及 Kalil G. Abdullah 教授主编，从胶质母细胞瘤的研究历史、流行病学、发病机制、手术原则、放化疗原则、新近的分子标志物和靶向治疗等方向进行了系统而深入的论述，旁征博引，并对免疫治疗、抗血管生成治疗、电场治疗、激光间质热疗、局部用药等多种具有广阔应用前景的新型疗法进行了详细的阐述。本书的最后，还对胶质母细胞瘤的神经功能损伤和恢复、社会经济学影响以及既往开展的临床试验进行探讨。本书针对胶质母细胞瘤这一专病的多维度信息进行分析和总结，将现代最先进的技术和知识进行交叉融合，是目前胶质母细胞瘤领域最为完整的知识汇聚体之一。

本书的翻译团队马春晓教授团队成员绝大多数为神经外科领域的中青年医生，他们是我国神经外科的中坚力量，具有坚实的基础理论知识以及语言功底。感谢他们的勤劳付出，将这本书原汁原味地呈现给广大读者，为我国神经外科带来一本经典译著。

本书涵盖胶质母细胞瘤研究历史、现况以及未来发展方向，适合来自神经外科的广大医生阅读，是一本不可多得的教科书级百科全书。

江涛

北京市神经外科研究所副所长

首都医科大学附属北京天坛医院神经外科副主任

中文版序二

　　胶质母细胞瘤（glioblastoma, GBM）是成人常见的、最具有侵袭性的原发性脑肿瘤，占胶质瘤的 50% 以上，对人体健康以及生活质量所致的严重危害已引起全社会的高度关注。多年来，神经肿瘤学界针对 GBM 的病因、发病机制、诊断和治疗，从各个方面、不同层次进行了深入研究，并且取得了显著进展。近年来，随着神经影像、分子病理、免疫、靶向治疗技术的进展，GBM 的治疗更是取得了令人瞩目的进步，也给患者带来了福音。学科的健康发展，需要及时总结新的研究成果，为深入研究提供方向指引和路标。

　　由马春晓教授主译的《胶质母细胞瘤》一书，即是这方面的典范。本书内容全面而前沿，从疾病起源和研究背景、分子发病机制和生物标志物、手术 / 放疗 / 化疗的规范综合治疗、探索性的靶向 / 免疫治疗以及未来发展方向等方面进行了全面而细致的阐述。本书适合初学的医学生、住院医师和主治医师学习。高级职称的专家，如仔细推敲、研读成书，也会大有裨益。本书可作为胶质瘤基础研究人员的参考书，也是神经肿瘤相关学科（包括神经内科、神经外科、肿瘤科、放疗科、影像科、病理科和康复科等相关学科）临床医生的案头书，疾病处理过程中的相关问题均可在书中寻找到答案。同时，有关医疗经济学内容可供卫生管理人员参考。

　　我愿意将其推荐给相关专业人员，相信他们定能从中受益。

陈忠平

教授

中山大学肿瘤防治中心 胶质瘤首席专家

2022 年 5 月 1 日

原著前言

胶质母细胞瘤：将科学进步转化为创新疗法

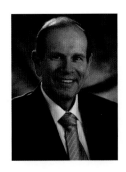

Steven Brem, MD

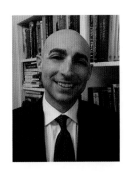

Kalil G. Abdullah, MD

Our main business is not to see what lies dimly at a distance, but to do what clearly lies at hand.

我们的主要任务不是看远处模糊的东西，而是做身边清楚的事情。

— Thomas Carlyle

通过手中这本独特的书，你将获得现今关于胶质母细胞瘤的知识全貌，以及信息爆炸和创新带来的对该疾病更深入的理解。我们一直缺乏一本针对胶质母细胞瘤单一病种的、系统论述的专著。在神经肿瘤学领域杰出人士的热情参与下，我们从胶质瘤的研究历史、流行病学、发病机制、手术原则、放射治疗和化疗原则等方面对其进行了重新探究。通过生物标志物及其对治疗的反应早期发现胶质母细胞瘤，将有助于指导将来的临床试验，并加快探索的步伐，不断提高生存率。本书涉及抗血管生成治疗、T 细胞免疫治疗、激光间质热凝治疗、电场治疗、局部治疗等新的治疗方法。

正如其最初的"多形性"命名描述的那样，胶质母细胞瘤由于其分子、细胞和空间异质性而难以治疗。因此，本书将胶质母细胞瘤的多维度进行提炼，对经典和新兴医学模式进行精简而富有信息量的总结，以描述这种疾病。有些令人困惑的信息也在书中体现，以供读者发现和消化。这种强有力的、动态的、跨学科的方法为提高生存率和生活质量的进一步突破铺平了道路。

对于那些正在进入这个领域的人，以及对于经验丰富的临床医师和研究人员，今年[①]都有一种切实的兴奋感。美国前总统奥巴马宣布了一项"癌症登月计划"，旨在利用基因组学、信

---

①译者注：指 2016 年。

息学和免疫疗法的进步，最终治愈癌症。美国前副总统乔·拜登[①]已经走遍美国各地，与抗击癌症战争领域的领军者们进行了交谈。人们越来越乐观地认为这场针对癌症的战争是可以打赢的。有关流行病学和生存率方面的数据显示了这种乐观的基础以及在"驯服"胶质母细胞瘤方面取得的进展。这些论述包含在有关社会经济学的章节中，这些章节强调了我们在不断变化的医疗环境中提供最先进的医疗服务时所面临的挑战。在从科学发现转向功能恢复的过程中，Duffau 博士撰写的关于神经可塑性的章节为我们提供了洞见和希望。总之，读者将从多个角度对胶质母细胞瘤有一个深刻的理解。本书是由本领域内最著名的思想家、科学家和外科医师编写的，我们相信读者会像我们一样对之爱不释手。

我们感谢所有的作者，他们热心地奉献了这些内容丰富、研究充分的章节。我们永远感谢爱思唯尔出版社的 Charlotta Kryhl 和 Alison Swety，感谢他们的专业精神和及时出版这本书。

感谢我们的家人和亲人，Brem 博士特别感谢他的妻子 Hana，她是他整个职业生涯中的天使，也是准备这本书期间的天使。我们也感谢我们的患者和他们的家人，他们饱受着胶质母细胞瘤的痛苦。与所有癌症一样，胶质母细胞瘤不仅会危及患者的生命，还会破坏家庭、亲人和社区的生活。每一天，我们的患者都会给我们带来治疗这种疾病的灵感、力量和目标。他们是我们的英雄，我们把这本书献给他们。

最诚挚的

Steven Brem，MD
美国宾夕法尼亚州费城宾夕法尼亚大学附属医院

Kalil G. Abdullah，MD
美国宾夕法尼亚州费城宾夕法尼亚大学附属医院

（译者：马春晓）

[①] 2021 年就任美国总统。

目　录

第一部分

疾病起源及背景

第 1 章

胶质母细胞瘤的历史与现代关联

Jayesh P. Thawani, MD[a,*], Steven Brem, MD[b]

胶质母细胞瘤仍然是一种可怕的疾病。如果没有必需的神经病学诊断工具，早期的内科和外科医师可能不仅会感到困惑，而且会对这种肿瘤患者的急剧恶化感到震惊。神经外科和神经病理学的发展是理解胶质母细胞瘤的第一步。尽管在诊断和治疗方面取得了重大进展，临床医师仍在努力为胶质母细胞瘤患者提供良好的预后。本章提供了胶质母细胞瘤的历史背景，并概述了该肿瘤的诊断和治疗的发展。

胶质母细胞瘤的历史：从环钻术到世界卫生组织分类

虽然从世界各地的旧石器时代晚期的古代文化中已经发现了环钻术的证据[1]，但是关于环钻术的第一个医学描述却是由希波克拉底记录的[2]。执业医师为治疗创伤（为了撬起凹陷性颅骨骨折）和其他各种疾病，包括减轻抽搐、头痛、浅表血肿和精神疾病进行颅骨钻孔（环钻术）（图 1.1）。古安达卢西亚的内科兼外科医师阿布·卡西姆·扎赫拉维（Abu al-Qasim Al-Zahrawi）［拉丁名为阿尔布·卡西斯（Albucasis）］在基塔布·塔斯里夫（*Kitab al-Tasrif*）（医学方法）一书中设计并描述了许多外科器械和手术流程，包括治疗神经外科疾病的手术。这些疾病中就包括

中枢神经系统肿瘤[3]。

科学方法的采用和规范化，临床和检验医学的进步，以及光学显微镜等设备的发展，为人类研究疾病提供了新的知识和机遇。1856—1865年，魏尔啸（Rudolf Ludwig Karl Virchow）首次描述了神经胶质细胞[4]，定义了胶质瘤，并将其分为现在被认为是低级和高级的肿瘤，为病理学研究奠定了基础[5-6]。当时，在尸检中发现的大脑肿瘤是根据假定的（正常的）对应细胞命名的[7]。鉴于染色和可视化技术的局限，许多现在被认为是胶质细胞的细胞类型在当时没有被明确界定；它们被认为是没有细胞来源的结缔组织。基于卡米洛·高尔基（Camilo Golgi, 1873）对神经元的足突的发现[8]和迈克尔·冯·伦霍斯（Michael von Lenhosse, 1891）对星形胶质细胞的描述[9]，神经胶质细胞为神经元提供支持的观点得到了传播。拉蒙·卡哈尔（Santiago Ramón y Cajal）和德瑞·赫特噶（Pío del Río-Hortega）使用金类试剂（标记胶质纤维酸性蛋白质）和铂基试剂（标记少突胶质细胞）为理解胶质细胞和大脑的细胞结构做出了巨大贡献[10-12]。

1926年，美国中西部出生和长大的珀西瓦尔·贝利（Percival Bailey）和哈维·库欣（Harvey Cushing）[13]，合作出版了《胶质瘤类肿瘤的组织遗传学分类和预后的相关

a Department of Neurosurgery, Hospital of the University of Pennsylvania, 3400 Spruce Street, 3 Silverstein, Philadelphia, PA 19103, USA; b Department of Neurosurgery, Brain Tumor Center, Hospital of the University of Pennsylvania, 3400 Spruce Street, 3 Silverstein, Philadelphia, PA 19103, USA
* Corresponding author.
E-mail address: jayesh.thawani@uphs.upenn.edu

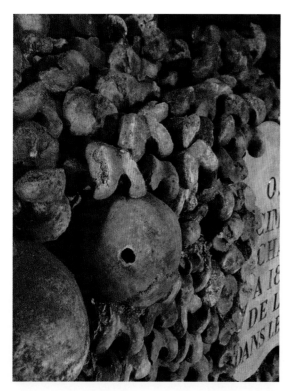

图 1.1　巴黎的地下墓穴，2014 年。有证据表明，早在旧石器时代晚期就出现了环钻术。尽管中枢神经系统肿瘤切除的首次记录可以追溯到公元 900 年到公元 1000 年（*Kitab Al-Tasrif, Albucasis of Cordoba*），但第一次记录在案的对原发脑瘤的可控性操作是由里克曼·葛德利（Rickman Godlee）先生在 1884 年完成的

研究》。贝利使用组织学染色技术研究了库欣系列中的 254 个胶质瘤[13]。这些胶质瘤和另外 160 个胶质瘤根据其细胞结构被分成 13 组。这种分类方案后来进行了精简[14]。此外，根据患者生存情况对肿瘤进行分组。在这项工作之前，中枢神经系统肿瘤一般都被认为是胶质瘤，其预后与组织病理学诊断也没有明确的联系。由于这项工作的重要性和实际意义，它在世界各地引起了极大兴趣（图 1.2）[13-15]。

库欣和贝利根据多形性海绵状成胶质细胞瘤的组织学表现，将其与其他胶质瘤区别开来，并将其定性为一种具有特定起源细胞的独特肿瘤（图 1.2）。尽管在显微镜下观察到异质性（提示"多形性"），但这些肿瘤患者

的临床经历多是一个快速恶化的过程。到了 20 世纪 40 年代，多形性海绵状成胶质细胞瘤被称为更广为人知的多形性胶质母细胞瘤[16]。

1938 年，德国神经病理学家汉斯·约阿希姆·谢勒（Hans Joachim Scherer）[17] 首先提出了原发性和继发性胶质母细胞瘤的假说，并在 20 世纪 40 年代发表了一系列文章来证实这一点。他的观点在理论和科学意义上都超越了他的时代。他指出，与原发性胶质母细胞瘤患者相比，继发性胶质母细胞瘤患者的临床病程较长，强调可以从生物学和临床角度对其进行区分[17-20]。尽管谢勒和库欣[21] 都注意到了这一点，但他们在分类系统上存在分歧。基于不同的临床和病理组织学发现，彭菲尔德（Penfield）、克诺汉（Kernohan）、赛尔（Sayre）、谢弗（Schaffer）、贝格施特兰德（Bergstrand）、珀迪（Purdy）和奥利维克罗纳（Olivecrona）提出了不同的分类系统；这些分类系统之间存在相当大的偏倚[22]。

建立一个共识的分类系统是必要的。从 1956 年到 1979 年，世界卫生组织（World Health Organization，WHO）在世界范围内召集了 23 个医学中心，由大约 300 名病理学家提供脑肿瘤的显微镜样本进行分类。1979 年，《世界卫生组织中枢神经系统肿瘤分类》第一版出版[23]。后续版本分别在 1982 年、2000 年和 2007 年发表[24-25]。在撰写本文时，第五版即将发布（详见第 4 章）。

胶质母细胞瘤诊断的历史视角

放射线照相［伦琴（Roentgen），1895］[26]，脑室造影［丹迪（Dandy），1919］[27]，血管造影［利马（Lima）和莫尼兹（Moniz），1927］[28]，计算机断层扫描成像［亨斯菲尔德（Hounsfield）和科马克（Cormack），1971］[29]，磁共振（magnetic resonance，MR）成像［劳特布尔（LautBurr），曼斯菲尔德（Mansfield），达马丁（DaMadiad），1977］[30] 等影像技术显著改变了胶质母细胞瘤的诊断

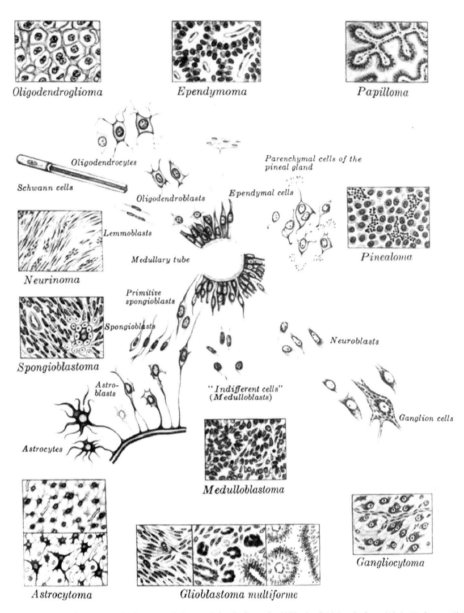

图 1.2　1926 年贝利和库欣基于假定的细胞起源进行分类。多形性胶质母细胞瘤一词出现在 20 世纪 40 年代的文献中（引自 Zülch KJ. The historical development and present state of classification. In: Brain tumors. New York: Springer US; 1957. p. 9. ）

和治疗。在撰写本文时，给或不给钆造影剂磁共振成像 T1 加权序列和 T2 加权序列都可作为诊断胶质母细胞瘤的标准成像序列。过去 15 ~ 20 年间开发的高级成像序列可用于确定复发，并将其与辐射相关的变化区分开。目前选择的造影剂（钆）能增强肿瘤主要细胞成分的 T1 加权成像，其基础是血脑屏障的破坏。

即使在目前，许多临床医师仍认为磁共振增强成像的区域等同于大脑肿瘤的边界。目前认为，胶质母细胞瘤的遗传异质性和表型异质性存在空间差异，这可能是在磁共振成像增强区以外的大脑中发现肿瘤细胞的原因。1928 年，当沃尔特·丹迪（Walter

Dandy）[31-32] 对患有这种肿瘤的患者进行右半球切除术时，注意到有肿瘤复发。几十年后，帕特里克·凯利（Patrick Kelly）在增强区域外进行了立体定向活检，显示非增强组织中存在肿瘤性病变[33]。随着时间的推移，通过这些和其他许多研究，临床医师认识到胶质母细胞瘤是一种微观的而非宏观的疾病。

20世纪众多的科学和生物医学进展有助于目前对疾病的基因和环境基础的理解。1974年，p53抑癌基因被发现[34]。它在胶质母细胞瘤发病机制中的作用通过随后大量的科学证据得到证实[35-37]。目前认为原发性胶质母细胞瘤的特征是表皮生长因子（epidermal growth factor, EGFR）过表达，p53突变是继发性肿瘤的特征[18, 35, 37]。研究中心之间的协作和来自整合基因组分析的数据已经明确了胶质母细胞瘤的亚型，其典型特征是基因改变和表达变异。近10年来，继发性胶质母细胞瘤中发现了高频率的异柠檬酸脱氢酶（isocitrate dehydrogenase, IDH）突变，这些突变的患者比野生型IDH患者生存时间更长[38-40]。在21世纪初，癌症基因组图谱组（Cancer Genome Atlas Group, CGAG）定义了经典型、硬膜型、神经型和间充质亚型。早期的研究显示有3种主要亚型（间质型、硬膜型和增殖型）[41-42]。这些亚型之间的遗传和表达变异，以及它们之间的常见临床表现，超出了本章的范围，将在后面讨论。虽然如此，利用先进的计算技术和基因测序技术可以更好理解近一个世纪前首次确认的疱病，这种肿瘤亚型的建立就是一个例子。

临床医师仍在继续提高他们诊断胶质母细胞瘤的能力。开发检测血液循环中的肿瘤细胞或胶质母细胞瘤的循环成分（如囊泡或其他细胞膜成分）的方法，可能提高其筛查或监测复发的水平。未来，分子成像技术的进步将使临床医师能够在手术室和影像学上更精确地观察肿瘤细胞或组织。

胶质母细胞瘤治疗的历史展望

得益于诊断的改变，胶质母细胞瘤的非手术和手术治疗也随着技术的进步而改善。在20世纪70年代和80年代，朱达·福克曼（Judah Folkman）[43] 和其他人一起建立了肿瘤血管生成的概念[21, 43]。在撰写本文时，以抗血管生成为基础的疗法，如贝伐珠单抗（一种血管内皮生长因子中和抗体）仍是具有特定的适应证（复发）的治疗措施[44-45]。其他靶向性通路抑制剂［如雷帕霉素/西罗莫司的机械靶点（mechanistic target of rapamycin, MTOR）PDGF］也已经被开发，并正在进行临床研究。如前所述，EGFR的突变在部分胶质母细胞瘤患者中被发现。在过去的5～10年里，靶向治疗药物已经初现曙光；基因因素，如EGFRvIII的共同表达，磷酸酶和紧张素同源蛋白（phosphatase and tensin homolog, PTEN）等可能改变宿主对治疗药物的敏感性。在21世纪初，切除修复酶［甲基鸟嘌呤甲基转移酶（methyl guanine methyltransferase, MGMT）］与肿瘤对烷化剂的耐药性有关；因此甲基化/失活被证明可以预测接受替莫唑胺化疗的胶质母细胞瘤患者的预后/生存率[35, 46]。遗传因素不再仅是预后因素；它们现在可以指导治疗策略。虽然针对癌症的免疫疗法的概念并不新颖，但人类胶质母细胞瘤的免疫疗法研究仍处于起步阶段，前景可期。在可使用的抗原、体液对细胞毒性机制以及血脑屏障和肿瘤的传递方面的挑战仍然存在。

随着手术技术和可视化技术的改进，特别是手术室引入了显微镜和放大镜，神经外科治疗发生了变化。亚萨吉尔（M. Gazi Yaşargil）是神经外科领域中的一个重要人物，他不仅开发了新的技术和工具，而且技艺至臻，桃李天下（图1.3）。受雨果·布尔（Hugo Krayenbuhl）和皮尔登·多纳吉（R.M.

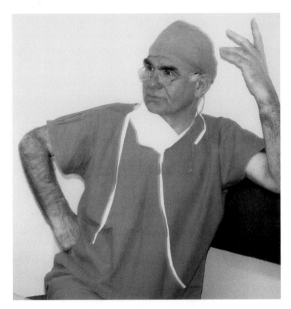

图 1.3　M. Gazi Yaşargil，他开发和普及了显微外科技术，通过进一步的改进，提高了脑瘤的神经外科切除术的安全性和有效性［经许可引自 Tew JM Jr, M Gazi Yaşargil: neurosurgery's man of the century. Neurosurgery 1999; 45(5): 1010–4.］

Peardon Donaghy）的影响，他的工作不仅促进了神经外科在脑血管疾病患者中的应用，同时适用于脑肿瘤患者[47-48]。

借助功能磁共振成像或弥散张量成像等高级成像技术，临床医师能够获得大致接近的大脑功能区域。清醒功能定位和术前语言侧化流程是确定脑内功能节点或区域的更精准的手段[4, 49-51]。高质量功能定位技术提高了脑胶质瘤患者手术切除的安全性。这种技术的应用价值随着病理学疾病谱的不同而有所变化，因为低级别肿瘤患者和由低级别转化的肿瘤患者常显示出大脑的可塑性能力增加[52]。彭菲尔德（Penfield）、奥杰曼（Ojemann）、伯格（Berger）、杜法（Duffau）等已经建立并证实了功能性神经肿瘤学的概念[52]；平衡（和优化）功能，同时尽量减少疾病的肿瘤负担仍然是临床医师更多地了解大脑和开发新技术的目标。

1908 年，维克多·霍斯利（Victor Horsley）和罗伯特·克拉克（Robert Clarke）研发了用于动物实验的立体定向方法[58]。拉斯·雷克塞尔（Lars Leksell）、欧内斯特·施皮格尔（Ernest Spiegel）和亨利·怀西斯（Henry Wycis）开发了对人脑进行立体定向活检技术[59]。通过各种立体定向技术，在因安全原因而无法进行手术切除的深部重要区域进行肿瘤活检成为可能。神经外科医师首先采用放射疗法治疗脑胶质瘤。赫希（Hirsch）和格拉梅尼亚（Gramegna）早在 1912 年就用近距离放射治疗肢端肥大症患者[60]。在北美，查尔斯·哈里森·弗雷泽（Charles Harrison Frazier）将镭植入一小批进行肿瘤开颅手术的患者体内，这些患者中有几个患有胶质瘤[61]。20 世纪 30 年代，随着近距离放射疗法在适形剂量方面的一些进展，库欣（Cushing）报道了在切除的胶质瘤腔中发现镭的沉积[60]。在接下来的几十年中，体外放射治疗和其他治疗模式被改进并用于治疗胶质母细胞瘤。放射治疗仍然是治疗胶质母细胞瘤的重要辅助手段。在世界各地，治疗胶质母细胞瘤的手术和非手术策略方面仍然各不相同。外科切除、组织活检、放射治疗（放射外科、外放射、质子束放射）和使用控释平台植入化疗药物是目前使用的方法。基于最初的影像学提示的胶质母细胞瘤，可能不建议干预，这在特殊情况下可能是合理的，但对于大多数患者来说，其转归可能与病理检测有关，因此这种处理仍然存在争议。

随机临床试验设计改变了胶质母细胞瘤的肿瘤学管理。大约 10 年前，斯塔普（Stupp）及其同事[45]建立了替莫唑胺同步放化疗作为治疗胶质母细胞瘤的有效手段。替莫唑胺维持治疗也被推荐使用。针对细胞周期靶点和分子通路抑制剂的各种化疗、基于抗体的疗法，以及以免疫为基础的治疗正在研究中，后面将详细介绍。

目前的研究大多主张在可能的情况下进行最大、安全的切除。这个概念对于神经肿瘤学或神经外科之外的临床医师来说是含糊不清的。最大切除术是建立在多个回顾性数据的基础研究之上，这些研究根据标准体积技术对 T1 加权成像的结果和切除范围进行了分析。考虑到胶质母细胞瘤的侵袭性，这种全切除的概念可能是不充分的，因为许多肿瘤细胞几乎肯定存在于肿瘤腔增强区域之外。然而，不管如何测量，手术切除可以使胶质母细胞瘤的细胞数减少，并且大多数神经功能被保留的患者具有良好的预后。正如第 12～15 章所讨论的，神经外科医师应该通过手术指导和技术的进步，继续提高他们更有效安全管理这种肿瘤的能力。

总结

随着神经外科和神经肿瘤学的发展，中枢神经系统肿瘤的分类系统也随之出现，多形性胶质母细胞瘤也被选为这一令人烦恼的疾病的名称。随着临床医师对该瘤体更多地了解，多形性这个词也有了新的含义。在过去，这个术语指的是组织病理的异质性，但现在它也预示了该肿瘤的遗传和表型表现的多样性。未来，随着临床医师根据个体化基因型和先进的病理特征对肿瘤进行分类，多形性胶质母细胞瘤的名称可能会过时，但其起源仍反映了其复杂性以及逃避、抵御治疗和治愈的能力。

（译者：马春晓）

参考文献

1. Gross CG. Trepanation: history, discovery, theory. Lisse (Netherlands): Swets and Zeitlinger; 2002.
2. Martin G. Craniotomy: the first case histories. J Clin Neurosci 1999; 6: 361-3.
3. Ghannaee Arani M, Fakharian E, Sarbandi F. Ancient legacy of cranial surgery. Arch Trauma Res 2012; 1: 72-4.
4. Duffau H, editor. Diffuse low-grade gliomas in adults. London: Springer London; 2013.
5. DeAngelis LM, Mellinghoff IK. Virchow 2011 or how to ID(H) human glioblastoma. J Clin Oncol 2011; 29: 4473-4.
6. Virchow R, Frankfurt M. Gesammelte Abhandlungen zyr wissenschaftlischen Medizin. Bayer, Staatsbibliothek: Verlag von Meidinger Sohn & Comp; 1856.
7. Parpura V, Verkhratsky A. Neuroglia at the crossroads of homoeostasis, metabolism and signalling: evolution of the concept. ASN Neuro 2012; 4: 201-5.
8. Golgi C. Suella struttura della sostanza grigia del cervello (comunicazione preventiva). Lombardia (Italy): Gazzetta Medica Italiana; 1873.
9. Lenhossék M. von: Zur Kenntnis der Neuroglia des menschlichen Rückenmarkes. Verh Anat Ges 1891; 1: 193-221.
10. Del Rio-Hortega P. Estudios sobre la neuroglia. La glia de escasas radiaciones oligodendroglia. Biol Soc Esp Biol 1921; 21: 64-92.
11. Iglesias-Rozas JR, Garrosa M. The discovery of oligodendroglia cells by Rio-Hortega: his original articles. 1921. Clin Neuropathol 2012; 31: 437-9.
12. Ramon y Cajal S. Contribution a la connaissance de la nevroglia cerebrale et cerebeleuse dans la paralyse generale progressive. Trab Lab Invest Biol Univ Madrid 1925; 23: 157-216.
13. Bailey P, Cushing H. A classification of the tumors of the glioma group on a histogenetic basis with a correlated study of prognosis. Philadelphia: Lippincott; 1926.
14. Ferguson S, Lesniak MS. Percival Bailey and the classification of brain tumors. Neurosurg Focus 2005; 18: e7.
15. Bailey P. Histological atlas of gliomas. Arch Pathol Lab Med 1927; 4: 19-21.
16. Del Rio-Hortega P, Nomenclatura y. clasifieacion delos tumores del sistema nervioso. Buenos Aires (Argentina): Ló pez & Etchegoyen; 1945.
17. Scherer HJ. A critical review: the pathology of cerebral gliomas. J Neurol Psychiatry 1940; 3: 147-77.
18. Kleihues P, Ohgaki H. Primary and secondary glioblastomas: from concept to clinical diagnosis. World Health 1999; 1(1): 44-51.
19. Kubben PL, Ter Meulen KJ, Schijns OEMG, et al. Intraoperative MRI-guided resection of glioblastoma multiforme: a systematic review. Lancet Oncol 2011; 12: 1062-70.
20. Peiffer J, Kleihues P. Hans-Joachim Scherer (1906-1945), pioneer in glioma research. Brain Pathol 1999; 9: 241-5.
21. Agnihotri S, Burrell KE, Wolf A, et al. Glioblastoma, a brief review of history, molecular genetics, animal models and novel therapeutic strategies.Arch Immunol Ther Exp (Warsz) 2013; 61: 25-41.
22. Zülch KJ. Brain tumors. Berlin Heidelberg: Springer; 1986.

23. Scheithauer BW. Development of the WHO classification of tumors of the central nervous system: a historical perspective. Brain Pathol 2009; 19: 551-64.

24. Kaye AH, Laws ER Jr. Brain Tumors - An Encyclopedic Approach. 3rd Edition. Elsevier; 2012.

25. Louis DN, Ohgaki H, Wiestler OD, et al. The 2007 WHO classification of tumours of the central nervous system. 4th edition. Geneva (Switzerland): WHO Press; 2007.

26. Morgan RH, Lewis I. The roentgen ray: its past and future. Dis Chest 1945; 11: 502-10.

27. White YS, Bell DS, Mellick R. Sequelae to pneumoencephalography. J Neurol Neurosurg Psychiatry 1973; 36: 146-51.

28. LIMA A. 25th anniversary of cerebral angiography. Med Contemp (Lisbon, Portugal) 1952; 70: 439-44.

29. Hounsfield GN. Historical notes on computerized axial tomography. J Can Assoc Radiol 1976; 27: 135-42.

30. Becker C. A sharper image. Father of the MRI honored for invention that forever changed diagnostics. Mod Healthc 2001; 31(44): 50.

31. DandyWE. Removal of right cerebral hemisphere for certain tumors with hemiplegia. JAMA 1928; 90-1.

32. Dandy W. Physiological studies following extirpation of the right cerebral hemisphere in man. Bull Johns Hopkins Hosp 1933; 53: 31-57.

33. Kelly PJ, Daumas-DuportC,KispertDB, et al. Imaging based stereotaxic serial biopsies in untreated intracranial glial neoplasms. J Neurosurg 1987; 66: 865-74.

34. Levine AJ. The road to the discovery of the p53 protein. The Steiner Cancer Prize Award Lecture. Int J Cancer 1994; 56: 775-6.

35. Ohgaki H, Kleihues P. Genetic pathways to primary and secondary glioblastoma. Am J Pathol 2007; 170: 1445-53.

36. Shiraishi S, Tada K, Nakamura H, et al. Influence of p53 mutations on prognosis of patients with glioblastoma. Cancer 2002; 95: 249-57.

37. Watanabe K, Tachibana O, Sata K, et al. Overexpression of the EGF receptor and p53 mutations are mutually exclusive in the evolution of primary and secondary glioblastomas.BrainPathol 1996; 6: 217-23.

38. Parsons DW, Jones S, Zhang X, et al. An integrated genomic analysis of human glioblastoma multiforme. Science 2008; 321: 1807-12.

39. Smith JS, Tachibana I, Passe SM, et al. PTEN mutation, EGFR amplification, and outcome in patients with anaplastic astrocytoma and glioblastoma multiforme. J Natl Cancer Inst 2001; 93: 1246-56.

40. Yan H, Parsons DW, Jin G, et al. IDH1 and IDH2 mutations in gliomas. N Engl J Med 2009; 360: 765-73.

41. Cancer Genome Atlas Research Network. Comprehensive genomic characterization defines human glioblastoma genes and core pathways. Nature 2008; 455: 1061-8.

42. Phillips HS, Kharbanda S, Chen R, et al. Molecular subclasses of high-grade glioma predict prognosis, delineate a pattern of disease progression, and resemble stages in neurogenesis. Cancer Cell 2006; 9: 157-73.

43. Folkman J. Tumor angiogenesis: therapeutic implications. N Engl J Med 1971; 285: 1182-6.

44. Friedman HS, Prados MD, Wen PY, et al. Bevacizumab alone and in combination with irinotecan in recurrent glioblastoma. J Clin Oncol 2009; 27: 4733-40.

45. Stupp R, Hegi ME, Mason WP, et al. Effects of radiotherapy with concomitant and adjuvant temozolomide versus radiotherapy alone on survival in glioblastoma in a randomised phase III study: 5-year analysis of the EORTC-NCIC trial. Lancet Oncol 2009; 10: 459-66.

46. Ohgaki H. Genetic pathways to glioblastomas. Neuropathology 2005; 25: 1-7.

47. Flamm ES, Professor M. Gazi Yas,argil: an appreciation by a former apprentice. Neurosurgery 1999; 45: 1015-8.

48. Tew JM Jr. Gazi Yas,argil: neurosurgery's man of the century. Neurosurgery 1999; 45: 1010-4.

49. Duffau H. New concepts in surgery of WHO grade II gliomas: functional brain mapping, connectionism and plasticity-a review. J Neurooncol 2006; 79: 77-115.

50. Duffau H. Surgery of low-grade gliomas: towards a "functional neurooncology". Curr Opin Oncol 2009; 21: 543-9.

51. Tate MC, Herbet G, Moritz-Gasser S, et al. Probabilistic map of critical functional regions of the human cerebral cortex: Broca's area revisited. Brain 2014; 137: 2773-82.

52. Duffau H. Is supratotal resection of glioblastoma in noneloquent areas possible? World Neurosurg 2014; 82: e101-3.

53. Bloch O, Han SJ, Cha S, et al. Impact of extent of resection for recurrent glioblastoma on overall survival: clinical article. J Neurosurg 2012; 117: 1032-8.

54. Feindel W. The contributions of Wilder Penfield to the functional anatomy of the human brain. Hum Neurobiol 1982; 1: 231-4.

55. Lucas TH, Drane DL, Dodrill CB, et al. Language reorganization in aphasics: an electrical stimulation mapping investigation. Neurosurgery 2008; 63: 487-97 [discussion: 497].

56. Sanai N, Berger MS. Glioma extent of resection and its impact on patient outcome. Neurosurgery 2008; 62: 753-64 [discussion: 264-6].

57. Sanai N, Mirzadeh Z, BergerMS. Functional outcome after language mapping for glioma resection.NEngl J Med 2008; 358: 18-27.

58. RahmanM, Murad GJA, Mocco J. Early history of the

stereotactic apparatus in neurosurgery. Neurosurg Focus 2009; 27: E12.

59. Gildenberg PL. Spiegel and Wycis - the early years. Stereotact Funct Neurosurg 2001; 77: 11-6.

60. Seymour ZA, Cohen-Gadol AA. Cushing's lost cases of "radium bomb" brachytherapy for gliomas. J Neurosurg 2010; 113: 141-8.

61. CH F. The effects of radium emanations upon brain tumors. Surg Gynecol Obstet 1920; 31: 236-9.

第 2 章

胶质母细胞瘤的流行病学及生存趋势

Quinn T. Ostrom, MPH, MA, Peter Liao, BS, MD, Lindsay C. Stetson, PhD, Jill S. Barnholtz-Sloan, PhD*

胶质母细胞瘤的发病率

胶质瘤是成人最常见的恶性脑肿瘤。在美国，胶质母细胞瘤（即Ⅳ级星形细胞瘤）是胶质瘤最常见的类型，约占所有原发性脑肿瘤的 27% 以及恶性原发性脑肿瘤的 80%[1]。胶质母细胞瘤的发病率存在性别、种族、族群以及年龄差异（图 2.1）。2006 — 2012 年，胶质母细胞瘤的年龄调整后年平均发病率（average annual age-adjusted incidence rate, AAAIR）为 3.20/100,000（95% CI, 3.17～3.22）。男性的发病率是女性的 1.6 倍，其中男性的 AAAIR 为 3.99/100,000（95% CI, 3.94～4.03），女性的为 2.53/100,000（95% CI, 2.50～2.56）。非西班牙裔人群的 AAAIR（3.28, 95% CI, 3.25～3.31）显著高于西班牙裔人群（2.41, 95% CI, 2.33～2.50）。胶质母细胞瘤在白种人中最常见（AAAIR, 3.45；95% CI, 3.42～3.48），高于黑种人（AAAIR, 1.76；95% CI, 1.69～1.82）、美洲印第安人 / 阿拉斯加原住民（AAAIR, 1.47；95% CI, 1.25～1.70）以及亚太岛民（AAAIR, 1.60；95% CI, 1.51～1.70）。胶质母细胞瘤的发病率随年龄的增长而增加。0～19 岁人群的发病率最低（AAAIR，0.15；95% CI，0.13～0.16），

≥75 岁人群的发病率最高（AAAIR, 13.66；95% CI, 13.42～13.91）。

发病率的变化趋势

2000—2010 年，胶质母细胞瘤的发病率在美国没有显著增长[2]。在澳大利亚和英国等国家也是如此。分析显示，恶性脑肿瘤的发病率在 20 世纪八九十年代呈增长趋势，但这被认为是由于医学影像技术（如 CT 和 MRI）的广泛应用导致的筛查偏倚。

胶质母细胞瘤确诊后的生存情况

胶质母细胞瘤是所有恶性脑肿瘤中生存率最低的肿瘤之一[1]，其死亡率和患病率不成比例。胶质母细胞瘤患者确诊后的中位生存期约为 12 个月，接受目前标准治疗（即最大安全手术切除，联合术后同步放疗和替莫唑胺化疗）可使患者的生存期延长至约 14 个月[3]。2000 — 2012 年，美国胶质母细胞瘤患者的 1 年相对生存率为 37.8%（95% CI, 37.3%～38.4%），确诊后的 5 年生存率为 5.1%（95% CI, 4.8%～5.7%）（图 2.2）。自 2000 年以来，可能由于目前标准治疗方案的

Conflicts of Interest: The authors have any commercial or financial conflicts of interest to disclose related to this work.

Case Comprehensive Cancer Center, Case Western Reserve University School of Medicine, 1-200 Wolstein Research Building, 2103 Cornell Road, Cleveland, OH 44106-7295, USA

* Corresponding author. Case Comprehensive Cancer Center, Case Western Reserve University School of Medicine, 2-526 Wolstein Research Building, 2103 Cornell Road, Cleveland, OH 44106-7295.

E-mail address: jsb42@case.edu

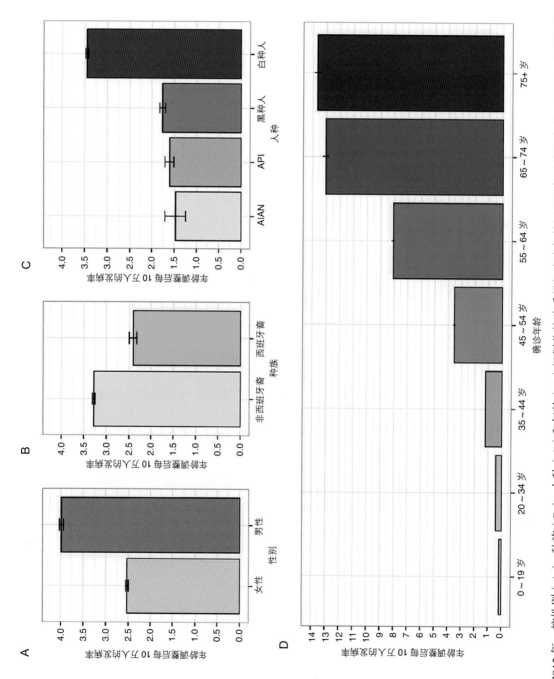

图 2.1　2008 — 2012 年，按性别（A）、种族（B）、人种（C）和年龄（D）组划分的胶质母细胞瘤年龄调整后年平均发病率。AIAN，美洲印第安人/阿拉斯加原住民；API，亚太岛民。[数据来源于美国中央脑肿瘤登记处（CBTRUS），链接：http://www.cbtrus.org/，2016 年 4 月 27 日获取]

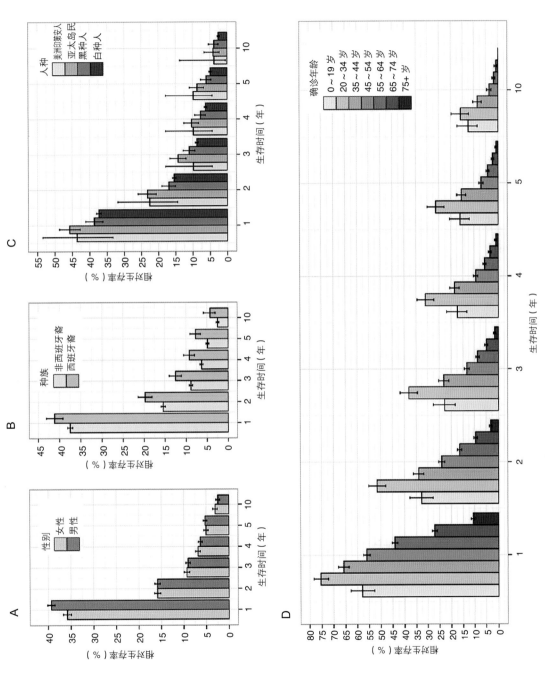

图 2.2　2000—2012 年，按性别（A）、种族（B）、人种（C）和年龄（D）划分的胶质母细胞瘤确诊后 1 年、2 年、3 年、4 年、5 年和 10 年的相对生存率。[数据来源于美国国家癌症研究所，监测、流行病学和最终结果（SEER）项目，链接：http://seer.cancer.gov/，2016 年 4 月 27 日获取]

广泛应用，患者的 1 年生存率有所提高。不同确诊年龄患者的生存率存在显著差异，其中 20 ~ 34 岁患者的总体生存率最高。不同性别或族群患者的 1 年生存率存在微小的差异，但不同性别、族群或种族的胶质母细胞瘤患者的长期生存率没有显著差异。

生存期的变化趋势

自 1973 年以来，胶质母细胞瘤患者确诊后的 1 年和 5 年生存率均有显著提高（图 2.3）。1997 — 2012 年，1 年生存率以 3.7%（95% CI, 3.1% ~ 4.3%）的年百分比变化（annual percentage change, APC）逐年上升，由前期的 24.3%（95% CI, 21.4% ~ 27.2%）增至 43.0%（95% CI, 37.6% ~ 48.3%）。同期，5 年生存率

也以 8.0%（95% CI, 5.1% ~ 11.0%）的年百分比变化从前期的 2.1%（95% 1.3% ~ 3.3%）上升至 5.6%（95% CI, 4.7% ~ 6.7%）。这一变化趋势可能由多种因素造成，包括医学成像技术提高推动的筛查与早期发现，以及新治疗模式的引入（如 2000 年代初期至中期的标准治疗方案）。

胶质母细胞瘤患者的长期生存

美国国家癌症研究所的监测、流行病学和最终结果（Surveillance, Epidemiology and End Results, SEER）项目自 1973 年以来一直在收集基于人群的注册中心的癌症诊断数据。该项目从最初的 9 个注册中心，增加至后来的 18 个（约覆盖美国人口的 26%）。1973—

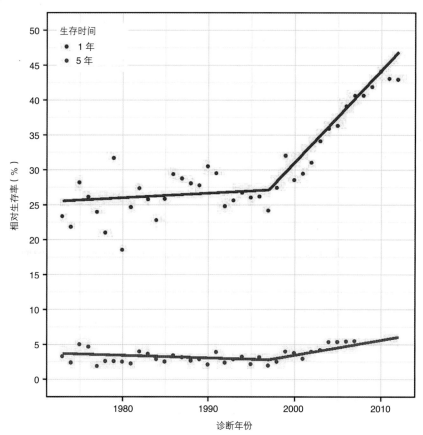

图 2.3　胶质母细胞瘤确诊后 1 年和 5 年相对总生存率［数据来源于美国国家癌症研究所，1973—2012 年监测、流行病学和最终结果（SEER）项目，链接：http://seer.cancer.gov/，2016 年 4 月 27 日获取］

2012 年，SEER 数据库中胶质母细胞瘤人数为 51,152 人，其中 1,611 人（3.1%）确诊后的存活时间≥5 年，截至 2012 年，仍约有 733 人（1,611 人中的 54%）存活。与确诊后存活时间≤18 个月的患者相比，这部分人群更年轻，确诊时的平均年龄显著较低（48.3 岁 vs 63.4 岁，$P<0.001$）。长期（>5 年）和中期（<18 个月）存活患者中，男性略高于女性，但两组人群无显著的性别差异。此外，在长期生存的患者中，白种人占比稍少（88.4% vs 91.4%，$P<0.001$），黑种人和亚太岛民分别占 5.9% 和 4.9%。与生存期≤18 个月的人群相比，这些长期存活的人群中有较大比例的西班牙裔（10.6% vs 7.2%，$P<0.001$）。

胶质瘤的危险因素

环境危险因素

许多环境和行为因素被发现是胶质瘤的致病因素。经过充分验证的因素包括：暴露于电离辐射（辐射来源于原子弹、治疗性放疗、CT 扫描、MRI 扫描和 X 线）会增加患病风险[4]，既往有过敏或其他特应性疾病（包括湿疹、银屑病和哮喘）会降低患病风险[5]。最近有综述进一步阐述了恶性脑肿瘤危险因素的研究现状[6]。

遗传危险因素

一些遗传性单基因孟德尔癌症综合征与胶质母细胞瘤的发病率增加有关，包括 Lynch 综合征（胶质母细胞瘤及其他胶质瘤）、Li-Fraumeni 综合征（胶质母细胞瘤及其他胶质瘤）、黑色素瘤 - 神经系统肿瘤综合征（所有类型胶质瘤）、Ollier 病 / Maffucci 综合征（所有类型胶质瘤）[6-7]。然而，这些单基因疾病仅占胶质瘤的一小部分（＜总体的 5%）。一小部分（5% ~ 10%）胶质瘤的发生有家族聚集性，即一个家庭的多个成员被诊断为胶质瘤。胶质瘤患者的一级亲属发生脑肿瘤的风险增加了 2 倍，如果家庭成员在年轻时诊断

为胶质瘤，这种影响将更大[7]。在有多名胶质瘤患者的家系中进行的连锁研究尚未发现与胶质瘤密切相关的危险变异（高度外显）。在许多家系无法明确危险变异的情况下，分离分析表明解释胶质瘤遗传危险因素的最佳方式是多基因模型[8]。

目前已开展了 5 项胶质瘤患者的全基因组关联研究[9-13]。这些研究共确定了 7 种与胶质瘤发病风险增加相关的基因组变异。这些变异及其对应的基因包括端粒酶逆转录酶（TERT，rs2736100）[9-11, 13-14]、表皮生长因子受体（EGFR，rs2252586 和 rs11979158）[11, 13, 15-16]、包含卷曲螺旋域 26（CCDC26，rs55705857）[10, 13, 16-18]、细胞周期蛋白依赖性激酶抑制剂 2B（CDKN2B，rs1412829）[9-10, 13]、pleckstrin 同源样结构域 B 族成员 1（PHLDB1，rs498872）[10, 13, 19]、肿瘤蛋白 p53（TP53，rs78378222）[12, 20-21]，以及端粒延伸解旋酶调节剂（RTEL1，rs6010620）[9-10, 13-14]。其中 4 种变异（TERT、RTEL1、EGFR 和 TP53）会增加所有类型胶质瘤的发病风险，而另外 3 种变异（CDKN2B、PHLDB1 和 CCDC26）只增加特定级别及组织学类型的胶质瘤发病风险。CCDC26 和 PHLDB1 均与 IDH1/IDH2 突变的肿瘤（通常为 WHO Ⅱ级和Ⅲ级胶质瘤）相关，而 CDKN2B 一般与星形细胞胶质瘤（WHO Ⅱ ~ Ⅳ级）相关[6, 22]。端粒相关基因的两个变异［rs2736100（TERT）和 rs6010620（RTEL1）］会增加所有类型胶质瘤的发病风险。研究发现，端粒长度与其他类型的癌症有关，但最近的一项病例对照研究未发现该变异与胶质瘤发病风险之间存在显著关联[23]。最近有综述进一步阐述了胶质瘤遗传危险因素的研究现状[6]。

胶质母细胞瘤的亚型及预后

原发性和继发性胶质母细胞瘤

胶质母细胞瘤主要有两种典型的临床表

现：原发性胶质母细胞瘤，主要发生在老年人，既往无恶性肿瘤的证据；继发性胶质母细胞瘤，主要发生在年轻患者，由低级别胶质瘤进展而来[24]。继发性胶质母细胞瘤很少见，一项基于人群的研究显示，只有 5% 的胶质母细胞瘤是继发性的[24]。尽管组织学上无法区分，原发性和继发性胶质母细胞瘤表现出关键的分子差异。EGFR 在许多原发性胶质母细胞瘤中过表达，然而 TP53 在继发性胶质母细胞瘤中突变率很高；这些互相特有的特征提示原发性和继发性胶质母细胞瘤有着不同的发展途径[25]。2008 年，IDH1/IDH2 突变被报道是继发性胶质母细胞瘤的一项标志物，接着被发现在继发性胶质母细胞瘤中很常见，而在原发性胶质母细胞瘤中较罕见（分别为 >80% 和 <5%）[26]。一项基于人群的研究显示，只有 3.4% 的原发性胶质母细胞瘤患者携带 IDH1 突变，这些患者比继发性胶质母细胞瘤患者更年轻，经常伴有 TP53 突变，而且缺乏 EGFR 扩增，这提示被诊断为

原发性胶质母细胞瘤的伴有 IDH1/IDH2 突变的患者可能被错误分类为继发性胶质瘤（表 2.1）[24, 27]。有建议指出，IDH1/IDH2 突变状态而非临床病史可作为更可靠的原发性和继发性胶质母细胞瘤标志，以用于预后和治疗[24]。胶质母细胞瘤中 IDH1/IDH2 突变具有重要的预后意义，IDH1/IDH2 突变患者的中位生存期为 94 周，而没有 IDH1/IDH2 突变患者的中位生存期为 31 周[28]。此外，缺乏 IDH1/IDH2 突变的低级别胶质瘤的生存时间显著较短，似乎更像胶质母细胞瘤[29]。

胶质母细胞瘤体细胞突变

癌症基因组图谱（the Cancer Genome Atlas, TCGA）对胶质母细胞瘤基因改变的初步分析确定了 3 个核心通路变异：TP53、视网膜母细胞瘤（retinoblastoma, RB）和受体酪氨酸激酶（receptor tyrosine kinase, RTK）/Ras/ 磷酸肌醇激酶 3- 激酶（phosphoinositide 3-kinase PI3K）信号通路。在研究中分析的

表 2.1
胶质母细胞瘤的预后和（或）预测分子特征

胶质母细胞瘤亚型	预后	预测	备注
DNA 甲基化			
MGMT	是	是	沉默负责烷基化 DNA 修复的基因；作用可能与经典型有关
G-CIMP	是	否	与原神经型、IDH1 突变状态相关
信使 RNA 表达			
原神经型	否	否	原神经型绝大多数是继发性 GBM，生存较好，年龄更小，富含 IDH1 突变
经典型	否	否	经典型可能在 MGMT 生存获益中发挥作用
间质型	否	否	与坏死和炎症标志物、内皮标志物表达增加有关；中度增加 MAPK 通路的激活
神经型	否	否	以表达神经元标志物为特征
体细胞突变			
IDH1/IDH2 突变	是	是	原发 / 继发 GBM 状态的潜在标志物，IDH1/IDH2 突变表现出较低级别的胶质细胞样特征且生存率提高，对侵袭性治疗的反应减弱。与 ATRX 突变相关，TERT 启动子突变

GBM，胶质母细胞瘤；G-CIMP，胶质瘤 CpG 岛（富含胞嘧啶和鸟嘌呤核苷酸的 DNA 区域）甲基化表型；IDH1/2，异柠檬酸脱氢酶 1/2；MAPK，促分裂原活化蛋白激酶；MGMT，O^6- 甲基鸟嘌呤 -DNA- 甲基转移酶

206 例胶质母细胞瘤中，74% 的患者在 RB、TP53 和 RTK 通路中存在基因组变异，这 3 种通路的核心成分中分别有 87%、78%、88% 的样本发生了体细胞突变[30]。此外，还观察到通路间互相特有的变异存在统计学差异，表明这些基因变异是胶质母细胞瘤发病机制中重要的驱动因素。在每一种通路中，都发现了特定基因的共同变异。在 RTK 通路中，除了 EGFR 突变和扩增外，还观察到 PDGFRA 扩增、PI3K 突变以及神经纤维瘤病 1（neurofibromatosis 1，NF1）和 PTEN 的突变和缺失。在 TP53 通路中，CDKN2A 和 TP53 出现纯合缺失和突变。在 RB 通路中，CDKN2A、CDKN2B 和 RB1 的纯合缺失和突变与细胞周期蛋白依赖性激酶 4（cyclin-dependent kinase 4，CDK4）的扩增相结合。在 2013 年 TCGA 更新中，对 291 对配对肿瘤和正常样本进行了扩增外显子测序，发现胶质母细胞瘤中存在新的体细胞突变，包括亮氨酸拉链样转录调节子 1（LZTR1）、血影蛋白 α1（SPTA1）、γ-氨基丁酸受体亚基 α-6（GABRA6）、凯尔血型、金属内肽酶（KEL）和 ATRX（染色质重塑剂）[31]。值得注意的是，与继发性胶质母细胞瘤一致，ATRX 突变最常与 IDH1 突变同时发生。在此次更新中，通过对全基因组测序数据的分析证实，25 例胶质母细胞瘤中的 21 例存在 TERT 启动子区突变，且与 TERT 基因表达增加有关。另外 4 例未发生 TERT 启动子区突变，且 TERT 信使 RNA（mRNA）表达未增加，均携带 ATRX 与 IDH1 突变，这提示是继发性胶质母细胞瘤。从整体上看，在大多数胶质母细胞瘤的发病机制中，端粒酶的延长似乎是通过 TERT 突变完成的，然而，正如文献中描述的，IDH1/IDH2 突变肿瘤则是利用 ATRX 突变来驱动端粒的延长[31-32]。

基因表达亚型

2010 年，胶质母细胞瘤被确定有 4 种基因表达亚型：原神经型、神经型、经典型和间质型（见表 2.1）[33]。其中经典型有以下特征：EGFR 高水平表达，TP53 突变相对缺乏，CDKN2A 缺失，以及与其他亚型相比高表达的音猬因子、Notch 通路、神经前体和干细胞标志物巢蛋白。间质型主要表现为 NF1 缺失和 NF1 表达降低，以及肿瘤坏死因子超家族通路和核因子 κ-B 通路基因表达增加，提示坏死和炎症程度增加。原神经型的特征是 PDGFRA 改变导致的扩增和表达增加，以及 IDH 1 点突变。神经型可通过表达神经元标志物来鉴别，如神经丝、光多肽（NEFL）、γ-氨基丁酸 A 受体 α1 亚基（GABRA1）、突触素 1（SYT 1）和溶质载体家族 12 成员 5（SLC12A5）。这一初步分析表明，原神经型的确诊年龄较小、有较长的生存期，而间质型患者的生存期更差。数据库中大部分继发型胶质母细胞瘤被归为原神经型，这提示以原神经型反映继发性胶质母细胞瘤状态可能更准确。按照这种理解，在原神经型中观察到的生存获益反映了继发性胶质母细胞瘤的富集，而不是作为真正的亚型存在。在一项对 TCGA 数据库中超过 500 例胶质母细胞瘤病例的分析中，这 4 种亚型间不存在生存差异，只有 IDH 1/IDH 2 突变的原神经型肿瘤和高甲基化表型的除外[31]。

表观遗传学改变

表观遗传学改变已成为胶质母细胞瘤临床上最相关的发现之一。DNA 修复基因启动子甲基化，O^6-甲基鸟嘌呤-DNA-甲基转移酶（MGMT），在胶质母细胞瘤中已被证明具有预后意义（见表 2.1）[34]。MGMT 活性赋予了对 DNA 烷基化的抗性，减弱了对烷基化化疗药物（如替莫唑胺）的反应，而上述药物联合放疗是目前针对胶质母细胞瘤的标准治疗方案[34]。MGMT 启动子甲基化已经被证实是一个与治疗方式无关的积极预后因素，与 MGMT 未甲基化的胶质母细胞瘤相比，其风险比为 0.45（95% CI，0.32～0.61）[34]。MGMT 甲基化可使接受放疗联合替莫唑胺治疗的患者比仅接受放疗的患者获得更大的益处（2 年生存率分别为 46% 和 23%）[34]。尽管 MGMT 启动子甲基化是胶质母细胞瘤公认的生物学预后指标，其临床应用一直受到限制。只有 20% ~ 40% 的胶质母细胞瘤患者伴有 MGMT 启动子甲基化，目前关于如何才能最好地检测 MGMT 启动子甲基化仍无定论，MGMT 启动子甲基化与未甲基化之间没有明确的界限，并且目前尚无针对 MGMT 启动子未甲基化患者的替代标准治疗方案[35-36]。

DNA 甲基化改变在人类癌症中发挥生物学作用，最常见的是在普遍低甲基化的情况下 CpG 岛（富含胞嘧啶和鸟嘌呤核苷酸的 DNA 区域）启动子区域超甲基化，导致相关基因转录沉默[37]。通过对 272 例 TCGA 胶质母细胞瘤标本的 DNA 甲基化谱进行分析，发现一组广泛超甲基化的样本并称之为胶质瘤 CpG 岛甲基化表型（G-CIMP）（见表 2.1）[37]。G-CIMP 肿瘤在原神经型中高度占比，并且与 IDH1/IDH2 突变状态密切相关。这类肿瘤患者的预后显著改善，G-CIMP 阳性患者中位总生存期为 150 周，而 G-CIMP 阴性患者中位总生存期为 42 周[37]。虽然这组生物标志物的预后作用已经得到了很好的验证，但原神经型、G-CIMP 阳性、IDH1/IDH2 突变的患者约占所有胶质母细胞瘤的 6%，限制了其临床应用[31]。上述发现在一项包含 1000 多个弥漫性胶质瘤的 TCGA 分析中得到印证[38]。这一大型研究证实了许多此前在胶质瘤中观察到的表观遗传修饰，并发现了新的胶质瘤亚型；去甲基化的 IDH1/IDH2 突变的胶质瘤预后不良，发现了一组与毛细胞星形细胞瘤分子学相似的 IDH1/IDH2 野生型胶质瘤，其预后良好。

（译者：徐建图　张敬）

参考文献

1. Ostrom QT, Gittleman H, Fulop J, et al. CBTRUS statistical report: primary brain and central nervous system tumors diagnosed in the United States in 2008-2012. Neuro Oncol 2015; 17(Suppl 4): iv1-62.

2. Gittleman HR, Ostrom QT, Rouse CD, et al. Trends in central nervous system tumor incidence relative to other common cancers in adults, adolescents, and children in the United States, 2000 to 2010. Cancer 2015; 121(1): 102-12.

3. Stupp R, Mason WP, van den Bent MJ, et al. Radiotherapy plus concomitant and adjuvant temozolomide for glioblastoma. N Engl J Med 2005; 352(10): 987-96.

4. Braganza MZ, Kitahara CM, Berringtonde Gonzalez A, et al. Ionizing radiation and the risk of brain and central nervous system tumors: a systematic review. Neuro Oncol 2012; 14(11): 1316-24.

5. Turner MC. Epidemiology: allergy history, IgE, and cancer. Cancer Immunol Immunother 2012; 61(9): 1493-510.

6. Ostrom QT, Bauchet L, Davis F, et al. The epidemiology of glioma in adults: a "state of the science" review. Neuro Oncol 2014; 16(7): 896-913.

7. Goodenberger ML, Jenkins RB. Genetics of adult glioma. Cancer Genet 2012; 205(12): 613-21.

8. de Andrade M, Barnholtz JS, Amos CI, et al. Segregation analysis of cancer in families of glioma patients. Genet Epidemiol 2001; 20(2): 258-70.

9. Wrensch M, Jenkins RB, Chang JS, et al. Variants in the CDKN2B and RTEL1 regions are associated with high-grade glioma susceptibility. Nat Genet 2009; 41(8): 905-8.

10. Shete S, Hosking FJ, Robertson LB, et al. Genomewide association study identifies five susceptibility loci for glioma. Nat Genet 2009; 41(8): 899-904.

11. Sanson M, Hosking FJ, Shete S, et al. Chromosome 7p11.2 (EGFR) variation influences glioma risk. Hum Mol Genet 2011; 20(14): 2897-904.

12. Stacey SN, Sulem P, Jonasdottir A, et al. A germline variant in the TP53 polyadenylation signal confers cancer susceptibility. Nat Genet 2011; 43(11): 1098-103.

13. Rajaraman P, Melin BS, Wang Z, et al. Genomewide association study of glioma and meta-analysis. Hum Genet 2012; 131(12): 1877-88.

14. Chen H, Chen Y, Zhao Y, et al. Association of sequence variants on chromosomes 20, 11, and 5 (20q13.33, 11q23.3, and 5p15.33) with glioma susceptibility in a Chinese population. Am J Epidemiol 2011; 173(8): 915-22.

15. Walsh KM, Anderson E, Hansen HM, et al. Analysis of 60 reported glioma risk SNPs replicates published GWAS findings but fails to replicate associations from published candidate-gene studies. Genet Epidemiol

2013; 37(2): 222-8.

16. Jenkins RB, Wrensch MR, Johnson D, et al. Distinct germ line polymorphisms underlie glioma morphologic heterogeneity. Cancer Genet 2011; 204(1): 13-8.

17. Jenkins RB, Xiao Y, Sicotte H, et al. A low-frequency variant at 8q24.21 is strongly associated with risk of oligodendroglial tumors and astrocytomas with IDH1 or IDH2 mutation. Nat Genet 2012; 44(10): 1122-5.

18. Enciso-Mora V, Hosking FJ, Kinnersley B, et al. Deciphering the 8q24.21 association for glioma. Hum Mol Genet 2013; 22(11): 2293-302.

19. Rice T, Zheng S, Decker PA, et al. Inherited variant on chromosome 11q23 increases susceptibility to IDH-mutated but not IDH-normal gliomas regardless of grade or histology. Neuro Oncol 2013; 15(5): 535-41.

20. Egan KM, Nabors LB, Olson JJ, et al. Rare TP53 genetic variant associated with glioma risk and outcome. J Med Genet 2012; 49(7): 420-1.

21. Enciso-Mora V, Hosking FJ, Di Stefano AL, et al. Low penetrance susceptibility to glioma is caused by the TP53 variant rs78378222. Br J Cancer 2013; 108(10): 2178-85.

22. Melin B, Jenkins R. Genetics in glioma: lessons learned from genome-wide association studies. Curr Opin Neurol 2013; 26(6): 688-92.

23. Walcott F, Rajaraman P, Gadalla SM, et al. Telomere length and risk of glioma. Cancer Epidemiol 2013; 37(6): 935-8.

24. Ohgaki H, Kleihues P. The definition of primary and secondary glioblastoma. Clin Cancer Res 2013; 19(4): 764-72.

25. Watanabe K, Tachibana O, Sata K, et al. Overexpression of the EGF receptor and p53 mutations are mutually exclusive in the evolution of primary and secondary glioblastomas. Brain Pathol 1996; 6(3): 217-23 [discussion: 223-4].

26. Balss J, Meyer J, Mueller W, et al. Analysis of the IDH1 codon 132 mutation in brain tumors. Acta Neuropathol 2008; 116(6): 597-602.

27. Ohgaki H, Dessen P, Jourde B, et al. Genetic pathways to glioblastoma: a population-based study. Cancer Res 2004; 64(19): 6892-9.

28. Molenaar RJ, Verbaan D, Lamba S, et al. The combination of IDH1 mutations and MGMT methylation status predicts survival in glioblastoma better than either IDH1 or MGMT alone. Neuro Oncol 2014; 16(9): 1263-73.

29. Cancer Genome Atlas Research Network, Brat DJ, Verhaak RG, et al. Comprehensive, integrative genomic analysis of diffuse lower-grade gliomas. N Engl J Med 2015; 372(26): 2481-98.

30. Cancer Genome Atlas Research Network. Comprehensive genomic characterization defines human glioblastoma genes and core pathways. Nature 2008; 455(7216): 1061-8.

31. Brennan CW, Verhaak RG, McKenna A, et al. The somatic genomic landscape of glioblastoma. Cell 2013; 155(2): 462-77.

32. Lovejoy CA, Li W, Reisenweber S, et al. Loss of ATRX, genome instability, and an altered DNA damage response are hallmarks of the alternative lengthening of telomeres pathway. PLoS Genet 2012; 8(7): e1002772.

33. Verhaak RG, Hoadley KA, Purdom E, et al. Integrated genomic analysis identifies clinically relevant subtypes of glioblastoma characterized by abnormalities in PDGFRA, IDH1, EGFR, and NF1. Cancer Cell 2010; 17(1): 98-110.

34. Hegi ME, Diserens AC, Gorlia T, et al. MGMT gene silencing and benefit from temozolomide in glioblastoma. N Engl J Med 2005; 352(10): 997-1003.

35. Hegi ME, Liu L, Herman JG, et al. Correlation of O6-methylguanine methyltransferase (MGMT) promoter methylation with clinical outcomes in glioblastoma and clinical strategies to modulate MGMT activity. J Clin Oncol 2008; 26(25): 4189-99.

36. Suri V, Jha P, Sharma MC, et al. O6-methylguanine DNA methyltransferase gene promoter methylation in high-grade gliomas: a review of current status. Neurol India 2011; 59(2): 229-35.

37. Noushmehr H, Weisenberger DJ, Diefes K, et al. Identification of a CpG island methylator phenotype that defines a distinct subgroup of glioma. Cancer Cell 2010; 17(5): 510-22.

38. Ceccarelli M, Barthel FP, Malta TM, et al. Molecular profiling reveals biologically discrete subsets and pathways of progression in diffuse glioma. Cell 2016; 164(3): 550-63.

第 3 章

胶质母细胞瘤的分子发病机制

Kalil G. Abdullah, MD[a], Corey Adamson, MD, PhD, MPH[b], Steven Brem, MDa, *

胶质母细胞瘤的细胞起源复杂。尽管已经过了几十年的研究，但是对这种致命疾病的细胞、分子和发病机制的认识仍在不断发展变化。在其他章节讨论了胶质母细胞瘤的流行病学、危险因素、相关的临床预后和分子靶点。还有一些章节描述了小分子抑制剂、治疗靶点及分子基础、免疫逃逸和血管生成及增生的机制。本章对引起良性胶质细胞转化为胶质母细胞瘤的机制进行了实用和简明的概述，以提供给临床医师参考。

分类和组织学

恶性胶质瘤最常用且被广泛接受的分类模式是基于世界卫生组织（WHO）1979 年首次发表、2007 年更新的共识，该共识将胶质母细胞瘤定为 WHO Ⅳ级肿瘤。WHO 对胶质母细胞瘤分级依据的是"显著间变的胶质细胞、核分裂活跃、坏死易见、通常与术前和术后快速进展和死亡结局相关"[1]。WHO 分类模式的缺陷包括无法解释分子亚型、治疗反应或病变的大小和位置。这个缺陷导致许多研究人员和临床医师提倡建立一个分子分级系统，以便更准确地理解胶质母细胞瘤不断发展变化的分子发病机理。其中一些内容将在下一章中概述。

在组织学上，胶质母细胞瘤有几个特征性表现[2]。这些特征包括细胞的间变、丰富的核分裂象、细胞的多形性、非典型性细胞核、凝固性坏死并伴随微血管增生。坏死是由内皮细胞增生和肥大引起的局部缺血的结果。肿瘤组织富于细胞，并有不典型的核分裂象、奇异核和多核细胞。假性苍白性坏死是指肿瘤细胞围绕在中央坏死区周围。组织学中同时出现坏死和血管内皮细胞增生是鉴别诊断胶质母细胞瘤与间变型星形细胞瘤的必不可少的条件（图 3.1）。

这些组织学特点已经使用几十年，在肿瘤活检或切除后的初步肿瘤分类中仍然很重要。现代分子和基因技术的进步，通过对大规模国家层次数据集（癌症基因组图谱）和国际层次数据集（国际癌症基因组协会）的分析，使人们对胶质母细胞肿瘤中的巨大的异质性有了更广泛和更复杂的理解（图 3.2 和图 3.3）。

特别是最近，Verhaak 及其同事根据在癌症基因组图谱网络中发现的基因组异常的遗传和分子特征，将高级别胶质瘤分为 4 种不同的类型。研究人员使用因素分析法，将 3 个不同的基因表达平台中胶质母细胞瘤和正常大脑样本的数据整合，采用聚类分析进一步验证，最终产生了 4 个亚型，根据它们的基因表达来命名：原神经型、神经型、经典

[a] Department of Neurosurgery, Hospital of the University of Pennsylvania, Silverstein 3, 3400 Spruce Street, Philadelphia, PA 19104, USA; [b] Department of Neurosurgery, The Emory Clinic, Building B, 2nd Floor, 1365 Clifton Road, North East, Suite 2200, Atlanta, GA 30322, USA

* Corresponding author.

E-mail address: Steven.Brem@uphs.upenn.edu

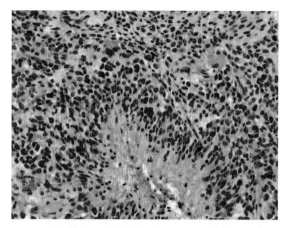

图 3.1 胶质母细胞瘤的典型组织学图片（HE 染色）。可见坏死灶（粉红色），周围有假性苍白坏死区［由 KGH 提供，GNU 免费文档许可证，获取网址：https://commons.wikimedia.org/wiki/File:Glioblastoma_(1).jpg，获取时间 2016 年 4 月 28 日］

型和间质型。

经典型同时存在 7 号染色体的扩增和 10 号染色体的丢失（100% 病例）。此外，97% 的经典型中也发现了高水平的表皮生长因子受体（EGFR）扩增，这很少见于其他亚型。尽管 TP53 是胶质母细胞瘤中经常发生突变的基因，但经典型中也存在没有 TP53 突变的情况。间质型中，在 17q11.2 区域存在局灶性半合子缺失，其中包含 NF1 基因，并存在 NF1 和 PTEN 基因的突变，与 AKT（蛋白激酶 B）通路交叉。原神经型主要存在 PDGFRA 和 IDH1 的改变，而 TP53 突变也多见于原神经元型。神经型具有几种不同的神经元标志物的表达，这些标志物在本体论上与涉及轴突和突触传递以及神经元投射的基因一致（图 3.4）。

完成亚型分类后，评估每个亚型对不同治疗强度水平的反应。积极治疗降低了经典型、间质型和神经型的死亡率（有下降趋势，但无统计学意义），但未降低原神经型的死亡率（表 3.1）。

原发性和继发性胶质母细胞瘤

自 20 世纪 40 年代以来，人们就认识到胶质母细胞瘤有两种不同的临床过程。第一种情况的患者发病进展迅速，但先前不存在低级别胶质瘤，主要见于年龄较大患者。第二种情况是由先前存在的低级别胶质瘤进展为胶质母细胞瘤，主要见于年轻患者，并且

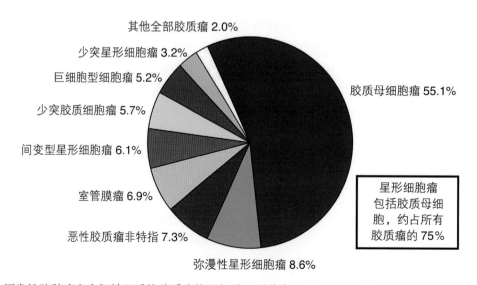

其他全部胶质瘤 2.0%
少突星形细胞瘤 3.2%
巨细胞型细胞瘤 5.2%
少突胶质细胞瘤 5.7%
间变型星形细胞瘤 6.1%
室管膜瘤 6.9%
恶性胶质瘤非特指 7.3%
弥漫性星形细胞瘤 8.6%
胶质母细胞瘤 55.1%

星形细胞瘤包括胶质母细胞，约占所有胶质瘤的 75%

图 3.2 原发性脑肿瘤和中枢神经系统胶质瘤按组织学亚型分布（n = 97,910），美国中枢脑肿瘤登记处统计报告：国家癌症登记和监视计划，2008－2012 年流行病学和最终结果。ᵃ由于四舍五入，百分比之和未必是 100%。ᵇ国际肿瘤分类学，第三版，代码 9380 至 9384、9391 至 9460。ᶜ包括来自独特星形细胞瘤变型，其他神经上皮肿瘤以及神经元和胶质瘤和混合胶质瘤

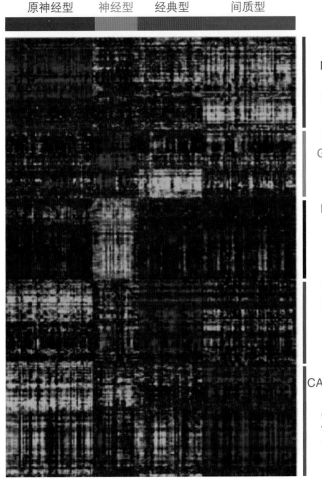

原神经型　神经型　经典型　间质型

DLL3
NKX2-2
SOX2
ERBB3
OLIG2

FBXO3
GABRB2
SNCG
MBP

DNMT1
TOP1
ABL1
BOP1

FGFR3
PDGFA
EGFR
AKT2
NES

CASP1/4/5/5
ILR4
CHI3L1
TRADD
TLR2/4
RELB

图 3.3 基于来自 The Cancer Genome Atlas (TCGA) 的 173 个样本的聚类基因表达亚型 (经许可转载自 Verhaak RG, Hoadley KA, Purdom E,et al. Integrated genomic analysis identifies clinically relevant subtypes of glioblastoma characterized by abnormalities in PDGFRA, IDH1, EGFR, and NF1. Cancer Cell 2010; 17: 101)

临床过程相当[4]。这两种不同途径的肿瘤已根据分子遗传学评估和表征，分别被称为原发性和继发性胶质母细胞瘤。

区分这两种不同类型的胶质母细胞瘤进展的能力是基于重要的遗传和流行病学证据。首先，在所有胶质母细胞瘤病例中，只有大约 5% 被认为是继发性胶质母细胞瘤[5]，这是基于几项以人群为基础的研究得出的观察结果，其中包括 Ohgaki 及其同事[5] 在 1980 — 1994 年对瑞士苏黎世的 715 个胶质母细胞瘤进行的一项具有里程碑意义的研究。该研究还分析了被诊断患者的年龄差异，发现原发性胶质母细胞瘤患者的平均年龄为 62 岁，而继发性胶质母细胞瘤患者的平均年龄要小得多，为 45 岁。

原发性和继发性胶质母细胞瘤的分子和遗传途径也提供了讨论星形胶质细胞或前体细胞向高级胶质瘤发展机会 (图 3.5)。

TP53 和 MDM2

TP53 是在 17 号染色体上发现的基因，其编码涉及细胞周期各个方面的 53 kDa 蛋白，包括细胞死亡、细胞对 DNA 损伤的反应、细胞分化和血管现象。通常认为，TP53 突变在继发性胶质母细胞瘤中更常见，因为它们通常是多达 2/3 的低度星形细胞瘤中第一个可检测到的遗传改变，但在多达 30% 的原发性胶质母细胞瘤中也可能发生 TP53 在细胞周期中发挥的各种作用[5]。DNA 损伤后，p53 被激活并诱导多种基因，包括 p21，这是一种

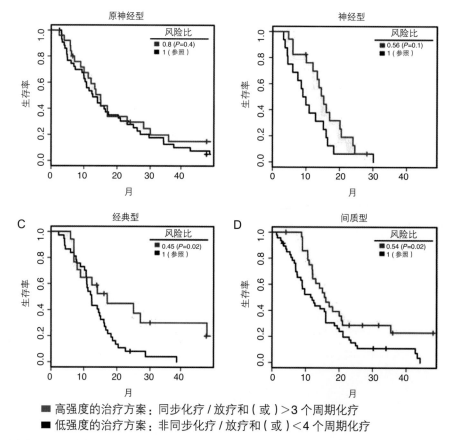

图 3.4 不同肿瘤亚型和治疗程度的生存率（经许可转载自 Verhaak RG, Hoadley KA, Purdom E, et al. Integrated genomic analysis identifies clinically relevant subtypes of glioblastoma characterized by abnormalities in PDGFRA, IDH1, EGFR, and NF1. Cancer Cell 2010; 17: 106 ）

与细胞周期无关的激酶抑制剂。在诱导 p21 之后，MDM2（小鼠双分 2 同源物，E3 泛素蛋白连接酶，其主要靶标是 p53 肿瘤抑制物）参与了自动调节反馈回路。MDM2 能够通过结合并阻断 p53 的 N 末端反式激活域来抑制 p53。MDM2 与突变型和野生型 TP53 蛋白结合，从而抑制了野生型 TP53 激活的转录。作为该反馈环的一个组成部分，野生型 TP53 诱导了 MDM2 基因的转录。结果，调节 TP53 蛋白活性和 MDM2 表达水平的正常反馈回路被破坏掉。p14 基因产物的作用也与该环有关，该产物与 MDM2 结合并抑制 MDM2 介导的 TP53 沉默和降解[6]。因此，正常 TP53 功能的丧失会导致 TP53 本身、MDM2 或 p14 的表达改变。

10 号染色体和 PTEN 染色体杂合性缺失

杂 合 性 缺 失（loss of heterozygosity, LOH ）的遗传概念是一种大规模的染色体事件，最终导致整个基因和周围染色体区域的缺失。这一事件与许多肿瘤的发生相关，因为它通常表现为肿瘤抑制基因功能的缺失。虽然原染色体对的 1 条染色体仍然存在，但肿瘤抑制基因的剩余拷贝容易受到点突变等微小因素的影响[7]。

10 号染色体长臂 LOH 被许多专家认为是原发性和继发性胶质母细胞瘤中最常见的遗传异常[5, 8]。在原发性胶质母细胞瘤（和较少发生的继发性胶质母细胞瘤）的情况下，

表 3.1　胶质母细胞瘤的分子亚型分类	
分类	特征
经典型	7 号染色体扩增
	10 号染色体缺失
	EGFR 扩增
	缺乏 TP53, NF1, PGFRA 或 IDH1 突变
	NES, Notch 和 Sonic hedgehog 信号通路的表达
间质型	NF1 缺乏 / 突变
	PTEN 突变
	间充质分子标志 (CHI3L1, MET) 的表达
	肿瘤坏死因子家族和 NF-kB 通路激活
原神经型	PDGFRA 改变
	IDH1 突变
	TP53 突变
	发育基因 (PDGFRA, NKX2-2, OLIG2, SOX, DCX, DLL3, ASCL1, TCF4) 的表达
	发育障碍
神经型	神经元标志物过表达 (NEFL、GABRA1、SYT1、SLC12A5)
	神经元投射、轴突和突触传递障碍

NF-kB，核因子 κ B

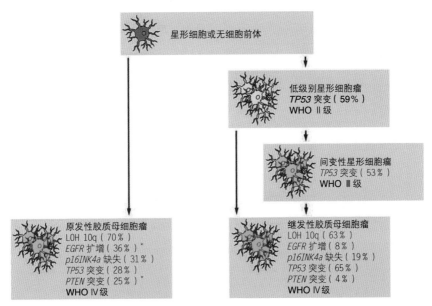

图 3.5　分子和遗传改变导致原发性和继发性胶质母细胞瘤。* 遗传改变在原发性和继发性胶质母细胞瘤之间的频率显著不同（经许可转载自 Ohgaki H, Kleihues P. Genetic pathways to primary and secondary glioblastoma. Am J Pathol 2007; 170: 1449 ）

编码区 10q23-24 对应于 PTEN 基因（磷酸酶和紧张素同源基因，参与调节酶活性，进而调节细胞增殖和死亡，是 PI3K 的上游调节因子）。在小鼠模型中，PTEN 缺乏的星形细胞容易发生肿瘤转化或恶性进展[9]。此外，10 号染色体短臂的 LOH 主要出现在伴有 10 号染色体完全丢失的原发性胶质母细胞瘤中[10]。

EGFR 和 PDGFRA

EGFR 是一种跨膜糖蛋白，由特定家族的细胞外蛋白配体激活。约 40% 的原发性胶质母细胞瘤发生 EGFR 扩增和过表达，但在继发性胶质母细胞瘤中很少发生。EGFR 扩增也似乎与年龄显著相关，通常在 35 岁以上的患者中检测到[5]。总体看来，来自胶质母细胞瘤患者的样本中有 57% 包含某种形式的 EGFR 突变，其中包括该基因的突变、剪接或重排[11]。据推测，EGFR 的激活是通过酪氨酸激酶介导的在细胞表面或突变的 EGFR

与野生型受体之间的相互作用而发生的[12]。

EGFR 基因中最常见的突变是变体（v）Ⅲ 型，其由第 2 外显子到第 7 外显子的胞外域截断组成，并被认为在胶质母细胞瘤中被组成性激活[13]。普遍认为 vⅢ 变体的组成性激活导致更具侵袭性的胶质母细胞瘤表型。值得注意的是，尽管多达 60% 的原发性胶质母细胞瘤包含 EGFRvⅢ 突变，但是仍有一些其他碱基位点的突变、缺失和插入使得 EGFR 突变的概念具有很大的异质性。EGFR 作为治疗靶点和预后生物标志物的作用将在本书的其他章节中讨论。

与 EGFR 类似，PDGFR（血小板衍生生长因子受体）编码酪氨酸激酶细胞表面受体，其最常见的亚型为 PDGFRA（PDGFR alpha 多肽）。它可以在多达大约 1/3 的胶质母细胞瘤中发生突变，并且已经被发现在胶质母细胞瘤中分别存在 23% 和 40% 的扩增和组成性激活[14]（图 3.6）。

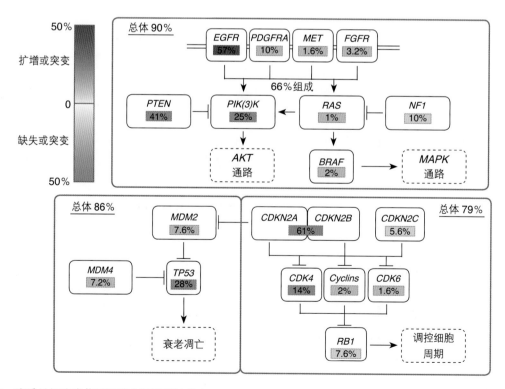

图 3.6 胶质母细胞瘤信号通路［经许可转载自 Brennan CW, Verhaak RG, McKenna A, et al. The somatic genomic landscape of glioblastoma. Cell 2013; 155(2): 470］

异柠檬酸脱氢酶

异柠檬酸脱氢酶（isocitrate dehydrogenase，IDH）是一种著名的酶，其在柠檬酸循环中的作用是催化异柠檬酸的氧化脱羧作用，产生 α- 酮戊二酸和二氧化碳。该基因亚型的 IDH1 和 IDH2 分别编码胞质蛋白和线粒体蛋白。其突变状态最常见于继发性胶质母细胞瘤，60%~80%，在原发性胶质母细胞瘤中则很少见（约≤5%）[15]。据推测，由于 IDH1、IDH2 和 DNA 甲基化模式改变的普遍存在，最终导致几个下游靶点的基因转录改变，包括缺氧监测和组蛋白去甲基化，这构成了胶质母细胞瘤中早期驱动基因突变的分子基础 [16-17]。

多项研究表明，IDH1/ IDH2 突变具有预后意义 [18-19]。在一项评估替莫唑胺对继发性胶质母细胞瘤患者的生存率影响的研究中，IDH 突变存在于 73.4% 的患者中，并且与无进展生存期延长和对替莫唑胺的客观反应率更高相关 [19]。在一项针对 207 例胶质母细胞瘤切除术的患者的最新研究中，IDH1 的状态与完全切除增强疾病独立相关（IDH1 突变体中有 93%，相比之下，野生型为 67%）。IDH 基因状态在胶质母细胞瘤发病过程中的地位非常重要，2016 年 WHO 对中枢神经系统肿瘤的分类将 IDH- 突变型和 IDH- 野生型的胶质母细胞瘤定义为两个不同的实体 [20]。

MGMT 启动子甲基化

胶质母细胞瘤中研究最充分且临床相关的启动子高甲基化是 MGMT 的启动子，它编码 O^6- 甲基鸟嘌呤 DNA 甲基转移酶 [21-22]。其在约 40% 的原发性胶质母细胞瘤患者中发现，并且与 MGMT 基因的沉默相一致。MGMT 的作用是酶促 DNA 修复。MGMT 启动子甲基化患者延长无进展生存期和总体生存期的益处可能是由 MGMT 将 O^6- 甲基鸟嘌呤还原为鸟嘌呤所致。例如，替莫唑胺在鸟嘌呤的 N7 或 O6 位置使 DNA 烷基化，随后破坏 DNA 的复制并引发细胞死亡。

多个随机试验支持 MGMT 启动子高甲基化与对替莫唑胺良好反应相关 [23-26]。2005 年，通过甲基化特异性聚合酶链反应分析评估了 MGMT 沉默与随机试验患者生存率之间的关系。在分析的 206 例病例中，有 45% 发现了 MGMT 启动子甲基化，并且在不考虑治疗的情况下是独立的有利预后因素。具有 MGMT 启动子甲基化的患者，与单纯接受放疗的患者相比，接受替莫唑胺和放疗的患者显著生存获益（21.7 个月 vs. 15.3 个月）。当未发生 MGMT 启动子甲基化时，各治疗组之间的生存率无统计学差异。在欧洲癌症研究与治疗组织和加拿大国家癌症研究所发布的一项随机试验亚组分析中，利用简易精神状态检查表评估的方法，可发现 MGMT 启动子甲基化对生存状态和体力状况者都是积极预后的可靠指标，研究人员建议对所有接受烷基化化疗的患者进行强制性 MGMT 筛查（表 3.2）。

胶质瘤干细胞假说

癌症干细胞的提出基于干细胞具有分化和自我更新的能力，其有与正常干细胞相同的特征，但也能够启动由异质性细胞组成的肿瘤 [27-28]。癌症干细胞已在多种不同的实体和血液肿瘤被发现，并被认为通过分化和自我更新参与肿瘤发生。这些细胞似乎既存在未分化状态，也存在分化状态，它们代表了一个亚群，起源于神经干细胞，转化为胶质瘤干细胞并驱动胶质瘤的形成。神经干细胞转化为胶质瘤干细胞，并推定为胶质瘤干细胞的前体，通常见于海马的齿状回，皮质下白质和脑室下区。

神经球的形成似乎是胶质瘤干细胞相关功能的关键步骤 [29]。通过培养神经球来分离胶质瘤干细胞是困难的，但是对从胶质母细胞瘤患者样品中分离的神经球的特征和特性的深入研究有助于阐明细胞和遗传途径，从而为从神经干细胞转化为胶质瘤干细胞背后的驱动力提供线索。Yuan 及其同事能够从胶

表 3.2 代表性靶向治疗		
靶点	**药物**	**胶质母细胞瘤的最新试验**
EGFR		
	Afatinib (BIBW2992)（阿法替尼）	NCT00977431, NCT00727506
	Dacomitinib (PF-00299804)（达克替尼）	NCT01520870, NCT01112527
	Erlotinib (OSI-744)（厄洛替尼）	NCT00301418
	Gefitinib（吉非替尼）	—
	Lapatinib（拉帕替尼）	NCT01591577
FGFR	BGJ398	NCT01975701
mTOR	CC214-1	—
	CC214-2	—
PDGFR	Dasatinib（达沙替尼）	NCT00892177, NCT00423735, NCT00869401
	matinib（伊马替尼）	—
PI3K	Buparlisib (BKM120)（布帕尼西）	NCT01934361, NCT01870726
	PX866	NCT01259869
	XL147 (SAR245408)	NCT01240460
PI3K/mTOR	PF-05212384 (PKI-587)	—
	XL765 (SAR245409)	NCT01240460
PI3/VEGF	Carboxyamidotriazole orotate（羧胺三唑乳清酸盐）	NCT01107522
VEGF	Aflibercept（阿柏西普）	—
	Cabozantinib（卡博替尼）	—
VEGF2	CT322	—
	XL184	—
VEGF/EGFR	AEE788	—
	Vandetanib (ZD6474)（凡德他尼）	NCT00821080, NCT00441142, NCT00995007
VEGF/PDGFR	Axitinib（阿西替尼）	NCT01562197, NCT01508117
	Cediranib（西地尼布）	—
	Dovitinib (TK1258)（多韦替尼）	NCT01753715, NCT01972750
	Nintedanib (BIBF1120)（尼达尼布）	NCT01666600
	Sorafenib（索拉非尼）	NCT01817751, NCT01434602
	Sunitinib（舒尼替尼）	—
P53 通道		
P53/MDM2	ISA27	—
	SM13	—
细胞周期调节因子		
Wee1	MK-1775	NCT01849146
其他		
IDH	AG-221	NCT02273739

EGFR，表皮生长因子受体；FGFR，成纤维细胞生长因子受体；MDM，小鼠双微体；mTOR，哺乳动物雷帕霉素靶蛋白；PDGFR，血小板衍生生长因子受体；PI3K，磷酸肌醇 -3- 激酶；RTK，受体酪氨酸激酶；VEGF，血管内皮生长因子

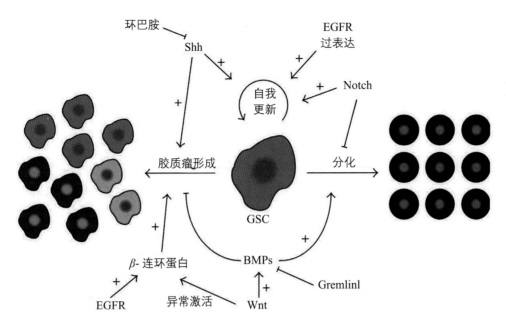

图 3.7 胶质瘤干细胞自我更新的相关因素。BMP，成骨蛋白；GSC，胶质瘤干细胞；Shh，音猬因子（摘自 Liebelt BD, Shingu T, Zhou X, et al. Glioma stem cells: signaling, microenvironment, and therapy. Stem Cells Int 2016; 2016: 7849890.）

质母细胞瘤中分离出自我更新的细胞，这些细胞从单个母细胞中产生不同表型的子细胞，随后能够分化为表型多样的细胞群，与最初的胶质母细胞瘤样本中的细胞群相似[29]。

胶质瘤干细胞发病机制中涉及的信号通路通常与正常的神经发育相关，包括成骨蛋白、核因子 κB、Wnt/β 连环蛋白、Notch、Shh 和表皮生长因子[27]。血管因子似乎也大量参与胶质瘤干细胞的行为。已发现来自胶质瘤干细胞培养的培养基中血管内皮生长因子的水平比非胶质瘤干细胞高 10 ~ 20 倍[30]（图 3.7）。

具有分化成胶质母细胞瘤能力的自我更新细胞亚群的概念与胶质瘤干细胞的概念有关，胶质瘤干细胞在胶质母细胞瘤的治疗中对化学疗法和放射线的抵抗中起关键作用。胶质瘤干细胞能够以几种方式绕过化学疗法和放射线诱导的变化：修饰细胞周期调节，减少细胞内的药物蓄积，DNA 修复和加工以及祖细胞群的持续更新。重要的是，某些胶质瘤细胞似乎会以缓慢的速度自我更新，从

而使其对旨在破坏细胞周期的化学放射作用不那么敏感[31]。在这些难以捉摸的行为中，与分化的胶质母细胞瘤细胞相比，胶质瘤干细胞中 MGMT 表达似乎增加，从而导致 DNA 修复机制增强，并使细胞更擅长修复碱基对异常，包括替莫唑胺引起的 O^6- 甲基鸟嘌呤畸变[32]。胶质瘤干细胞似乎也通过腺苷三磷酸结合盒转运蛋白通道的过表达来限制化疗的生物利用度，并极好地控制了细胞周期和碱基切除修复机制。这些因素共同作用，以确保胶质瘤干细胞在化疗和放疗过程中存活。

总结

本章从广义上描述了胶质母细胞瘤发病机制的主要因素。其他章节专门描述了小分子抑制剂的机制、治疗靶标及其分子基础、免疫逃逸以及血管生成和增殖的机制。胶质母细胞瘤的分子和遗传特征分析的领域正在不断扩大，并且，随着对这些现象的描述越

来越多，具有生物学基础的治疗靶标可能会
更准确地适合临床领域的护理和治疗。

（译者：谢红建）

参考文献

1. Louis DN, Ohgaki H, Wiestler OD, et al. The 2007 WHO classification of tumours of the central nervous system. Acta Neuropathol 2007; 114: 97-109.

2. Frosch M, Douglas A, Girolami U. The central nervous system. 8th edition. Philadelphia: Saunders/Elsevier; 2010.

3. Verhaak RG, Hoadley KA, Purdom E, et al. Integrated genomic analysis identifies clinically relevant subtypes of glioblastoma characterized by abnormalities in PDGFRA, IDH1, EGFR, and NF1. Cancer Cell 2010; 17: 98-110.

4. Ohgaki H, Kleihues P. Genetic pathways to primary and secondary glioblastoma. Am J Pathol 2007; 170: 1445-53.

5. Ohgaki H, Dessen P, Jourde B, et al. Genetic pathways to glioblastoma: a population-based study. Cancer Res 2004; 64: 6892-9.

6. Nakamura M, Watanabe T, Klangby U, et al. p14ARF deletion and methylation in genetic pathways to glioblastomas. Brain Pathol 2001; 11: 159-68.

7. Rasheed BK, McLendon RE, Friedman HS, et al. Chromosome 10 deletion mapping in human gliomas: a common deletion region in 10q25. Oncogene 1995; 10: 2243-6.

8. McNamara MG, Sahebjam S, Mason WP. Emerging biomarkers in glioblastoma. Cancers (Basel) 2013; 5: 1103-19.

9. Fraser MM, Zhu X, Kwon CH, et al. Pten loss causes hypertrophy and increased proliferation of astrocytes in vivo. Cancer Res 2004; 64: 7773-9.

10. Fujisawa H, Reis RM, NakamuraM, et al. Loss of heterozygosity on chromosome 10 is more extensive in primary (de novo) than in secondary glioblastomas. Lab Invest 2000; 80: 65-72.

11. Brennan CW, Verhaak RG, McKenna A, et al. The somatic genomic landscape of glioblastoma. Cell 2013; 155: 462-77.

12. Thorne AH, Zanca C, Furnari F. Epidermal growth factor receptor targeting and challenges in glioblastoma. Neuro Oncol 2016; 18: 914-8.

13. Humphrey PA, Wong AJ, Vogelstein B, et al. Amplification and expression of the epidermal growth factor receptor gene in human glioma xenografts. Cancer Res 1988; 48: 2231-8.

14. Ozawa T, Brennan CW, Wang L, et al. PDGFRA gene rearrangements are frequent genetic events in PDGFRA-amplified glioblastomas. Genes Dev 2010; 24: 2205-18.

15. Parsons DW, Jones S, Zhang X, et al. An integrated genomic analysis of human glioblastoma multiforme. Science 2008; 321: 1807-12.

16. Noushmehr H, Weisenberger DJ, Diefes K, et al. Identification of a CpG island methylator phenotype that defines a distinct subgroup of glioma. Cancer Cell 2010; 17: 510-22.

17. Koh J, Cho H, Kim H, et al. IDH2 mutation in gliomas including novel mutation. Neuropathology 2015; 35: 236-44.

18. Beiko J, Suki D, Hess KR, et al. IDH1 mutant malignant astrocytomas are more amenable to surgical resection and have a survival benefit associated with maximal surgical resection. Neuro Oncol 2014; 16: 81-91.

19. SongTao Q, Lei Y, Si G, et al. IDH mutations predict longer survival and response to temozolomide in secondary glioblastoma. Cancer Sci 2012; 103: 269-73.

20. Louis DN, Perry A, Reifenberger G, et al. The 2016 World Health Organization classification of tumors of the central nervous system: a summary. Acta Neuropathol 2016; 131: 803-20.

21. Aldape K, Zadeh G, Mansouri S, et al. Glioblastoma: pathology, molecular mechanisms and markers. Acta Neuropathol 2015; 129: 829-48.

22. Camara-Quintana JQ, Nitta RT, Li G. Pathology: commonly monitored glioblastoma markers: EFGR, EGFRvIII, PTEN, and MGMT. Neurosurg Clin N Am 2012; 23: 237-46, viii.

23. Hegi ME, Diserens AC, Gorlia T, et al. MGMT gene silencing and benefit from temozolomide in glioblastoma. N Engl J Med 2005; 352: 997-1003.

24. Wick W, Hartmann C, Engel C, et al. NOA-04 randomized phase III trial of sequential radiochemotherapy of anaplastic glioma with procarbazine, lomustine, and vincristine or temozolomide. J Clin Oncol 2009; 27: 5874-80.

25. Wick W, Platten M, Meisner C, et al. Temozolomide chemotherapy alone versus radiotherapy alone for malignant astrocytoma in the elderly: the NOA-08 randomised, phase 3 trial. Lancet Oncol 2012; 13: 707-15.

26. Gorlia T, van den Bent MJ, Hegi ME, et al. Nomograms for predicting survival of patients with newly diagnosed glioblastoma: prognostic factor analysis of EORTC and NCIC trial 26981-22981/CE.3. Lancet Oncol 2008; 9: 29-38.

27. Liebelt BD, Shingu T, Zhou X, et al. Glioma stem cells: signaling, microenvironment, and therapy. Stem Cells Int 2016; 2016: 7849890.

28. Lathia JD, Mack SC, Mulkearns-Hubert EE, et al. Cancer stem cells in glioblastoma. Genes Dev 2015; 29: 1203-17.

29. Yuan X, Curtin J, Xiong Y, et al. Isolation of cancer stem cells from adult glioblastoma multiforme. Oncogene 2004; 23: 9392-400.

30. Bao S, Wu Q, Sathornsumetee S, et al. Stem cell-like glioma cells promote tumor angiogenesis through vascular endothelial growth factor. Cancer Res 2006; 66: 7843-8.

31. Auffinger B, Spencer D, Pytel P, et al. The role of glioma stem cells in chemotherapy resistance and glioblastoma multiforme recurrence. Expert Rev Neurother 2015; 15: 741-52.

32. Liu G, Yuan X, Zeng Z, et al. Analysis of gene expression and chemoresistance of CD1331 cancer stem cells in glioblastoma. Mol Cancer 2006; 5: 67.

第 4 章

胶质瘤分子生物标志物的临床应用

Cheddhi J. Thomas, MD[a, 1, 2], Jean-Pierre Gagner, MD, PhD[b, 1], Rabaa Baitalmal, MBBS[b, c], David Zagzag, MD, PhD[a, b] d, e, *

传统的胶质瘤分类及分级是基于肿瘤的组织形态学改变。最近已经确定了新的具有诊断性、预后、和（或）预测性（治疗）价值的分子标志物（专栏 4.1，表 4.1）。自 2007 年世界卫生组织（WHO）指南发布以来，关于中枢神经系统（central nervous system, CNS）肿瘤的分子数据取得了快速进展，大大提高了临床医师的诊断、预后判断和治疗能力。尽管大多数分子标志物尚未转化为切实可行的临床进展，但是许多分子改变已经在修订版 CNS 肿瘤分类 WHO 指南（2016）胶质瘤中得到应用[1]。本章回顾性分析了最近确认的对胶质瘤分子分型有重要影响意义的遗传标志物。已经证明，许多遗传标志物在更好地诊断 CNS 肿瘤、更可靠地判断预后以及给予更好的临床治疗措施方面是极其重要的。根据修订版 WHO 分类，下文将单独讨论各个肿瘤类型及其相关的分子谱系。

成人弥漫性胶质瘤

成人弥漫性胶质瘤是浸润性胶质细胞肿瘤，包括星形细胞瘤和少突胶质细胞瘤。在 2007 年版 *CNS 肿瘤 WHO* 分类中，根据组织学特征，对这些肿瘤进行诊断并分为 II 级（弥

> **专栏 4.1**
> **生物标志物的定义和类型**
>
> 美国国立卫生研究院（NIH）生物标志物定义工作组将生物标志物定义为"具有可客观检测和评估的特性，可作为正常生物学过程、病理过程或治疗干预的药理学反应的指示因子"[100]。已经研究了胶质瘤中的生物标志物，尤其是关于这些生物标志物在确定患者疾病或疾病亚型（诊断性生物标志物）方面，评估患者预后及疾病发展自然史（预后生物标志物）方面，确定患者在接受特殊治疗后可能达到的预期结果，并尝试进行个体化临床治疗（预测性生物标志物）方面的作用。本章讨论的几种诊断性、预后和（或）预测性生物标志物具有独特的作用，正文对这些生物标志物做了讨论并概括于表 4.1、图 4.1 和图 4.5。

Conflict of Interest: The authors declare no commercial or financial conflicts of interest.

a Division of Neuropathology, Department of Pathology, NYU Langone Medical Center, 550 First Avenue, New York, NY 10016, USA; b Microvascular and Molecular Neuro-Oncology Laboratory, Department of Pathology, NYU Langone Medical Center, 550 First Avenue, New York, NY 10016, USA; c Department of Pathology, Faculty of Medicine, King Abdulaziz University, Abdullah Sulayman Street, Jeddah 21589, Saudi Arabia; d Department of Neurosurgery, NYU Langone Medical Center, 550 First Avenue, New York, NY 10016, USA; e NYU Langone Laura and Isaac Perlmutter Cancer Center, 160 E. 34th Street, New York, NY 10016, USA

1 Contributed equally to this chapter.

2 Current address: Anatomic Pathology and Neuropathology, Incyte Diagnostics, 13103 East Mansfield Avenue, Spokane Valley, WA 99216, USA.

* Corresponding author. Department of Pathology, NYU Langone Medical Center, 550 First Avenue, New York, NY 10016.

E-mail address: david.zagzag@nyumc.org

表 4.1
胶质瘤中常见染色体、遗传学、表观遗传学和表型改变及其作为生物标志物的应用价值概述

基因/表型 [a]	基因家族/别名	染色体定位	驱动基因 [b]	典型突变 [c]	拷贝数改变	易位伙伴	检测方法	成人胶质瘤类型	儿童胶质瘤类型	生物标志物的临床应用	参考文献
染色体层面											
—	—	1p/19q	—	—	共缺失	—	FISH, LOH, MLPA, 450KMA	OD, AOD	—	Diag, Prog, Pred(化疗+放疗)	96,104
CIC	转录抑制因子	19q13.2	TSG	R215Q/W	缺失	—	IHC(染色缺失),其他	OD, AOD	—	Diag, Prog	23,105
FUBP1	DNA结合蛋白	1p31.1	TSG	大量	缺失	—	IHC(染色缺失),其他	OD, AOD	—	Diag, Prog	23,105
—	—	7 or 7q	—	—	单拷贝获得	—	FISH,其他	DA, AA, GBM	—	—	84
—	—	10 or 10q	—	—	单拷贝缺失	—	FISH,其他	GBM	—	—	84
基因层面											
ACVR1	RSTK	2q23-q24	TSG	很少	—	—	qRT-PCR, Seq	—	中线HGG, DIPG	—	80
BRAF	RAF激酶	7q34	ONC	V600E	—	—	MS-IHC, qRTPCR, Seq	PXA, EGBM	PA, PXA, 皮质HGG	Diag	67,89
BRAF	—	—	—	—	扩增	KIAA1549,其他	FISH,其他;qRT-PCR, Seq	PA	PA, PMA	Diag	67,81
CDKN2A	激酶抑制剂/p14, p16	9p21	TSG	—	缺失	—	FISH, MLPA, 450K-MA	OD,AOD, DA, AA, GBM	PXA	—	37,39
CDKN2B	激酶抑制剂	9p21	—	—	缺失	—	FISH, MLPA, 450K-MA	OD, AOD, DA, AA, GBM	PXA	—	39
EGFR	RTK	7p12	ONC	—	扩增	SEPT14	FISH,其他;qRT-PCR, Seq	经典型GBM	皮质HGG	Diag	40,41

续表

基因/表型 [a]	基因家族/别名	染色体定位	驱动基因 [b]	典型突变 [c]	拷贝数改变	易位伙伴	检测方法	成人胶质瘤类型	儿童胶质瘤类型	生物标志物的临床应用	参考文献
EGFR	—	—	—	EGFRvIII, A289D/T/V	—	—	MS-IHC, qRTPCR, Seq	经典型 GBM	—	Diag	26,39
FGFR1	RTK/CD331	8p11.23- p11.22	—	K656E	—	TACC1	qRT-PCR, Seq; FISH, 其他	—	PA, 中线 HGG/DIPG	—	68,81
FGFR3	RTK/CD333	4p16.3	ONC	—	—	TACC3	FISH, qRT-PCR, Seq	GBM	—	—	82,83
IDH1	脱氧酶	2q34	ONC	R132H, 其他	—	—	MS-IHC, qRTPCR, Seq	OD, AOD, DA, AA, GBM	皮质 HGG	Diag, Prog	26,104
IDH2	脱氧酶	15q26.1	ONC	R172K, 其他	—	—	qRT-PCR, Seq	OD, AOD, DA, AA, GBM	—	Diag, Prog	4,104
MDM2	泛素蛋白连接酶	12q13-q14	ONC	很少	扩增	—	FISH, MLPA, 450K-MA	GBM	—	—	39
MDM4	p53 调节因子	1q32	ONC	很少	扩增	FISH, MLPA, 450K-MA	GBM	—	—	39	
MET	RTK	7q31	ONC	—	扩增	—	FISH, MLPA, 450K-MA	GBM	—	—	39,46
MYC	转录因子	8q24	ONC	—	扩增	—	FISH, MLPA, 450K-MA	星形细胞瘤, GBM	—	—	57
NF1	RAS 负调因子	17q11.2	TSG	Many	缺失	—	qRT-PCR, Seq; FISH, 其他	同质型 GBM	PA, 中线 HGG	—	26
NOTCH1	受体	9q34.3	TSG	F357del	扩增	—	qRT-PCR, Seq; FISH, 其他	OD	—	—	60
NTRK2	RTK	9q22.1	—	—	扩增	QKI	FISH, 其他; qRT-PCR, Seq	—	PA, 非脑干 HGG	—	68,71
PDGFRA	RTK/CD140a	4q12	ONC	大量	扩增	KDR	qRT-PCR, Seq; FISH, 其他	原神经型 GBM	中线 HGG, DIPG	Prog	26,42

续表

基因/表型 [a]	基因家族/别名	染色体定位	驱动基因 [b]	典型突变 [c]	拷贝数改变	易位伙伴	检测方法	成人胶质肿瘤类型	儿童胶质肿瘤类型	生物标志物的临床应用	参考文献
PIK3CA	PI3激酶	3q26.3	ONC	H1047L/R/Y	扩增	—	qRT-PCR, Seq; FISH, 其他	OD, AOD, GBM	中线 HGG, DIPG	—	39,53
PIK3R1	PI3激酶调节亚基	5q13.1	TSG	G376R	缺失	—	qRT-PCR, Seq; FISH, 其他	OD, AOD, GBM	中线 HGG, DIPG	—	39,53
PTEN	磷酸酶	10q23	TSG	R130 [d]/Q	缺失	—	qRT-PCR, Seq; FISH, 其他	星形细胞瘤经典型 GBM	—	Prog	30,39
PTPN11	磷酸酶	12q24.1	ONC	许多	—	—	qRT-PCR, Seq	—	PA	—	68
RB1	配体	13q14.2	TSG	R445 [d], X445_splice	缺失	—	qRT-PCR, Seq; FISH, 其他	间质亚型 GBM	—	—	29,39
TERT	端粒酶	5p15.33	—	启动子	—	—	qRT-PCR, Seq	OD, AOD, astrocytoma, GBM	—	Diag, Prog	25,104
TP53	转录因子	17p13.1	TSG	R273C/H/L, R248Q/W	—	—	(IHC), qRTPCR, Seq	星形细胞瘤 GBM	中线/皮质 HGG	—	30,39
表观遗传学层面											
ATRX	染色质重塑	Xq21.1	TSG	F2113fs	—	—	IHC（染色缺失）, 其他	DA, AA, GBM	皮质 HGG	Diag, Prog	8,105
DAXX	染色质重塑	6p21.3	TSG	—	扩增	—	FISH, MLPA, 450K-MA	—	皮质 HGG	—	74
HIST1H3B	组蛋白	6p22.2	ONC	H3.1 K27M	—	—	qRT-PCR, Seq	—	中线 HGG, DIPG	Diag, Prog	106,107
H3F3A	组蛋白	1q42.12	ONC	H3.3 K27M	—	—	MS-IHC, qRTPCR, Seq	中线 HGG, DIPG	中线 HGG, DIPG	Diag, Prog	27,74
H3F3A	组蛋白	1q42.12	ONC	H3.3 G34R/V	—	—	MS-IHC, qRTPCR, Seq	—	皮质 HGG	Diag, Prog	27,74

续表

基因/表型 [a]	基因家族/别名	染色体定位	驱动基因 [b]	典型突变 [c]	拷贝数改变	易位伙伴	检测方法	成人胶质瘤类型	儿童胶质瘤类型	生物标志物的临床应用	参考文献
MGMT	DNA 半胱氨酸 MT	10q26	—	启动基因甲基化	—	—	MS-PCR, 450KMA	GBM	—	Prog, Pred（替莫唑胺）	62,95
SETD2	组蛋白赖氨酸 MT	3p21.31	TSG	大量	缺失	—	qRT-PCR, Seq; FISH, 其他	—	皮质 HGG	—	79
TET2	去甲基化酶	4q24	TSG	很少	—	—	qRT-PCR, Seq	GBM	—	—	5
表型层面											
2-HG	2-羟基戊二酸	—	—	—	—	—	MRS, 质谱法	OD, AOD, DA, AA, GBM	—	—	9,99
G-CIMP	胶质瘤 -CpG 岛甲基化表型	—	—	—	—	—	450K-MA	OD, AOD, DA, AA, GBM	—	—	26

AA，同变型星形细胞瘤；AOD，同变型少突胶质细胞瘤；CD，分化抗原簇；DA，弥漫性星形细胞瘤；Diag，诊断性生物标志物；DIPG，弥漫内生型脑桥胶质瘤；EGBM，上皮样胶质母细胞瘤；EGFR，表皮生长因子受体；EGFRvIII，外显子 2 ~ 7 缺失的 EGFR；FISH，荧光原位杂交；fs，移码；GBM，胶质母细胞瘤；HGG，高级别（III ~ IV）胶质瘤；IHC，免疫组织化学法；LGG，低级别（I ~ II）胶质瘤；LOH，杂合性缺失；MLPA，多重连接探针扩增技术；MRS，磁共振波谱成像；MS-IHC，突变特异性免疫组织化学法；MS-PCR，甲基化特异性聚合酶链反应；MT，甲基转移酶；ONC，少突胶质细胞瘤；OD，少突胶质细胞瘤；PA，毛细胞型星形细胞瘤；Pred，预测性生物标志物；Prog，预后生物标志物；PXA，多形性黄色瘤型星形细胞瘤；qRT-PCR，定量逆转录聚合酶链反应；RSTK，受体丝氨酸 / 苏氨酸激酶；RTK，受体酪氨酸激酶；Seq，靶向核苷酸测序；TSG，肿瘤抑制基因；450K-MA，450K CpG 甲基化分析。

a 根据人类基因组织命名委员会（www.genenames.org）和癌症体细胞突变目录（cancer.sanger.ac.uk）而确定的基因符号。

b 由 Vogelstein 及其同事确定的含有驱动基因突变的驱动基因[101]。

c 基于 TCGA 研究网络（http://www.cbioportal.org/index.do）建立的 LGG 和 GBM 合并队列［癌症基因组图谱计划（TCGA），2016］数据库（1102 个样本）的基因突变和拷贝数改变。此外，列出了 BRAF[67,81]，EGFR[40]，FGFR1[82]，NTRK2[71]，和 PDGFRA[42] 的易位伙伴基因。

d 终止密码子改变（无义突变）。

漫性）或Ⅲ级（间变性）[2]。在形态学无法区分是星形细胞瘤还是少突胶质细胞瘤的情况下，合适的诊断名称是少突星形细胞瘤。随着我们对胶质瘤发生的分子改变的理解取得重大进展，CNS 肿瘤 WHO 分类修订版（2016年），囊括了异柠檬酸脱氢酶 1/2（IDH1/2）和 X- 连锁型 α 地中海贫血 / 精神发育迟滞综合征（ATRX）基因的突变状态，以及染色体1p 和 19q 共缺失情况等临床相关分子信息，完善了星形细胞瘤和少突胶质细胞瘤的诊断标准。IDH 初始突变之后，随后发生的端粒酶逆转录酶（TERT）启动子突变和 1p/19q 共缺失被认为是少突胶质细胞瘤进展的机制，而 IDH 突变型星形细胞瘤的进展伴随着 TP53和（或）ATRX 改变[3]。目前强烈不推荐使用少突星形细胞瘤作为诊断名称（图 4.1）。

最常见的胞质 IDH1 和线粒体 IDH2 点突变分别是精氨酸被组氨酸取代（R132H）和精氨酸被赖氨酸取代（R172K），点突变改变了它们的催化活性，从而产生高水平的肿瘤代谢产物 2- 羟基戊二酸（2-HG），替代了 α- 酮戊二酸[4]。2-HG 的存在使 tet 甲基胞嘧啶双加氧酶 2（TET2）失活，导致异常的组蛋白调控和出现胶质瘤 CpG 岛甲基化表型（G-CIMP）[5]。

G-CIMP 是一个表观遗传分子谱，在美国癌症基因组图谱计划（TCGA）数据库内一组胶质瘤中观察到大量基因位点上存在一致的高水平甲基化现象之后，而被关注并命名[6]。通常，CIMP 胶质瘤为较低级别、IDH 突变型肿瘤。IDH 突变是 G-CIMP 表型的分子基础[7]。总之，与 IDH 野生型胶质瘤相比，IDH 突变型、G-CIMP 高水平的浸润性胶质瘤预后良好。在判断浸润性胶质瘤患者预后方面，IDH 状态是一个比组织学分级更有力方面的预测因子[8]。

IDH 突变可以在福尔马林（甲醛）固定、石蜡包埋（formalin-fixecl paraffin-embedded, FFPE）组织切片上，用 IDH1 R132H 突变特异性抗体（图 4.2A、B），通过免疫组化

学（immunohistochemistry, IHC）方法来检测。尽管需要更多的组织样本，直接 Sanger 测序还是优于免疫组织化学方法，它不仅可以直接检测 IDH1 R132H，而且可以检测其他非经典 IDH 突变位点。该技术高度敏感，但应用受限，因为检测样本必须含有至少 50% 的肿瘤细胞以确保检测结果可靠。另一种方法是焦磷酸测序法，比 Sanger 测序更敏感，因为它能检测到少至 10% 的突变型等位基因。此外，已经采取了一些临床措施以确定是否能间接地检测到 IDH 突变，并推荐使用一种可靠的磁共振波谱分析法通过检测 2-HG 水平来完成这一目标[9-12]。

弥漫性星形细胞瘤

基于 IDH 状态，现在将弥漫性星形细胞瘤定义为：①弥漫性星形细胞瘤，IDH 突变型（最常见）；②弥漫性星形细胞瘤，IDH 野生型；③弥漫性星形细胞瘤，NOS（无法进行 / 获得 IDH 检测或 IDH 检测结果不确定）。IDH 突变型星形细胞瘤的一个特征是存在 ATRX 突变和频发 TP53 突变[3]（见图 4.1 和图 4.2）。

ATRX 是一个核染色质重塑蛋白，由染色体 Xq21.1 上 ATRX 基因编码。ATRX 失活突变与端粒酶延长替代机制（alternative lengthening of telomeres, ALT）途径的复制和激活改变相关[13]。在弥漫性胶质瘤中，ATRX 突变是星形细胞分化的一个有用的标志物，且常常与 IDH 和 TP53 突变共存。相反，IDH 突变型、1p/19q 共缺失的少突胶质细胞瘤则很少同时发生 ATRX 突变，就这一点而言，认为它们之间是相互排斥的[14]。因此，IHC 或测序方法检测 ATRX 在确诊星形细胞瘤和排除少突胶质细胞瘤的诊断中均有意义（图 4.2C、D）。IHC 检测方法敏感，并能检测到测序所得突变的 82% ~ 89%[14]。重要的是，尽管它们常常呈一前一后的方式存在，但是存在 ATRX 突变并不能肯定就同时存在 IDH 突变[13]。ATRX 突变对预后的影响

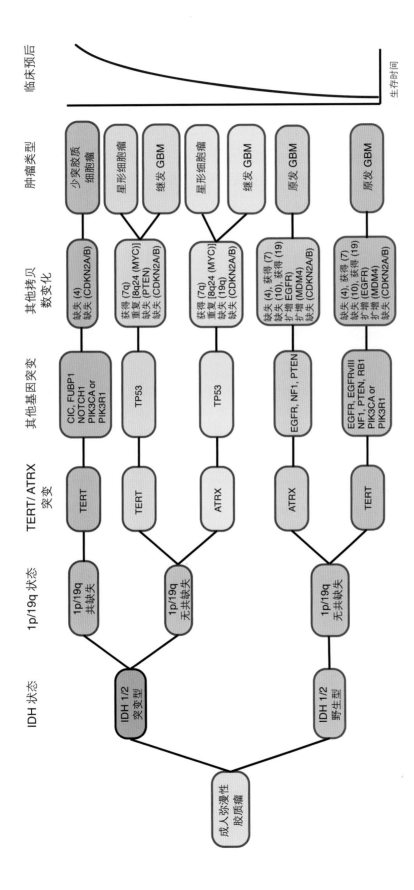

图 4.1 成人弥漫性胶质瘤的分子分型模式图，基于星形细胞瘤和少突胶质细胞瘤 [3, 24, 104-105] 特征性遗传改变的联合发现 [102-103] 绘制而成。通过对 IDH1/2、ATRX 和 TERT 启动子常见突变和 1p/19q 共缺失的分析，将这些肿瘤分为 5 个分子亚型，其界定的胶质瘤生物学和临床行为比单纯基于组织病理学的肿瘤分型更准确。附加一些与这些亚型相关的基因突变和拷贝数改变

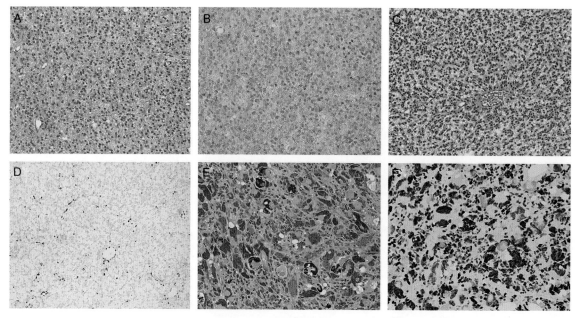

图 4.2　胶质瘤中 IDH1、ATRX 和 TP53 免疫组化表达结果。（A、B）少突胶质细胞瘤，IDH1 突变型，ATRX 野生型（WHO Ⅱ 级）。肿瘤细胞示 IDH R132H 弥漫性胞浆阳性表达。（C、D）间变性星形细胞瘤，ATRX 突变型、IDH1 突变型、1p/19q 未缺失（WHO Ⅲ 级）。肿瘤细胞中未检测到 ATRX 核表达，但内皮细胞示 ATRX 核表达。苏木素和伊红（H&E）染色示小肥胖细胞和胞浆稀少的小圆细胞呈双表型模式。（E、F）巨细胞性胶质母细胞瘤，TP53 突变型，IDH1 突变型（WHO Ⅳ 级）。肿瘤细胞示 TP53 弥漫强阳性表达。注：H&E 染色示肿瘤内存在怪异的巨细胞（包括一些多核巨细胞）和血管增生（所有图片放大 × 20）

意义有限，更多的价值在于它能提高弥漫性胶质瘤诊断的精确性，有助于判断是星形细胞瘤还是少突胶质细胞瘤。在非 1p/19q 共缺失胶质瘤中，ATRX 突变与更好的治疗预后相关 [14]。

少突胶质细胞瘤

少突胶质细胞瘤和间变性少突胶质细胞瘤诊断标准的变化是要求同时具备 IDH 突变和 1p/19q 共缺失（见图 4.1）。少突胶质细胞瘤分 4 种独特类型：① IDH 突变型和 1p/19q 共缺失，② NOS，③间变性 IDH 突变型和 1p/19q 共缺失，④间变性 NOS（仅有典型组织学特征）。只有在进一步检查排除了以下肿瘤可能之后，才可诊断少突胶质细胞瘤 NOS：胚胎发育不良性神经上皮瘤、透明细胞型室管膜瘤、中枢神经细胞瘤、毛细胞型

星形细胞瘤以及其他几种组织学类似少突胶质细胞瘤的肿瘤类型。

1p/19q 缺失的意义不只是作为一个诊断性标志物。它与患者预后良好并对化疗敏感性增加有关 [15]。而且，表现为染色体 1p 和 19q 多体性的 1p/19q 共缺失间变性少突胶质细胞瘤患者，其生存期介于 1p/19q 未缺失肿瘤和整倍体的 1p/19q 共缺失少突胶质细胞瘤之间 [16-17]。1p/19q 共缺失可通过荧光原位杂交（FISH）、杂合性缺失（LOH）、毛细管凝胶电泳检测，或通过分析 450K CpG 甲基化（450K-MA）拷贝数的改变来检测 [18-19]（图 4.3 和图 4.4A）。但是，只有 FISH 能够计算染色体的绝对数并确定倍体数状态。

在少突胶质细胞瘤中，还发现了另外几种频发的分子改变。CIC（Capicua 转录抑制因子），一个位于染色体 19q 上的基因，在

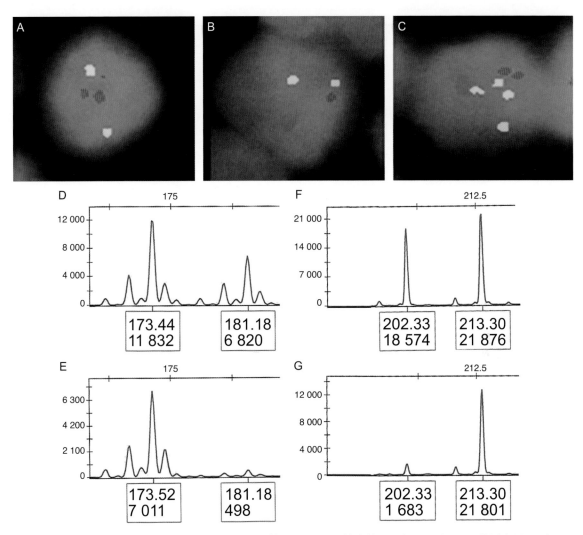

图 4.3　FISH 和 LOH 分析少突胶质细胞瘤中染色体臂 1p/19q 的缺失情况。（A～C）FISH 检测应用 1p 或 19q 探针（红色信号）和 1q 或 19p 的对照探针（绿色信号），用 4′, 6- 联脒 -2- 苯基吲哚二盐酸盐（DAPI）复染细胞核（蓝色），结果显示 1p 保持 2 个红色和 2 个绿色信号（A）和 1p 的 1 个拷贝呈典型的完全缺失，而 2 个 1q 信号仍保留（B）。在间变性少突胶质细胞瘤中，多重 1q 信号伴有大约 50% 1p/19q 缺失所显示的共存多体是肿瘤早期复发的一个标志物 [16]。19 号染色体也得到相似的结果（未显示）。（D～G）或者应用荧光标记的 1p（7 位点）（D、E）和 19q（4 位点）（F、G）多态性染色体标志物，随后进行毛细管凝胶电泳，通过比较正常（血液）（D、F）和肿瘤 DNA 样本（E、G）中 1p 和（或）19q 等位基因缺失情况来评估 LOH。血液样本显示每个杂合性标志物存在 2 个等位基因，但这 2 个等位基因中的 1 个峰高（电泳图下面方格内的底部数字）下降，表明肿瘤已经发生了 1p 和 19q LOH

调控 RAS（大鼠肉瘤癌基因）/MAPK（促分裂原活化的蛋白激酶）信号通路中起关键作用 [20]。高达 69% 的少突胶质细胞瘤中存在 CIC 体细胞突变 [21-22]。FUBP1（远端上游元件结合蛋白）是位于染色体 1p 上的基因。有

研究表明，该基因的失活体细胞突变（与 CIC 一起）也与少突胶质细胞瘤的发生有关。这种改变的肿瘤似乎与 1p/19q 共缺失的少突胶质细胞瘤聚集在一起 [23]。最近研究发现，TERT 在少突胶质细胞瘤中过表达 [24-25]（见图 4.1）。

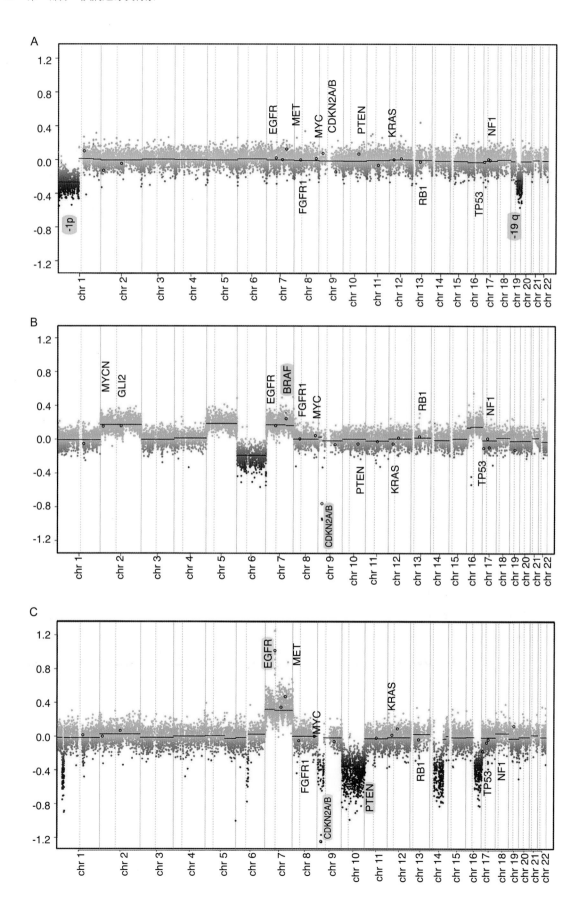

因此，现在已经确认少突胶质细胞瘤中至少含有 4 种不同的频发分子遗传相关物：IDH 突变、1p/19q 缺失、CIC 突变和 TERT 启动子突变。在 31% 的少突胶质细胞瘤中，也观察到 NOTCH1（稍后讨论）基因突变[3]。

成人胶质母细胞瘤

胶质母细胞瘤是高级别、浸润性星形细胞瘤，伴有核非典型性、高核分裂象活性、广泛的血管内皮增生和（或）坏死。根据修订版 CNS 肿瘤 WHO 分类，胶质母细胞瘤的分子分型分别为 IDH 野生型、IDH 突变型胶质母细胞瘤或胶质母细胞瘤 NOS（见图 4.1）。IDH 野生型胶质母细胞瘤的组织学亚型包括：巨细胞性胶质母细胞瘤（图 4.2E、F）、胶质肉瘤和新近描述的上皮样胶质母细胞瘤[1]。大约 90% 胶质母细胞瘤（通常为原发性）表现为 IDH 野生型；大约 10% 病例为 IDH 突变型胶质母细胞瘤，且多为继发性胶质母细胞瘤，是由较低级别 IDH 突变型胶质瘤恶性进展而来。

基于遗传学和表观遗传学表达谱的胶质母细胞瘤分子亚型分类的最新研究，已经一致地确定了经典型、间质型和原神经型 3 种分子亚型，其特征分别为表皮生长因子受体（EGFR）扩增、神经纤维蛋白 1（NF1）缺失和血小板衍生生长因子受体 A（PDGFRA）扩增[26]。值得注意的是，原神经亚型也与 IDH1/2 突变、G-CIMP 表型以及 TP53 突变相关。已经根据组蛋白 H3F3A-K27 和 H3F3A-G34 上的附加突变确定了年轻成人（和儿童）胶质母细胞瘤患者的表观遗传学亚型，该内容将随后讨论[27]。

IDH 突变型胶质母细胞瘤通常发生于较年轻患者，由较低级别星形细胞瘤继发性转化而来。因此，IDH 突变型胶质母细胞瘤的分子特征常常与 IDH 突变型弥漫性或间变性星形细胞瘤相似。IDH 突变型胶质母细胞瘤通常与 ATRX 和 TP53 突变共存。尽管组织学为高级别，IDH 突变型胶质母细胞瘤的临床生物学行为与较低级别 IDH 突变型星形细胞瘤相似。相比而言，IDH 野生型胶质母细胞瘤大多为新发肿瘤，好发于 55 岁以上年长患者。这些肿瘤不仅表现为组织形态学方面明显的异质性，而且也存在多种遗传学改变[28]（见图 4.1、图 4.4C）。TCGA 数据资料表明在 3 个关键信号通路中存在频发遗传学改变：CDK4/6-p16^{INK4a}-RB1-E2F、p14^{ARF}-MDM2-MDM4-p53 和 RTK-RASPI3K 通路。以下将讨论这些信号通路及常见的相关遗传学改变。

CDK4/6-p16^{INK4a}-RB1-E2F 通路

CDK4/6-p16^{INK4a}-RB1-E2F 通路调控那些参与细胞周期从 G1 期向 S 期转换的基因表达。细胞周期蛋白依赖性激酶（CDK）4/6 催化视网膜母细胞瘤（RB1）蛋白磷酸化，释放 E2F 转录因子，从而允许下游信号转导。CDK4/6 活性可以被 INK4 蛋白家族抑制，例如 p16^{INK4a}，由细胞周期蛋白依赖性激酶抑制因子 2A（CDKN2A）基因编码[29]。CDKN2A 也编码另一种能稳定 p53 的肿瘤抑制蛋白 p14^{ARF}。因此，CDKN2A 位点失活能同时导致 RB 和 p53 通路失调[30]。

TCGA 2013 年发布的关于胶质母细胞瘤的数据表明，79% 的胶质母细胞瘤存在 ≥1

图 4.4 甲基化分析所确定的胶质瘤基因组拷贝数改变。除了全基因组 DNA 甲基化模式外，也确定了 1~22 号染色体上所研究标志物的拷贝数量。拷贝数大于平均值标记为绿色，拷贝数小于平均值则为红色。所示为下列肿瘤典型的拷贝数图谱：（A）1p/19q 共缺失少突胶质细胞瘤，（B）伴有染色体臂 9p21 上 CDKN2A/B 缺失的多形性黄色瘤型星形细胞瘤，（C）伴有 7 号染色体获得（EGFR）及 9 号染色体（CDKN2A/B）、10 号染色体（PTEN）缺失的胶质母细胞瘤

个影响 RB 信号通路的分子改变，最常见的改变是 76% 胶质母细胞瘤存在 CDKN2A 缺失，其次为 CDK4/6 扩增和 RB1 突变或缺失，分别为 16% 和 8%[33]（见图 4.4C）。在成人，CDKN2A 缺失常见于原发性或复发性胶质母细胞瘤[32]。65% 的间变性少突胶质细胞瘤中存在 RB 信号通路失调。45% 的间变性少突胶质细胞瘤中存在 RB1 和 TP53 通路同时失调；而在 WHO Ⅱ 级少突胶质细胞瘤中则几乎不存在 RB1 和 TP53 通路同时失调这种现象[32-33]。在低级别弥漫性胶质瘤中，与存在 IDH1/2、TP53 和 1p/19q 基因改变的肿瘤（11%）相比，RB 信号通路改变更常见于缺乏这些常见基因改变的肿瘤（26%）中[34]。与这些研究结果一致，最近的一个 TCGA 报道表明，RB 信号通路的调控异常是组织学为低级别的 IDH 野生型胶质瘤中最常见的获得性拷贝数变异：63% 肿瘤存在 CDKN2A 局灶缺失（图 4.4B、C），25% 肿瘤存在 RB1 局灶缺失，38% 肿瘤存在 CDK4 扩增。值得注意的是，在 IDH 野生型胶质母细胞瘤中，发现存在与这些基因位点相似的频发分子改变，而在其他亚型的低级别胶质瘤中则未发现。例如，在 IDH 野生型低级别胶质瘤中，CDKN2A/B 基因纯合性缺失的频率（45%）与 IDH 野生型胶质母细胞瘤发生频率（55%）相似[3]。

任何一种编码 RB 信号通路组分的基因发生改变，均与胶质母细胞瘤[35]、间变性星形细胞瘤[36] 和低级别弥漫性星形细胞瘤[34] 患者生存期较短相关。

通过 FISH、聚合酶链反应（PCR）或比较基因组杂交（CGH）技术可以可靠地检测 CDKN2A 缺失。或者，通过 IHC 检测 p16 表达缺失来作为一种筛选 CDKN2A 缺失的方法[37]。尽管如此，CDKN2A 的诊断和预后价值仍有限。临床前研究表明，RB1 缺陷肿瘤对 CDK4/6 抑制剂有抵抗。因此，检测 RB1 缺陷或功能缺失可能有助于预测肿瘤对 CDK4/6 抑制剂的治疗反应。此外，已经证明

RB1 缺失的免疫组织化学检测能可靠地预测纯合性缺失[29]。

p14^{ARF}–MDM2–MDM4–p53 通路

由位于染色体 17p13.1 位点上的 TP53 基因编码的 p53 蛋白在肿瘤抑制方面起重要作用。在对多种应力信号如 DNA 损伤的反应中，p53 蛋白诱导 DNA 修复、细胞周期阻滞和细胞凋亡。大多数胶质母细胞瘤（86%）存在 p53 通路失调，原因为 TP53 突变或缺失（28%）、MDM2/4 扩增（15%；小鼠双微体 2 和 4，p53 的负调控因子）和（或）CDKN2A 缺失或突变（58%；表达 p14^{ARF}，MDM2/4 的负调控因子）[31]。TP53 基因改变与 MDM2/4 基因改变是相互排斥的，并且与原发性胶质母细胞瘤（28%）相比，TP53 基因改变更常见于继发性胶质母细胞瘤（68%）。p14^{ARF} 缺失并不是某一种特殊亚型的胶质母细胞瘤所独有的特征[38-39]。

尽管研究很多，胶质母细胞瘤中 p53 通路突变的预后意义仍不清楚，可能是由于存在突变的广泛多样性的缘故。事实上，p53 突变常见于 IDH 突变型胶质瘤，通常与生存改善相关。与此相反，预后较差的原发性胶质母细胞瘤也常常存在 p53 突变。

RTK–RAS–PI3K 通路

研究发现，多种细胞表面酪氨酸激酶受体（RTK），如 EGFR 和 PDGFRA，过表达于高级别胶质瘤中［90% 具有至少 1 种磷脂酰肌醇三激酶（PI3K）通路改变］[28]，并且经典型和原神经型胶质母细胞瘤分别具有独特的基因改变[26]。位于染色体 7p12 上的 EGFR 基因编码一个 RTK，可以通过影响 MAPK 和 PI3K 通路而促进细胞的增殖。大约 50% 的原发性胶质母细胞瘤由于 EGFR 基因的扩增而表现为 EGFR 过表达，这与 1p/19q 共缺失和 IDH 基因突变从本质上是相互排斥的。EGFR 基因重排，最常见于伴有外显子 2 ~ 7 框内缺失的 EGFRv Ⅲ 突变体，可引起分裂原活化

的蛋白激酶 / 有丝分裂原信号通路的持续激活。此外，EGFR 与其他几种成员之间频发部分易位融合，EGFR-SEPT14（septin 14）是最常见的功能性基因融合[40]。EGFR 的这些改变强烈支持胶质母细胞瘤的诊断，尤其是在年长的患者中。但是，没有足够的证据表明，EGFR 扩增或 EGFRvⅢ突变对胶质母细胞瘤患者有预后判断价值[41]。位于染色体 4q12 上的 PDGFRA 基因，编码一个类似于 EGFR 的 RTK，也参与胶质母细胞瘤的增殖。PDGFRA 在胶质母细胞瘤中的突变率高达 30%，已经确认存在几种 PDGFRA 基因重排。PDGFRAf[8-9] 剪接体（伴有外显子 8 和 9 缺失）常见并引起持续激活。在激酶插入区受体（KDR）和 PDGFRA 基因之间的基因融合，可持续增强酪氨酸激酶活性[42]。也可发生 PDGFRA 扩增，并且只有在 IDH1 突变亚群中才表现为中位生存期明显下降[43]。尽管 PDGFRA 在胶质母细胞瘤增殖中具有重要作用，但临床研究尚未发现其具有明确的预后价值。

MET 是一个缺氧诱导的原癌基因和肝细胞生长因子的 RTK[44]。胶质母细胞瘤中常见 MET 基因组扩增[26]，单细胞水平基因组研究表明，小部分胶质母细胞瘤的细胞内含有局灶 c-MET 扩增[45]。MET 可以调控胶质瘤的几种细胞活动过程，包括细胞增殖、生存和迁移[44]。MET 过表达与胶质母细胞瘤患者的预后差和肿瘤的侵袭性增加相关[46]。

磷酸酶和张力蛋白同源物（PTEN）是一个位于染色体 10q23 上的肿瘤抑制基因，编码一种在 PI3K/AKT/ 哺乳动物雷帕霉素靶蛋白（mTOR）信号通路中起负调节因子作用的蛋白[32]。PTEN 缺失或突变常见于成人原发性胶质母细胞瘤中[31]，但罕见于儿童型恶性胶质瘤[47]。10 号染色体的 LOH 是原发性胶质母细胞瘤最常见的染色体改变（高达 80%），伴有 PTEN 位点缺失，PTEN 位于该染色体最常见缺失区域中[48]。仅仅 IHC 检测到 PTEN 表达缺失，并不能说明替莫唑胺

（TMZ）治疗新近诊断的胶质母细胞瘤患者的预后更差[49]。相比之下，10 号染色体 LOH 则预示患者的生存期更短[48]。在一个Ⅱ期临床试验中发现，IHC 检测到 PTEN 未缺失与 O[6]- 甲基鸟嘌呤 -DNA 甲基转移酶（MGMT）启动子甲基化相关，并且接受酪氨酸激酶抑制剂（TKI）和 TMZ 联合放射治疗的新近诊断的胶质母细胞瘤病例可获得生存优势[50]。FISH 能够容易检测到 PTEN 的细胞遗传学异常，包括纯合子和半合子缺失，以及 10 号染色体完全缺失。也可应用基于 PCR 的检测方法来检测 PTEN 缺失。IHC 评估 PTEN 缺失仍旧不可靠[32]。

磷脂酰肌醇 -4，5- 二磷酸 3- 激酶代表了一个具有多种不同作用的蛋白家族，包括参与细胞生长、存活和分化过程。该 PI3K 家族被分为几种类型蛋白。Ⅰ类蛋白，如 PIK3CA 和 PIK3R1，作为 PI3K/AKT/mTOR 通路的一部分，分别具有催化和调节功能。该信号级联放大被 RTK（如 EGFR）激活，并被 PTEN 抑制。该通路的几种成员，包括 RTK、PI3K、AKT 和 mTOR，可作为药理学抑制的主要靶点[51]。在胶质母细胞瘤中，PI3K/AKT/mTOR 通路的激活与 TMZ 化疗的耐药性有关[52]。该通路激活与胶质母细胞瘤患者的总生存期明显下降相关[53]。

胶质母细胞瘤的其他突变类型

MYC（即 c-MYC）和 MYCN（MYC 的神经母细胞瘤衍生同源物）是转录因子的骨髓细胞瘤癌基因同源物（MYC）家族成员，在新陈代谢、蛋白质合成、细胞增殖、DNA 修复和凋亡过程中起关键作用[54]。几项研究报道，胶质瘤中存在 MYC 家族成员的扩增或过表达[4]。TCGA 数据表明，高水平 G-CIMP 胶质母细胞瘤亚型中富含 MYCN 局灶扩增和 ATRX 突变[31]。在伴有原始神经元成分的胶质母细胞瘤中，FISH 检测发现 43% 病例中存在 MYCN 和 MYC 扩增，且仅限于原始神经元成分[55]。MYC 是 IDH 突变型胶质瘤在

恶性进展过程中最常见的扩增位点（22% 病例）。而且，应用整合基因组分析方法，发现 56% 的 IDH 突变型胶质瘤中存在 MYC 信号通路组分 FBXW7（含 F- 框 WD 重复域蛋白 7）和 MAX（MYC 相关因子 X）的改变，二者相互独立，并且与胶质瘤的进展相关 [56]。MYC 作为一个预后标志物的作用尚未被确立。但是，有研究提示，IHC 检测示 MYC 高水平表达与胶质母细胞瘤患者总生存期延长相关 [57]。MYC 作为预测性标志物的价值是存在争议的。例如，最近临床前研究表明，MYC 较高水平的表达促进肿瘤细胞对 TMZ 耐药 [58]。与之相反，先前研究表明，MYC 在对 TMZ 治疗反应中诱导凋亡方面起关键作用，并且不受 MGMT 表达水平的影响 [59]。

位于染色体 9q 上的 NOTCH1 基因编码一个跨膜受体，在细胞增殖、分化和凋亡过程中起关键作用。NOTCH1 突变使 Notch 蛋白功能失活，且大多常见于 IDH 突变和 1p/19q 共缺失的较低级别胶质瘤中 [3]。在间变性星形细胞瘤中发现存在 Notch 通路基因（NOTCH1, NOTCH2, NOTCH4, NOTCH2NL）新的突变，包括 NOTCH1 A465T 频发突变 [60]。NOTCH1 突变作为生物标志物的意义正在研究中。

O^6– 甲基鸟嘌呤 –DNA 甲基转移酶（MGMT）

MGMT 是一个 DNA 甲基转移酶，对于正在考虑接受 TMZ 治疗的胶质母细胞瘤患者而言，已经证明 MGMT 具有重要的预测价值。TMZ 是一种烷化剂化疗药，常用于治疗胶质母细胞瘤。它的作用机制涉及鸟嘌呤 O6 位点的甲基化，该甲基化引起 DNA 错配和双链断裂，从而导致受影响细胞的死亡。当 MGMT 酶激活时，它可以从 O6 鸟嘌呤上去除甲基，从而阻止该级联放大作用。MGMT 启动子甲基化使 MGMT 酶活性下降，导致 DNA 错配修复能力下降和对 TMZ 的敏感性增强 [61-62]。但是，即使是在未接受 TMZ 治疗的情况下，MGMT 也提示具有较长的无进展生存期 [63]。MGMT 启动子甲基化常见于成人胶质母细胞瘤（约 40%），并多见于 IDH 突变型 /CIMP- 高水平的胶质瘤中。与之相比，MGMT 启动子甲基化则罕见于儿童肿瘤中。一些研究表明，MGMT 启动子甲基化与儿童胶质母细胞瘤总生存期延长相关，并对 TMZ 有更好的反应性，但是，其他一些研究所得结论与该发现相矛盾 [64]。MGMT 启动子甲基化状态与 TMZ 二者之间的相互作用是复杂的，并且受其他因素的影响。例如，有人建议将错配修复（MMR）蛋白（MSH2、MSH6、MLH1、PMS2）的突变和（或）表达的改变作为 TMZ 耐药的替代机制 [65]。此外，不同的检测方法，包括 IHC、PCR 技术和焦磷酸测序，所获得的 MGMT 数据与临床预后的相关性不同。

成人和儿童边界清楚的星形细胞瘤

毛细胞型星形细胞瘤（PA）和多形性黄色瘤型星形细胞瘤（PXA）（见图 4.4B）通常边界清楚，几乎全都发生在较年轻人群 [66]（图 4.5）。与 PXA 非常类似的肿瘤是上皮样胶质母细胞瘤，也倾向于发生在年轻患者。所有这些肿瘤通常都存在 B-Raf 原癌基因（BRAF）的改变。BRAF 是丝氨酸 / 苏氨酸蛋白激酶 Raf 家族成员之一，由位于染色体 7q34 上的 BRAF 基因编码。该受体通过激活 MAPK（RAS-RAF-MEK-ERK）和 PI3K（PI3K-AKT-mTOR）信号通路而发挥作用，并参与包括细胞增殖和分化在内的许多细胞活动过程中。BRAF 基因的体细胞突变是诱发几种肿瘤发生的原因，尤其是黑色素瘤和最近发现的胶质瘤。3% 胶质瘤病例存在 BRAF 突变，尤其是在大多数低级别儿童胶质瘤和许多成人胶质瘤中。在这些肿瘤中最常见两种 BRAF 基因改变。首先是 BRAF V600E 点突变（图 4.6A、B），导致激酶区 ATP 结合位点区域的一个缬氨酸（V）被一个谷氨酸（E）替代，即使没有 RAS 的激活，也能持续激活下游 MEK 和 ERK。该突变可见于 PA、PXA 和上皮样胶质母细胞瘤[67]。其次为 KIAA1549:BRAF 截断融合基因，该基因具有激活区 BRAF 的部分拷贝，但丢失了一个抑制区，受 KIAA1549 调控[68]（见图 4.5）。该突变常见于 PA。除了成人上皮样胶质母细胞瘤中存在高比例的 BRAF V600E 突变之外，BRAF V600E 突变和 KIAA1549:BRAF 融合作为诊断性和（或）预后生物标志物的临床应用尚未得到明确界定[68]。BRAF V600E 突变是新的 BRAF 抑制剂达帕菲尼（Tafinlar）和维罗非尼（Zelboraf）的潜在治疗靶点[69]。但是，就 KIAA1549:BRAF 融合而言，人们预测该突变蛋白将受到 BRAF 抑制剂和下游 MEK1/MEK2 抑制剂［曲美替尼 (Mekinist)］的刺激，可能是治疗干预更为合适的药剂。

已经证实，PA 中也存在频发的功能获得突变和蛋白酪氨酸磷酸酶非受体型 11（PTPN11）基因过表达（见图 4.5），该蛋白产物调控 RAS/ERK/MAPK 信号通路[66, 68]。此外，在 PA 中已经确认出 2 个新的神经营养因子酪氨酸激酶受体 2（NTRK2）基因融合 QKI:NTRK2 和 NACC2:NTRK2[68]。NTRK 基因，包括 NTRK2，编码原肌球蛋白受体激酶（Trk）受体，该受体和它们的配体神经营养因子共同在神经发育和肿瘤发生中起关键作用[70]。也有报道发现在几种胶质瘤中，包括儿童 HGG，存在 NTRK 基因的其他融合[70-71]。

儿童胶质母细胞瘤

最近研究发现，高达 44% 的儿童胶质瘤中存在 H3.3-ATRX-DAXX（死亡结构域相关蛋白）染色质重塑通路的改变。H3.1 和 H3.3

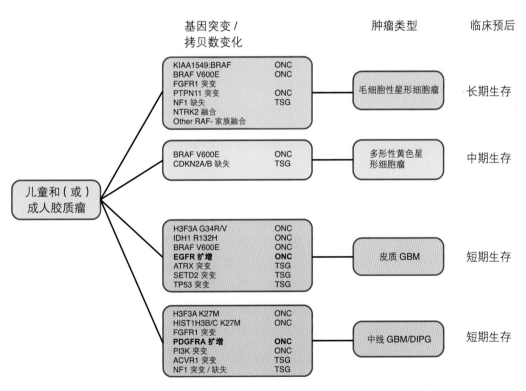

图 4.5　儿童和成人胶质瘤的分子分型模式图，基于这些肿瘤特征性遗传改变的联合发现绘制而成[106-107]。对 KIAA1549:BRAF 融合基因，BRAF V600E 突变，组蛋白 H3.1 K27M、H3.3 K27M、H3.3 G34R/V 或 ATRX 突变，以及其他标志物的分析研究，逐渐使儿童胶质瘤的分子分型成为可能，儿童高级别胶质瘤具有神经解剖学方面的偏好

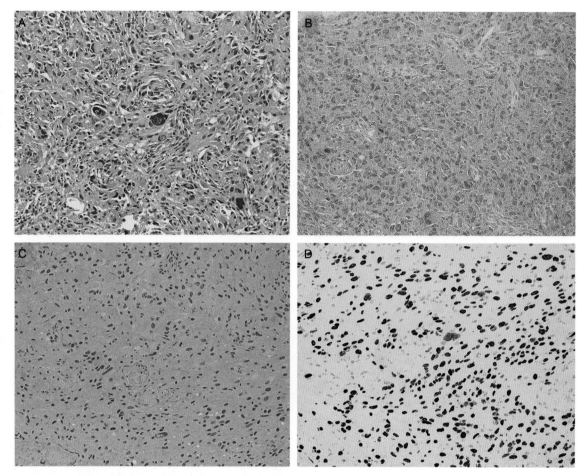

图 4.6　胶质瘤中 BRAF 和 H3K27M 的免疫组化表达结果。（A、B）多形性黄色瘤型星形细胞瘤，BRAF V600E 突变型（WHO Ⅱ级）。肿瘤细胞示 BRAF V600E 呈胞浆颗粒状阳性表达。H&E 染色示多形性单核或多核细胞内常见核内包涵体。（C、D）胶质母细胞瘤，H3K27M 突变型，IDH1 野生型（WHO Ⅳ级）。肿瘤细胞示 H3K27M 呈核强阳性表达。抗体可以识别 H3.1 K27M 和 H3.3 K27M 两种抗原（所有图片放大 ×20）

是组蛋白亚基 H3 的两种变异体，是基因复制和转录的关键调节因子。H3.1 是一个复制依赖性组蛋白，由位于染色体 6p22.2 上的 HIST1H3B 和 HIST1H3C（除了别的以外）基因编码。H3.3 是一个非复制依赖性组蛋白，由基因 H3F3A（1q42.12）和 H3F3B（17q25.1）编码。DAXX 是一个参与染色质重塑的蛋白，和 ATRX 形成异二聚体（DAXX-ATRX），从而招募组蛋白 H3.3[72]。该通路突变与端粒延长替代机制和基因表达改变相关[73]。H3.3-ATRX-DAXX 通路突变通常也与 TP53 突变相关[74]。

组蛋白亚基 H3.1 和 H3.3 的调节功能依赖于一个特殊赖氨酸残基（K27）的翻译后三甲基化修饰。若两个亚基中的任何一个发生错义突变，则该残基被蛋氨酸取代（K27M），H3K27me3 表达下降，从而引起基因阻遏改变和肿瘤发生[13]。通常情况下，H3K27M 突变型肿瘤几乎均发生在中线部位，尤其是脑桥和丘脑，也可发生在脊髓、小脑、第三脑室、松果体区和下丘脑（见图 4.5）。对于儿童，40%～80% 弥漫内生型脑桥胶质瘤（diffuse intrinsic pontine gliomas, DIPG）和 20% 非脑干胶质母细胞瘤中存在 H3K27M

突变。对于成人，大约 58% 中线胶质瘤存在 K27M 突变 [13]。K27M 突变型胶质瘤大部分是 IDH 和 BRAF 野生型，但是通常与 ATRX、DAXX 和 p53 突变相关。EGFR 扩增在这组肿瘤中不常见 [75]。IHC 是一种有效检测 K27M 突变的方法。H3K27M 抗体对 H3.1 或 H3.3 突变具有 100% 的敏感性 / 特异性 [13]（图 4.6C、D）。K27M 突变型肿瘤的组织学特征是变化多样的；它们可以表现为 PA、弥漫性星形细胞瘤、巨细胞胶质瘤、横纹肌样胶质瘤、小细胞性胶质瘤、室管膜型胶质瘤、毛黏液样型胶质瘤以及其他多种胶质瘤。关于 H3K27M 突变型胶质瘤的组织学级别如何影响患者的生存期尚未完全弄清楚。研究表明，K27M 突变型儿童胶质母细胞瘤与预后较差明显相关。一组 47 例的病例报道显示中位生存期为 6 个月（0.1～19.8 个月）。值得注意的是，在免疫组织化学检测显示 PDGFRA 阳性的肿瘤中，其生存期甚至下降到 2.5 个月 [76]。相比之下，至少有 1 例中线 PA 存在 H3K27M 突变，该病例在长达 10 年之后出现延迟恶性转化 [77]。这类病例提示，肿瘤的组织学特征在肿瘤的预后方面可能仍起重要作用。

发生在 H3F3A 基因上的另一种致瘤突变是 G34 点突变。这些患者的发病机制和临床特点不同于 H3K27 突变型患者。H3G34 突变通常发生于年长患者群（中位年龄 =20 岁）并且几乎全部表现为大脑半球病变 [64]（见图 4.5）。G34（G34R 或 G34V）突变导致 H3K36 发生三甲基化改变。研究表明这种改变可引起细胞增殖、皮质生长和前脑发育紊乱，这可以解释 H3G34 突变型肿瘤常发生于大脑半球的原因 [78]。值得注意的是，在存在 H3G34 突变的情况下，肿瘤 MYCN 表达增高（2～3 倍），这为临床干预提供了一个潜在的靶点。与 H3K27 突变型肿瘤相似，H3G34 改变常伴随 ATRX 突变 [78]。这些肿瘤似乎并不具有独特的组织形态学改变。重要的是，与野生型原发性胶质母细胞瘤相比，H3G34 突变型胶质母细胞瘤的总生存期延长 [64]。

另一种具有染色质重塑活性的蛋白是含有 SET 结构域 2（SETD2）的一个组蛋白甲基转移酶，对组蛋白 H3 的赖氨酸残基 K36 具有特殊的作用。SETD2 发生截断性功能缺失突变可引起 H3K36 三甲基化减弱和胶质瘤发生。毫不奇怪的是，这种改变产生的胶质瘤，在表型上类似于 H3G34 突变型胶质瘤（见图 4.5）。这些肿瘤全部发生在大脑半球部位，并常见于年轻患者 [79]。SETD2 突变型胶质瘤是高级别肿瘤，大多数发生于年长儿童，尽管大约 1/3 的肿瘤也可发生于年轻成人。在胶质瘤中，该突变似乎与 H3F3A 基因突变是相互排斥的，但偶尔会与 IDH 突变有重叠 [79]。

另一个诱发中线胶质瘤肿瘤发生的基因是 1 型激活素 A 受体（ACVR1）。20% 弥漫内生型脑桥胶质瘤中发现存在影响 ACVR1 的激活突变 [80]（见图 4.5）。其激活突变可引起信号转导和转录调控因子 SMAD 磷酸化和下游激活素信号靶点［DNA 结合抑制因子 1 和 2（ID1/2）］的表达增加。

分别位于染色体 8p11 和染色体 4p16 上的 RTK 纤维母细胞生长因子受体 1（FGFR1）和 3（FGFR3）基因发生改变，可引起 PA 和儿童中线胶质母细胞瘤中 MAPK 通路持续激活。在儿童 PA 中，大多数 FGFR1 改变包含酪氨酸激酶（TK）区的基因内重复，可导致有丝分裂信号增强 [68]。在 PA 中也检测到 TK 区存在 FGFR1 K656E 和 N546K 突变。尽管罕见，在一组预后较差的 PA 患者中，发现存在 FGFR1 K656E 突变 [81]。在一小组胶质母细胞瘤中，FGFR1 和 FGFR3 基因的 TK 编码区分别框内融合到转化酸性含卷曲螺旋蛋白（TACC）基因 TACC1 和 TACC3 [82-83]。在成人胶质母细胞瘤中偶尔可检测到 FGFR1 突变 [39]，也存在 FGFR1-TACC1 或 FGFR3-TACC3 融合基因 [81]。

预测性生物标志物

胶质瘤患者对放化疗和放射治疗的反应

存在异质性。但是，已经确定了用于评估治疗反应性的预测性生物标志物，这有助于指导对这些患者做出治疗决策 [14, 84]。两个重要的实例是：① 1p/19q 共缺失，可以预测间变性少突胶质细胞瘤患者对化疗（丙卡巴肼、洛莫司汀和长春新碱）和联合放化疗的反应性，并且预示患者总生存期延长；② MGMT 启动子甲基化，可以预测 IDH1/2 野生型间变型胶质瘤和老年胶质母细胞瘤患者对烷化剂 TMZ 的反应性（前面已讨论）[62]。持续的临床研究正在确认另外一些潜在的预测性标志物。尤其是 BRAF V600E 突变和 MET 扩增，可以预测针对这些改变的靶向治疗的功效；威罗菲尼（vemurafenib）是儿童胶质母细胞瘤中的一个 BRAF 抑制剂 [69]；克唑替尼（crizotinib）是成人胶质母细胞瘤中的一个 MET、ALK（间变性淋巴瘤受体酪氨酸激酶）和 ROS1（ROS 原癌基因 1 受体酪氨酸激酶）的抑制剂 [85]。

胶质瘤分子诊断测试的方法

为了检测胶质瘤组织中的基因突变，在常规临床实践中，越来越多地应用多种分子遗传学 [84, 86] 和 IHC 技术 [13]，对肿瘤样本进行分子测试。尽管 IDH1/2[87]（见图 4.2A、B）、EGFR[88]、BRAF[89] 和 H3K27M[90]（见图 4.6）的 IHC 测试方法可以检测肿瘤细胞中存在相应的突变，ATRX[91]（见图 4.2C、D）的 IHC 分析可以检测到肿瘤细胞中 ATRX 核表达缺失。但是，由于蛋白质截断的缘故，相当大比例的 TP53 突变型胶质瘤无法用 IHC 方法检测到，因此，TP53 的 IHC 检测方法不能替代基因检测方法 [92]（见图 4.2E、F）。

通常是从 FFPE 组织标本中提取 DNA 进行分子遗传学检测。但是，首先必须通过显微镜下观察 H&E 染色肿瘤切片，来评估样本中的肿瘤含量，肿瘤含量必须足够（大多数检测技术至少需要 5%～10%，Sanger 测序需要 20%～25%）用于检测携带杂合性突变的肿瘤细胞中的突变型等位基因 [86]。偶尔，建议在分子检测之前行组织显微切割，以便富集样本中肿瘤细胞群含量用于分析。

大多数已知的遗传变异，如单核苷酸变异（SNV，点突变），可以通过多种方法包括等位基因特异性 PCR[93] 和质谱分析法来检测；未知的突变包括 SNV、小片段重复、插入、缺失、融合；更为复杂的插入缺失，则通过 PCR 产物核苷酸测序（Sanger 双脱氧或焦磷酸测序）来进行检测 [88]。就 MGMT 启动子甲基化检测而言，甲基化特异性 PCR 联合重亚硫酸盐转化成为应用最广的 DNA 诊断方法 [94]。目前可以通过 Illumina Infinium 人甲基化 450K 芯片技术来进行全基因组 DNA 高甲基化和低甲基化分析 [95]。

通常采用 FISH、LOH 毛细管凝胶电泳 [16]（见图 4.3），或应用荧光探针的多重连接探针扩增（MLPA）[96] 方法进行基因拷贝数和结构变异的临床检测。其中 FISH 检测方法更优越，因为它能检测到其他方法不易检测到的基因改变。应用 450K-MA 分析方法（见图 4.4），除了能获得 DNA 甲基化图谱之外，也能检测到基因拷贝数变异。

临床上正越来越多地应用二代测序（NGS）方法，通过高通量分析脑肿瘤中频发的基因改变，而检测到传统方法不能检测到的突变等位基因 [97-98]。NGS 技术也使全外显子组测序（通过基因组 DNA 片段杂交捕获或 PCR 产物扩增子捕获而限定基因组的蛋白编码区）和全基因组测序（包括基因组的非编码区）成为可能。此外，通过磁共振波谱成像可以无创量化评估 IDH1/2 突变型人胶质瘤中的代谢异常，如肿瘤代谢物 2-HG[99]。

总结

我们所讨论的遗传标志物对胶质瘤的分子分型已经产生了重要影响，并使我们更好地理解了胶质瘤的发生机理。我们期望，神经肿瘤诊断、预后和预测方面能力的进一步提高将有助于改善胶质瘤患者的临床管理和预后。

（译者：赵瑞皎）

参考文献

1. Louis DN, Ohgaki H, Wiestler OD, et al. editors. World Health Organization Classification of Tumours of the Central Nervous System. 4th edition. Lyon (France): International Agency for Research on Cancer; 2016.

2. Ichimura K, Narita Y, Hawkins CE. Diffusely infiltrating astrocytomas: pathology, molecular mechanisms and markers. Acta Neuropathol 2015; 129(6): 789-808.

3. The Cancer Genome Atlas Research Network. Comprehensive, integrative genomic analysis of diffuse lower-grade gliomas. N Engl J Med 2015; 372(26): 2481-98.

4. Waitkus MS, Diplas BH, Yan H. Isocitrate dehydrogenase mutations in gliomas. Neuro Oncol 2016; 18(1): 16-26.

5. Ito S, D'Alessio AC, Taranova OV, et al. Role of Tet proteins in 5mC to 5hmC conversion, ES-cell selfrenewal and inner cell mass specification. Nature 2010; 466(7310): 1129-33.

6. Wang J, Su HK, Zhao HF, et al. Progress in the application of molecular biomarkers in gliomas. Biochem Biophys Res Commun 2015; 465(1): 1-4.

7. DuncanCG,BarwickBG, Jin G, et al. A heterozygous IDH1 R132H/WT mutation induces genome-wide alterations in DNA methylation. Genome Res 2012; 22(12): 2339-55.

8. Wiestler B, Capper D, Holland-Letz T, et al. ATRX loss refines the classification of anaplastic gliomas and identifies a subgroup of IDH mutant astrocytic tumors with better prognosis. Acta Neuropathol 2013; 126(3): 443-51.

9. Dang L, White DW, Gross S, et al. Cancer-associated IDH1 mutations produce 2-hydroxyglutarate. Nature 2009; 462(7274): 739-44.

10. Hartmann C, Hentschel B, Tatagiba M, et al. Molecular markers in low-grade gliomas: predictive or prognostic? Clin Cancer Res 2011; 17(13): 4588-99.

11. Juratli TA, Kirsch M, Robel K, et al. IDH mutations as an early and consistent marker in low-grade astrocytomas WHO grade II and their consecutive secondary high-grade gliomas. J Neurooncol 2012; 108(3): 403-10.

12. Sonoda Y, Kumabe T, Nakamura T, et al. Analysis of IDH1 and IDH2 mutations in Japanese glioma patients. Cancer Sci 2009; 100(10): 1996-8.

13. Tanboon J, Williams EA, Louis DN. The diagnostic use of immunohistochemical surrogates for signature molecular genetic alterations in gliomas. J Neuropathol Exp Neurol 2015; 75(1): 4-18.

14. Brandner S, von Deimling A. Diagnostic, prognostic and predictive relevance of molecular markers in gliomas. Neuropathol Appl Neurobiol 2015; 41(6): 694-720.

15. Wesseling P, van den Bent M, Perry A.Oligodendroglioma: pathology, molecular mechanisms and markers. Acta Neuropathol 2015; 129(6): 809-27.

16. Snuderl M, Eichler AF, Ligon KL, et al. Polysomy for chromosomes 1 and 19 predicts earlier recurrence in anaplastic oligodendrogliomas with concurrent 1p/19q loss. Clin Cancer Res 2009; 15(20): 6430-7.

17. Wiens AL, Cheng L, Bertsch EC, et al. Polysomy of chromosomes 1 and/or 19 is common and associated with less favorable clinical outcome in oligodendrogliomas: fluorescent in situ hybridization analysis of 84 consecutive cases. J Neuropathol Exp Neurol 2012; 71(7): 618-24.

18. Jansen M, Yip S, Louis DN. Molecular pathology in adult gliomas: diagnostic, prognostic, and predictive markers. Lancet Neurol 2010; 9(7): 717-26.

19. Yip S, Butterfield YS, Morozova O, et al. Concurrent CIC mutations, IDH mutations, and 1p/19q loss distinguish oligodendrogliomas from other cancers. J Pathol 2012; 226(1): 7-16.

20. Tseng AS, Tapon N, Kanda H, et al. Capicua regulates cell proliferation downstream of the receptor tyrosine kinase/ras signaling pathway. Curr Biol 2007; 17(8): 728-33.

21. Bettegowda C, Agrawal N, Jiao Y, et al. Mutations in CIC and FUBP1 contribute to human oligodendroglioma. Science 2011; 333(6048): 1453-5.

22. Gravendeel LA, Kloosterhof NK, Bralten LB, et al. Segregation of non-p.R132H mutations in IDH1 in distinct molecular subtypes of glioma. Hum Mutat 2010; 31(3): E1186-99.

23. Sahm F, Koelsche C, Meyer J, et al. CIC and FUBP1 mutations in oligodendrogliomas, oligoastrocytomas and astrocytomas. Acta Neuropathol 2012; 123(6): 853-60.

24. Killela PJ, Reitman ZJ, Jiao Y, et al. TERT promoter mutations occur frequently in gliomas and a subset of tumors derived from cells with low rates of self-renewal. Proc Natl Acad Sci U S A 2013; 110(15): 6021-6.

25. Arita H, Narita Y, Fukushima S, et al. Upregulating mutations in the TERT promoter commonly occur in adult malignant gliomas and are strongly associated with total 1p19q loss. Acta Neuropathol 2013; 126(2): 267-76.

26. Verhaak RG, Hoadley KA, Purdom E, et al. Integrated genomic analysis identifies clinically relevant subtypes of glioblastoma characterized by abnormalities in PDGFRA, IDH1, EGFR, and NF1. Cancer Cell 2010; 17(1): 98-110.

27. Sturm D, Witt H, Hovestadt V, et al. Hotspot mutations in H3F3A and IDH1 define distinct epigenetic and biological subgroups of glioblastoma. Cancer Cell 2012; 22(4): 425-37.

28. Aldape K, Zadeh G, Mansouri S, et al. Glioblastoma: pathology, molecular mechanisms and markers. Acta Neuropathol 2015; 129(6): 829-48.

29. Goldhoff P, Clarke J, Smirnov I, et al. Clinical stratification of glioblastoma based on alterations in retinoblastoma tumor suppressor protein (RB1) and association with the proneural subtype. J Neuropathol Exp Neurol 2012; 71(1): 83-9.

30. Chow LM, Endersby R, Zhu X, et al. Cooperativity within and among Pten, p53, and Rb pathways induces high-grade astrocytoma in adult brain. Cancer Cell 2011; 19(3): 305-16.

31. Brennan CW, Verhaak RG, McKenna A, et al. The somatic genomic landscape of glioblastoma. Cell 2013; 155(2): 462-77.

32. Pekmezci M, Perry A. Practical molecular pathologic diagnosis of infiltrating gliomas. Surg Pathol Clin 2015; 8(1): 49-61.

33. Watanabe T, Nakamura M, Yonekawa Y, et al. Promoter hypermethylation and homozygous deletion of the p14ARF and p16INK4a genes in oligodendrogliomas. Acta Neuropathol. 2001; 101(3): 185-9.

34. Kim YH, Lachuer J, Mittelbronn M, et al. Alterations in the RB1 pathway in low-grade diffuse gliomas lacking common genetic alterations. Brain Pathol 2011; 21(6): 645-51.

35. Backlund LM, Nilsson BR, Goike HM, et al. Short postoperative survival for glioblastoma patients with a dysfunctional Rb1 pathway in combination with no wild-type PTEN. Clin Cancer Res 2003; 9(11): 4151-8.

36. Backlund LM, Nilsson BR, Liu L, et al. Mutations in Rb1 pathway-related genes are associated with poor prognosis in anaplastic astrocytomas. Br J Cancer 2005; 93(1): 124-30.

37. Purkait S, Jha P, Sharma MC, et al. CDKN2A deletion in pediatric versus adult glioblastomas and predictive value of p16 immunohistochemistry. Neuropathology 2013; 33(4): 405-12.

38. Ohgaki H, Kleihues P. Genetic profile of astrocytic and oligodendroglial gliomas. Brain Tumor Pathol 2011; 28(3): 177-83.

39. The Cancer Genome Atlas Research Network. Comprehensive genomic characterization defines human glioblastoma genes and core pathways. Nature 2008; 455(7216): 1061-8.

40. Frattini V, Trifonov V, Chan JM, et al. The integrated landscape of driver genomic alterations in glioblastoma. Nat Genet 2013; 45(10): 1141-9.

41. Chen JR, Xu HZ, Yao Y, et al. Prognostic value of epidermal growth factor receptor amplification and EGFRvIII in glioblastoma: meta-analysis. Acta Neurol Scand 2015; 132(5): 310-22.

42. Ozawa T, Brennan CW, Wang L, et al. PDGFRA gene rearrangements are frequent genetic events in PDGFRA-amplified glioblastomas. Genes Dev 2010; 24(19): 2205-18.

43. Phillips JJ, Aranda D, Ellison DW, et al. PDGFRA amplification is common in pediatric and adult high-grade astrocytomas and identifies a poor prognostic group in IDH1 mutant glioblastoma. Brain Pathol 2013; 23(5): 565-73.

44. Trusolino L, Bertotti A, Comoglio PM. MET signalling: principles and functions in development, organ regeneration and cancer. Nat Rev Mol Cell Biol 2010; 11(12): 834-48.

45. Snuderl M, Fazlollahi L, Le LP, et al. Mosaic amplification of multiple receptor tyrosine kinase genes in glioblastoma. Cancer Cell 2011; 20(6): 810-7.

46. Kong DS, Song SY, Kim DH, et al. Prognostic significance of c-Met expression in glioblastomas. Cancer 2009; 115(1): 140-8.

47. Pollack IF, Hamilton RL, James CD, et al. Rarity of PTEN deletions and EGFR amplification in malignant gliomas of childhood: results from the Children's Cancer Group 945 cohort. J Neurosurg 2006; 105(Suppl 5): 418-24.

48. Ohgaki H. Genetic pathways to glioblastomas. Neuropathology 2005; 25(1): 1-7.

49. Carico C, Nuno M, Mukherjee D, et al. Loss of PTEN is not associated with poor survival in newly diagnosed glioblastoma patients of the temozolomide era. PLoS One 2012; 7(3): e33684.

50. Prados MD, Chang SM, Butowski N, et al. Phase II study of erlotinib plus temozolomide during and after radiation therapy in patients with newly diagnosed glioblastoma multiforme or gliosarcoma. J Clin Oncol 2009; 27(4): 579-84.

51. Li X, Wu C, Chen N, et al. PI3K/Akt/mTOR signaling pathway and targeted therapy for glioblastoma. Oncotarget 2016; 7(22): 33440-50.

52. Stupp R, Mason WP, van den Bent MJ, et al. Radiotherapy plus concomitant and adjuvant temozolomide for glioblastoma. N Engl J Med 2005; 352(10): 987-96.

53. Chakravarti A, Zhai G, Suzuki Y, et al. The prognostic significance of phosphatidylinositol 3-kinase pathway activation in human gliomas. J Clin Oncol 2004; 22(10):

1926-33.

54. Swartling FJ. Myc proteins in brain tumor development and maintenance. Ups J Med Sci 2012; 117(2): 122-31.

55. Perry A, Miller CR, Gujrati M, et al. Malignant gliomas with primitive neuroectodermal tumorlike components: a clinicopathologic and genetic study of 53 cases. Brain Pathol 2009; 19(1): 81-90.

56. Bai H, Harmanci AS, Erson-Omay EZ, et al. Integrated genomic characterization of IDH1-mutant glioma malignant progression. Nat Genet 2016; 48(1): 59-66.

57. Cenci T, Martini M, Montano N, et al. Prognostic relevance of c-Myc and BMI1 expression in patients with glioblastoma. Am J Clin Pathol 2012; 138(3): 390-6.

58. Luo H, Chen Z, Wang S, et al. c-Myc-miR-29c-REV3L signalling pathway drives the acquisition of temozolomide resistance in glioblastoma. Brain 2015; 138(Pt 12): 3654-72.

59. De Salvo M, Maresca G, D'Agnano I, et al. Temozolomide induced c-Myc-mediated apoptosis via Akt signalling in MGMT expressing glioblastoma cells. Int J Radiat Biol 2011; 87(5): 518-33.

60. Killela PJ, Pirozzi CJ, Reitman ZJ, et al. The genetic landscape of anaplastic astrocytoma. Oncotarget 2014; 5(6): 1452-7.

61. Hegi ME, Diserens AC, Gorlia T, et al. MGMT gene silencing and benefit from temozolomide in glioblastoma. N Engl J Med 2005; 352(10): 997-1003.

62. Chen C, Wang F, Cheng Y, et al. Predictive value of MGMT promoter methylation status in Asian and Caucasian patients with malignant gliomas: a meta-analysis. Int J Clin Exp Med 2015; 8(4): 6553-62.

63. Wick W, Hartmann C, Engel C, et al. NOA-04 randomized phase III trial of sequential radiochemotherapy of anaplastic glioma with procarbazine, lomustine, and vincristine or temozolomide. J Clin Oncol 2009; 27(35): 5874-80.

64. Rizzo D, Ruggiero A, Martini M, et al. Molecular biology in pediatric high-grade glioma: impact on prognosis and treatment. Biomed Res Int 2015; 2015: 215135.

65. Parker NR, Khong P, Parkinson JF, et al. Molecular heterogeneity in glioblastoma: potential clinical implications. Front Oncol 2015; 5: 55.

66. Collins VP, Jones DT, Giannini C. Pilocytic astrocytoma: pathology, molecular mechanisms and markers. Acta Neuropathol 2015; 129(6): 775-88.

67. Penman CL, Faulkner C, Lowis SP, et al. Current understanding of BRAF alterations in diagnosis, prognosis, and therapeutic targeting in pediatric low-grade gliomas. Front Oncol 2015; 5: 54.

68. Jones DT, Hutter B, Jager N, et al. Recurrent somatic alterations of FGFR1 and NTRK2 in pilocytic astrocytoma. Nat Genet 2013; 45(8): 927-32.

69. Robinson GW, Orr BA, Gajjar A. Complete clinical regression of a BRAF V600E-mutant pediatric glioblastoma multiforme after BRAF inhibitor therapy. BMC Cancer 2014; 14: 258.

70. Amatu A, Sartore-Bianchi A, Siena S. NTRK gene fusions as novel targets of cancer therapy across multiple tumour types. ESMO Open 2016; 1(2): e000023.

71. Wu G, Diaz AK, Paugh BS, et al. The genomic landscape of diffuse intrinsic pontine glioma and pediatric non-brainstem high-grade glioma. Nat Genet 2014; 46(5): 444-50.

72. Appin CL, Brat DJ. Biomarker-driven diagnosis of diffuse gliomas. Mol Aspects Med 2015; 45: 87-96.

73. Gielen GH, Gessi M, Buttarelli FR, et al. Genetic analysis of diffuse high-grade astrocytomas in infancy defines a novel molecular entity. Brain Pathol 2015; 25(4): 409-17.

74. Schwartzentruber J, Korshunov A, Liu XY, et al. Driver mutations in histone H3.3 and chromatin remodelling genes in paediatric glioblastoma. Nature 2012; 482(7384): 226-31.

75. Solomon DA, Wood MD, Tihan T, et al. Diffuse midline gliomas with histone H3-K27M mutation: a series of 47 cases assessing the spectrum of morphologic variation and associated genetic alterations. Brain Pathol 2015. http://dx.doi.org/10. 1111/bpa.12336.

76. Zhang RQ, Shi Z, Chen H, et al. Biomarker-based prognostic stratification of young adult glioblastoma. Oncotarget 2016; 7(4): 5030-41.

77. Hochart A, Escande F, Rocourt N, et al. Long survival in a child with a mutated K27M-H3.3 pilocytic astrocytoma. Ann Clin Transl Neurol 2015; 2(4): 439-43.

78. Bjerke L, Mackay A, Nandhabalan M, et al. Histone H3.3. mutations drive pediatric glioblastoma through upregulation of MYCN. Cancer Discov 2013; 3(5): 512-9.

79. Fontebasso AM, Schwartzentruber J, Khuong- Quang DA, et al. Mutations in SETD2 and genes affecting histone H3K36 methylation target hemispheric high-grade gliomas. Acta Neuropathol 2013; 125(5): 659-69.

80. Buczkowicz P, Hoeman C, Rakopoulos P, et al. Genomic analysis of diffuse intrinsic pontine gliomas identifies three molecular subgroups and recurrent activating ACVR1 mutations. Nat Genet 2014; 46(5): 451-6.

81. Becker AP, Scapulatempo-Neto C, Carloni AC, et al. KIAA1549: BRAF gene fusion and FGFR1 hotspot mutations are prognostic factors in pilocytic astrocytomas. J Neuropathol Exp Neurol 2015; 74(7): 743-54.

82. Singh D, Chan JM, Zoppoli P, et al. Transforming

fusions of FGFR and TACC genes in human glioblastoma. Science 2012; 337(6099): 1231-5.

83. Di Stefano AL, Fucci A, Frattini V, et al. Detection, characterization, and inhibition of FGFR-TACC fusions in IDH wild-type glioma. Clin Cancer Res 2015; 21(14): 3307-17.

84. Masui K, Mischel PS, Reifenberger G. Molecular classification of gliomas. Handb Clin Neurol 2016; 134: 97-120.

85. Chi AS, Batchelor TT, Kwak EL, et al. Rapid radiographic and clinical improvement after treatment of a MET-amplified recurrent glioblastoma with a mesenchymal-epithelial transition inhibitor. J Clin Oncol 2012; 30(3): e30-33.

86. Nikiforova MN, Hamilton RL. Molecular diagnostics of gliomas. Arch Pathol Lab Med 2011; 135(5): 558-68.

87. Kato Y. Specific monoclonal antibodies against IDH1/2 mutations as diagnostic tools for gliomas. Brain Tumor Pathol 2015; 32(1): 3-11.

88. Maire CL, Ligon KL. Molecular pathologic diagnosis of epidermal growth factor receptor. Neuro Oncol 2014; 16(Suppl 8): viii1-6.

89. Ritterhouse LL, Barletta JA. BRAF V600E mutation specific antibody: a review. Semin Diagn Pathol 2015; 32(5): 400-8.

90. Bechet D, Gielen GG, Korshunov A, et al. Specific detection of methionine 27 mutation in histone 3 variants (H3K27M) in fixed tissue from high grade astrocytomas. Acta Neuropathol 2014; 128(5): 733-41.

91. Ikemura M, Shibahara J, Mukasa A, et al. Utility of ATRX immunohistochemistry in diagnosis of adult diffuse gliomas. Histopathology 2016; 69(2): 260-7.

92. Takami H, Yoshida A, Fukushima S, et al. Revisiting TP53 mutations and immunohistochemistry-a comparative study in 157 diffuse gliomas. Brain Pathol 2015; 25(3): 256-65.

93. van den Bent MJ, Gao Y, Kerkhof M, et al. Changes in the EGFR amplification and EGFRvIII expression between paired primary and recurrent glioblastomas. Neuro Oncol 2015; 17(7): 935-41.

94. Wick W, Weller M, van den Bent M, et al. MGMT testing-the challenges for biomarker-based glioma treatment. Nat Rev Neurol 2014; 10(7): 372-85.

95. Bady P, Sciuscio D, Diserens AC, et al. MGMT methylation analysis of glioblastoma on the Infinium methylation BeadChip identifies two distinct CpG regions associated with gene silencing and outcome, yielding a prediction model for comparisons across datasets, tumor grades, and CIMP-status. Acta Neuropathol 2012; 124(4): 547-60.

96. Franco-Hernandez C, Martinez-Glez V, de Campos JM, et al. Allelic status of 1p and 19q in oligodendrogliomas and glioblastomas: multiplex ligation-dependent probe amplification versus loss of heterozygosity. Cancer Genet Cytogenet 2009; 190(2): 93-6.

97. Sahm F, Schrimpf D, Jones DT, et al. Next-generation sequencing in routine brain tumor diagnostics enables an integrated diagnosis and identifies actionable targets. Acta Neuropathol 2015; 131(6): 903-10.

98. Nikiforova MN, Wald AI, Melan MA, et al. Targeted next-generation sequencing panel (GlioSeq) provides comprehensive genetic profiling of central nervous system tumors. Neuro Oncol 2016; 18(3): 379-87.

99. Emir UE, Larkin SJ, de Pennington N, et al. Noninvasive quantification of 2-hydroxyglutarate in human gliomas with IDH1 and IDH2 mutations. Cancer Res 2016; 76(1): 43-9.

100. Biomarkers Definitions Working Group. Biomarkers and surrogate endpoints: preferred definitions and conceptual framework. Clin Pharmacol Ther 2001; 69(3): 89-95.

101. Vogelstein B, Papadopoulos N, Velculescu VE, et al. Cancer genome landscapes. Science 2013; 339(6127): 1546-58.

102. Ellison DW. Multiple molecular data sets and the classification of adult diffuse gliomas. N Engl J Med 2015; 372(26): 2555-7.

103. Foote MB, Papadopoulos N, Diaz LA Jr. Genetic classification of gliomas: refining histopathology. Cancer Cell 2015; 28(1): 9-11.

104. Eckel-Passow JE, Lachance DH, Molinaro AM, et al. Glioma groups based on 1p/19q, IDH, and TERT promoter mutations in tumors. N Engl J Med 2015; 372(26): 2499-508.

105. Jiao Y, Killela PJ, Reitman ZJ, et al. Frequent ATRX, CIC, FUBP1 and IDH1 mutations refine the classification of malignant gliomas. Oncotarget 2012; 3(7): 709-22.

106. Fontebasso AM, Gayden T, Nikbakht H, et al. Epigenetic dysregulation: a novel pathway of oncogenesis in pediatric brain tumors. Acta Neuropathol 2014; 128(5): 615-27.

107. Jones C, Baker SJ. Unique genetic and epigenetic mechanisms driving paediatric diffuse high-grade glioma. Nat Rev Cancer 2014; 14(10): 651-61.

致谢

感谢纽约大学朗格尼医学中心的同事 Matija Snuderl 博士，为细胞遗传学分析和甲基化阵列提供了实例；感谢 Cyrus Hedvat 博士，提供了一个杂合性分析丢失的实例；感谢 Elad Mashiach，协助图片和表格的准备，以及本章的编辑。

第 5 章

胶质瘤细胞的多态靶向性研究

Zhenqiang He, MD[a, b], Richard Alan Mitteer Jr, MS[a], Yonggao Mou, MD[b],Yi Fan, MD, PhD[a, c], *

胶质瘤是中枢神经系统最常见的原发恶性肿瘤，约占所有脑恶性肿瘤的 80%[1-2]。世界卫生组织（WHO）依据恶性程度将胶质瘤分为 4 级，间变性星形细胞瘤（WHO Ⅲ级）和分化良好的星形细胞瘤（WHO Ⅰ / Ⅱ级）的中位生存期在 2 ~ 7 年不等[2-3]；胶质母细胞瘤（GBM，WHO Ⅳ级）占胶质瘤的54.9%，是最严重、恶性程度最高的胶质瘤，其中位生存期总体来说在 12 ~ 15 个月[4-5]。

即使经积极的标准化治疗，包括手术切除、分割放疗以及替莫唑胺为基础的化疗，高级别胶质瘤的复发仍普遍存在，且胶质母细胞瘤的 5 年生存率低于 10%[6-9]。多种机制导致治疗的无效性：肿瘤的位置和侵袭性，造成完全性的手术切除几乎不可能；由于对正常脑组织潜在性的损伤，分割放疗受到限制；血脑屏障（blood brain barrier, BBB）限制了绝大多数化疗药物进入大脑，使胶质瘤对化疗产生了原发性和获得性耐药。因此开发新的治疗方式是迫切需要的。

新血管的生成在肿瘤的生长和扩散中起着重要的作用。主要针对血管内皮生长因子（vascular endothelial growth factor, VEGF）的抗血管生成治疗已经成为治疗非小细胞肺癌、结直肠癌、肾癌和卵巢癌的有效治疗策略[10]。胶质瘤是血管化程度最高的肿瘤之一。最近的研究表明，抗 VEGF 的单克隆抗体贝伐珠单抗（bevacizumab）可以改善新诊断的 GBM 的无进展生存率（progression-free survival, PFS），但不能增加总生存率（coverall survival, OS）[11-13]。这可能表明一些初始的治疗效果，但不能转化为长期的结果。相反，近来分子靶向治疗已经在包括非小细胞肺癌、乳腺癌和白血病在内的各种癌症中取得显著的效果[14-15]。识别致癌信号通路和破译胶质瘤细胞的代谢、基因组和表观遗传调控方面的最新进展为深入了解恶性肿瘤的分子发病机制提供了深刻的见解，更重要的是，为胶质瘤患者开发新的靶向治疗提供了方向。本章讨论胶质瘤治疗的潜在靶点及其临床疗效、治疗瓶颈、新的研究方向和前景，重点讨论抗血管生成治疗和靶向分子治疗。

抗血管生成治疗
治疗靶点和治疗效果

血管生成是通过内皮细胞（endothelial

a Department of Radiation Oncology, University of Pennsylvania Perelman School of Medicine, 3400 Civic Center Boulevard, Philadelphia, PA 19104, USA; b Department of Neurosurgery, Sun Yat-sen University Cancer Center, State Key Laboratory of Oncology in South China, Collaborative Innovation Center for Cancer Medicine, 651 Dong- Feng East Road, Guangzhou 510000, China; c Department of Neurosurgery, University of Pennsylvania Perelman School of Medicine, 3400 Civic Center Boulevard, Philadelphia, PA 19104, USA

* Corresponding author. Department of Radiation Oncology, University of Pennsylvania Perelman School of Medicine, 3400 Civic Center Boulevard, SCTR 8-132, Philadelphia, PA 19104.

E-mail address: fanyi@uphs.upenn.edu

cell, EC）从已存在的血管中发芽和生长而进行的[16-17]。这一过程受到时空调节：由血管生成因子与其受体结合而触发，并由下游信号通路的连续激活来执行。这些信号事件最终诱导 Rho GTPase 介导的和磷脂酰肌醇 3-激酶（PI3K）介导的细胞迁移和侵袭，并导致遗传和代谢重编程，因而促进细胞生长和增殖[17-18]。这些调控网络中的配体、受体、激酶和转录因子可以作为抗血管生成治疗的潜在靶点（图 5.1）。

血管生成因子

目前最常用的抗血管生成方法是阻断血管生成因子的通路，包括 VEGF、碱性成纤维细胞生长因子（basic fibroblast growth factor, bFGF）、血小板衍生生长因子（platelet derived growth factor, PDGF）、肝细胞生长因子 / 扩散因子（hepatocyte growth factor/scatter factor, HGF/SF）和血管生成素[19-20]。这里介绍其中的几个因子。

血管内皮生长因子。在过去的 30 年中，VEGF 及其受体 VEGFR2 已成为抗血管生成治疗的主要治疗靶点[21-24]。bevacizumab 是使用最广泛的人源化 VEGF 抗体，已被批准用于治疗转移性结直肠癌、非小细胞肺癌、转移性肾细胞癌、乳腺癌（在欧盟）、卵巢癌、复发性 GBM[25]。雷尼单抗（ranibizumab）是另一种抗 VEGF 的中和抗体，具有与 bevacizumab 相似的结合亲和力。bevacizumab 作为单一疗法或与化疗联合使用，在包括 GBM 患者在内的大多数临床试验中 PFS 略有改善，但对 OS 没有改善[23, 26]。阿柏西普（ziv-aflibercept）是一种重组融合蛋白，由 VEGF1/2 胞外区的 VEGF 结合部分组成，因此可以像捕获器一样与循环中的 VEGF 结合。ziv-aflibercept 具有比 bevacizumab 和 ranibizumab 高约 100 倍的亲和力，对 VEGFR-1 和 VEGFR-2 的活化具有明显的阻断作用[20-27]。临床试验表明，ziv-aflibercept 加 FOLFIRI（叶酸、氟尿嘧啶和伊立替康）改善转移性结直肠癌患者的 PFS 和 OS，OS 中位数为 13.5 个月，而单独使用 FOLFIRI 的中位 OS 为 12.06 个月[28-29]。ziv-aflibercept 在胶质瘤患者中的疗效有待进一步评估。

碱性成纤维细胞生长因子。bFGF/ 成纤维细胞生长因子受体（fibroblast growth factor receptor, FGFR）通过促进细胞外基质降解、改变细胞间黏附、增强细胞运动和

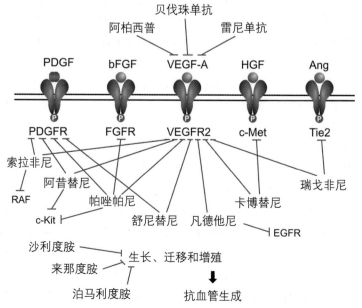

图 5.1 抗血管生成治疗靶点和药物。VEGF 及其受体 VEGFR2 已成为抗血管生成治疗的主要靶点。显示了目前临床上用于抗血管生成的药物和治疗靶点。Ang，血管生成素；bFGF，碱性成纤维细胞生长因子；EGFR，表皮生长因子受体；FGFR，成纤维细胞生长因子受体；HGF，肝细胞生长因子；PDGF，血小板衍生生长因子；RAF 快速活化纤维肉瘤

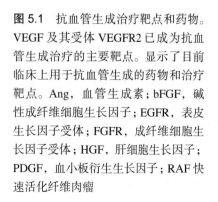

刺激 EC 细胞生长来诱导血管生成[30]。帕唑帕尼（pazopanib）是第二代酪氨酸激酶抑制剂，作用于 FGFR、VEGFR、血小板衍生生长因子受体（PDGFR）和 c-Kit。pazopanib 已被美国食品药品监督管理局（Food and Drug Administration，FDA）批准用于治疗软组织肉瘤。pazopanib 没能延长患者 PFS，但在复发 GBM 患者的 II 期试验中通过放射学反应显示出原位生物活性[31]。在 I / II 期临床试验中，评估了 pazopanib 和拉帕替尼（lapatinib）[表皮生长因子受体（EGFR）抑制剂] 的联合使用，但由于只有 6 个月的 PFS 率而被提前终止试验[32]。其他临床试验正在进行，以评估 pazopanib 与替莫唑胺（temozolomide）在新诊断 GBM 中的联合效果（NCT02331498），以及 pazopanib 和拓扑替康（topotecan）在复发 GBM 中的联合效果（NCT01931098）。

血小板衍生生长因子。PDGF/PDGFR 信号的异常激活是胶质瘤生物学特征之一。已知 PDGF/PDGFR 在胶质瘤细胞和周围血管内皮细胞中过度表达；以自分泌和旁分泌形式激活这些细胞中共同表达的配体和受体，引起血管形成，胶质细胞迁移、存活和侵袭[33]。索拉非尼（sorafenib）和舒尼替尼（sunitinib）都是多靶向血管生成的抑制剂，可以靶向 PDGFR、VEGFR、肥大 / 干细胞生长因子（cell growth factor, c-Kit）和 FMS 样酪氨酸激酶 3（FMS-like fyrosine kinase 3, Flt-3）。它们已经被批准用于多种癌症的治疗，包括肾细胞癌、肝细胞癌、胰腺神经内分泌肿瘤和胃肠间质瘤。单独使用舒尼替尼治疗复发性间变性星形细胞瘤和复发性 GBM 的 II 期临床试验未显示出明显的抗肿瘤活性；在队列试验中未观察到部分应答（partial responses, PR）或完全应答（complete response, CR）[34]。索拉非尼（sorafenib）与替莫唑胺（temozolomide）联合放射治疗的 I 期临床试验显示，索拉非尼耐受性良好[35]。索拉非尼和替西罗莫司 [（temsirolimus，哺乳动物类雷帕霉素靶蛋白抑制剂（mammalion target of roparycim, mTOR）] 联合使用疗效差，6 个月 PFS 率为 0[36]。索拉非尼与其他药物的不同组合试验也正在研究中（NCT01434602、NCT01817751）。

肝细胞生长因子。肝细胞生长因子（HGF）通常在 GBM 中高表达，这可导致胶质瘤细胞侵袭性增加[37]。HGF/c-Met 还刺激血管内皮增殖和迁移并诱导血管生成[38-40]。卡特替尼是靶向 HGF、c-Met、转染期间重排（rearranged during transfection, RET）和 VEGFR2 的一种口服生物抑制剂。卡特替尼已被批准用于治疗甲状腺髓样癌。在新诊断的 GBM 患者中进行的 cabozantinib 联合替莫唑胺与放射治疗的 I 期试验表明，每日 40mg 的 cabozantinib 剂量耐受性良好。cabozantinib 治疗恶性胶质瘤患者中的几个 II 期临床试验已经完成（NCT01068782，NCT00704288），但结果尚未发表。

血管生成素。血管生成素及其受体 Tie2 在血管生成诱导中起重要作用[41-42]。regorafenib 是一种口服多激酶抑制剂，针对几种蛋白激酶，包括那些参与调节肿瘤血管生成（VEGFR、Tie2、PDGFR 和 FGFR）和肿瘤发生 [（c-Kit、RET、快速激活的纤维肉瘤 1（RAF1）、BRAF 和 BRAFV600E）] 的蛋白激酶[43]。瑞戈非尼（regorafenib）已被批准用于治疗转移性结直肠癌和胃肠道间质瘤。大型随机临床试验显示，regorafenib 在转移性胃肠间质瘤中显著改善 PFS[44-45]。虽然临床前研究显示 regorafenib 对恶性胶质瘤细胞有抗肿瘤效果[43]，但 regorafenib 在胶质瘤患者中的临床效果尚未得到证实。

抗血管生成药物

沙利度胺（thalidomide）及其衍生物、来那度胺（lenalidomide）和泊马度胺（pomalidomide）是合成的谷氨酸衍生物，具有多种性能，包括免疫调节、抗炎和抗血管生成作用[46-47]。这些药物可以抑制内皮增殖，阻断促血管生成因子如 VEGF 和 bFGF

诱导的生物学功能，诱导抗肿瘤活性[47-49]。它们已被批准用于治疗多发性骨髓瘤。临床试验显示沙利度胺在复发或新诊断的 GBM 患者中疗效有限[50-51]。沙利度胺与伊立替康（irinotecan）、卡莫司汀（carmustine）或常规治疗的联合用药在几个 II 期临床试验中也未能取得足够的疗效[52-54]。此外，此外，I 期临床试验表明来那度胺在儿童和成人胶质瘤患者中均可耐受[55-57]。II 期临床试验正在评估来那度胺在胶质瘤患者中的抗肿瘤作用（NCT01553149）。泊马度胺在多发性骨髓瘤和急性髓系白血病等血液系统恶性肿瘤中显示出有效的抗癌活性，但对恶性胶质瘤的疗效尚未得到充分证实。泊马度胺治疗复发性胶质瘤的 I 期临床试验正在进行（NCT02415153）。以上这些药物在胶质瘤中的抗血管生成作用，需要在临床试验中进一步评估。

治疗瓶颈

抗血管生成治疗，尽管最初是开创性的，但是在大多数恶性肿瘤中遇到了困境和失败。目前主要针对 VEGF 通路的血管生成疗法，在大多数患者中未能产生永久性反应，通常起初表现为影像学上令人印象深刻的短暂反应，随后肿瘤再次生长和疾病进展[58-59]。此外，在多种类型的癌症当中，包括 GBM，某些患者在抗血管生成治疗后没有反应[58, 60]，表明存在原发性（内在）和获得性（治疗诱导）的耐药机制。

原发性耐药

血管生成途径冗余。实体瘤中表达的促血管生成因子过多，导致多个 RTK 介导的信号通路同时持续激活。这可能解释了为什么目前针对 VEGF 或其他几种血管生成因子（如 PDGF 和 bFGF）的单独治疗效果有限。可以通过多种血管生成抑制剂的组合来克服这种疗效的局限性。分子诊断检查肿瘤活检标本血管内皮细胞特异性信号通路的激活，可以

进一步保证联合治疗在个体患者中的成功。

微环境依赖性保护。越来越多的人认识到肿瘤微环境中的基质细胞（包括循环祖细胞和髓样细胞）对抗血管内皮的治疗耐药起作用[61-64]。表达促血管生成因子和其他细胞因子的 $CD11b^1Gr1^1$ 髓系细胞可以浸润肿瘤，这对于内皮细胞抵抗抗 VEGF 治疗至关重要。研究表明，通过基于抗体的缺失或 PI3K 抑制来靶向这些细胞可改善 RT2 原始神经外胚层肿瘤和其他临床前小鼠肿瘤的模型的免疫活性，显著逆转治疗耐药性[62, 65]。最近的研究表明，巨噬细胞是胶质瘤进展的关键决定因素[66-67]。这些结果表明，靶向肿瘤相关巨噬细胞可能是有希望的治疗策略，以提高抗血管生成治疗对胶质瘤的敏感性。

血管转化。最近研究表明，GBM 相关的内皮细胞进行间质转化可以获得成纤维细胞表型，增强细胞迁移和增殖，导致异常的血管生成[68]。该新概念不同于以前在乳腺癌模型中提出的内皮 - 间质转换：而不是血管内皮细胞生成肿瘤相关的新生成纤维细胞[69]，转化后的内皮细胞仍然保留血管功能，包括血管形成和酰基化低密度脂蛋白（acLDL）的吸收。更重要的是，转化诱导 VEGFR2 下调，以及下游信号传导，使内皮细胞对抗 VEGF 治疗产生耐药性。因此，这一新发现的机制可能为抗 VEGF 治疗原发耐药提供了解释，并可作为抗血管生成治疗胶质瘤的替代靶点。

获得性耐药

血管生成途径的代偿性激活。在其他癌症类型中，使用 VEGFR 抑制剂 cediranib 进行抗血管生成治疗后，GBM 复发与重新激活肿瘤血管生成相关，表明肿瘤进化出了抵抗机制以逃避 VEGF/VEGFR2 阻断。其他血管生成因子途径的代偿性上调可能有助于这种抵抗，表现为在肿瘤模型和癌症患者中 bFGF/FGFR 的增高[70-71]。因此，有效的抗血管生成治疗可能需要精确地靶向多个血管生成途径。

周细胞介导的血管保护。周细胞在生理条件下辅助内皮细胞功能和在癌症背景下诱导血管异常方面均发挥着关键作用[72-75]。既往研究表明，VEGF 抑制剂可减少血管分布，并选择性地清除没有周细胞覆盖的内皮细胞[76-77]，表明周细胞具有保护作用。进一步研究表明，肿瘤相关的周细胞分泌血管生成因子，包括 VEGF，以协助抗血管生成治疗后内皮细胞存活[78]。在胰岛癌小鼠模型中靶向周细胞似乎增强了抗血管生成治疗的效果[76]，这需要在胶质瘤患者中进行临床评估。

低氧诱导抵抗。从理论上讲，破坏肿瘤血管的抗血管生成疗法可以引起血管闭塞，导致氧气供应不足并造成低氧。缺氧通过缺氧诱导因子（hypoxia-inducible factor, HIF）$1\alpha/2\alpha$ 依赖机制刺激肿瘤进展，HIF 转录多种生长因子来增强血管生成、肿瘤细胞存活以及代谢酶使肿瘤细胞适应缺氧的环境[79-81]。此外，缺氧促进肿瘤干细胞的干细胞性，这对肿瘤干细胞的自我更新和存活至关重要，并有助于肿瘤复发和肿瘤对细胞毒性药物治疗的抵抗力[82-83]。此外，HIF-1α 在 GBM 相关的内皮细胞中也被激活[84]，可能参与了肿瘤内皮细胞对抗血管生成治疗产生的获得性耐药。因此，联合 HIF- 靶向治疗可能为克服内皮细胞对抗血管生成治疗和肿瘤细胞对化疗的抵抗提供新的机会。然而，抗血管生成诱导的肿瘤缺氧的概念仍然存在争议。相反，针对 VEGF 和 VEGFR2 的抗血管生成治疗因其血管正常化作用而能缓解缺氧[23, 85]，脑胶质瘤患者的临床资料表明，抗 VEGF 治疗可以短暂增强肿瘤血液灌注和氧合作用[60]。注意，复发和新诊断的 GBM 患者对抗 VEGF 治疗表现出更强的肿瘤氧合反应，他们比那些没有反应的患者多存活 6 ~ 9 个月[86-87]，表明血管正常化可能会带来生存利益。这至少可以部分地解释 VEGF 在血管异常化中的作用。应用沙利度胺或其衍生物以及靶向其他血管生成因子的抑制剂，进一步检测血管生成抑制剂的血管正常化功能，是临床前模型和癌症患者需要的。

新的方向与前景
内皮细胞代谢

新证据表明，内皮细胞代谢是抗血管生成治疗的一个新的和有希望的治疗靶标[88-89]。内皮细胞常年静止，但在接受血管生成刺激后，会萌发生成新的血管（即血管生成）[90]代谢开关似乎是血管生成激活所必需的。最近的一项研究发现，6- 磷酸果糖 -2- 激酶 / 果糖 -2, 6- 二磷酸酶 3（6-phosphofractor-2-kinase/fructose-2, 6-bisphosphatase 3, PFKFB3）是内皮细胞中的一种主要糖酵解酶，它调节层状脂质体的形成和细胞迁移，因此对于血管生成至关重要[91]。3-（3- 吡啶基）-1-（4- 吡啶基）-2- 丙酮对 PFKFB3 的抑制作用有效地阻断了炎症诱导的血管生成。此外，过氧化物酶体增殖物，激活受体 γ 辅活化子 -1α（peroxisome proliferator-activated receptor gamma coactivator-1 alpha, PGC-1α）抑制内皮细胞中的 notch 活性，维持内皮细胞静止，抑制糖尿病血管生成[92]。最近的一项研究表明，脂肪酸氧化的限速酶肉碱棕榈酰基转移酶 1（carnitine palmitoyl transferase 1, CPT1A）是内皮细胞增殖和血管萌发所必需的[93]。这些研究已经确定了几个有希望的代谢靶点，包括 PFKFB3、PGC-1α 和 CPT1A，以抑制血管生成，这可能使血管系统向稳态、静止状态倾斜。然而，这些代谢靶点在肿瘤血管生成中的作用仍不清楚。

血管去转化

我们最近的研究揭示了内皮 - 间充质转化作为胶质瘤血管异常和血管畸形化的驱动力[68]。在基因工程小鼠 GBM 模型中，通过内皮细胞 Met 缺失抑制间充质转化，可以减少血管异常，使血管正常化，并使肿瘤对替莫唑胺化疗敏感。这些结果提示血管去转化可能成为抗血管生成和血管正常化治疗的新策略。考虑到内皮细胞作为微环境中生长因子和细胞因子的主要来源，作者认为去转化不仅可能使肿瘤相关血管结构正常化，而且可能重新调整异常的肿瘤微环境。因此，血管去转化治疗可以打破肿瘤抗性屏障，使宿主肿瘤免疫重新激活。为了进一步评价其在临床前模型和胶质瘤患者中的治疗潜力，确定关键的调控机制是必要的。

靶向分子治疗

治疗靶点和治疗效果

多种途径已成为治疗胶质瘤的潜在治疗靶点，包括 EGF、PDGF 和转化生长因子 -β（transforming growth factor-beta, TGF-β）途径（图 5.2）和发育信号途径（图 5.3）。

受体酪氨酸激酶

受体酪氨酸激酶（RTK）控制细胞的存活、增殖、迁移、代谢、分化和凋亡等基础细胞事件[94]。RTK 在胶质瘤中经常发生突

变，这种持续活跃的突变驱动致癌通路的激活，导致细胞生长和肿瘤发生失控。最近的研究揭示了 RTK，包括 EGFR、EGFR 变体Ⅲ（EGFR vⅢ）、PDGFR、c-Met 和产生促红细胞生成素的人肝细胞癌（Eph），在胶质瘤细胞增殖和侵袭中的关键作用[95]。在这些 RTK 中，在胶质瘤患者中 EGFR、EGFR vⅢ 和血小板衍生生长因子受体（PDGFR）-A 经常被激活：大约 40% 的 GBM 患者发生 EGFR 基因扩增，在这些 EGFR 扩增的胶质瘤中 30%～50% 发现 EGFR vⅢ 突变[96]；在大约 16% 的 GBM 患者中观察到 PDGFRA 基因扩增[97]。这些突变介导的 RTK 激活诱导 PI3K 和大鼠肉瘤（RAS）向细胞膜募集，触发下游致癌信号转导级联反应，最终导致细胞成为恶性[98]。癌症基因组图谱（TCGA）数据显示，高达 88% 的 GBM 患者携带 RTK/RAS/PI3K 通路的基因突变[94]。因此，这些 RTK 是抗胶质瘤治疗有希望的靶点（见图 5.2）。

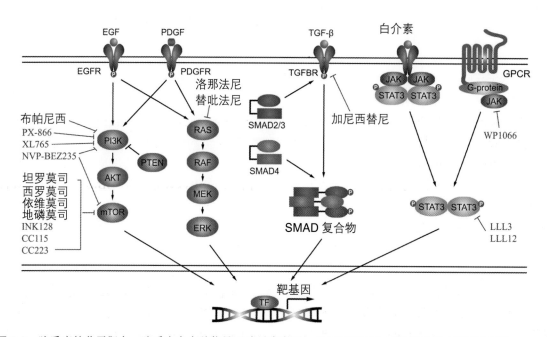

图 5.2　胶质瘤的分子靶点。胶质瘤中多种信号通路异常激活。显示了靶向分子治疗的潜在靶点和药物。EGFR 抑制剂：吉非替尼、厄洛替尼、拉帕替尼、西妥昔单抗和尼莫妥单抗。PDGFR 抑制剂：伊马替尼、达沙替尼（ABL、c-Kit 和 PDGFR）、苏尼替尼、索拉非尼（VEGFR 和 PDGFR）。Akt，蛋白激酶 B/Akt 激酶；GPCR，G 蛋白偶联受体；PTEN，磷酸酶和张力蛋白同源物；SMAD，小体型 / 母亲抗十肽酶同源物；TF，转录因子

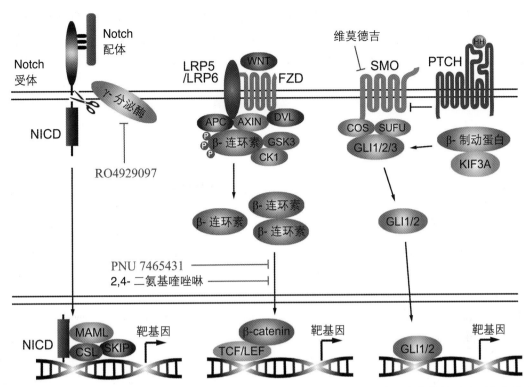

图 5.3　胶质瘤的发育途径及其治疗靶点。包括 Wnt、Notch 和 Hedgehog 在内的发育信号通路可作为胶质瘤的治疗靶点。显示了靶向分子治疗的潜在治疗靶点和药物。APC，大肠腺瘤性息肉病；CK1，酪蛋白激酶 1；COS，边缘；CSL，CBF1 Su（H）-LAG1；DVL，蓬乱；FZD，皱褶；GSK3，糖原合酶激酶 3；LEF，淋巴增强因子结合因子；LRP，LDL 受体相关蛋白；MAML，主脑样；NICD，Notch 细胞内结构域；PTCH，补片跨膜受体；SKIP，ski 相互作用蛋白；SMO，平滑；SUFU，融合抑制因子；TCF，T 细胞特异性转录因子

表皮生长因子受体。大量的研究表明，活化的 EGFR 和突变的 EGFR v Ⅲ 促进原癌基因的信号转导，并诱导肿瘤进展[99]。已经证明 EGFR 靶向治疗对包括肺癌在内的其他癌症有效[14]。抗 EGFR 药物的有效性最近在胶质瘤的临床前和临床试验中进行了评估[96, 100]。① gefitinib 是第一个在复发 GBM 中验证的 EGFR 抑制剂。在 Ⅱ 期临床试验中，招募了 55 名 GBM 患者，用 gefitinib 治疗，结果显示 PFS 的中位数仅为 8.1 周，中位数 OS 为 39 周[101]。与历史对照数据相比，临床结果没有显著改善。② erlotinib 是另一种口服 EGFR 抑制剂，表现出良好的跨血脑屏障通透性。在几个 Ⅱ 期试验中，复发的 GBM 患者接受了 erlotinib 治疗。这些患者的 PFS 为 6 个月（3%～20%），OS 为 6～8.6 个月[102-103]。没有观察到明显的生存益处。尽管上述这些 EGFR 抑制剂的临床疗效有限，但包括拉帕替尼（laptinib）在的其他药物抑制剂正在进行临床试验以评估其对 GBM 患者的有效性（NCT00727506、NCT00977431）。③ 西妥昔单抗（cetuximab）是一种抗 EGFR 的嵌合单克隆抗体。一项开放标签的 Ⅱ 期临床试验显示，在接受西妥昔单抗治疗的 55 例复发性 GBM 患者中，那些携带 EGFR 基因扩增的患者 OS 较长，但差异不显著[104]。④ 尼莫妥单抗（nimotuzumab）是一种不可逆的 EGFR 抗体。一项随机对照研究显示，除了放疗和化疗外，接受尼莫妥单抗治疗的恶性胶质瘤患者其 OS 明显延长，为 16.5 个月，而对照组

为 10.5 个月 [105]。这些数据表明，胶质瘤中进行 EGFR 抗体中和治疗成为可能。

血小板衍生生长因子受体。 PDGFR 的扩增或突变可诱导 PI3K/mTOR 和 Ras/MAPK 通路的激活，因此成为胶质瘤的重要治疗靶点 [97]。伊马替尼（imatinib）是众所周知的 PDGFR、C-kit 和断点簇与 ABL1（BCRABL）融合的小分子抑制剂。伊马替尼已成功用于治疗各种细胞类型的癌症，包括慢性髓细胞淋巴瘤 [15]。然而，对 GBM 的结果并不理想。一项多中心、随机的Ⅲ期临床试验表明，伊马替尼和羟基脲联合治疗复发性 GBM 患者仅获得有限的 6 个月 PFS 率（5%）和中位 OS 5.3 个月，与单独使用羟基脲治疗相比没有生存益处 [106]。另一种靶向 PDGFR 药物 dasatinib，也可抑制 c-KIT、ABL 和 Src 家族激酶，单一治疗或与洛莫司汀（lomustine）联合治疗中没有显著效果 [107] dasatinib 与标准放化疗或贝伐珠单抗的联合用药治疗 GBM 正在进行临床试验（NCT00869401 和 NCT00892177）。

磷脂酰肌醇 3 激酶 /Akt/ 哺乳动物雷帕霉素靶蛋白通路

磷脂酰肌醇 3 激酶 /Akt/ 哺乳动物雷帕霉素靶蛋白通路（PI3K/Akt/mTOR）信号通路对细胞的生存、生长、迁移和代谢至关重要，在大多数 GBM 患者中 [94]，由于上游 RTK 的激活和（或）磷酸酶和张力蛋白同源蛋白（PTEN）、磷酸酶的功能突变而异常激活。激活的 PI3K 通路与胶质瘤细胞的增殖和存活有关 [98]。

磷脂酰肌醇 3- 激酶。 buparlisib 是一种 pan-PI3K 抑制剂。在复发 GBM 患者的Ⅱ期临床试验中，使用 buparlisib 的单药治疗没有显示出明显的益处 [108]。然而，buparlisib 与 bevacizumab 或卡铂 + 洛莫司汀联合治疗的疗效目前正在临床试验（NCT01349660、NCT01934361）中进行研究。PX-866 是 wortmannin 的半合成衍生物，对 PI3K 有不可逆的抑制作用。在 PX-866 的Ⅱ期临床试验中，33 例复发性 GBM 患者对 PX-866 耐受性良好，6 个月 PFS 率为 17%。虽然有 28% 的患者表现为稳定性疾病（stable disease, SD），但结果并不乐观 [109]。

哺乳动物雷帕霉素靶蛋白。 mTOR 是 PI3K 途径的主要下游靶点 [110]。多种 mTOR 抑制剂，包括 temsirolimus、sirolimus、everolimus 和 ridaforolimus，已经在几个临床试验中进行了研究 [111-114]。虽然患者对这些药物耐受性良好，但单一疗法对恶性胶质瘤患者的临床疗效并不理想。目前已发现一些新的抑制剂，包括 INK128、CC115 和 CC223，能同时抑制哺乳动物雷帕霉素复合物靶蛋白 1（mTORC1）和 mTORC2，在临床前研究中显示出巨大的潜力 [115-117]。临床试验目前正在进行中（NCT02133183、NCT01353625 和 NCT01177397）。此外，近年来的研究表明，新型抑制剂 NVPBEZ235 和 XL765 对 PI3K 和 mTOR 有双向作用，在胶质瘤细胞、胶质瘤干细胞和动物模型中表现出强大的抗肿瘤活性 [118]，但其对胶质瘤患者的疗效尚需进一步的研究。

Rat 肉瘤 / 快速激活的纤维肉瘤 / 丝裂原激活的 ERK 激酶 / 细胞外信号调节激酶通路

Rat 肉瘤（RAS）属于一类小的 GTP 酶。RAS 通常被 RTK 和（或）失活的神经纤维瘤 1（NF1）激活，随后是快速激活的纤维肉瘤（RAF）、丝裂原激活的 ERK 激酶（MEK）和细胞外信号调节激酶（ERK）的下游信号转导 [119]。法尼基转移酶（FT）翻译后修饰 RAS 蛋白以激活其下游信号转导，作为重要的治疗靶点。tipifarnib 是一种 FT 抑制剂。在用 tipifarnib 治疗的 67 例复发性 GBM 患者的Ⅱ期试验中，只有 7% 的患者有放射学反应，6 个月的 PFS 为 9%[120]。另一种 FT 抑制剂 lonafarnib 也观察到类似的结果。用 lonafarnib 联合替莫唑胺治疗 34 例复发性 GBM 患者的 Ⅰ b 期试验表明，CR 和 PR 率为 24%，6 个月 PFS 为 38%[121]。

转化生长因子 –β 途径

TGF-β 途径对胶质瘤细胞的增殖、侵袭、分化是至关重要的 [122-124]。trabedersen（AP12009）是一种合成的硫代磷酸寡脱氧核苷酸，与人类 TGF-β2 基因的信使 RNA 互补。在 Ⅱ b 期试验中，145 例复发 / 难治性 GBM 或间变性胶质瘤患者接受 trabedersen 或标准化疗。与其他组相比，用 2.48 mg/ 周期 trabedersen 治疗，14 个月生存率明显提高 [125]。galunisertib（LY2157299）是一种新型 TGF-β 1 激酶抑制剂 [126]。第一次人体剂量研究表明 galunisertib 耐受性良好，未观察到不良心脏事件。56 例恶性胶质瘤患者中有 7 例达到 CR 或 PR，≥6 个治疗疗程的 5 例患者处于稳定期（SD）[127]。进一步研究 galunisertib 的临床试验正在进行（NCT02304419、NCT02304419）。

Janus 激酶信号转导子和转录活化因子

Janus kinase（JAK）信号转导子和转录激活子（STAT）信号通路，在阻止细胞凋亡、促进肿瘤细胞增殖和侵袭方面发挥重要作用 [128-129]。WP1066 是 JAK2 的一种口服生物抑制剂，具有潜在的抗肿瘤活性。一项临床前研究显示，系统性的腹腔内注射 WP1066 可抑制小鼠皮下接种的恶性胶质瘤的生长 [130]。WP1066 的临床试验正在进行（NCT01904123）。LLL3 和 LLL12 是 STAT3 抑制剂，它们直接抑制 STAT3 的磷酸化和下游 STAT3- 靶基因的表达。这两种药物都能抑制胶质瘤细胞和 GBM 异种移植瘤的生长 [131-132]，需要进一步的临床研究，以确定它们在胶质瘤患者中的疗效。

Notch 信号通路

Notch 信号通过跨膜配体和受体结合激活，如 Delta-like 配体 1（DLL1）、DLL3 和 DLL4，然后释放细胞内的结构域到细胞核中，并以 γ- 分泌酶依赖的方式进行转录激活。Notch 通路对于维持肿瘤干细胞的干细胞特性和肿瘤血管生成是至关重要的 [133-135]。RO4929097 是一种 γ 分泌酶抑制剂。临床前资料表明，RO4929097 作为单一药物的作用有限，但与 DNA 干扰剂联合应用于 GBM 异种移植瘤模型中可以提高疗效 [136]。RO4929097 作为单一疗法或联合放化疗治疗脑胶质瘤的研究正在进行中（NCT01269411、NCT01122901、NCT01119599）。

Hedgehog 信号通路

hedgehog（HH）配体与 PTCH 跨膜受体结合，释放 Smoothened（SMO），激活转录因子，包括与胶质瘤相关的癌基因同源物（GLI）1 和 GLI2。大多数靶基因，如 GLI1、GLI2 和 PTCH1，对肿瘤干细胞的自我更新和生存至关重要 [137-138]。vismodegib 是一种 hedgehog 抑制剂，它阻断 hedgehog 与细胞表面受体 PTCH 和（或）SMO 的活动。已经证明 vismodegib 对复发性髓母细胞瘤亚型 Sonic Hedgehog 患者有效 [139]。使用 vismodegib 治疗复发性 GBM 患者的临床试验正在进行（NCT00980343）。

WNT/β–catenin 通路

WNT/β-catenin 是典型的 WNT 途径。β-catenin 的转位诱导 β-catenin-T 细胞特异性转录因子（TCF）/ 淋巴增强子结合因子（LEF）复合物的激活，该复合物对肿瘤的发展、进展和侵袭至关重要 [138, 140]。WNT/β-catenin 对胶质瘤干细胞的干细胞化功能很重要。最近已通过高通量筛选鉴定出该途径的几种小分子抑制剂，包括 PNU7465431 和 2,4- 二氨基喹唑啉 [140-141]。但它们在胶质瘤中的抗肿瘤活性尚不清楚。

异柠檬酸脱氢酶 1/2

肿瘤测序研究发现，在大多数继发性 GBM 中，异柠檬酸脱氢酶 1（IDH1）/IDH2 突变高频率出现，Ⅱ级和Ⅲ级胶质瘤的突变率为 60%～70%[142]。野生型（IDH 突变体阴性）促进致癌活性。在 46% 的患者中发现了突变的 IDH1（mIDH1），并且在单变量（HR，0.24；95%CI，0.11～0.53）和多变量分析（HR，0.40；95%CI，0.17～0.91）中均与良好的生存率显著相关[143]。AGI-5198 是 IDH1 突变体的新抑制剂，选择性地抑制 IDH-1 R132H 并消耗 2-HG 的产生。最近的一项研究表明，AGI-5198 在体外能抑制胶质瘤细胞的生长[144]。另一种 IDH 抑制剂 AG 120 也能诱导胶质瘤细胞产生类似的作用[145]。使用 AG 120 治疗 IDH1 突变的多发性实体瘤（包括胶质瘤）的临床试验正在进行中（NCT02073994）。

蛋白酶体

蛋白酶体系统是控制细胞内蛋白浓度并紧密调节多种细胞功能的重要代谢成分，包括细胞生长、存活、代谢和细胞周期[146]。蛋白酶体抑制已被证明对骨髓瘤有效[147]。bortezomib 是一种蛋白酶体抑制剂，已在恶性胶质瘤中进行了评估。bortezomib 的 I 期临床试验显示，对改善复发的高级别胶质瘤患者的生存时间（中位数为 6 个月）有限[148]。另一项 bortezomib 联合替莫唑胺和放射治疗的 I 期临床试验显示，新诊断的 GBM 患者使 bortezomib 治疗，平均 OS 为 16.9 个月，比历史对照组（14.4 个月）稍长[149]。还需要更多的 II 期研究来评估蛋白酶体抑制剂的治疗效果。

组蛋白去乙酰化酶

异常的表观遗传功能，导致基因表达的改变和恶性细胞转化，促进癌症的发生和发展。表观遗传调控的中心是组蛋白乙酰化，主要由组蛋白去乙酰化酶（HDAC）和乙酰基转移酶控制。抑制 HDAC 可能减少细胞分裂并促进癌细胞凋亡[150]。FDA 已经批准了 2 种 HDAC 抑制剂（vorinostat 和 romidepsin）作为抗癌药物。vorinostat 与替莫唑胺或放化疗联合使用的 I 期临床试验表明 vorinostat 具有

良好耐受性[151-152]。II 期临床试验评估了复发性 GBM 患者单用 vorinostat 治疗的效果，结果显示，复发性 GBM 患者对 vorinostat 治疗有轻度的疗效，中位 OS 为 5.7 个月[153]。联合治疗新诊断 GBM 的 II 期临床试验正在进行中（NCT00731731）。

治疗瓶颈

最近尽管在胶质瘤生物学方面取得了突破性进展，但目前大多数针对恶性胶质瘤的靶向分子治疗在临床试验中只显示出差到中等的治疗效果。有几个治疗瓶颈限制了它们的临床疗效。

耐药性胶质瘤干细胞

癌症干细胞（cancer stem cell, CSC），也被称为肿瘤起始细胞或肿瘤增殖细胞，具有高度的致瘤性，能够不对称地分化形成异质性肿瘤块。重要的是，CSC 对放疗和化疗不敏感，因此治疗耐药和肿瘤复发与其有关[154-156]。最近研究发现，脑肿瘤中有大量 CSC，包括 GBM，它们具有多能性和抗辐射能力，能够重新生成肿瘤[157-158]。辐射诱导 CD1331 CSC 在人 GBM 和小鼠异种移植瘤中大量富集[158-159]。多种机制通常有助于 CSC 的治疗耐药性，包括细胞休眠，增加药物流出和解毒，激活抗凋亡信号通路，增强 DNA 修复活性[160]。

瘤内异质性

包括 GBM 在内的胶质瘤具有高度的瘤内异质性，这有助于肿瘤抵抗分子靶向治疗。恶性胶质瘤由具有不同表型、基因型和表观遗传状态的细胞组成[161-162]。根据 TCGA 基因表达数据，GBM 已被分为 4 种分子亚型：前神经型、神经型、经典型和间质型[163]。虽然每种亚型都显示出不同的突变基因表达模式，但单细胞 RNA 测序显示，建立的 GBM 亚型分类在单一肿瘤内的单个细胞中有不同的表达。在 34 个 GBM 样品（7.3% TCGA

GBM）的不同细胞中观察到 3 个 RTK（EGFR、MET、PDGFRA）的共扩增[164]。这可能有助于对单靶向治疗产生抵抗，因为在仅抑制 1 个 RTK 时通过维持其他 RTK 通路激活来补偿。复杂的瘤内异质性可能是导致恶性胶质瘤靶向治疗失败的主要原因。

信号通路冗余

多个信号通路的冗余可能是靶向制剂功效有限的另一种原因。由 TCGA 数据确定的主要通路，包括 RTK/RAS/PI3K、p53 和 Rb，具有复杂的相互作用网络[94]。在上述信号通路中也发现了相互干扰和反馈回路[165-167]。由于交互网络的存在，单一的抑制剂可能无法抑制该通路的信号转导。

血脑屏障

血脑屏障（blood-brain barrier, BBB）是一道解剖和生化屏障，保护大脑免受潜在有害物质的侵害。血脑屏障内皮细胞的特点是无空隙、广泛的紧密连接，以及零星的胞囊泡运输。内皮细胞紧密连接限制了亲水性分子通过 BBB。虽然在大多数 GBM 患者中可以发现 BBB 的破坏，但仍然有部分肿瘤区域具有完整的 BBB[168]。大多数亲脂性小分子抑制剂能够通过被动扩散穿透 BBB，但是紧密连接将内皮细胞聚集在 BBB 上，限制靶向药物进入肿瘤[168-169]。

新的方向与前景
新的分子靶标

发现新的治疗靶点将是下一代胶质瘤治疗的关键。例如，FGFR-ATCC 融合基因在约 3% 的 GBM 中表达，促进肿瘤进展[170-171]。一种 FGFR 抑制剂，可显著延长颅内 GBM 异种移植小鼠的存活时间[170]。BGJ398，泛 FGFR 抑制剂，对 FGFR-ATCC1 复发性 GBM 患者的疗效，在 Ⅱ 期临床试验中正在进行评估（NCT01975701）。重要的是，迫切需要开发有效根除胶质瘤肿瘤干细胞的新疗法。传统细胞毒性化疗联合抑制上述发育信号通路（见图 5.3）可能会清除肿瘤干细胞和胶质瘤细胞。最近的研究揭示了针对肿瘤干细胞的几个潜在治疗靶点。包括 BMP/Gremlin1[172-173]、ephrins[174-175]、iNOS[176]、铁转运蛋白[177]、Melk[178-179]、TGF-b[180-182]、转录因子 Ascl1[183] 和 Myc[184]，以及表观遗传修饰的 MLL[185]针对这些分子的治疗策略有望克服肿瘤干细胞介导的放疗和化疗的耐药性，并防止胶质瘤复发。

联合靶向分子治疗

抗逆转录病毒联合疗法（combination antiretroviral therapy, cART）的发展是医学领域最令人印象深刻的成就之一[186]。不同核苷类似物逆转录酶抑制剂的组合方案成功减少了人类免疫缺陷病毒感染，将其变为可控制的慢性疾病[186-187]。正如 cART 在艾滋病治疗中所表明的那样，靶向分子治疗与其他新型治疗方式的结合可能是一种有前景的治疗方法，可以显著延长胶质瘤患者的生存时间，使胶质瘤成为慢性疾病。

单药治疗。有几种药物抑制剂，可以靶向多种激酶或信号通路。vandetanib 是 EGFR 和 VEGFR 双重抑制剂，当与替莫唑胺联合使用时，可以使胶质瘤异种移植瘤缩小[188]。然而，Ⅰ 期临床试验显示 vandetanib 治疗复发性 GBM 患者，中位 OS 为 6.3 个月，影响甚微[189]。sunitinib 和 sorafenib 都针对 VEGFR、PDGFR、c-KIT 和 FLT-3。sunitinib 在 Ⅱ 期临床试验中未能显示出明显的治疗效果[34]，但在 Ⅰ 期临床试验中，sorafenib 对原发性或复发的高级别胶质瘤具有明显的治疗效果，中位数 OS 为 18 个月[35]。这些具有多靶点的药物还需要进行进一步的临床评估。

多药治疗。不同靶向药物的组合有望产生协同效应。然而，2 种组合的 Ⅱ 期临床试验，gefitinib+everolimus 和 erlotinib+sirolimus，对复发 GBM 患者的疗效微乎其微，中位 OS 分别为 5.8 个月和 8.5 个月 [113, 190]。其他的联合用药，包括 dasatinib+erlotinib、vorinostat+bortezomib 和 pazopanib+lapatinib，在不同的试验中也显示出有限的临床疗效 [32, 191-192]。一种新的 AKT 抑制剂 perifosine 和 mTOR 抑制剂 temsirolimus 的联合用药，Ⅰ/Ⅱ 期临床试验正在研究中（NCT01051557）。以上结果表明，适当的联合用药可能对良好的预后至关重要，其应该基于肿瘤的遗传和表观遗传学的个体化诊断。

多种治疗方式的联合应用

抗血管生成加靶向分子治疗。以 VEGF/VEGFR 为靶点的抗血管生成疗法可以在一定的治疗窗口期内使肿瘤相关的血管正常化，这可以促进肿瘤的血管药物输送，从而提高靶向分子治疗的疗效 [85, 194]。此外，血管正常化可通过增加血流灌注而减少瘤内缺氧，从而降低缺氧依赖性治疗对靶向分子治疗的抵抗力 [85, 194]。考虑到肿瘤内皮细胞作为肿瘤干细胞和胶质瘤细胞的重要支撑作用，抗血管生成治疗可能会重新调节肿瘤微环境，使胶质瘤细胞的恶性程度降低，从而增强靶向分子治疗的疗效。在胶质瘤患者中联合抗血管生成和靶向分子治疗有望获得更好的临床结果。

免疫治疗加靶向分子治疗。最近的研究强调，免疫疗法治疗胶质瘤的潜能 [195-197]。癌症免疫治疗包括被动免疫疗法，如注射抗体或激活的免疫细胞，以及主动免疫疗法，试图通过提交抗原刺激免疫系统的方式，触发免疫反应；在临床前的胶质瘤治疗模型中，这两种疗法都显示了令人鼓舞的结果。针对免疫调节的单克隆抗体，如 ipilimumab（CTLA-4 抑制剂）和 nivolumab（PD-1 抑制剂），Ⅱ 期临床试验正在评估其对复发 GBM 患者的疗效（NCT02017717）。然而，大多数免疫治疗针对的是特定抗原或某些肿瘤细胞亚群。联合靶向分子治疗可以作为一种补充治疗，根据肿瘤的分子特征，设计能杀死免疫治疗时脱靶细胞的靶向分子药物。

质子辐射加靶向分子治疗。质子治疗是一种较新的放射治疗方式，并且与传统的 X 线光子辐射相比，质子束可以用于小而精确的区域，组织中的侧向散射极小，确保几乎没有辐射传递到肿瘤周围的健康组织 [198]。这一特性使质子疗法成为治疗胶质瘤的极佳选择，以减少正常脑组织中的神经废损 [199-201]。临床试验正在研究质子疗法在不同级别胶质瘤中的治疗效果（NCT02671981 和 NCT01358058）。值得注意的是，最近其他研究小组和我们研究小组发现，质子辐射对非小细胞肺癌和 GBM 中抗辐射、干细胞样肿瘤细胞的细胞毒性损伤明显大于常规光子辐射 [202-203]。因此，质子治疗可以通过消除对常规靶向治疗无效的肿瘤干细胞，进一步增强靶向分子治疗的疗效，提高胶质瘤患者的存活率。

透过血脑屏障改善药物递送

药物渗透 BBB 是胶质瘤靶向分子治疗的主要挑战。有几种潜在的策略可以帮助这些药物穿透 BBB。可以通过聚焦超声经颅输送低频超声波暂时打开内皮细胞之间的紧密连接，从而促进治疗药物进入大脑 [204-206]。某些化合物，如组胺、白三烯和缓激肽，可以通过瞬时增加胞质 Ca^{2+} 水平和诱导细胞骨架重组来破坏 BBB 内皮细胞中的紧密连接。此外，elacridar，一种药物外排转运蛋白 [P-gp 和 ATP 结合盒亚家族 2（ABCG2）] 的双重抑制剂，当与其他靶向药物联合使用时，可能通过 BBB 内皮细胞改善药物输送 [168, 207-208]，这些 BBB 靶向与靶向分子治疗相结合，可能改善药物向肿瘤的运送，提高临床治疗效果。

（译者：周良学）

参考文献

1. de Robles P, Fiest KM, Frolkis AD, et al. The worldwide incidence and prevalence of primary brain

tumors: a systematic review and meta-analysis. Neuro Oncol 2015; 17: 776-83.

2. Ostrom QT, Gittleman H, Fulop J, et al. CBTRUS statistical report: primary brain and central nervous system tumors diagnosed in the United States in 2008-2012. Neuro Oncol 2015; 17(Suppl 4): iv1-62.

3. Shibahara I, Sonoda Y, Shoji T, et al. Malignant clinical features of anaplastic gliomas without IDH mutation. Neuro Oncol 2015; 17: 136-44.

4. Weller M, Wick W, Aldape K, et al. Glioma. Nat Rev Dis Primers 2015; 1: 15017.

5. Stupp R, Mason WP, van den Bent MJ, et al. Radiotherapy plus concomitant and adjuvant temozolomide for glioblastoma. N Engl J Med 2005; 352: 987-96.

6. Eyupoglu IY, Buchfelder M, Savaskan NE. Surgical resection of malignant gliomas-role in optimizing patient outcome. Nat Rev Neurol 2013; 9: 141-51.

7. Weller M, van den Bent M, Hopkins K, et al. EANO guideline for the diagnosis and treatment of anaplastic gliomas and glioblastoma. Lancet Oncol 2014; 15: e395-403.

8. Wen PY, Kesari S. Malignant gliomas in adults. N Engl J Med 2008; 359: 492-507.

9. Cuddapah VA, Robel S, Watkins S, et al. A neurocentric perspective on glioma invasion. Nat Rev Neurosci 2014; 15: 455-65.

10. Kerbel RS. Tumor angiogenesis. N Engl J Med 2008; 358: 2039-49.

11. Chinot OL, Wick W, Mason W, et al. Bevacizumab plus radiotherapy-temozolomide for newly diagnosed glioblastoma. N Engl J Med 2014; 370: 709-22.

12. Friedman HS, Prados MD, Wen PY, et al. Bevacizumab alone and in combination with irinotecan in recurrent glioblastoma. J Clin Oncol 2009; 27: 4733-40.

13. Gilbert MR, Dignam JJ, Armstrong TS, et al. A randomized trial of bevacizumab for newly diagnosed glioblastoma. N Engl J Med 2014; 370: 699-708.

14. Jett JR, Carr LL. Targeted therapy for non-small cell lung cancer. Am J Respir Crit Care Med 2013; 188: 907-12.

15. O'Hare T, Zabriskie MS, Eiring AM, et al. Pushing the limits of targeted therapy in chronic myeloid leukaemia. Nat Rev Cancer 2012; 12: 513-26.

16. Folkman J. Angiogenesis: an organizing principle for drug discovery? Nat Rev Drug Discov 2007; 6: 273-86.

17. Weis SM, Cheresh DA. Tumor angiogenesis: molecular pathways and therapeutic targets. Nat Med 2011; 17: 1359-70.

18. Carmeliet P, Jain RK. Molecular mechanisms and clinical applications of angiogenesis. Nature 2011; 473: 298-307.

19. Ferrara N, Kerbel RS. Angiogenesis as a therapeutic target. Nature 2005; 438: 967-74.

20. Gacche RN, Meshram RJ. Angiogenic factors as potential drug target: efficacy and limitations of anti-angiogenic therapy. Biochim Biophys Acta 2014; 1846: 161-79.

21. Carmeliet P. VEGF as a key mediator of angiogenesis in cancer. Oncology 2005; 69(Suppl 3): 4-10.

22. Ferrara N, Gerber HP, LeCouter J. The biology of VEGF and its receptors. Nat Med 2003; 9: 669-76.

23. Jain RK. Antiangiogenesis strategies revisited: from starving tumors to alleviating hypoxia. Cancer Cell 2014; 26: 605-22.

24. Ellis LM, Hicklin DJ. VEGF-targeted therapy: mechanisms of anti-tumour activity. Nat Rev Cancer 2008; 8: 579-91.

25. Shih T, Lindley C. Bevacizumab: an angiogenesis inhibitor for the treatment of solid malignancies. Clin Ther 2006; 28: 1779-802.

26. Welti J, Loges S, Dimmeler S, et al. Recent molecular discoveries in angiogenesis and antiangiogenic therapies in cancer. J Clin Invest 2013; 123: 3190-200.

27. Papadopoulos N, Martin J, Ruan Q, et al. Binding and neutralization of vascular endothelial growth factor (VEGF) and related ligands by VEGF Trap, ranibizumab and bevacizumab. Angiogenesis 2012; 15: 171-85.

28. Van Cutsem E, Tabernero J, Lakomy R, et al. Addition of aflibercept to fluorouracil, leucovorin, and irinotecan improves survival in a phase III randomized trial in patients with metastatic colorectal cancer previously treated with an oxaliplatin based regimen. J Clin Oncol 2012; 30: 3499-506.

29. Patel A, Sun W. Ziv-aflibercept in metastatic colorectal cancer. Biologics 2014; 8: 13-25.

30. Cross MJ, Claesson-Welsh L. FGF and VEGF function in angiogenesis: signalling pathways, biological responses and therapeutic inhibition. Trends Pharmacol Sci 2001; 22: 201-7.

31. Iwamoto FM, Lamborn KR, Robins HI, et al. Phase II trial of pazopanib (GW786034), an oral multitargeted angiogenesis inhibitor, for adults with recurrent glioblastoma (North American Brain Tumor Consortium study 06-02). Neuro Oncol 2010; 12: 855-61.

32. Reardon DA, Groves MD, Wen PY, et al. A phase I/II trial of pazopanib in combination with lapatinib in adult patients with relapsed malignant glioma. Clin Cancer Res 2013; 19: 900-8.

33. Hoelzinger DB, Demuth T, Berens ME. Autocrine factors that sustain glioma invasion and paracrine biology in the brain microenvironment. J Natl Cancer Inst 2007; 99: 1583-93.

34. Pan E, Yu D, Yue B, et al. A prospective phase II single-institution trial of sunitinib for recurrent malignant

glioma. J Neurooncol 2012; 110: 111-8.

35. Den RB, Kamrava M, Sheng Z, et al. A phase I study of the combination of sorafenib with temozolomide and radiation therapy for the treatment of primary and recurrent high-grade gliomas. Int J Radiat Oncol Biol Phys 2013; 85: 321-8.

36. Lee EQ, Kuhn J, Lamborn KR, et al. Phase I/II study of sorafenib in combination with temsirolimus for recurrent glioblastoma or gliosarcoma: North American Brain Tumor Consortium study 05-02. Neuro Oncol 2012; 14: 1511-8.

37. Koochekpour S, Jeffers M, Rulong S, et al. Met and hepatocyte growth factor/scatter factor expression in human gliomas. Cancer Res 1997; 57: 5391-8.

38. Bussolino F, Di Renzo MF, Ziche M, et al. Hepatocyte growth factor is a potent angiogenic factor which stimulates endothelial cell motility and growth. J Cell Biol 1992; 119: 629-41.

39. Shojaei F, Lee JH, Simmons BH, et al. HGF/c-Met acts as an alternative angiogenic pathway in sunitinib-resistant tumors. Cancer Res 2010; 70: 10090-100.

40. Tomita N, Morishita R, Taniyama Y, et al. Angiogenic property of hepatocyte growth factor is dependent on upregulation of essential transcription factor for angiogenesis, ets-1. Circulation 2003; 107: 1411-7.

41. Felcht M, Luck R, Schering A, et al. Angiopoietin-2 differentially regulates angiogenesis through TIE2 and integrin signaling. J Clin Invest 2012; 122: 1991-2005.

42. Fagiani E, Christofori G. Angiopoietins in angiogenesis. Cancer Lett 2013; 328: 18-26.

43. Wilhelm SM, Dumas J, Adnane L, et al. Regorafenib (BAY 73-4506): a new oral multikinase inhibitor of angiogenic, stromal and oncogenic receptor tyrosine kinases with potent preclinical antitumor activity. Int J Cancer 2011; 129: 245-55.

44. Demetri GD, Reichardt P, Kang Y-K, et al. Efficacy and safety of regorafenib for advanced gastrointestinal stromal tumours after failure of imatinib and sunitinib (GRID): an international, multicentre, randomised, placebo-controlled, phase 3 trial. Lancet 2013; 381: 295-302.

45. Grothey A, Cutsem EV, Sobrero A, et al. Regorafenib monotherapy for previously treated metastatic colorectal cancer (CORRECT): an international, multicentre, randomised, placebo-controlled, phase 3 trial. Lancet 2013; 381: 303-12.

46. Zhu YX, Kortuem KM, Stewart AK. Molecular mechanism of action of immune-modulatory drugs thalidomide, lenalidomide and pomalidomide in multiple myeloma. Leuk Lymphoma 2013; 54: 683-7.

47. D'Amato RJ, Loughnan MS, Flynn E, et al. Thalidomide is an inhibitor of angiogenesis. Proc Natl Acad Sci U S A 1994; 91: 4082-5.

48. Pan B, Lentzsch S. The application and biology of immunomodulatory drugs (IMiDs) in cancer. Pharmacol Ther 2012; 136: 56-68.

49. Bartlett JB, Dredge K, Dalgleish AG. The evolution of thalidomide and its IMiD derivatives as anticancer agents. Nat Rev Cancer 2004; 4: 314-22.

50. Turner CD, Chi S, Marcus KJ, et al. Phase II study of thalidomide and radiation in children with newly diagnosed brain stem gliomas and glioblastoma multiforme. J Neurooncol 2007; 82: 95-101.

51. Fine HA, Figg WD, Jaeckle K, et al. Phase II trial of the antiangiogenic agent thalidomide in patients with recurrent high-grade gliomas. J Clin Oncol 2000; 18: 708.

52. Alexander BM, Wang M, Yung WK, et al. A phase II study of conventional radiation therapy and thalidomide for supratentorial, newly-diagnosed glioblastoma (RTOG 9806). J Neurooncol 2013; 111: 33-9.

53. Giglio P, Dhamne M, Hess KR, et al. Phase 2 trial of irinotecan and thalidomide in adults with recurrent anaplastic glioma. Cancer 2012; 118: 3599-606.

54. Fine HA, Wen PY, Maher EA, et al. Phase II trial of thalidomide and carmustine for patients with recurrent high-grade gliomas. J Clin Oncol 2003; 21: 2299-304.

55. Warren KE, Goldman S, Pollack IF, et al. Phase I trial of lenalidomide in pediatric patients with recurrent, refractory, or progressive primary CNS tumors: Pediatric Brain Tumor Consortium study PBTC-018. J Clin Oncol 2011; 29: 324-9.

56. Drappatz J, Wong ET, Schiff D, et al. A pilot safety study of lenalidomide and radiotherapy for patients with newly diagnosed glioblastoma multiforme. Int J Radiat Oncol Biol Phys 2009; 73: 222-7.

57. Fine HA, Kim L, Albert PS, et al. A phase I trial of lenalidomide in patients with recurrent primary central nervous system tumors. Clin Cancer Res 2007; 13: 7101-6.

58. Bergers G, Hanahan D. Modes of resistance to anti-angiogenic therapy. Nat Rev Cancer 2008; 8: 592-603.

59. Jain RK. Antiangiogenic therapy for cancer: current and emerging concepts. Oncology (Williston Park) 2005; 19: 7-16.

60. Batchelor TT, Sorensen AG, di Tomaso E, et al. AZD2171, a pan-VEGF receptor tyrosine kinase inhibitor, normalizes tumor vasculature and alleviates edema in glioblastoma patients. Cancer Cell 2007; 11: 83-95.

61. De Palma M, Venneri MA, Galli R, et al. Tie2 identifies a hematopoietic lineage of proangiogenic monocytes required for tumor vessel formation and a mesenchymal population of pericyte progenitors. Cancer Cell 2005; 8: 211-26.

62. Shojaei F, Wu X, Malik AK, et al. Tumor refractoriness to anti-VEGF treatment is mediated by CD11b1Gr11

myeloid cells. Nat Biotechnol 2007; 25: 911-20.

63. Shojaei F, Ferrara N. Refractoriness to antivascular endothelial growth factor treatment: role of myeloid cells. Cancer Res 2008; 68: 5501-4.

64. Rivera LB, Bergers G. Intertwined regulation of angiogenesis and immunity by myeloid cells. Trends Immunol 2015; 36: 240-9.

65. Rivera LB, Meyronet D, Hervieu V, et al. Intratumoral myeloid cells regulate responsiveness and resistance to antiangiogenic therapy. Cell Rep 2015; 11: 577-91.

66. Pyonteck SM, Akkari L, Schuhmacher AJ, et al. CSF-1R inhibition alters macrophage polarization and blocks glioma progression. Nat Med 2013; 19: 1264-72.

67. Zhou W, Ke SQ, Huang Z, et al. Periostin secreted by glioblastoma stem cells recruits M2 tumour associated macrophages and promotes malignant growth. Nat Cell Biol 2015; 17: 170-82.

68. Huang M, Liu T, Ma P, et al. c-Met-mediated endothelial plasticity drives aberrant vascularization and chemoresistance in glioblastoma. J Clin Invest 2016; 126(5): 1801-14.

69. Zeisberg EM, Potenta S, Xie L, et al. Discovery of endothelial to mesenchymal transition as a source for carcinoma-associated fibroblasts. Cancer Res 2007; 67: 10123-8.

70. Casanovas O, Hicklin DJ, Bergers G, et al. Drug resistance by evasion of antiangiogenic targeting of VEGF signaling in late-stage pancreatic islet tumors. Cancer Cell 2005; 8: 299-309.

71. Brower V. How well do angiogenesis inhibitors work? Biomarkers of response prove elusive. J Natl Cancer Inst 2009; 101: 846-7.

72. Allt G, Lawrenson JG. Pericytes: cell biology and pathology. Cells Tissues Organs 2001; 169: 1-11.

73. Armulik A, Abramsson A, Betsholtz C. Endothelial/pericyte interactions. Circ Res 2005; 97: 512-23.

74. Gerhardt H, Betsholtz C. Endothelial-pericyte interactions in angiogenesis. Cell Tissue Res 2003; 314: 15-23.

75. Bergers G, Song S. The role of pericytes in blood vessel formation and maintenance. Neuro Oncol 2005; 7: 452-64.

76. Bergers G, Song S, Meyer-Morse N, et al. Benefits of targeting both pericytes and endothelial cells in the tumor vasculature with kinase inhibitors. J Clin Invest 2003; 111: 1287-95.

77. Mancuso MR, Davis R, Norberg SM, et al. Rapid vascular regrowth in tumors after reversal of VEGF inhibition. J Clin Invest 2006; 116: 2610-21.

78. Song S, Ewald AJ, Stallcup W, et al. PDGFRbeta1 perivascular progenitor cells in tumours regulate pericyte differentiation and vascular survival. Nat Cell Biol 2005; 7: 870-9.

79. Semenza GL. Regulation of hypoxia-induced angiogenesis: a chaperone escorts VEGF to the dance. J Clin Invest 2001; 108: 39-40.

80. Keith B, Simon MC. Hypoxia-inducible factors, stem cells, and cancer. Cell 2007; 129: 465-72.

81. Semenza GL. Hypoxia-inducible factors in physiology and medicine. Cell 2012; 148: 399-408.

82. Semenza GL. Dynamic regulation of stem cell specification and maintenance by hypoxia-inducible factors. Mol Aspects Med 2016; 47-48: 15-23.

83. Heddleston JM, Li Z, Lathia JD, et al. Hypoxia inducible factors in cancer stem cells. Br J Cancer 2010; 102: 789-95.

84. Fan Y, Potdar AA, Gong Y, et al. Profilin-1 phosphorylation directs angiocrine expression and glioblastoma progression through HIF-1alpha accumulation. Nat Cell Biol 2014; 16: 445-56.

85. Carmeliet P, Jain RK. Principles and mechanisms of vessel normalization for cancer and other angiogenic diseases. Nat Rev Drug Discov 2011; 10: 417-27.

86. Emblem KE, Mouridsen K, Bjornerud A, et al. Vessel architectural imaging identifies cancer patient responders to anti-angiogenic therapy. Nat Med 2013; 19: 1178-83.

87. Sorensen AG, Emblem KE, Polaskova P, et al. Increased survival of glioblastoma patients who respond to antiangiogenic therapy with elevated blood perfusion. Cancer Res 2012; 72: 402-7.

88. Verdegem D, Moens S, Stapor P, et al. Endothelial cell metabolism: parallels and divergences with cancer cell metabolism. Cancer Metab 2014; 2: 19.

89. Rivera LB, Bergers G. Angiogenesis. Targeting vascular sprouts. Science 2014; 344: 1449-50.

90. Ghesquiere B, Wong BW, Kuchnio A, et al. Metabolism of stromal and immune cells in health and disease. Nature 2014; 511: 167-76.

91. De Bock K, Georgiadou M, Schoors S, et al. Role of PFKFB3-driven glycolysis in vessel sprouting. Cell 2013; 154: 651-63.

92. Sawada N, Jiang A, Takizawa F, et al. Endothelial PGC-1alpha mediates vascular dysfunction in diabetes. Cell Metab 2014; 19: 246-58.

93. Schoors S, Bruning U, Missiaen R, et al. Fatty acid carbon is essential for dNTP synthesis in endothelial cells. Nature 2015; 520: 192-7.

94. Cancer Genome Atlas Research Network. Comprehensive genomic characterization defines human glioblastoma genes and core pathways. Nature 2008; 455: 1061-8.

95. Nakada M, Nakada S, Demuth T, et al. Molecular targets of glioma invasion. Cell Mol Life Sci 2007; 64: 458-78.

96. Hatanpaa KJ, Burma S, Zhao D, et al. Epidermal

growth factor receptor in glioma: signal transduction, neuropathology, imaging, and radioresistance. Neoplasia 2010; 12: 675-84.

97. Nazarenko I, Hede SM, He X, et al. PDGF and PDGF receptors in glioma. Ups J Med Sci 2012; 117: 99-112.

98. Engelman JA. Targeting PI3K signalling in cancer: opportunities, challenges and limitations. Nat Rev Cancer 2009; 9: 550-62.

99. Inda MM, Bonavia R, Mukasa A, et al. Tumor heterogeneity is an active process maintained by a mutant EGFR-induced cytokine circuit in glioblastoma. Genes Dev 2010; 24: 1731-45.

100. van den Bent MJ, Brandes AA, Rampling R, et al. Randomized phase II trial of erlotinib versus temozolomide or carmustine in recurrent glioblastoma: EORTC brain tumor group study 26034. J Clin Oncol 2009; 27: 1268-74.

101. Rich JN, Reardon DA, Peery T, et al. Phase II trial of gefitinib in recurrent glioblastoma. J Clin Oncol 2004; 22: 133-42.

102. Raizer JJ, Abrey LE, Lassman AB, et al, North American Brain Tumor Consortium. A phase II trial of erlotinib in patients with recurrent malignant gliomas and nonprogressive glioblastoma multiforme postradiation therapy. Neuro Oncol 2010; 12: 95-103.

103. Yung WK, Vredenburgh JJ, Cloughesy TF, et al. Safety and efficacy of erlotinib in first-relapse glioblastoma: a phase II open-label study. Neuro Oncol 2010; 12: 1061-70.

104. Neyns B, Sadones J, Joosens E, et al. Stratified phase II trial of cetuximab in patients with recurrent high-gradeglioma.AnnOncol 2009; 20(9): 1596-603.

105. Hong J, Peng Y, Liao Y, et al. Nimotuzumab prolongs survival in patients with malignant gliomas: a phase I/II clinical study of concomitant radiochemotherapy with or without nimotuzumab. Exp Ther Med 2012; 4: 151-7.

106. Dresemann G, Weller M, Rosenthal MA, et al. Imatinib in combination with hydroxyurea versus hydroxyurea alone as oral therapy in patients with progressive pretreated glioblastoma resistant to standard dose temozolomide. J Neurooncol 2010; 96: 393-402.

107. Franceschi E, Stupp R, van den Bent MJ, et al. EORTC 26083 phase I/II trial of dasatinib in combination with CCNU in patients with recurrent glioblastoma. Neuro Oncol 2012; 14: 1503-10.

108. Wen, PY, Yung W, Mellinghoff IK, et al. Phase II trial of the phosphatidyinositol-3 kinase (PI3K) inhibitor buparlisib (BKM120) in recurrent glioblastoma. In: ASCO Annual Meeting Proceedings. Chicago (IL), May 30 - June 3, 2014.

109. Pitz MW, Eisenhauer EA, MacNeil MV, et al. Phase II study of PX-866 in recurrent glioblastoma. Neuro-oncology 2015; 17: 1270-4.

110. Pachow D, Wick W, Gutmann DH, et al. The mTOR signaling pathway as a treatment target for intracranial neoplasms. Neuro Oncol 2015; 17: 189-99.

111. Hainsworth JD, Shih KC, Shepard GC, et al. Phase II study of concurrent radiation therapy, temozolomide, and bevacizumab followed by bevacizumab/ everolimus as first-line treatment for patients with glioblastoma. Clin Adv Hematol Oncol 2012; 10: 240-6.

112. Sarkaria JN, Galanis E, Wu W, et al. Combination of temsirolimus (CCI-779) with chemoradiation in newly diagnosed glioblastoma multiforme (GBM)(NCCTG trial N027D) is associated with increased infectious risks. Clin Cancer Res 2010; 16: 5573-80.

113. Reardon DA, Desjardins A, Vredenburgh JJ, et al. Phase 2 trial of erlotinib plus sirolimus in adults with recurrent glioblastoma. J Neurooncol 2010; 96: 219-30.

114. Reardon DA, Wen PY, Alfred Yung WK, et al. Ridaforolimus for patients with progressive or recurrent malignant glioma: a perisurgical, sequential, ascending-dose trial. Cancer Chemother Pharmacol 2011; 69: 849-60.

115. Janes MR, Vu C, Mallya S, et al. Efficacy of the investigational mTOR kinase inhibitor MLN0128/ INK128 in models of B-cell acute lymphoblastic leukemia. Leukemia 2013; 27: 586-94.

116. Thijssen R, van Bochove G, Derks IA, et al. Combined inhibition of mTOR and DNA-PK blocks survival, adhesion, proliferation and chemoresistance in primary chronic lymphocytic leukemia (CLL) cells. Blood 2014; 124: 1981.

117. Mortensen DS, Fultz KE, Xu S, et al. CC-223, a potent and selective inhibitor of mTOR kinase: in vitro and in vivo characterization. Mol Cancer Ther 2015; 14: 1295-305.

118. Nawroth R, Stellwagen F, Schulz WA, et al. S6K1 and 4E-BP1 are independent regulated and control cellular growth in bladder cancer. PLoS One 2011; 6: e27509.

119. Downward J. Targeting RAS signalling pathways in cancer therapy. Nat Rev Cancer 2003; 3: 11-22.

120. Cloughesy TF, Wen PY, Robins HI, et al. Phase II trial of tipifarnib in patients with recurrent malignant glioma either receiving or not receiving enzyme-inducing antiepileptic drugs: a North American Brain Tumor Consortium study. J Clin Oncol 2006; 24: 3651-6.

121. Yust-Katz S, Liu D, Yuan Y, et al. Phase 1/1b study of lonafarnib and temozolomide in patients with recurrent or temozolomide refractory glioblastoma. Cancer 2013; 119: 2747-53.

122. Pickup M, Novitskiy S, Moses HL. The roles of TGFbeta in the tumour microenvironment. Nat Rev Cancer 2013; 13: 788-99.

123. Wakefield LM, Hill CS. Beyond TGFbeta: roles of other TGFbeta superfamily members in cancer. Nat Rev Cancer 2013; 13: 328-41.

124. Sun J, Liu SZ, Lin Y, et al. TGF-beta promotes glioma

cell growth via activating Nodal expression through Smad and ERK1/2 pathways. Biochem Biophys Res Commun 2014; 443: 1066-72.

125.Bogdahn U, Hau P, Stockhammer G, et al. Targeted therapy for high-grade glioma with the TGF-beta2 inhibitor trabedersen: results of a randomized and controlled phase IIb study. Neuro Oncol 2011; 13: 132-42.

126.Gueorguieva I, Cleverly AL, Stauber A, et al. Defining a therapeutic window for the novel TGF-beta inhibitor LY2157299 monohydrate based on a pharmacokinetic/pharmacodynamic model. Br J Clin Pharmacol 2014; 77: 796-807.

127.Rodon J, Carducci MA, Sepulveda-Sánchez JM, et al. First-in-human dose study of the novel transforming growth factor-b receptor I kinase inhibitor LY2157299 monohydrate in patients with advanced cancer and glioma. Clin Cancer Res 2015; 21(3): 553-60.

128.Yu H, Lee H, Herrmann A, et al. Revisiting STAT3 signalling in cancer: new and unexpected biological functions. Nat Rev Cancer 2014; 14: 736-46.

129.Zheng Q, Han L, Dong Y, et al. JAK2/STAT3 targeted therapy suppresses tumor invasion via disruption of the EGFRvIII/JAK2/STAT3 axis and associated focal adhesion in EGFRvIII-expressing glioblastoma. Neuro Oncol 2014; 16: 1229-43.

130.Iwamaru A, Szymanski S, Iwado E, et al. A novel inhibitor of the STAT3 pathway induces apoptosis in malignant glioma cells both in vitro and in vivo. Oncogene 2007; 26: 2435-44.

131.Fuh B, Sobo M, Cen L, et al. LLL-3 inhibits STAT3 activity, suppresses glioblastoma cell growth and prolongs survival in a mouse glioblastoma model. Br J Cancer 2009; 100: 106-12.

132.Lin L, Hutzen B, Li P-K, et al. A novel small molecule, LLL12, inhibits STAT3 phosphorylation and activities and exhibits potent growth-suppressive activity in human cancer cells. Neoplasia 2010; 12: 39-50.

133.Ranganathan P, Weaver KL, Capobianco AJ. Notch signalling in solid tumours: a little bit of everything but not all the time. Nat Rev Cancer 2011; 11: 338-51.

134.Andersson ER, Lendahl U. Therapeutic modulation of Notch signalling-are we there yet? Nat Rev Drug Discov 2014; 13: 357-78.

135.Dell'albani P, Rodolico M, Pellitteri R, et al. Differential patterns of NOTCH1-4 receptor expression are markers of glioma cell differentiation. Neuro Oncol 2014; 16: 204-16.

136.Fan X, Khaki L, Zhu TS, et al. NOTCH pathway blockade depletes CD133-positive glioblastoma cells and inhibits growth of tumor neurospheres and xenografts. Stem Cells 2010; 28: 5-16.

137.Amakye D, Jagani Z, Dorsch M. Unraveling the therapeutic potential of the Hedgehog pathway in cancer. Nat Med 2013; 19: 1410-22.

138.Takebe N, Miele L, Harris PJ, et al. Targeting Notch, Hedgehog, and Wnt pathways in cancer stem cells: clinical update. Nature Reviews. Clin Oncol 2015; 12: 445-64.

139.Robinson GW, Orr BA, Wu G, et al. Vismodegib exerts targeted efficacy against recurrent sonic hedgehog-subgroup medulloblastoma: results from phase II Pediatric Brain Tumor Consortium studies PBTC-025B and PBTC-032. J Clin Oncol 2015; 33: 2646-54.

140.Anastas JN, Moon RT. WNT signalling pathways as therapeutic targets in cancer. Nat Rev Cancer 2013; 13: 11-26.

141.Takahashi-Yanaga F, Kahn M. Targeting Wnt signaling: can we safely eradicate cancer stem cells? Clin Cancer Res 2010; 16: 3153-62.

142.van den Bent MJ, Dubbink HJ, Marie Y, et al. IDH1 and IDH2 mutations are prognostic but not predictive for outcome in anaplastic oligodendroglial tumors: a report of the European Organization for Research and Treatment of Cancer Brain Tumor Group. Clin Cancer Res 2010; 16: 1597-604.

143.Dahlrot RH, Kristensen BW, Hjelmborg J, et al. A population-based study of low-grade gliomas and mutated isocitrate dehydrogenase 1 (IDH1). J Neurooncol 2013; 114: 309-17.

144.Rohle D, Popovici-Muller J, Palaskas N, et al. An inhibitor of mutant IDH1 delays growth and promotes differentiation of glioma cells. Science 2013; 340: 626-30.

145.Clark O, Yen K, Mellinghoff IK. Molecular pathways: isocitrate dehydrogenase mutations in cancer. Clin Cancer Res 2016; 22(8): 1837-42.

146.Vlachostergios PJ, Voutsadakis IA, Papandreou CN. The ubiquitin-proteasome system in glioma cell cycle control. Cell Division 2012; 7: 1.

147.Chauhan D, Hideshima T, Mitsiades C, et al. Proteasome inhibitor therapy in multiple myeloma. Mol Cancer Ther 2005; 4: 686-92.

148.Phuphanich S, Supko JG, Carson KA, et al. Phase 1 clinical trial of bortezomib in adults with recurrent malignant glioma. J Neurooncol 2010; 100: 95-103.

149.Kubicek GJ, Werner-Wasik M, Machtay M, et al. Phase I trial using proteasome inhibitor bortezomib and concurrent temozolomide and radiotherapy for central nervous system malignancies. Int J Radiat Oncol Biol Phys 2009; 74: 433-9.

150.Shabason JE, Tofilon PJ, Camphausen K. Grand rounds at the National Institutes of Health: HDAC inhibitors as radiation modifiers, from bench to clinic. J Cell Mol Med 2011; 15: 2735-44.

151.Lee EQ, Puduvalli VK, Reid JM, et al. Phase I study of vorinostat in combination with temozolomide in patients with high-grade gliomas: North American Brain

Tumor Consortium study 04-03. Clin Cancer Res 2012; 18: 6032-9.

152.Iwamoto FM, Lamborn KR, Kuhn JG, et al. A phase I/II trial of the histone deacetylase inhibitor romidepsin for adults with recurrent malignant glioma: North American Brain Tumor Consortium study 03-03. Neuro Oncol 2011; 13: 509-16.

153.Galanis E, Jaeckle KA, Maurer MJ, et al. Phase II trial of vorinostat in recurrent glioblastoma multiforme: a north central cancer treatment group study. J Clin Oncol 2009; 27: 2052-8.

154.Reya T, Morrison SJ, Clarke MF, et al. Stem cells, cancer, and cancer stem cells. Nature 2001; 414: 105-11.

155.Beck B, Blanpain C. Unravelling cancer stem cell potential. Nat Rev Cancer 2013; 13: 727-38.

156.Nguyen LV, Vanner R, Dirks P, et al. Cancer stem cells: an evolving concept. Nat Rev Cancer 2012; 12: 133-43.

157.Singh SK, Hawkins C, Clarke ID, et al. Identification of human brain tumour initiating cells. Nature 2004; 432: 396-401.

158.Bao S, Wu Q, McLendon RE, et al. Glioma stem cells promote radioresistance by preferential activation of the DNA damage response. Nature 2006; 444: 756-60.

159.Tamura K, Aoyagi M, Wakimoto H, et al. Accumulation of CD133-positive glioma cells after high-dose irradiation by Gamma Knife surgery plus external beam radiation. J Neurosurg 2010; 113: 310-8.

160.Dean M, Fojo T, Bates S. Tumour stem cells and drug resistance. Nat Rev Cancer 2005; 5: 275-84.

161.Szerlip NJ, Pedraza A, Chakravarty D, et al. Intratumoral heterogeneity of receptor tyrosine kinases EGFR and PDGFRA amplification in glioblastoma defines subpopulations with distinct growth factor response. Proc Natl Acad Sci U S A 2012; 109: 3041-6.

162.Patel AP, Tirosh I, Trombetta JJ, et al. Single-cell RNA-seq highlights intratumoral heterogeneity in primary glioblastoma. Science 2014; 344: 1396-401.

163.Verhaak RG, Hoadley KA, Purdom E, et al. Integrated genomic analysis identifies clinically relevant subtypes of glioblastoma characterized by abnormalities in PDGFRA, IDH1, EGFR, and NF1. Cancer Cell 2010; 17: 98-110.

164.Snuderl M, Fazlollahi L, Le LP, et al. Mosaic amplification of multiple receptor tyrosine kinase genes in glioblastoma. Cancer Cell 2011; 20: 810-7.

165.Dotto GP. Crosstalk of Notch with p53 and p63 in cancer growth control. Nat Rev Cancer 2009; 9: 587-95.

166.Chen J, McKay RM, Parada LF. Malignant glioma: lessons from genomics, mouse models, and stem cells. Cell 2012; 149: 36-47.

167.Furnari FB, Cloughesy TF, Cavenee WK, et al. Heterogeneity of epidermal growth factor receptor signalling networks in glioblastoma. Nat Rev Cancer 2015; 15: 302-10.

168.Oberoi RK, Parrish KE, Sio TT, et al. Strategies to improve delivery of anticancer drugs across the blood-brain barrier to treat glioblastoma. Neuro Oncol 2016; 18: 27-36.

169.Nakada M, Kita D, Watanabe T, et al. The mechanism of chemoresistance against tyrosine kinase inhibitors in malignant glioma. Brain Tumor Pathol 2014; 31(3): 198-207.

170.Singh D, Chan JM, Zoppoli P, et al. Transforming fusions of FGFR and TACC genes in human glioblastoma. Science 2012; 337: 1231-5.

171.Di Stefano AL, Fucci A, Frattini V, et al. Detection, characterization, and inhibition of FGFR-TACC fusions in IDH wild-type glioma. Clin Cancer Res 2015; 21: 3307-17.

172.Yan K, Wu Q, Yan DH, et al. Glioma cancer stem cells secrete Gremlin1 to promote their maintenance within the tumor hierarchy. Genes Dev 2014; 28: 1085-100.

173.Piccirillo SG, Reynolds BA, Zanetti N, et al. Bone morphogenetic proteins inhibit the tumorigenic potential of human brain tumour-initiating cells. Nature 2006; 444: 761-5.

174.Binda E, Visioli A, Giani F, et al. The EphA2 receptor drives self-renewal and tumorigenicity in stem-like tumor-propagating cells from human glioblastomas. Cancer Cell 2012; 22: 765-80.

175.Day BW, Stringer BW, Al-Ejeh F, et al. EphA3 maintains tumorigenicity and is a therapeutic target in glioblastoma multiforme. Cancer Cell 2013; 23: 238-48.

176.Eyler CE, Wu Q, Yan K, et al. Glioma stem cell proliferation and tumor growth are promoted by nitric oxide synthase-2. Cell 2011; 146: 53-66.

177.Schonberg DL, Miller TE, Wu Q, et al. Preferential iron trafficking characterizes glioblastoma stemlike cells. Cancer Cell 2015; 28: 441-55.

178.Gu C, Banasavadi-Siddegowda YK, Joshi K, et al. Tumor-specific activation of the C-JUN/MELK pathway regulates glioma stem cell growth in a p53- dependent manner. Stem Cells 2013; 31: 870-81.

179.Joshi K, Banasavadi-Siddegowda Y, Mo X, et al. MELK-dependent FOXM1 phosphorylation is essential for proliferation of glioma stem cells. Stem Cells 2013; 31: 1051-63.

180.Ikushima H, Todo T, Ino Y, et al. Autocrine TGFbeta signaling maintains tumorigenicity of glioma-initiating cells through Sry-related HMGbox factors. Cell Stem Cell 2009; 5: 504-14.

181.Penuelas S, Anido J, Prieto-Sanchez RM, et al. TGF-beta increases glioma-initiating cell selfrenewal through the induction of LIF in human glioblastoma. Cancer Cell 2009; 15: 315-27.

182.Anido J, Saez-Borderias A, Gonzalez-Junca A, et al.

TGF-beta receptor inhibitors target theCD44(high)/Id1(high) glioma-initiating cell population in Human glioblastoma. Cancer Cell 2010; 18: 655-68.

183.Rheinbay E, Suva ML, Gillespie SM, et al. An aberrant transcription factor network essential for Wnt signaling and stem cell maintenance in glioblastoma. Cell Rep 2013; 3: 1567-79.

184.Zheng H, Ying H, Yan H, et al. p53 and Pten control neural and glioma stem/progenitor cell renewal and differentiation. Nature 2008; 455: 1129-33.

185.Gallo M, Ho J, Coutinho FJ, et al. A tumorigenic MLL-homeobox network in human glioblastoma stem cells. Cancer Res 2013; 73: 417-27.

186.Laskey SB, Siliciano RF. A mechanistic theory to explain the efficacy of antiretroviral therapy. Nature Reviews. Microbiology 2014; 12: 772-80.

187.McCutchan JA, Wu JW, Robertson K, et al. HIV suppression by HAART preserves cognitive function in advanced, immune-reconstituted AIDS patients. AIDS 2007; 21: 1109-17.

188.Jo M-Y, Kim YG, Kim Y, et al. Combined therapy of temozolomide and ZD6474 (vandetanib) effectively reduces glioblastoma tumor volume through antiangiogenic and anti-proliferative mechanisms. Mol Med Rep 2012; 6: 88-92.

189.Kreisl TN, McNeill KA, Sul J, et al. A phase I/II trial of vandetanib for patients with recurrent malignant glioma. Neuro Oncol 2012; 14: 1519-26.

190.Kreisl TN, Lassman AB, Mischel PS, et al. A pilot study of everolimus and gefitinib in the treatment of recurrent glioblastoma (GBM). J Neurooncol 2009; 92: 99-105.

191.Reardon DA, Vredenburgh JJ, Desjardins A, et al. Phase 1 trial of dasatinib plus erlotinib in adults with recurrent malignant glioma. J Neurooncol 2012; 108: 499-506.

192.Friday BB, Anderson SK, Buckner J, et al. Phase II trial of vorinostat in combination with bortezomib in recurrent glioblastoma: a North Central Cancer Treatment Group study. Neuro Oncol 2011; 14(2): 215-21.

193.Jain RK. Normalizing tumor vasculature with antiangiogenic therapy: a new paradigm for combination therapy. Nat Med 2001; 7: 987-9.

194.Jain RK. Normalization of tumor vasculature: an emerging concept in antiangiogenic therapy. Science 2005; 307: 58-62.

195.Bregy A, Wong TM, Shah AH, et al. Active immunotherapy using dendritic cells in the treatment of glioblastoma multiforme. Cancer Treat Rev 2013; 39: 891-907.

196.Reardon DA, Freeman G, Wu C, et al. Immunotherapy advances for glioblastoma. Neuro Oncol 2014; 16: 1441-58.

197.Schumacher T, Bunse L, Pusch S, et al. A vaccine targeting mutant IDH1 induces antitumour immunity. Nature 2014; 512: 324-7.

198.Durante M, Loeffler JS.Charged particles in radiation oncology. Nature Reviews. Clin Oncol 2010; 7: 37-43.

199.Lundkvist J, Ekman M, Ericsson SR, et al. Proton therapy of cancer: potential clinical advantages and cost-effectiveness. ActaOncol 2005; 44: 850-61.

200.Allen AM, Pawlicki T, Dong L, et al. An evidence based review of proton beam therapy: the report of ASTRO's emerging technology committee. Radiother Oncol 2012; 103: 8-11.

201.Mendenhall NP, Malyapa RS, Su Z, et al. Proton therapy for head and neck cancer: rationale, potential indications, practical considerations, and current clinical evidence. Acta Oncol 2011; 50: 763-71.

202.Zhang X, Lin SH, Fang B, et al. Therapy-resistant cancer stem cells have differing sensitivity to photon versus proton beam radiation. J Thorac Oncol 2013; 8: 1484-91.

203.Alan Mitteer R, Wang Y, Shah J, et al. Proton beam radiation induces DNA damage and cell apoptosis in glioma stem cells through reactive oxygen species. Sci Rep 2015; 5: 13961.

204.Liu HL, Hua MY, Chen PY, et al. Blood-brain barrier disruption with focused ultrasound enhances delivery of chemotherapeutic drugs for glioblastoma treatment. Radiology 2010; 255: 415-25.

205.Hynynen K, McDannold N, Vykhodtseva N, et al. Noninvasive MR imaging-guided focal opening of the blood-brain barrier in rabbits. Radiology 2001; 220: 640-6.

206.Etame AB, Diaz RJ, Smith CA, et al. Focused ultrasound disruption of the blood-brain barrier: a new frontier for therapeutic delivery in molecular neurooncology. Neurosurg Focus 2012; 32: E3.

207.Hendricks BK,Cohen-Gadol AA,Miller JC. Novel delivery methods by passing the blood-brain and blood-tumor barriers. Neurosurg Focus 2015; 38: E10.

208.Zhang F, Xu CL, Liu CM. Drug delivery strategies to enhance the permeability of the blood-brain barrier for treatment of glioma. Drug Des Devel Ther 2015; 9: 2089-100.

致谢

本工作得到了美国国立卫生研究院（National Institutes of Health）R00HL103792 和 R01NS094533 拨款、宾夕法尼亚大学（University of Pennsylvania）的范毅教授获得的神经肿瘤创新奖和麦凯布奖（McCabe Award）的支持。

本章常见药物名称中英文对照

阿柏西普	ziv-aflibercept	帕唑帕尼	pazopanib
阿昔替尼	axitinib	硼替佐米	bortezomib
贝伐珠单抗	bevacizumab	泊马利度胺	pomalidomide
布帕尼西	buparlisib	曲贝德生	trabedersen
达沙替尼	dasatinib	瑞戈非尼	regorafenib
地磷莫司	ridaforolimus	沙利度胺	thalidomide
厄洛替尼	erlotinib	舒尼替尼	sunitinib
凡德他尼	vendetanib	索拉非尼	sorafenib
伏立诺他	vorinostat	拓扑替康	topotecan
戈鲁尼色特	galunisertib	坦西莫司	temsirolimus
吉非替尼	gefitinib	替吡法尼	tipifarnib
卡博替尼	cabozantinib	维莫德吉	vismodegib
拉帕替尼	lapatinib	渥曼青霉素	wortmannin
来那度胺	lenalidomide	西罗莫司	sirolimus
雷尼单抗	ranibizumab	伊匹单抗	ipilimumab
罗米地辛	romidepsin	依克立达	elacridar
洛那法尼	lonafarnib	依维莫司	everolimus
纳武单抗	nivolumab		

第二部分

内科治疗和外科治疗标准

第 6 章

胶质母细胞瘤当前的标准治疗

Andreas F. Hottinger, MD, PhD[a], *, Kalil G. Abdullah, MD[b], Roger Stupp, MD[c]

引言

胶质母细胞瘤的发病率为 3/10 万 ～ 5/10 万，符合罕见癌症的标准。尽管如此，胶质母细胞瘤是最常见和最具侵袭性的原发性脑肿瘤，占所有颅内肿瘤的 12% ～ 15%，占所有胶质瘤的 45% ～ 50%。任何年龄的患者都可能受到影响，但最常见于 50 岁以上的个体[1]。如果患者出现神经症状，并且影像学研究显示存在可疑病变，则通常要考虑胶质母细胞瘤存在的可能。在计算机断层扫描（computed tomography, CT）上，病灶典型表现为病灶强化和瘤周水肿。然而，较小的病变可能会被忽略。MRI 比 CT 更敏感，常作为进一步检查首先选择的方式。胶质母细胞瘤 MRI 表现为有或无坏死核的异质性强化病变。边缘通常是弥漫性的，无明显边界反映了病变的浸润性。典型病例瘤周水肿明显。

目前，尽管进行了积极的治疗，胶质母细胞瘤的预后仍然很差，总体估计中位预期寿命在诊断后只有 14 ～ 16 个月[2]。2 年和 5 年生存率分别保持在 30% 和 10% 左右[3-4]。有了这些结果，必须为每个患者量身定制个体化的治疗方案，以提供最佳的可能治疗结果和最佳的生活质量。

因此，胶质母细胞瘤治疗的开始取决于许多因素。这些因素包括但不限于患者术前功能水平、表现状态、年龄以及患者和治疗医师可用的资源。本章介绍新诊断的胶质母细胞瘤的标准治疗，并简要概述支持这些治疗模式的证据。

外科干预

由于影像学和临床表现提示胶质母细胞瘤，有必要转介给神经外科医师和专门的神经肿瘤学小组进行评估。在那些认为能够耐受神经外科手术的患者中，首先通常是安全的最大切除，而不是活检。切除的决定可实现多个目标。首先是提供一个精确的初始诊断和一个特定的肿瘤分级，这是开始化疗放疗方案的重要步骤。分子标志物的分析也提供了有关肿瘤的重要分子信息，这将有助于可能的预后和治疗意义。此外，在存在与压迫周围组织的重要肿块相关的显著神经功能缺损的情况下，神经外科切除术也提供改善患者症状的可能性。

对于不能安全进行广泛切除的患者，应进行活检。活检的主要目的是确定胶质母细胞瘤的诊断。收集的组织数量也应足以进行一些必要的分子标志物分析，特别是确定 O^6-甲基鸟嘌呤甲基转移酶（MGMT）基因启动

[a] Department of Clinical Neurosciences, Lausanne University Hospital, Rue du Bugnon 46, Lausanne 1011, Switzerland; [b] Department of Neurosurgery, Hospital of the University of Pennsylvania, Philadelphia, PA, USA; [c] Department of Oncology, Zurich University Hospital, Ra¨ mistrasse 100, Zurich CH 8091, Switzerland
* Corresponding author.
E-mail address: andreas.hottinger@gmail.com

子甲基化的状态。这些信息是非常重要的，因为这些患者经常表现出不良的行为状态，使用替莫唑胺或单独放射治疗可能是减少进一步临床恶化的重要选择（稍后讨论）。但是，请注意，采用活检确定的诊断可能并不代表肿瘤最具侵袭性的部分：2001 年，Jackson 及其同事[5]连续检查了 81 例影像学表现提示胶质瘤的患者，这些患者在接受立体定向活检和切除术后，发现在 30% 的复查病例中，基于活检或切除术的诊断存在差异。Woodworth 及其同事[6]回顾了 21 例立体定向活检的组织学，发现尽管 91% 的立体定向活检样本正确地代表了胶质瘤，但 14% 的病例无法得到足够的分级以进行更明确的分类。

手术切除被认为是增加 Karnofsky 生活能力评分（KPS）、总生存率和无进展生存期（PFS）的独立有利预后因素[7]。

除了决定接受手术切除而不是活检，Sanai 及其同事[8]的结果显示，根据回顾性资料，可以估计肿瘤切除术中肿瘤的切除程度或范围及其与生存率的关系。他们连续检查了 500 名新诊断的幕上胶质母细胞瘤患者，这些患者接受了切除术和化疗。切除范围≥78% 的患者具有显著的生存优势（图 6.1）。表明切除范围可以决定患者预后的最有力证据源于 Stummer 及其同事的工作[9]，他们评估了 5- 氨基乙酰丙酸（5-ALA）的潜在作用，5-ALA 是一种口服的氨基酸，可使神经外科医师在用荧光蓝光照射时手术中可视化肿瘤并最大限度地手术切除。这项前瞻性随机 III 期试验仅包括神经外科医师认为可以实现（接近）完全切除的患者。与切除较差的患者相比，术后无残留肿瘤患者的总生存率在统计学上有显著改善（图 6.2）。

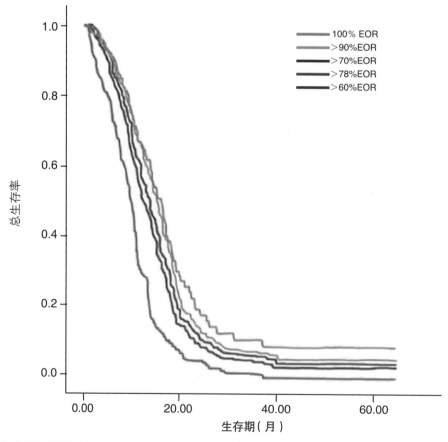

图 6.1 生存率随切除范围（extent of resection, EOR）逐步延长（经许可转载自 Sanai N, Polley MY, McDermott MW, et al. An extent of resection threshold for newly diagnosed glioblastomas. J Neurosurg 2011; 115: 3-8. ）

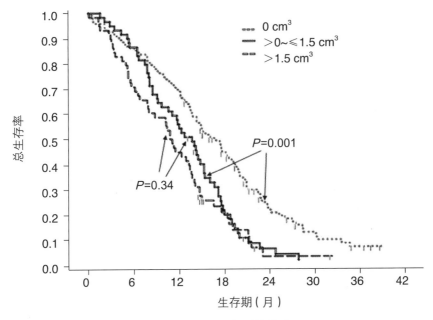

图 6.2　肿瘤残留体积与中位总生存期的相关性（经许可转载自 Stummer W, Pichlmeier U, Meinel T, et al. Fluorescence-guided surgery with 5-aminolevulinic acid for resection of malignant glioma: a randomised controlled multicentre phase III trial. Lancet Oncol 2006; 7:392–401.）

卡莫司汀（carmustine）薄片（Gliadel 薄片，Arbor Pharmaceuticals，LLC，Atlanta，GA）最初于 1996 年被美国食品药品监督管理局（FDA）批准作为复发性胶质母细胞瘤的辅助治疗，随后于 2003 年根据在替莫唑胺可用之前进行的试验，被批准作为新发性胶质母细胞瘤的辅助治疗。尽管卡莫司汀薄片获得了 FDA 的批准，但在许多中心并不容易被用作一线治疗，部分原因是成本和有效性，但最近两项 meta 分析的相互矛盾的证据也质疑了适度的生存益处：两项研究都证实了统计学上显著但适度的生存优势（加用卡莫司汀薄片辅助放化疗组为 16.2 个月，标准治疗组为 14 个月），同时强调了将卡莫司汀薄片作为新生胶质母细胞瘤常规治疗的并发症（高达 42.7%）[10-11]。由于在有卡莫司汀薄片的情况下，术后磁共振成像难以解释，因此在大多数临床试验中，使用这些晶片是禁忌的。不幸的是，卡莫司汀晶片从未在含有替莫唑胺的治疗方案中进行过正式的测试和比较。

化疗和放疗

由于胶质母细胞瘤呈现高度浸润性，神经外科手术切除不能被认为是治愈性治疗，而必须考虑手术切除治疗后的附加治疗。理想情况下，这些治疗决定应由一个多学科肿瘤委员会做出，该委员会包括来自神经外科、放射治疗科、肿瘤学、神经病理学、神经放射学和神经病学的代表。采用这种方法可以根据临床情况、性能状态、分子标志物和其他因素优化每个患者的管理。管理包括对肿瘤切除部位和残余肿瘤的放射治疗，通常安全边际为 2 cm，总剂量为 54～60 Gy，分次为 1.8～2.0 Gy[12]。在放射治疗过程中，口服烷基化剂替莫唑胺每日剂量为 75 mg/m^2，可增加肿瘤的放射敏感性。

休息 4 周后，进行新的 MRI 检查，并开始替莫唑胺维持治疗，最多 6 个周期（第一个周期，每 28 天的第 1～5 天 150 mg/m^2，在没有明显骨髓和肝毒性的情况下，在随后的周期增加到 200 mg/m²，图 6.3 ）。

从历史上看，在一项 573 名患者的多中心试验后，自 2005 年将替莫唑胺添加到放疗方案中成为标准治疗方案。上述试验中患者随机接受单独放疗或每日放疗加替莫唑胺，然后进行 6 个周期的替莫唑胺辅助治疗[2]。

在 20 个月的中位随访中，放疗加替莫唑胺组的中位总生存期为 14.6 个月，而单纯放疗组的中位总生存期为 12.1 个月（HR，0.63；95%CI，0.52～0.75；P<0.001），患者 2 年存活率为 27%（图 6.4）。

接受放疗加替莫唑胺治疗的患者中，

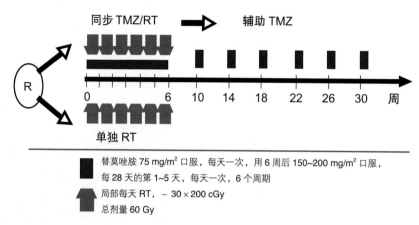

图 6.3 胶质母细胞瘤手术切除后的标准放疗和化疗方案。试验设计方案：EORTC 22981。R，随机化；RT，放射治疗；TMZ，替莫唑胺（经许可转载自 Hottinger AF, Stupp R, Homicsko K. Standards of care and novel approaches in the management of glioblastoma multiforme. Chin J Cancer 2014; 33: 32–9. ）

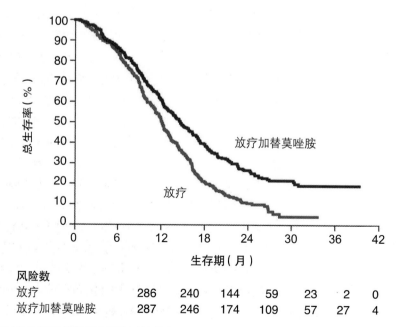

图 6.4 基于治疗组对总生存率的估值（经许可转载自 Stupp R, Mason WP, van den Bent MJ, et al. Radiotherapy plus concomitant and adjuvant temozolomide for glioblastoma. N Engl J Med 2005; 352: 987-96. ）

27.2% 的患者在 2 年内存活，而仅接受放疗的患者中只有 10.9% 存活。5 年生存率分别为 10% 和 2%[4]。如对一组具有代表性的试验患者进行的回顾性分子分析所示，在有足够组织的情况下，替莫唑胺的益处主要体现在 MGMT 基因启动子甲基化的患者身上。这种酶是一种普遍存在的 DNA 修复蛋白，可以逆转烷基化剂（包括替莫唑胺）对 DNA 的损伤。基因启动子甲基化使蛋白质表达沉默，从而使肿瘤更容易接受烷基化剂治疗。大约 40% 的患者观察到启动子甲基化。

对特定亚组患者的考虑

对于临床试验的结果是否可以推广到那些不符合试验纳入标准的患者，这个问题常常是悬而未决的。例如，因为他们表现出较差的生存状态或年龄较大，因此也更容易产生更频繁和更严重的治疗副作用。对于胶质母细胞瘤，临床试验通常包括年龄为 18 ~ 70 岁，表现良好的患者（东部肿瘤合作组 0 和 1；KPS≥70 分）。为了确定 70 岁以上患者的标准化治疗方案，纳入 85 名老年间变性星形细胞瘤或胶质母细胞瘤患者，表现评分超过 70 分，随机分为单独支持治疗组和放疗加支持治疗组（每周 5 天，每天 1.8 Gy 的局部放疗，总剂量 54 Gy）[13]。接受放疗加支持治疗组的中位生存期为 29.1 周，接受单独支持治疗组的为 16.9 周。两组的生活质量和认知评估没有显著差异。

最近，两个试验比较了替莫唑胺和放疗在老年胶质母细胞瘤患者中的应用。在 Malmström 及其同事的一项随机研究中[14]，标准放射治疗与 70 岁以上患者的不良预后相关（中位生存期 5.2 个月），替莫唑胺（9 个月）和低分割放射治疗（7 个月）更为优越。类似的，Wick 及其同事发现[15]，在 KPS≥60 分的 65 岁以上患者中，单用替莫唑胺并不比单用放射治疗差。在这两项研究中，MGMT 启动子甲基化被认为是延长总生存期的重要预后因素。目前正在进行一项随机试验，研究

放疗和替莫唑胺联合治疗的可能性。ASCO 2016 年 III 期随机试验的最新结果显示，老年患者与年轻患者相比，放疗（RT）和替莫唑胺（TMZ）联合治疗的益处相同[16]。因此，相比年轻患者，必须更仔细地评估 65 岁或 70 岁以上的患者，以评估其当前的表现评分、护理目标和期望，以及评估 MGMT 等指标，以建立最佳的治疗方案，尤其是对于表现不佳的患者。

新的治疗策略

目前的标准治疗方案是由 Stupp 及其同事在 2005 年确定的[2]，尽管多次尝试改进，包括靶向治疗、抗血管生成药物和疫苗，但这种方法仍然有效。然而，所有这些尝试在 III 期随机试验中都没有显示出总生存率的任何改善[17-19]。抗血管生成药贝伐珠单抗的结果说明了神经肿瘤学家所面临的问题，并作为一个例子在这里详述。

贝伐珠单抗是最彻底的抗血管生成药物，评估可用于潜在的胶质母细胞瘤。目前，不推荐将其作为新诊断的胶质母细胞瘤治疗的标准组成部分。贝伐珠单抗的初步评估是在复发性胶质母细胞瘤中进行的，其中一些 II 期试验，评估了贝伐珠单抗与经典细胞毒药物的联合治疗与贝伐珠单抗单独治疗的疗效，通常情况下，联合治疗组的 PFS 表现相似或稍有改善，但总生存率无统计学差异[20-21]。两项安慰剂对照 III 期研究（RTOG 0825[3] 和 AVAglio[19] 试验）得出了关于贝伐珠单抗治疗新生胶质母细胞瘤有效性的相似结果。在 RTOG 0825 研究中，637 名新诊断的患者每隔一周被随机分为标准 TMZ/RT → TMZ 和贝伐珠单抗（10 mg/kg）组或标准化疗和安慰剂组。虽然贝伐珠单抗组的 PFS 时间较长（10.7 个月 vs. 7.3 个月），但两组的总生存率没有显著差异。此外，贝伐珠单抗组的并发症发生率增加，生活质量和神经认知功能下降。设计类似的 AVAglio 研究（AVAglio 试验中贝

伐珠单抗 / 安慰剂是在放疗的第一天开始的，而 RTOG 0825 试验中贝伐珠单抗 / 安慰剂是在放疗的第四周开始的）也发现了 PFS 的益处（有贝伐珠单抗的患者 10.6 个月，没有贝伐珠单抗的患者 6.2 个月），但是在放疗后 2 年的总存活率相似，治疗组和对照组分别为 33.9% 和 30.1%。在这两个试验中，贝伐珠单抗治疗的患者类固醇需求减少，而一些不良事件的发生频率和严重程度增加。

一些有前景的方法开始被纳入胶质母细胞瘤患者的标准治疗中。肿瘤电场治疗（TTFields）通过直接放置在患者剃光头皮上的传感器阵列施加交变低强度电场，诱导偶极子所施加的物理作用力会破坏微管蛋白和纺锤体，从而在有丝分裂过程中靶向破坏复制细胞，导致癌细胞死亡。

最近一项 III 期试验的证据显示，TTFields 在新诊断的胶质母细胞瘤的治疗中起作用 [22]。来自 83 个中心的患者被随机分为 TTFields 加替莫唑胺（ n=466）组或单用替莫唑胺（ n=229）组。中位随访 38 个月的中期分析包括 210 名随机接受 TTFields 加替莫唑胺治疗的患者和 105 名随机接受替莫唑胺治疗的患者，发现 TTFields 组的中位 PFS（研究的主要终点）从 4.0 个月改善到 7.1 个月（HR，0.62；98.7% CI，0.43 ~ 0.89；P=0.001）。TTFields 和替莫唑胺组的中位总生存期增加到 20.5 个月，而单用替莫唑胺组的中位总生存期增加到 15.6 个月（HR，0.64；99.4% CI，0.42 ~ 0.98；P=0.004）。TTFields 治疗组 2 年的中位总生存率为 48%，而单用标准治疗组为 32%。

正在进行的研究评估抗 EGFR 抗体药物结合物（ABT-414）在复发性和新诊断的胶质母细胞瘤（NCT02343406、NCT02573324）中的作用 [23]。最近有报道称，用 EGFRvIII 靶向疫苗仁多哌齐（rindopepiumut）进行的 III 期试验呈阴性。

（译者：步星耀　胡森）

参考文献

1. DeAngelis LM. Brain tumors. N Engl J Med 2001; 344: 114-23.
2. Stupp R, Mason WP, van den Bent MJ, et al. Radiotherapy plus concomitant and adjuvant temozolomide for glioblastoma. N Engl J Med 2005; 352: 987-96.
3. Gilbert MR, Dignam JJ, Armstrong TS, et al. A randomized trial of bevacizumab for newly diagnosed glioblastoma. N Engl J Med 2014; 370: 699-708.
4. Stupp R, Hegi ME, Mason WP, et al. Effects of radiotherapy with concomitant and adjuvant temozolomide versus radiotherapy alone on survival in glioblastoma in a randomised phase III study: 5-year analysis of the EORTC-NCIC trial. Lancet Oncol 2009; 10: 459-66.
5. Jackson RJ, Fuller GN, Abi-Said D, et al. Limitations of stereotactic biopsy in the initial management of gliomas. Neuro Oncol 2001; 3: 193-200.
6. Woodworth G, McGirt MJ, Samdani A, et al. Accuracy of frameless and frame-based image-guided stereotactic brain biopsy in the diagnosis of glioma: comparison of biopsy and open resection specimen. Neurol Res 2005; 27: 358-62.
7. Laws ER, Parney IF, Huang W, et al. Survival following surgery and prognostic factors for recently diagnosed malignant glioma: data from the Glioma Outcomes Project. J Neurosurg 2003; 99: 467-73.
8. Sanai N, Polley MY, McDermott MW, et al. An extent of resection threshold for newly diagnosed glioblastomas. J Neurosurg 2011; 115: 3-8.
9. Stummer W, Pichlmeier U, Meinel T, et al. Fluorescence-guided surgery with 5-aminolevulinic acid for resection of malignant glioma: a randomised controlled multicentre phase III trial. Lancet Oncol 2006; 7: 392-401.
10. Chowdhary SA, Ryken T, Newton HB. Survival outcomes and safety of carmustine wafers in the treatment of high-grade gliomas: a meta-analysis. J Neurooncol 2015; 122: 367-82.
11. Bregy A, Shah AH, Diaz MV, et al. The role of Gliadel wafers in the treatment of high-grade gliomas. Expert Rev Anticancer Ther 2013; 13: 1453-61.
12. Hottinger AF, Stupp R, Homicsko K. Standards of care and novel approaches in the management of glioblastoma multiforme. Chin J Cancer 2014; 33: 32-9.
13. Keime-Guibert F, Chinot O, Taillandier L, et al. Radiotherapy for glioblastoma in the elderly. N Engl J Med 2007; 356: 1527-35.
14. Malmström A, Gronberg BH, Marosi C, et al. Temozolomide versus standard 6-week radiotherapy

versus hypofractionated radiotherapy in patients older than 60 years with glioblastoma: the Nordic randomised, phase 3 trial. Lancet Oncol 2012; 13: 916-26.

15. Wick W, Platten M, Meisner C, et al. Temozolomide chemotherapy alone versus radiotherapy alone for malignant astrocytoma in the elderly: the NOA-08 randomised, phase 3 trial. Lancet Oncol 2012; 13: 707-15.

16. Perry JR, Laperriere N, O'Callaghan CJ, et al. A phase III randomized controlled trial of short-course radiotherapy with or without concomitant and adjuvant temozolomide in elderly patients with glioblastoma (CCTG CE.6, EORTC 26062-22061, TROG 08.02, NCT00482677). J Clin Oncol 34, 2016 (suppl; abstr LBA2).

17. Stupp R, Hegi ME, Gorlia T, et al. Cilengitide combined with standard treatment for patients with newly diagnosed glioblastoma with methylated MGMT promoter (CENTRIC EORTC 26071-22072 study): a multicentre, randomised, open-label, phase 3 trial. Lancet Oncol 2014; 15: 1100-8.

18. Batchelor TT, Mulholland P, Neyns B, et al. Phase III randomized trial comparing the efficacy of cediranib as monotherapy, and in combination with lomustine, versus lomustine alone in patients with recurrent glioblastoma. J Clin Oncol 2013; 31: 3212-8.

19. Chinot OL, Wick W, Mason W, et al. Bevacizumab plus radiotherapy-temozolomide for newly diagnosed glioblastoma. N Engl J Med 2014; 370: 709-22.

20. Vredenburgh JJ, Desjardins A, Herndon JE 2nd, et al. Phase II trial of bevacizumab and irinotecan in recurrent malignant glioma. Clin Cancer Res 2007; 13: 1253-9.

21. Kreisl TN, KimL,Moore K, et al. Phase II trial of single agent bevacizumab followed by bevacizumab plus irinotecan at tumor progression in recurrent glioblastoma. J Clin Oncol 2009; 27: 740-5.

22. Stupp R, Taillibert S, Kanner AA, et al. Maintenance therapy with tumor-treating fields plus temozolomide vs temozolomide alone for glioblastoma: A randomized clinical trial. JAMA 2015; 314: 2535-43.

23. Weller M, Butowski NA, Tran DD, et al. ACT Ⅳ: An international, double-blind, phase 3 trial of rindopepimut in newly diagnosed, EGFRvIII-expressing glioblastoma. Proc Soc Neuro-Oncol 2016, in press.

第 7 章

胶质母细胞瘤的影像学检查和高级成像

James Eric Schmitt, MD, PhD, Joel M. Stein, MD, PhD*

引言

神经影像在胶质母细胞瘤（glioblastoma，GBM）的诊断和治疗的各个阶段都起着至关重要的作用。在大多数病例中，影像学检查提供了 GBM 诊断的首个明确证据，有助于最大限度地安全手术切除强化部分的肿瘤、指导放射治疗、提示肿瘤残留或复发、确定病情进展或缓解，并在整个病程中帮助识别肿瘤或其治疗中出现的并发症。因此，GBM 的关键影像学特征、成像技术和注意事项构成了神经肿瘤团队所有成员必备的基本知识。本章概述了神经放射学在指导 GBM 患者综合治疗中的实践和原则，涉及了 GBM 常规影像学特征、高级影像成像方法、多发病灶、与类似 GBM 疾病的鉴别、复发、疗效以及影像学的未来发展方向。

胶质母细胞瘤的常规影像学特征

虽然 GBM 形态和位置多变，但几乎所有的病变都具有反映该肿瘤病理生理变化的典型的影像学特征。重要的影像学表现包括侵袭性浸润、脑回膨胀、细胞增殖、血脑屏障（blood-brain barrier, BBB）破坏和中心坏死[1-3]。作者发现将这些关键的病理学和影像学特征分为 3 类：浸润、细胞结构和血管异

常很有帮助（表 7.1）。GBM 具有不同程度广泛浸润和非强化细胞成分，这是神经胶质肿瘤具有的特征，世界卫生组织（WHO）Ⅱ级和Ⅲ级肿瘤也具有这种特性。此外，肿瘤还存在强化和血供丰富情况的差异，提示炎症伴 BBB 破坏和肿瘤血管系统异常。细胞强化部分内不规则的无强化区域提示坏死，这是 GBM 的一个典型特征，也是 WHO Ⅳ级肿瘤与Ⅲ级肿瘤的区别。虽然胶质母细胞瘤可以广泛浸润，包括穿过胼胝体，但通常以大脑半球白质为中心，有时发生在丘脑，很少发生在脑干，成人罕见发生在小脑。

胶质母细胞瘤主要与其他原发性神经胶质肿瘤、转移瘤、淋巴瘤、亚急性梗死、脓肿和白质脱髓鞘等鉴别。然而，大多数 GBM 根据临床信息选择影像学检查获取的重要影像学特征可以直接做出 GBM 的初步诊断（表 7.2 和表 7.3）。同样该原则也适用于评估肿瘤残留或复发，但与治疗相关的变化会使解释变得更加复杂，并且与治疗相关的影像变化和肿瘤自身的影像常常混杂在一起。虽然大多数 GBM 成像主要是 MRI，但 CT 作为许多患者的初始成像也值得考虑。根据我们的经验，这些不同成像方式下的诊断错误恰恰相反，临床医师更容易将 CT 异常表现归因于其他疾病，而将 MRI 增强异常归因于 GBM。因此，本章强调 CT 和 MRI 的关键鉴别特征。

Division of Neuroradiology, Department of Radiology, Hospital of the University of Pennsylvania, 3400 Spruce Street, Philadelphia, PA 19104, USA
* Corresponding author.
E-mail address: joel.stein@uphs.upenn.edu

表 7.1
胶质母细胞瘤的主要特征与病理 - 放射学相关性及相关成像序列

特征	病理学特点	影像学特点	成像序列
浸润性	边缘不清 肿瘤细胞广泛分布	平扫信号异常 多病灶 / 多中心型 皮质受累 累及胼胝体	T2/FLAIR
细胞结构	有丝分裂与细胞密度 [a]	组织密度增加 轻度弥漫受限 胆碱水平升高	CT 和 T2 DWI MRS
血管异常	微血管增生 炎症 坏死 [b]	灌注增加 (rCBV、Vp) 血脑屏障破坏 坏死	DSC、DCE T1+C T1+C

CT，计算机断层扫描；DCE，动态对比增强；DSC，动态磁敏感对比成像；DWI，弥散加权成像；FLAIR，液体衰减反转恢复序列；MRS，磁共振波谱成像；rCBV，相对脑血容量；T1+C，对比增强 T1 加权成像；Vp，血浆容量。
[a] 间变、异型性和多形性的其他相关细胞特征不具有特定的放射学相关性。
[b] 坏死是细胞增殖伴血运不足的异常征兆，因此也与细胞结构有关。肿瘤微环境中的各种因素都可能起作用，包括缺血、炎症和兴奋毒性。

表 7.2
GBM 和其他轴内病变的典型影像学特征

	病灶数目	发病部位	病灶中心	皮质受累	是否跨中线
胶质母细胞瘤	常见单个	几乎总是幕上	脑白质	常见	是
转移瘤	有时单个	幕上或幕下	灰白质交界	否	否
淋巴瘤 （原发性）	单发或多发	典型者脑室周围	脑白质	罕见	是
其他胶质细胞肿瘤	多为单个，但 1 型神经纤维瘤病或 VHL 综合征 (NF1 或 VHL) 除外	幕上或 幕下	脑白质	常见	是
脱髓鞘	肿瘤样脱髓鞘多为单个	通常在幕上	脑白质	否	是
脓肿	多为单个，但血源性播散除外	邻近感染部位（额窦 / 颞骨），但血源性除外	脑白质	否	否
梗死	单发或多发	沿血管支配区域	灰质和（或）白质	常见	否

NF1，1 型神经纤维瘤病；VHL，von Hippel-Lindau 综合征。

计算机断层扫描

计算机断层扫描（computed tomography, CT）是急性就诊最常用的神经影像学检查方法，通常是有急性颅内疾病症状的患者首选检查方法。根据肿瘤的位置、出血或占位效应的有无及严重程度，GBM 的临床表现可以从颅内压增高或脑疝形成的体征到局灶性神经功能缺损、癫痫、功能衰退、人格改变或头痛等。要注意的是，临床病史可能不完整，不应劝阻临床医师考虑原发性脑肿瘤，特别是在初级和二级医疗机构。在这些机构，卒中、转移或高血压出血的鉴别诊断发生率通常较高，可能会使提供的病史发生偏倚。在

表 7.3
胶质瘤和其他轴内病变的常规和高级影像学特征

	T1 增强	平扫 (T2/FLAIR)	出血 (GRE/SWI)	弥散 (DWI/ADC)	灌注 (DSC、DCE、ASL)	代谢 (MRS)
胶质母细胞瘤	实性、囊性、坏死	肿瘤和水肿表现多样	多见	多样的	升高	肿瘤谱线 [a]
转移瘤	实性、囊性、坏死	明显水肿	常见 [b]	多样的	升高	肿瘤谱线
淋巴瘤	实性 [c]	不同程度水肿	偶见	均匀受限	轻度增加 DSC 增加	肿瘤谱线
放射性坏死	实性、囊性、羽毛状、皂泡状	不同程度水肿	无	多样的	降低至轻度升高	脂质 / 乳酸峰
脱髓鞘	不完整环形强化、不累及皮质	慢性病变	无	病灶外周受限	正常至降低	脂质 / 乳酸峰
化脓性脓肿	环形	明显水肿	典型者无	中心受限	外周增加	脂质 / 乳酸峰 氨基酸峰
亚急性脑梗死	脑回状	细胞毒性水肿	多样的	多样的	降低	代谢物减少

ADC，表观弥散系数；ASL，动脉自旋标记；GRE，梯度回波；SWI，磁敏感加权成像。
[a] 特征是胆碱 /n- 乙酰天冬氨酸和胆碱 / 肌酸比值增加。对于 GBM，见于肿瘤强化部分，若出现于肿瘤非强化部分则可增加诊断特异性。
[b] 脑内转移瘤出血多见于黑色素瘤、肾细胞癌、绒毛膜癌和甲状腺癌转移。肺癌和乳腺癌因发病率增加，总体上也较多见瘤内出血。
[c] 外周强化可见于免疫功能低下患者，如获得性免疫缺陷综合征。

三级和四级医疗机构中，患者可能在外院 CT 和 MRI 检查中被诊断为脑肿瘤。在这些情况下，不应忽略 CT 征象，因为它提供的补充信息可能有助于完善鉴别诊断。

虽然 CT 缺乏 MRI 细腻的软组织分辨率，但大多数病例可获得显著的诊断信息。对头部 CT 物理学原理的完整讨论不在本章的范围。简言之，CT 扫描仪由 1 个或多个 X 线源（这些 X 线源位于探测器阵列的圆环上）。与传统 X 线片相同，高能光子穿过组织时会发生不同程度的衰减。通过旋转环可以计算（重建）穿过患者后在体积内的每个点的衰减值并生成一系列定量的断层灰度图像，其亮度与密度成比例。重建可以更好显示不同的组织类型，例如软组织或骨骼，灰阶图像的窗宽、窗位调整可以显示不同的组织。任何部位碘化对比累积都会增加组织密度。图像可以在多个平面上重新格式化，并呈现出三维可视化骨骼、血管或其他结构。CT 在空间

分辨率、骨性结构评估、速度和可用性方面优于 MRI。

与其病理相符，与正常灰质相比，GBM 的典型表现为外周等密度至略高密度、中央低密度的轴内肿块 [4]（图 7.1）。这些影像学表现与致密细胞区域和中心坏死区域的病理学表现相关。通常在仔细调节 CT 图像窗宽、窗位后，才能发现细微的影像变化，更好地观察。虽然中心坏死区一般表现为低衰减，但叠加出血也可导致不同程度的衰减。

细胞密集区和中心坏死区周围有不同程度的低衰减，反映了浸润性肿瘤和叠加水肿的组合。可出现邻近皮质受累，提示浸润性肿瘤，并增加原发肿瘤的可能性（见图 7.1 和图 7.2）。应注意 CT 上有无钙化，因为 GBM 实质钙化不常见，但常见于正在较缓慢生长的胶质肿瘤，特别是少突胶质细胞瘤和神经节细胞胶质瘤 [5-6]。相关的占位效应可表现为不对称的脑实质肿大；脑室、脑沟和脑池不

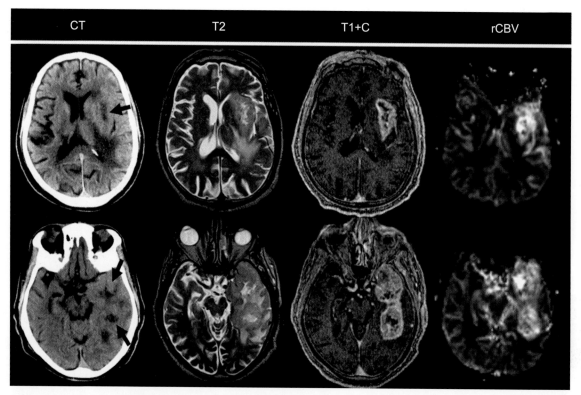

图 7.1   典型 GBM 的常规影像学表现。患者表现为认知功能下降和表达性失语。岛叶（上排）和颞叶（下排）水平的非增强 CT 显示区域的白质密度增加也累及皮质（箭头），反映了浸润性肿瘤。中心低密度反映坏死，周围密度降低反映水肿叠加在肿瘤。T2 加权和对比增强 T1 加权（T1+C）成像显示相应的浸润性肿瘤伴邻近区域水肿，肿瘤外周实性成分强化和中心坏死。肿瘤强化区相对脑血容量（rCBV）增加

同程度的消失；中线移位或脑疝形成；梗阻性脑积水或脑室陷闭。瘤内出血也可出现，常见于急性症状的患者。最重要的是认识到，当占位效应、水肿、细胞增殖和浸润生长这些征象出现 1 个或多个并存，且不符合慢性缺血性小血管疾病的典型特征时，需要使用增强 MRI 进行进一步评估。

常规 MRI

对比增强 MRI 仍然是脑肿瘤成像的金标准，在全面评估肿瘤累及的程度、最大限度降低错误诊断的风险[2] 和识别肿瘤或治疗中潜在并发症方面至关重要。虽然临床医师可能熟悉不同脉冲序列的通用术语但 MRI 的技术原理也不在本章的讨论范围。磁共振成像是通过测量质子（通常是水分子中的氢

原子核）在共振射频脉冲的激发下自旋发生翻转，然后在强磁场中逐渐恢复到激发前状态。T1 和 T2 是描述这种弛豫的不同组分的时间常数，并且受水分子所处的组织类型的影响。通过改变成像区域的磁场强度和脉冲的时间，可以根据组织类型对三维信号和可变信号强度进行定位。在 T1 加权像中，白质较亮，灰质较暗，T2 加权像相反。脑脊液（cerebrospinal fluid, CSF）实质上是水，在 T2 加权像上是较亮的，而在 T1 加权像则较暗。典型的钆对比剂导致 T1 加权像信号的增强。

常规脑磁共振成像序列包括 T2 加权、液体衰减反转恢复序列（FLAIR；类似 T2，但单纯液体的信号被抑制）、弥散加权成像（DWI）和多平面 T1 加权的钆前和钆后对比

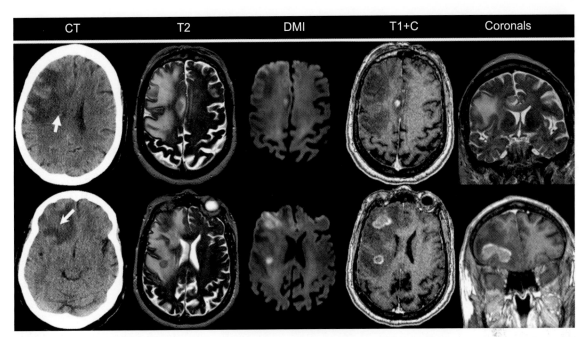

图 7.2　另一个典型的 GBM 病例。患者出现左侧面部下垂，因既往有癌症史故担心转移。平扫 CT 上排图像和下排图像显示一个较大区域右侧额叶白质低密度伴脑沟消失和中线移位。此外，还有中心高密度区域（长箭头）和细微环形密度（短箭头）。多发性和明显的水肿是转移的良好特征，但转移灶仅局限于单个脑叶是不常见的。需要进行 MRI 以进一步定性。T2 加权 MRI 证实白质信号异常及多个等信号肿块。额叶前部病灶的皮质受累及向胼胝体的浸润（冠状位 T2 加权像的右顶部）提示胶质瘤。弥散加权成像（DWI）上的弥散受限表明多个肿块的细胞构成及相应的强化，外周更明显。前侧强化肿块紧邻脑沟而非侵犯脑沟（箭头，最右下方行冠状增强 T1 加权成像），提示沿白质束浸润和优先生长。单一因素考虑，许多特征与转移瘤或淋巴瘤相近，但综合这些常规影像学表现，提示高级别胶质肿瘤

增强序列。磁敏感加权或梯度回波序列可用于提高检测出血和矿物质的敏感性。每一个序列都提供了关于脑部病变及周围脑实质组织基本特性的互补信息（见图 7.1 和图 7.2）。对于神经胶质肿瘤，必须评估强化区域内的潜在坏死肿瘤成分和周围非强化成分。所谓的高级成像技术，需要额外的采集后处理，可以进一步识别肿瘤组织。这些技术包括灌注和弥散成像以及磁共振波谱成像（MR specrtoscopy, MRS），将在后面讨论。DWI 可能被认为是高级成像，但已成为常规扫描的一部分。当预期需要手术指导时，高分辨率的三维 T1 加权成像常常被添加运用。同样，扩散张量成像或功能性 MRI 可根据肿瘤位置辅助手术。这些内容将在第 14 章中详细讨论。术中 MRI 仅应用于选定层面，也在第

14 章中单独讨论。

非强化部分

大多数原发性神经胶质肿瘤具有典型的 T2 和 FLAIR 的影像表现，伴有沿着白质纤维束走行区的异常高信号，并多见相关局部皮质或脑回肿胀。偶尔白质异常轻微，但当受累区域与远离主体病灶中心的更具典型表现的白质相比较时，通常很容易被识别。FLAIR 像一般能提高异常信号的显示率，但 T2 像对病变的精确范围，特别是对累及皮质的精确显示可能更好。因此，这两个序列都应该被仔细检查，以确定肿瘤的可见边缘，要牢记肿瘤细胞的浸润要广泛得多。根据我们的经验，当存在皮质受累时，对神经胶质肿瘤具有高度特异性。这一发现与反应性血

管源性水肿引起的信号增高相反，由于占位效应可能压迫皮质，但仍局限于白质。在神经胶质肿瘤中，通常有浸润信号和血管源性水肿的组合，引起信号异常。与继发性肿瘤相比，周围水肿相对于肿瘤负荷的范围一般较小，但在某些病例中可以很明显（如图7.2所示）。

DWI评估水分子在组织内流动，在微环境限制扩散的部位生成更亮的图像。由于T2加权是该技术固有的，血管源性水肿和总体含水量增加也会引起信号增强（T2穿透）。为此，根据DWI图像计算定量表观弥散系数（ADC）图，显示弥散受限区域为信号强度降低区域。DWI图像和ADC图解释是一致的，应寻找DWI上信号增高而ADC上呈低信号的相应区域。为简单起见，本章中的一些图像可能仅显示DWI，但在ADC图上证实了弥散受限。

临床医师最熟悉DWI，因为DWI对急性脑梗死的敏感性极高，这是由于在缺血区域细胞内水增加破坏了细胞稳态所致。然而，DWI被广泛用于描述GBM和其他肿瘤，因为细胞内水和细胞外水的比例也与细胞密度和肿瘤分级成正比。弥散受限区域通常与强化区域相对应，但在非强化区域存在弥散受限信号异常有助于区分神经胶质肿瘤区和血管源性水肿[1]。众所周知，弥散受限也是感染性（蛋白性和黏性）积液的一个特征，包括化脓性脑脓肿和积脓。GBM的坏死成分可呈弥散受限，有时与脓肿难以鉴别，但GBM中相关的周边强化通常更厚。一般来说，与梗死或脓肿相比，肿瘤组织中弥散受限程度较轻（DWI上呈高信号，ADC上呈较低信号）。

DWI受磁化率的影响，因此肿瘤周围信号的明显改变可能由顺磁性物质（如血液）引起，如出血性肿瘤和术后研究所见。在术后即刻，预期在切除腔隙边缘会出现反映细胞毒性水肿（梗死）的小面积弥散受限，但应与出血和肿瘤区分开来。识别手术引起的小面积梗死的目的是认识到这些区域在亚急性期

可能强化，可能被混淆为肿瘤进展。

出血引起T1和T2加权像上的特征性信号变化取决于出血时间。用于评估出血的更敏感序列在GBM术前和术后评估提供帮助和补充。梯度回波和磁敏感加权成像序列利用了由血液、矿质、金属和气体等产生的局部磁场不均匀性以更好地识别这些物质。这些物质出现出磁敏感伪影；也就是说，图像上明显的暗区延伸到它们的物理边界之外，这是由局部磁场的扰动引起的。请注意，梯度回波和自旋回波是采集多种不同序列MR图像的基本技术，但在这种情况下，指的是与出血相对应的特定序列。

对比增强

正常脑血管壁血管内皮内皮细胞间拥有专门的紧密连接，参与构成血脑屏障，阻止造影剂及来自间质的其他分子。因此，通常对比增强对脑部MRI很有用，因为在背景信号较低的衬托下肿瘤实质所致的血脑屏障破坏区域呈现高亮信号。在GBM中，对比增强反映了炎症引起血脑屏障破坏和异常、渗漏、肿瘤脉管系统等。对比增强区域可为实性，囊状，壁薄，或明显坏死。出现粗大、不规则、结节状周边强化伴中央无强化提示坏死[3]（见图7.1）。与低级别胶质肿瘤相比，这是GBM的一个明确的病理学和放射学特征。强化区域通常对应伴有细胞过多区域（再次视为轻度弥散受限）和灌注异常区域一致。患者年龄、肿瘤大小、细胞构成、坏死和灌注增加，均可预测更高级别。

GBM的强化病灶可从1个或多个小灶，到一个主灶伴周围卫星结节，再到大片状或跨胼胝体（蝶形）团块（图7.3）。虽然肿块越大，一般表明肿瘤的侵袭性越强，但肿瘤的大小和位置相互关联，引起症状性病灶成像。体积较大、轻度强化病灶是间质性GBM的典型表现[8]。在较大的非强化肿瘤内出现小的强化病灶可能提示年轻患者的继发性GBM（原神经亚型）。然而，大多数病变是老年患

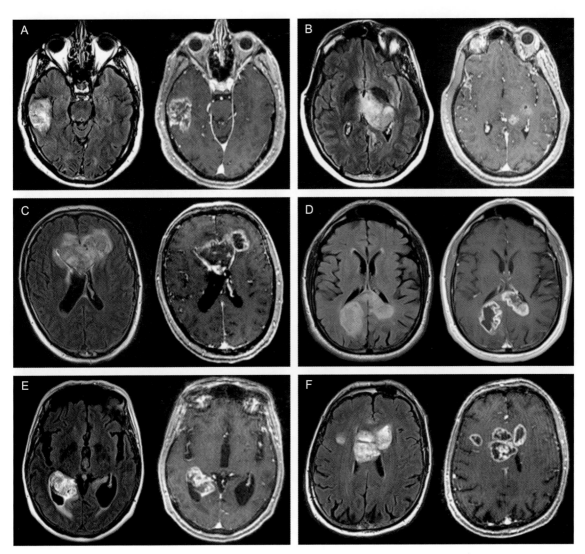

图 7.3　6 例 GBM 患者。典型的增强 FLAIR（左）和 T1 加权图像（右）。（A）右颞叶病变伴皮质受累。（B）左侧丘脑多中心 GBM，有多个小的边缘强化成分，无强化的新生物通过中间肿块延伸到右侧丘脑。（C）典型双额叶蝶形 GBM，延伸穿过胼胝体前部。（D）后部蝶形 GBM 延伸穿过压部。（E）部分脑室内 GBM 突入右侧侧脑室。（F）多灶性双额叶 GBM

者的原发性 GBM，有不同大小的强化和非强化成分。

　　GBM 可扩展至脑室边缘，并表现为相关的室管膜或室管膜下强化。有时肿瘤的强化与脉络丛密不可分，妨碍了完整切除。更少见的是，GBM 表现为轴外蔓延、软脑膜强化、邻近血管或硬脑膜受累或播散于 CSF 中。术前应注意邻近大血管或血管包绕或浸润的证据。软脑膜扩散或 CSF 播散的证据通常要求脊髓成像以评估播散转移。

胶质母细胞瘤的高级成像

　　大多数学术中心把高级成像技术作为胶质母细胞瘤评估标准的一部分，且高级成像技术在患者管理中可能是非常有价值的。从这些方法收集到的信息弥补了传统的成像在鉴别和分级神经胶质肿瘤方面的局限，可以区分其他可能的病因[9]，并且总体上增加了诊断的可信度。在某些情况下，高级影像学检查结果会显著改变研究结果。当常规对比增强图像提示肿瘤复发时，使用灌注成像诊断放化疗患者的假性进展[10]也许就是最好的例子（图7.9）。

同样，需要注意的是，高级成像需要扫描后经过额外的后处理步骤才能获得。尽管所有MRI原始数据都经过了大量处理，但每增加一个步骤均可能引入错误或丢失信息。后处理可能会掩盖原始数据中固有的伪影。例如，灌注数据的彩色叠加图通常在解剖成像上显示。重要的是要认识到，这些图像取决于对灌注值应用阈值。较佳的操作要求评估源图像的运动和敏感性伪影（将在后面讨论），并在不设置阈值的情况下查看导出的灌注图。好的后处理需要对各种高级成像参数的推导方法有所了解。

动态灌注和渗透性成像

随着肿瘤的演进，它们诱导其内部和周围的微血管发生改变，产生新生血管并破坏血脑屏障[11-12]。已经开发了多种成像技术来量化微血管的改变，包括核医学技术、动脉自旋标记、动态敏感性对比增强（dynamic susceptibility contrast-enhanced, DSC）和动态对比增强（dynamic contrast-enhancement, DCE）成像，其中DSC和DCE是脑肿瘤成像中最常用的方法。这些方法可能对预测肿瘤分级[13-14]和区分肿瘤及其治疗效果有价值[14]。

DSC和DCE相似，都是在造影剂团注后经颅内循环时快速采集多个系列MRI数据集。动态成像中信号强度随时间变化，据此可重建微血管动力学数学模型。这种方法不同于注射后数分钟采集的传统造影剂增强图像（血管内造影剂达到稳定状态）。DSC和DCE的差异在于造影剂对图像的影响。与传统成像类似，钆可增加DCE图像的信号，而DSC则利用钆在T2/T2*图像上的首过磁敏感

效应降低图像信号（图7.4）。正如预期，其他磁化率来源也会影响DSC图像，包括术后常见的出血和颅内空气[11]。鼻窦和颞骨中的气骨分界面也会引起易感性，可能会降低额骨或颞骨病变的成像效果。显著的潜在易感性可掩盖DSC信号，导致明显的灌注缺失和潜在的假阴性结果。因此，必须评估DSC源图像的潜在伪影，并且在这种情况下，DCE提供了补充信息。

脑血容量（cerebral blood volume, CBV）是脑肿瘤DSC成像中最常计算的指标[15]，并提供了组织微血管密度的估计值[16]。CBV升高通常提示肿瘤分级较高[13]，可用于区分治疗后效应和复发肿瘤。CBV测量值通常与对侧白质的内部标准进行比较。一般认为，相对CBV（rCBV）1.5～2倍对侧脑白质为轻度，2～5倍为中度，大于5倍为显著。虽然轻度增加可能代表治疗引起的微血管系统改变，但相对CBV中度或显著增加的增强病变应被视为可疑肿瘤，如果常规成像显示支持该结论时应特别注意。

对于脑肿瘤的评估，DCE成像提供的信息在很大程度上是DSC的补充[17-18]。同样，与DSC相比，DCE的优点是不易产生敏感性伪影。计算的指标包括总血浆容量（Vp）、细胞外容量（Ve）和K^{trans}（容量转移常数，毛细血管渗透性的估计值）。在我们的经验中，Vp是临床环境中最有用的指标；K^{trans}倾向于反映常规造影后图像的表现，这并不奇怪，因为两者均识别出了血脑屏障破坏的区域。

在大多数情况下，灌注指标的异常与常规图像上的肿瘤强化区域相对应（但并非所有强化区域均存在灌注异常）。有水肿的白质区灌注值往往降低。在一些病例中，非强化信号异常区域灌注增加明显，这再次支持胶质肿瘤的诊断。对于DSC和DCE成像，临床医师必须确认正常脉管系统（包括皮质静脉和脉络膜血管）导致灌注增加的位置，以避免假阳性判读。

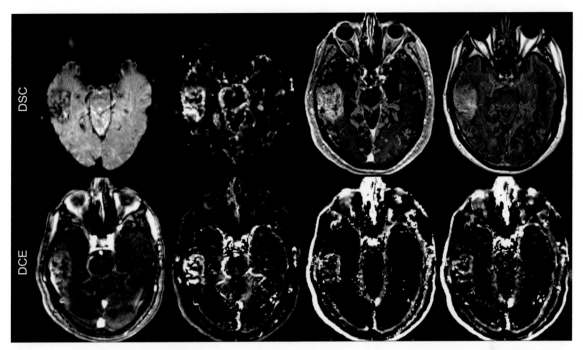

图 7.4　图 7.3A 所示的右颞叶 GBM 的 DSC（上排）和 DCE（下排）成像。左侧图像显示了造影剂团注后通过肿块时的原始数据外观，注意 DSC 上的信号损失和 DCE 上的信号增益。随后的 DSC 图像代表处理后的 rCBV 数据（右侧 2 个图像显示解剖图像上的伪彩色 rCBV）。后处理的 DCE 数据提供了血浆容量、细胞外容量和 K^{trans}（容量转移常数）（从左到右）的示例。所有指标均提示肿瘤侵袭性过程

磁共振波谱分析

　　磁共振成像的基础追溯至核磁共振（nuclear MR, NMR）的发现，以及随后对这一现象的开发，以表征物质的化学性质[19-20]。核磁共振还可以生成精美的化学光谱（核磁共振光谱），这在化学中广泛使用。虽然化学分辨率降低，但核磁共振波谱学的原理可以扩展到活体脑化学分析，在脑成像中有多种应用。

　　对 MRS 的完整回顾超出了本章的范围。简言之，任何具有奇数核子（质子、中子或两者）的元素都可以通过 MRS。^{1}H MRS 成像考虑到有机物中质子丰度，最为普遍。MRS 谱根据以百万分之一（ppm）为单位的化学位移提供不同代谢物的相对丰度。正常 ^{1}H 脑光谱在 2 ppm［n- 乙酰天门冬氨酸（NAA），神经元标志物］、3 ppm（肌酸，能量代谢产物）和 3.2 ppm（胆碱，细胞膜完整性的指标）处具有主要特征峰，以及在临床成像中分辨率较差的其他几个较小代谢产物峰。这些峰下面积提供了其相对浓度的定量信息。

　　GBM 具有典型的肿瘤谱系，NAA 峰降低，胆碱峰相对于 NAA 和肌酸增加，表明细胞代谢更新[20]（图 7.5）。该光谱应在肿瘤的实体增强部分寻找，但不是 GBM 的特异性光谱。非增强 T2/FLAIR 信号异常区域的肿瘤谱增加了特异性，可确定浸润性非强化肿瘤区域，而不仅仅是水肿。有用的阈值是强化组织中胆碱 /NAA 比值大于 2.2，非强化信号异常区域中胆碱 /NAA 比值大于 1[9]。可能观察到脂质 / 乳酸盐浓度升高（1.3 ppm），提示坏死。MRS 可能有助于鉴别低级别原发性胶质肿瘤和 GBM（GBM 被描述为具有较低的 NAA 峰，更大幅度的胆碱峰增加，脂质 /乳酸峰增加的可能性）[21]，但这些发现的特异性较低。随着新应用和技术的出现，MRS 的效用也在不断发展。例如，二维光谱学的

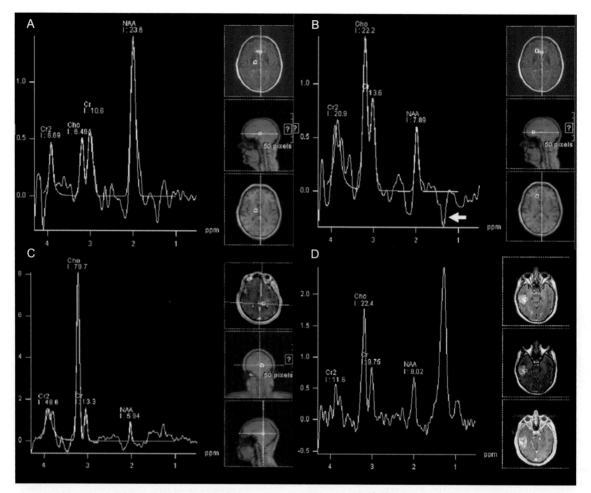

图 7.5 MRS 评估脑肿瘤的示例。（A 和 B）从病理证实的蝶形 GBM 患者的波谱。远离可见病灶的体素（A）具有外观相当正常的波谱，主要的 NAA 峰和肌酸（Cr）略高于胆碱（Cho）。相反，从胶质母细胞瘤内取样的体素（B）显示肿瘤特征，胆碱 / 肌酸比值逆转，NAA 峰降低，脂质 / 乳酸峰变小（箭头）。（C）图 7.3B 左侧丘脑病变体素的中间 TE（回波时间）波谱。波谱显示胆碱显著增加和 NAA 降低，再次提示高级别胶质肿瘤。（D）图 7.3A 右侧颞叶内的短 TE 波谱显示了侵袭性的肿瘤特征，NAA 降低（但仍存在），胆碱 / 肌酸比值倒置，脂质 / 乳酸峰增高和增宽，峰值为 1.3 ppm，提示为坏死性胶质肿瘤。请注意，在解释波谱谱线数据时，应始终考虑常规成像特征

进展在鉴别 GBM 和低级别胶质肿瘤以及预测基因亚型方面具有潜力[22-23]。

　　MRS 数据采集耗时较长，因此容易产生运动伪影。由于 MRS 通过化学位移的微小差异区分物质，因此该技术对磁场不均匀性非常敏感，例如，附近的气骨界面和出血造成的磁场不均匀性。颅底、鼻窦附近或颅内出血和（或）手术部位附近的 MR 波谱往往质量较差。为了产生足够的信号，MRS 体素通常

较大，因此空间分辨率较差。

多病灶病变

　　鉴于其浸润性，所有侵袭性胶质肿瘤都有可能累及多个和远处的脑结构。传统上定义了几种不同的模式。多中心性胶质母细胞瘤（图 7.6）意味着存在 2 个或 2 个以上不同的肿瘤，放射学定义为强化区域，其间存在

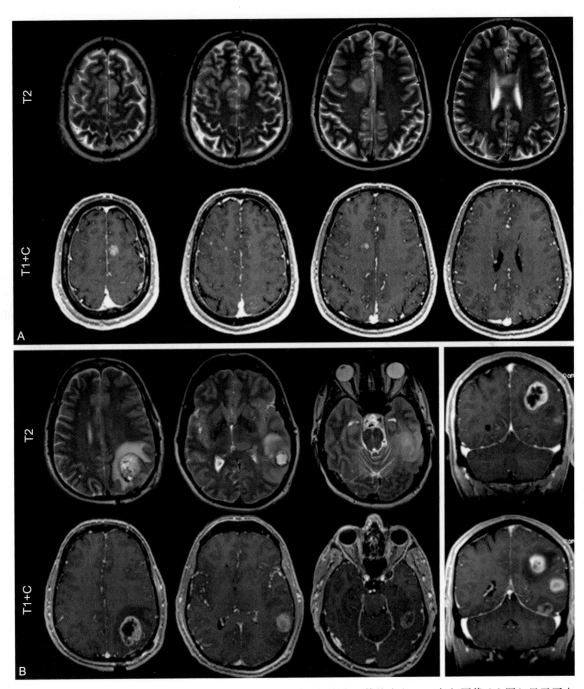

图 7.6　多中心和多灶性 GBM。（A）双额叶多中心胶质母细胞瘤，传统定义。T2 加权图像（上图）显示了大量双侧、离散、高信号区域（包括一些皮质浸润以及穿过胼胝体的延伸）和正常外观的中间脑实质。病变部分强化（下图）。（B）以左顶叶为中心的多灶性胶质瘤，有 3 个厚而不均匀的边缘强化肿块（下图），由无强化的浸润信号异常相连（上图）

明显正常的脑实质[24-25]。据推测，多中心胶质母细胞瘤代表同步性 GBM[26]。尽管可以想象一些患者具有发生同步化 GBM 的遗传倾向（类似于 BRCA1 的乳腺癌患者），许多（不是大多数）多中心肿瘤也可能是同一原发肿瘤的一部分，浸润性成分低于标准临床成像分辨率水平。重要的是要记住，GBM 具有高度侵袭性，有多种播散途径，包括沿轴突的直接浸润、蛛网膜下腔种植，甚至血行播散[25]。病例报告显示，但一些影像学显示为多中心疾病的病例尽管病理上存在差异，但具有相同的基因图谱[27]。进一步的基因组分析很可能为多中心肿瘤的起源提供额外的见解。多灶性胶质母细胞瘤（图 7.6）表示存在多个增强组织的离散区域，其周围有连续的非强化信号异常区域。在这种情况下，不同的强化成分被认为是同一肿瘤的一部分。同样，在同一肿瘤的不同部位或治疗后不同时间点细致的基因分型可以显示不同的肿瘤谱系[28-30]。大脑胶质瘤病是一种广泛浸润的胶质肿瘤，根据定义，累及大脑半球 3 个或 3 个以上脑叶，并可能扩展到间脑和脑干（图 7.7）。大脑胶质瘤病可局部转化为 GBM，局灶性强化区很可能含有高级别胶质瘤[31]。

类胶质母细胞瘤

其他多种颅内疾病可能与胶质母细胞瘤相似，包括转移瘤、淋巴瘤、放射性坏死、较低级别胶质瘤、肿瘤样脱髓鞘、脓肿和亚急性至慢性梗死。在影像学上区分这些病因对于确定正确的手术处理，或在某些情况下延迟手术至关重要。常规和高级影像学表现的组合（如表 7.2 和表 7.3，图 7.8 所示）通常足以作出正确诊断，但有时需要活检或随访影像学检查。这些替代诊断的鉴别特征讨论如下。放射反应将在后续肿瘤治疗变化的章节阐述。

转移瘤

颅内孤立性转移瘤偶尔酷似 GBM。大约 50% 的转移瘤表现为单发，大的转移瘤常表现为中心坏死、边缘强化的病灶。在极少

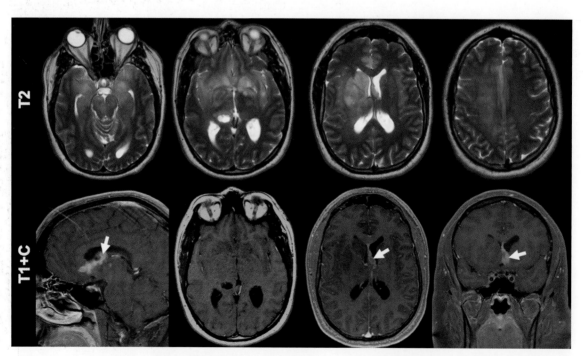

图 7.7　T2 加权像（上图）显示广泛的胶质瘤，累及双侧大脑半球，多个部位皮质肿胀，深部白质、丘脑、基底节和脑干内，右侧丘脑有囊性区域（左起第二幅图）。强化成分靠近透明隔左侧（矢状面、轴面、冠状面箭头指示）并被活检，病理为 GBM

数情况下，多中心 GBM 可被误认为转移瘤。与 GBM 一样，转移瘤的瘤组织通常为细胞增生（即增强组织伴轻度弥散受限），并伴有实性、粗线状和结节状强化。此外，像 GBM 一样，增强转移组织通常会显著增加高级成像的灌注和渗透性指标。

尽管有这些表面上的相似性，在 MRI 上诊断区分和转移瘤通常是不太困难。与 GBM 相反，轴内转移通常发生在灰白质交界区，不浸润，不扩展到皮质，也不穿过半球间连合。转移瘤通常与血管源性水肿增加相关但相对于其大小不成比例。此外，血管源性水

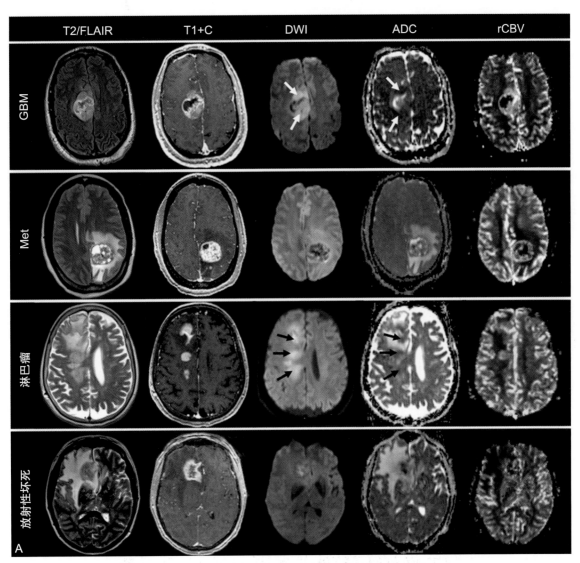

图 7.8　GBM 及其他类似病变的 MRI 特征。（A）GBM：右上额叶病变在 FLAIR 上显示皮质浸润；实性、周边和边界不清的强化伴中心坏死；弥散受限（DWI 上高信号，ADC 上低信号；箭头）表明细胞以及与强化区域相对应的灌注增加（rCBV）。转移瘤（Met）：一例 45 岁女性患者，部分囊性强化，左侧顶叶肿块，体重意外减轻 9 kg（20 lb）。病变边界清楚，周围有明显的血管源性水肿，靠近灰白质交界处。观察到灌注增加。淋巴瘤：多发脑室周围均匀强化灶伴相应的弥散受限（箭头）、周围水肿及胼胝体受累，倾向于淋巴瘤。轻度相关灌注增加。放射性坏死：1 例 63 岁女性患者，既往接受全脑和 γ 刀放射治疗乳腺癌转移，出现右侧额叶不均匀、疏松、外周强化病变。周围水肿明显，同时累及胼胝体。灌注量未显著增加，支持放射性坏死

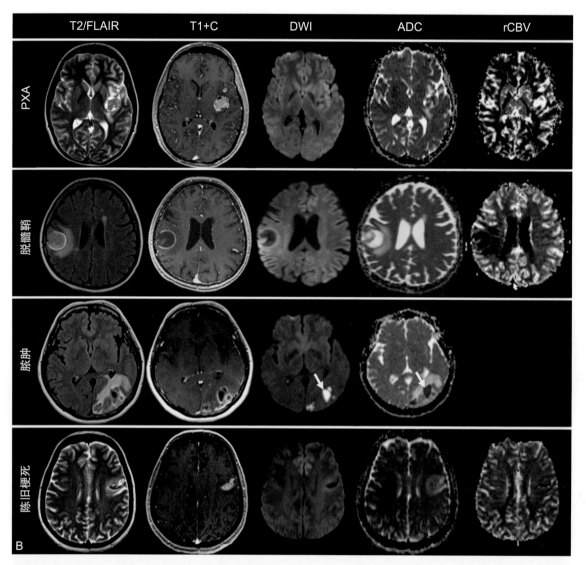

图 7.8 （续）（B）多形性黄色星形细胞瘤（PXA）：左侧岛叶实性强化肿块部分囊变，伴有浸润性白质信号异常。灌注增加。低级别胶质肿瘤可表现为强化和灌注增加。大多数此类病变见于年轻患者。肿瘤样脱髓鞘：右额叶外侧皮质下白质病变，FLAIR 呈高信号，增强扫描周边薄而不完整，弥散受限，皮质不受累。周围血管源性水肿。灌注仅轻度增加，主要是灌注减少。脓肿：1 例 56 岁女性，左侧枕颞叶皮质多发簇状边缘强化肿块，周围水肿明显。DWI 和 ADC（箭头）上的病灶中央弥散受限，证实化脓性脓肿。培养出链球菌，推测可能来自牙齿感染。亚急性至慢性陈旧梗死：左额叶外侧病变显示既往皮质出血（T2 加权、DWI 和 rCBV 成像呈低信号）、残留水肿、局灶性脑萎缩和皮质下脑回状强化。无灌注增加

肿引起的信号异常仅限于白质；任何皮质受累均可引起对神经胶质肿瘤的怀疑。幕下病灶在成人中更可能是转移性的。多发性、特别是分隔广泛的增强病变的存在也显著增加了颅内肿块是转移而非 GBM 的可能性，身体其他部位适当的（例如，肺、乳腺、甲状腺、睾丸、黑色素瘤）转移性疾病病史也有提示作用。如前所述，在疑难病例中，MRS 偶尔可提高诊断准确性。

淋巴瘤

淋巴瘤可以伪装成多发性颅内肿瘤和炎症过程，包括 GBM。原发性中枢神经系统（central nervous system, CNS）淋巴瘤常表现为以大脑白质为中心的多中心、高细胞性、浸润性肿块。继发性淋巴瘤有不同的表现，通常表现为 1 个或多个硬脑膜为基础的肿块，可能与脑膜瘤或实体器官转移（如乳腺癌）混淆。与 GBM 一样，原发性中枢神经系统淋巴瘤常通过胼胝体等半球间白质连接扩展。淋巴瘤倾向于脑室周围白质，通常不浸润皮质。淋巴瘤的关键鉴别特征是其（通常）均一性。与 GBM 不同，淋巴瘤倾向于均匀强化，表现为均匀弥散受限[32]。这一规律的一个重要例外是，在免疫缺陷患者（如获得性免疫缺陷综合征患者）中，病变通常表现为外周强化，这些患者也容易发生淋巴瘤。出血也可使淋巴瘤复杂化，影响强化后成像和 DWI 的形式。淋巴瘤强化病变周围可见不同程度的水肿。

在具有挑战性的情况下，灌注 / 渗透性成像可提高诊断准确性[33-34]。rCBV 通常较 GBM 或转移瘤增加较少。DSC 信号强度曲线上的一个特征发现是在洗脱期由于造影剂泄漏到间质中而导致的信号高于基线（过冲）[34-35]。在 GBM 中，信号强度曲线未恢复至基线。

其他原发性胶质肿瘤

有经验的成像者通过高质量的 MRI，通常可以高可靠性地区分原发性脑肿瘤和其他颅内肿块。区分不同级别的胶质肿瘤可能更具挑战性。此外，肿瘤大小、生长速度、细胞成分[36]、强化、灌注，尤其是患者年龄均与更高级别肿瘤相关。伴有坏死的强化提示 GBM，但在影像学上坏死可能并不总是明显。毛细胞型星形细胞瘤、多形性黄色星形细胞瘤和神经节细胞胶质瘤（混合瘤）常强化，可酷似高级别肿瘤。这些肿瘤通常见于年轻患者，后两者最常伴有癫痫发作。Ⅱ级弥漫性星形细胞瘤呈浸润性信号异常典型无强化。低级别肿瘤出现新的强化可能提示进展为更高级别。Ⅱ级少突胶质细胞瘤典型表现为周边型、楔形、钙化、脑回扩张明显。增强和 rCBV 升高可能提示间变性少突胶质细胞瘤，但 1p19q 共缺失的少突胶质细胞瘤可具有这些特征，并保持低级别[37]。Ⅲ级间变性星形细胞瘤通常表现为斑片状强化和 rCBV 升高区，无明显坏死。

肿瘤样脱髓鞘

脱髓鞘病变可有多种表现，但通常表现为 T2/FLAIR 高信号的散在区域，无明显占位效应。活动性脱髓鞘区域可表现为周边强化或弥散受限。在极少数情况下，活动性脱髓鞘病变可产生明显的占位效应，酷似肿瘤[38]。肿瘤样脱髓鞘病变的强化趋向平滑，周边有时呈同心圆状，可表现为不连续的侧缘或开环征，据报道脱髓鞘的特异性约为 90%[39-40]。环的开放部分反映了邻近皮质的保留。尽管肿瘤样脱髓鞘病变可能是疾病的唯一或首发表现，但在脑或脊髓中存在的其他更典型的脱髓鞘病变也可能有助于诊断。

脓肿

像 GBM 一样，脑脓肿通常表现为边缘强化的中央坏死物质填充的轴内肿块。与 GBM 相比，增强的边缘更平滑和更薄，典型表现是壁的不对称厚度（朝向白质或脑室更薄）[39]。然而，这些病变之间的强化形式有很大的相似。最明显的影像特征在于 DWI[41]，脓肿往往由于脓性物质而局限于中央。GBM 组织表现为细胞过多、周边强化的组织弥散受限。受限程度也有很大不同，脓肿在 DWI 上通常是高信号。

梗死

动脉梗死多发生在血管分布区，血管受累的机制和程度决定了其出现和多样性。当动脉末端小血管缺血或分水岭缺血引起梗死时，可能纯粹是皮质下梗死；当栓塞性疾病引起梗死时，可能是皮质梗死；当血栓栓塞性疾病闭塞更多的近端血管时，楔形累及皮质和皮质下白质。急性梗死表现为弥散受限，T2/FLAIR 呈高信号，占位效应表现为脑回肿胀和脑沟消失。亚急性期由于细胞毒性和血管源性水肿的共同作用，DWI 信号降低，ADC 值恢复正常，可出现点状皮质出血或明显的出血性转化，强化可见血脑屏障破坏。

亚急性梗死伴强化、持续性占位效应、水肿和可能的出血，如果急性期影像学检查缺失，可能类似 GBM 或其他肿瘤。然而，强化呈特征性的邻近皮质的脑回状强化，而不是圆形和团状。有时冠状位或矢状位图像能更好地显示这种回旋状图形。注意静脉梗死的分布不同，通常表现为水肿和出血而不是弥散受限，并可能强化。随着时间的推移，影像学表现上的演变为梗死提供了最好的证据，水肿、出血、强化和占位效应的消退，随之出现脑萎缩和胶质增生（即脑软化）。因此，在不确定的情况下应进行影像随访。

疾病复发和治疗反应

区分肿瘤和治疗反应是脑肿瘤成像的最大挑战之一，需要经验、耐心，并仔细回顾现有临床和影像学信息。如果可以，应复查治疗前图像，了解肿瘤的自然外观。术后即刻扫描也是一个关键点。了解手术和放射治疗的时间、肿瘤病理学、其他干预措施（如化疗、类固醇）和患者的临床轨迹具有重要价值。

在术后即刻检查中，手术区含积血和积气，并且可能有缺血区域。虽然在预期中，但手术区的不均匀外观可能使诊断复杂化。更重要的是，MRI 上出血信号表现形式多样。基于含氧血红蛋白、脱氧血红蛋白、正铁血红蛋白在各序列上信号不同，可能呈明亮或黑暗。亚急性血液通常在 T1 加权像上呈高信号，可与增强相混淆。相反，高信号背景的

出血可能掩盖残余增强肿瘤。因此，当评估残留强化肿瘤时，关键是检查强化前和强化后 T1 加权像的一致性。

在术后 24～48 小时内，切除部位残存肿瘤可强化。随着时间的推移，肉芽组织形成，通常表现为切除腔和硬脑膜周围的细线状强化。亚急性缺血区也可强化[42]。术腔出现结节状或粗大强化应考虑复发的可能。预计随着时间的推移，手术区将逐渐演变，切除腔的尺寸将减小，占位效应得到改善，血肿将继续演变，颅内积气将消退。

术后长时间内要小心复发或继发感染的可能。例如，由于存在血肿，手术腔内的液体最初不会受到抑制，但随着时间的推移，信号应接近 CSF。然而，新发的不完全 FLAIR 抑制提示肿瘤进展[43]。同样，血肿可能导致手术腔和覆盖积液在 DWI 上存在持续性、不均匀信号强化。然而，ADC 图上新发现的均匀弥散受限区域提示感染，这应该与临床表现相关。

作为标准治疗，几乎所有高级别胶质肿瘤患者也接受放化疗。放射有可能产生许多效应，包括有利的肿瘤反应、假性进展和放射性坏死，所有这些都叠加在肿瘤持续生长的自然倾向上。这些反应的常规影像表现有很大的重叠。假性进展被认为是肿瘤放疗效应和血脑屏障通透性增加的综合表现，通常在完成治疗的前 12 周内开始，并在 6 个月内消退[44-45]。相反，放射性坏死被认为主要是脑实质损伤，通常发生在治疗结束后数月至数年，并可能导致广泛的水肿和放射性强化[46]。

与 GBM 复发的典型的厚且局部强化相比，放射反应典型表现为羽毛状或泡沫状强化[10]。然而，在常规成像检查中有时很难区分肿瘤进展和治疗反应[47]，灌注/渗透性成像对区分放疗反应和复发更有帮助（图 7.9）。鉴别性 rCBV 阈值为正常白质的 1.8 倍，对复发性肿瘤的敏感性为 94%，特异性为 92%，相对 CBV 每增加一个单位，肿瘤发生概率增加 254 倍[48]。MRS 也可能有价值，放射性坏

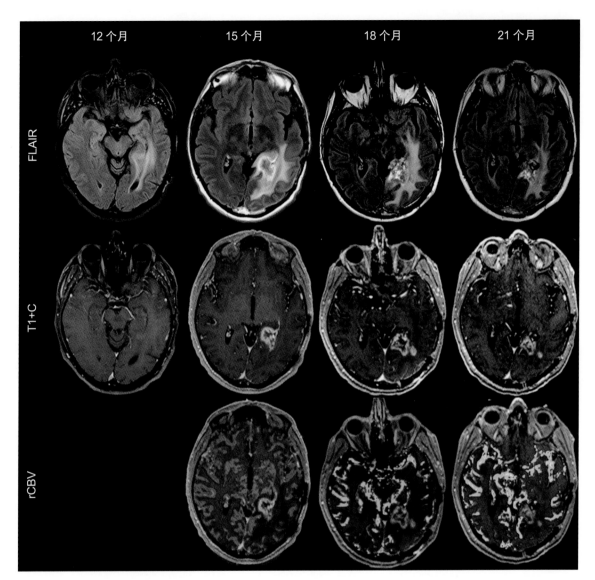

图 7.9 切除 GBM 的患者接受放化疗后出现假性进展（放射性坏死）。放疗结束后 12 个月后左侧原始图像显示 FLAIR 沿侧脑室枕角和颞角边缘高信号，无异常强化。该高信号位于患者外侧顶颞叶手术残腔（未显示）附近的放射野中，与治疗变化一致。15 个月时成像显示一个新的不均匀、周边强化病变，伴随周围无强化信号的增加和占位效应，但灌注无明显增加。18 个月和 21 个月随访成像显示强化和水肿逐渐减少。在 18 个月扫描前切除病变的邻近部分，病理显示主要为治疗反应（未显示）

死的波谱显示胆碱峰相对减低 [46, 49]。但是，在肿瘤和治疗变化中观察到的灌注值存在重叠。此外，在很多情况下还有强化肿瘤和治疗反应的叠加。

新发强化病灶通常较小，并且低于 DSC/DCE 成像或光谱学的分辨率水平，必须进行简单随访。这种增强的小病灶常出现在放疗区周围，原因在于脑室周围白质对放射诱发的血管病变的特殊敏感性 [46]。甚至更大范围的放射性坏死可扩展到脑室边缘及其周围或进入胼胝体。

临床信息可以整合到影像学解释中。肿瘤复发或伴有水肿的治疗反应均可能导致症状恶化，但症状稳定且类固醇治疗后，强化病灶大小无变化时，治疗计划不变，可以继续随访观察影像学检查。值得注意的是，O⁶-甲基鸟嘌呤-DNA-甲基转移酶（MGMT）-启动子甲基化与假性进展的发生率较高（和总体结局较好）相关[50]，因此在放疗后早期出现了强化和信号异常更容易归因于对具有这种基因修饰改变的患者的治疗。

在 GBM 治疗方案中加入抗血管内皮生长因子单克隆抗体贝伐珠单抗（Avastin）使治疗效果与肿瘤的影像学鉴别进一步复杂化[45]。抗血管生成治疗背后的原理和不断发展的证据在其他地方有详细的描述。贝伐珠单抗通常在肿瘤组织内产生显著的强化减低区域[51]（图 7.10）。然而，潜在的肿瘤可能保持稳定、

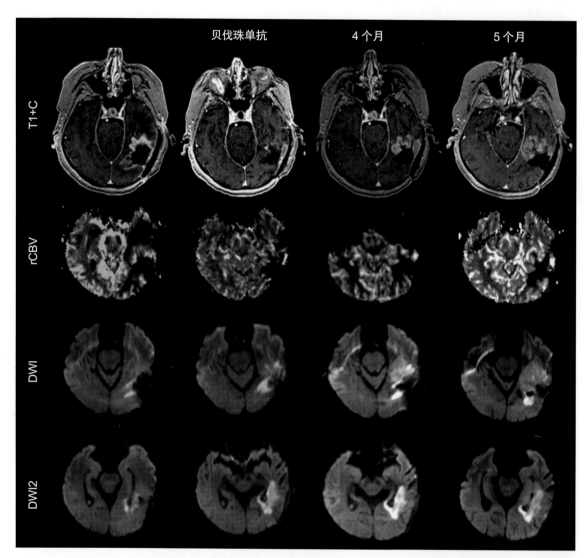

图 7.10 贝伐珠单抗治疗的假阳性和肿瘤进展。左侧原始图像显示，一名 65 岁 GBM 女性患者在多次切除和放化疗后出现不均匀结节状强化，伴左侧颞枕叶手术残腔边缘灌注增加。随后，患者开始接受贝伐珠单抗治疗，相应的强化及术区边缘灌注显著减低。然而，在接下来的 4~5 个月，扫描显示复发和结节状强化增多，残腔边缘灌注增加。一个硬脑膜强化结节位于浅表腔隙边缘，在整个过程中持续强化。最后两排图像病变部位在 DWI 上显示相似或略显著（DWI 2）。注意残腔前缘 DWI 等信号增加，与增强强化一致，与细胞肿瘤一致。此外，贝伐珠单抗治疗后立即出现了沿侧脑室后缘和侧脑室边缘较为明显的弥散受限区域，在随后的 4~5 个月内保持相当稳定，且从未强化。该发现可能代表非典型坏死，可能叠加在潜在的肿瘤上

增加或呈浸润性表型[52]。因此，对比增强作为进展标志的可靠性降低。DSC 和 DCE 参数在贝伐珠单抗设置中也提供了有限的信息。

最终，尽管接受了抗血管生成治疗，仍可见到明确的进展伴强化，但在无强化的情况下，必须密切注意随着时间的推移浸润性非强化成分的增加。此时，应寻找细胞结构、肿胀或皮质浸润的证据。在某些情况下，弥散受限提示细胞性肿瘤[53]。然而，贝伐珠单抗也可以诱导辐射后的大脑发生非典型坏死（见图 7.10），尤其是脑室周围白质，其特征是持续性显著弥散受限区域[54-56]。这些区域的 ADC 值往往低于活性组织的预期值。非典型坏死的范围和相关的水肿及占位效应最初可能增加，但通常稳定，非典型坏死的发展可能与结局改善相关[56]。

为了规范治疗反应的报告，包括影像学数据在内的多个指南已经发表[45, 57-58]。麦克唐纳标准是最常用的测量指标，将增强后的影像资料与临床信息和皮质激素的使用相结合来定义疾病进展。2010 年，神经肿瘤治疗反应评估（Response Assessment in Neuro-Oncology, RANO）小组修改了麦克唐纳标准，以增加成像测量的精确度，以及解释放化疗和抗血管生成治疗的成像效果[45]。考虑到在放化疗结束后 12 周内常见的假性进展，改良的麦克唐纳标准要求在此期间内进展的出现需要更有说服力的证据。此外，在接受稳定或降低皮质类固醇剂量的抗血管生成治疗的患者中，修订的标准将非增强信号异常增加作为肿瘤进展的证据。

成像的未来方向

作为成人最常见和致死率最高的原发性脑肿瘤以及最具侵袭性的肿瘤之一，GBM 仍然是一个相当大的影像学研究课题。与其他脑成像和放射学检查一样，随着计算能力的不断提高，扫描仪技术的进步以及更高分辨率的成像使更多的肿瘤定性定量方法成为可能。强

化和非强化肿瘤成分的体积测量可自动或半自动推导，可能有助于肿瘤随访和缓解评估。将这些技术应用于机构和公开的脑肿瘤数据库，包括术前成像和肿瘤基因型，可以进行联合分析（放射基因组学），从而揭示胶质母细胞瘤亚型的成像表型和可能预测治疗反应和其他结果的成像特征[8, 59-60]。还可以在此类数据上训练计算机算法包括常规和高级成像特征，以预测肿瘤亚型和总生存期[61]。

在胶质母细胞瘤成像中核医学技术可能发挥更大的作用。使用 ^{18}F- 氟代脱氧葡萄糖（FDG）的 PET 现已广泛用于颅外恶性肿瘤的分期和再分期。颅内恶性肿瘤的背景信号很低，因为在正常脑组织中 FDG 高摄取，但 GBM 能显示出更高的摄取，这可用于区分复发肿瘤和治疗变化。随着临床医师对 GBM 遗传学和肿瘤微环境的进一步了解，用于评估缺氧或肿瘤标志物的其他药物可能会有用。随着靶向 T 细胞治疗应用的增加（在第 19 章讨论），测量细胞分布和摄取的方法将是可取的。尽管 MRI 制剂已被用于临床前模型的细胞追踪，但核医学技术既是定量的，也是更敏感的，因此可能更有利于细胞追踪。

大量的纳米颗粒制剂被开发用于 GBM 的诊断和（或）治疗，并在临床前模型中进行测试。纳米颗粒可以被动地靶向标记肿瘤，依赖于长循环时间、血脑屏障破坏以及肿瘤组织的渗透性和滞留性增强。此外，颗粒可能被修饰，通过偶联各种多肽、受体、抗体或抗体片段与细胞表面标志物结合。血脑屏障仍然是靶向标记浸润性和非增强性肿瘤成分的重要屏障。纳米颗粒已被开发为单一或多模式造影剂（用于引导切除）[62-63]、输送载体（用于化疗）[64] 以及增敏剂（用于增强放射治疗和热消融）[65-66]。将这些技术转化为临床应用仍然是一个挑战。

总结

神经影像学检查将继续在 GBM 患者的

管理中发挥关键作用。影像数据的成功解读需要理解影像生成的原理、疾病的病理生理学和治疗的效果。必须在患者的病史、人口统计学、当前症状、既往或正在进行的治疗背景下评估影像学。浸润、细胞成分和异常血管形成的影像学特征反映了 GBM 的病理结果。常规增强 MRI 是 GBM 评估的主要方式。高级影像学技术在初步诊断和随访评估中提供了重要的辅助信息。影像将继续支持、适应并在某些情况下驱动新兴脑肿瘤疗法。

（译者：李艳）

参考文献

1. Yamashita K, Hiwatashi A, Togao O, et al. MR imaging-based analysis of glioblastoma multiforme: estimation of IDH1 mutation status. AJNR Am J Neuroradiol 2016; 37: 58-65.

2. Dean BL, Drayer BP, Bird CR, et al. Gliomas: classification with MR imaging. Radiology 1990; 174(2): 411-5.

3. Claussen C, Laniado M, Schorner W, et al. Gadolinium-DTPA in MR imaging of glioblastomas and intracranial metastases. AJNR Am J Neuroradiol 1985; 6(5): 669-74.

4. Brant-Zawadzki M, Badami J, Mills C, et al. Tumor imaging: a comparison of magnetic resonance and CT. Radiology 1984; 150(2): 435-40.

5. Keogh BP, Henson JW. Clinical manifestations and diagnostic imaging of brain tumors. Hematol Oncol Clin North Am 2012; 26(4): 733-55.

6. Berberat J, Grobholz R, Boxheimer L, et al. Differentiation between calcification and hemorrhage in brain tumors using susceptibility-weighted imaging: a pilot study. Am J Roentgenol 2014; 202(4): 847-50.

7. Provenzale JM, McGraw P, Mhatre P, et al. Peritumoral brain regions in gliomas and meningiomas: investigation with isotropic diffusion-weighted MR imaging and diffusion-tensor MR imaging. Radiology 2004; 232(2): 451-60.

8. Naeini KM, Pope WB, Cloughesy TF, et al. Identifying the mesenchymal molecular subtype of glioblastoma using quantitative volumetric analysis of anatomic magnetic resonance images. Neuro Oncol 2013; 15(5): 626-34.

9. Al-Okaili RN, Krejza J, Wang S, et al. Advanced MR imaging techniques in the diagnosis of intraaxial brain tumors in adults. Radiographics 2006; 26(Suppl 1): 173-90.

10. Kumar AJ, Leeds NE, Fuller GN, et al. Malignant gliomas: MR imaging spectrum of radiation therapy and chemotherapy-induced necrosis of the brain after treatment. Radiology 2000; 217(2): 377-84.

11. Lacerda S, Law M. Magnetic resonance perfusion and permeability imaging in brain tumors. Neuroimaging Clin N Am 2009; 19(4): 527-57.

12. Shweiki D, Neeman M, Itin A, et al. Induction of vascular endothelial growth factor expression by hypoxia and by glucose deficiency in multicell spheroids: implications for tumor angiogenesis. Proc Natl Acad Sci U S A 1995; 92(3): 768-72.

13. Knopp EA, Cha S, Johnson G, et al. Glial neoplasms: dynamic contrast-enhanced T2*-weighted MR imaging. Radiology 1999; 211(3): 791-8.

14. Law M, Yang S, Wang H, et al. Glioma grading: sensitivity, specificity, and predictive values of perfusion MR imaging and proton MR spectroscopic imaging compared with conventional MR imaging. AJNR Am J Neuroradiol 2003; 24(10): 1989-98.

15. Cha S, Knopp EA, Johnson G, et al. Intracranial mass lesions: dynamic contrast-enhanced susceptibility-weighted echo-planar perfusion MR imaging. Radiology 2002; 223(1): 11-29.

16. Hu LS, Baxter LC, Smith KA, et al. Relative cerebral blood volume values to differentiate high-grade glioma recurrence from posttreatment radiation effect: Direct correlation between image-guided tissue histopathology and localized dynamic susceptibility-weighted contrast-enhanced perfusion MR imaging measurements. AJNR Am J Neuroradiol 2009; 30(3): 552-8.

17. Buckley DL. Uncertainty in the analysis of tracer kinetics using dynamic contrast-enhanced T1-weighted MRI. Magn Reson Med 2002; 47(3): 601-6.

18. Haroon HA, Patankar TF, Zhu XP, et al. Comparison of cerebral blood volume maps generated from T2* and T1 weighted MRI data in intra-axial cerebral tumours. Br J Radiol 2007; 80(951): 161-8.

19. Bulik M, Jancalek R, Vanicek J, et al. Potential of MR spectroscopy for assessment of glioma grading. Clin Neurol Neurosurg 2013; 115(2): 146-53.

20. Ott M, Henning J, Ernst T. Human brain tumors: assessment with in vivo proton MR spectroscopy. Radiology 1993; 186(3): 745-52.

21. Stadlbauer A, Gruber S, Nimsky C, et al. Preoperative grading of gliomas by using metabolite quantification with high-spatial-resolution proton MR spectroscopic imaging. Radiology 2006; 238(3): 958-69.

22. Yang F, Shan ZY. Mapping developmental precentral and postcentral gyral changes in children on magnetic resonance images. J Magn Reson Imaging 2011; 33(1): 62-70.

23. Andronesi OC, Kim GS, Gerstner E, et al. Detection of 2-hydroxyglutarate in IDH-mutated glioma patients by in vivo spectral-editing and 2D correlation magnetic resonance spectroscopy. Sci Transl Med 2012; 4(116): 116ra4.

24. Kyritsis AP, Levin VA, Yung WK, et al. Imaging patterns of multifocal gliomas. Eur J Radiol 1993; 16(3): 163-70.

25. Showalter TN, Andrel J, Andrews DW, et al. Multifocal glioblastoma multiforme: prognostic factors and patterns of progression. Int J Radiat Oncol Biol Phys 2007; 69(3): 820-4.

26. Parsa AT, Wachhorst S, Lamborn KR, et al. Prognostic significance of intracranial dissemination of glioblastoma multiforme in adults. J Neurosurg 2005; 102(4): 622-8.

27. Akimoto J, Sasaki H, Haraoka R, et al. A case of radiologically multicentric but genetically identical multiple glioblastomas. Brain Tumor Pathol 2014; 31(2): 113-7.

28. Diehn M, Nardini C, Wang DS, et al. Identification of noninvasive imaging surrogates for brain tumor gene-expression modules. Proc Natl Acad Sci U S A 2008; 105(13): 5213-8.

29. Pope WB, Mirsadraei L, Lai A, et al. Differential gene expression in glioblastoma defined by ADC histogram analysis: relationship to extracellular matrix molecules and survival. AJNR Am J Neuroradiol 2012; 33(6): 1059-64.

30. Rutman AM, Kuo MD. Radiogenomics: creating a link between molecular diagnostics and diagnostic imaging. Eur J Radiol 2009; 70(2): 232-41.

31. Kannuki S, Hirose T, Horiguchi H, et al. Gliomatosis cerebri with secondary glioblastoma formation: report of two cases. Brain Tumor Pathol 1998; 15(2): 111-6.

32. Yamashita K, Yoshiura T, Hiwatashi A, et al. Differentiating primary CNS lymphoma from glioblastoma multiforme: assessment using arterial spin labeling, diffusion-weighted imaging, and ^{18}F-fluorodeoxyglucose positron emission tomography. Neuroradiology 2013; 55(2): 135-43.

33. Kickingereder P, Sahm F, Wiestler B, et al. Evaluation of microvascular permeability with dynamic contrast-enhanced MRI for the differentiation of primary CNS lymphoma and glioblastoma: radiologicpathologic correlation. AJNR Am J Neuroradiol 2014; 35(8): 1503-8.

34. Mangla R, Kolar B, Zhu T, et al. Percentage signal recovery derived from MR dynamic susceptibility contrast imaging is useful to differentiate common enhancing malignant lesions of the brain. AJNR Am J Neuroradiol 2011; 32(6): 1004-10.

35. Wang LL, Leach JL, Breneman JC, et al. Critical role of imaging in the neurosurgical and radiotherapeutic management of brain tumors. Radiographics 2014; 34(3): 702-21.

36. Higano S, Yun X, Kumabe T, et al. Malignant astrocytic tumors: clinical importance of apparent diffusion coefficient in prediction of grade and prognosis. Radiology 2006; 241(3): 839-46.

37. Whitmore RG, Krejza J, Kapoor GS, et al. Prediction of oligodendroglial tumor subtype and grade using perfusion weighted magnetic resonance imaging. J Neurosurg 2007; 107(3): 600-9.

38. Tsui EYK, Leung WH, Chan JH, et al. Tumefactive demyelinating lesions by combined perfusion-weighted and diffusion weighted imaging. Comput Med Imaging Graph 2002; 26(5): 343-6.

39. Smirniotopoulos JG, Murphy FM, Rushing EJ, et al. Patterns of contrast enhancement in the brain and meninges. Radiographics 2007; 27: 525-51.

40. Masdeu J, Quinto C, Olivera C, et al. Open-ring imaging sign: highly specific for atypical brain demyelination. Neurology 2000; 54(7): 1427-33.

41. Kim Y, Chang KH, Song IC, et al. Brain abscess and necrotic or cystic brain tumor: discrimination with signal intensity on diffusion weighted MR imaging. Am J Roentgenol 1998; 171(6): 1487-90.

42. Ulmer S, Braga TA, Barker FG 2nd, et al. Clinical and radiographic features of peritumoral infarction following resection of glioblastoma. Neurology 2006; 67: 1668-70.

43. Winterstein M, Münter MW, Burkholder I. Partially resected gliomas: diagnostic performance of fluid-attenuated inversion recovery MR imaging for detection of progression. Radiology 2010; 254(3): 907-16.

44. de Wit MCY, de Bruin HG, Eijkenboom W, et al. Immediate post-radiotherapy changes in malignant glioma can mimic tumor progression. Neurology 2004; 63(3): 535-7.

45. Wen PY, Macdonald DR, Reardon DA, et al. Updated response assessment criteria for high-grade gliomas: response assessment in neuro-oncology working group. J Clin Oncol 2010; 28(11): 1963-72.

46. Shah R, Vattoth S, Jacob R, et al. Radiation necrosis in the brain: imaging features and differentiation from tumor recurrence. Radiographics 2012; 32(5): 1343-59.

47. Young RJ, Gupta A, Shah AD, et al. Potential utility of conventional MRI signs in diagnosing pseudoprogression in glioblastoma. Neurology 2011; 76(22): 1918-24.

48. Gasparetto EL, Pawlak MA, Patel SH, et al. Post-treatment recurrence of malignant brain neoplasm: accuracy of relative cerebral blood volume fraction in discriminating low from high malignant histologic volume fraction. Radiology 2009; 250(3): 887-96.

49. Siu A, Wind JJ, Iorgulescu JB, et al. Radiation necrosis following treatment of high grade glioma- a review of the literature and current understanding. Acta Neurochir 2012; 154(2): 191-201.

50. Brandes AA, Franceschi E, Tosoni A, et al. MGMT promoter methylation status can predict the incidence and outcome of pseudoprogression after concomitant radiochemotherapy in newly diagnosed glioblastoma patients. J Clin Oncol 2008; 26(13): 2192-7.

51. Pope W, Lai A, Nghiemphu P, et al. MRI in patients with high-grade gliomas treated with bevacizumab and chemotherapy. Neurology 2006; 66(8): 2089-91.

52. De Groot JF, Fuller G, Kumar AJ, et al. Tumor invasion after treatment of glioblastoma with bevacizumab: radiographic and pathologic correlation in humans and mice. Neuro Oncol 2010; 12(3): 233-42.

53. Gerstner E, Frosch M, Batchelor T. Diffusion magnetic resonance imaging detects pathologically confirmed, nonenhancing tumor progression in a patient with recurrent glioblastoma receiving bevacizumab. J Clin Oncol 2010; 28(6): e91-3.

54. Rieger J, Bähr O, Muller K, et al. Bevacizumab induced diffusion-restricted lesions in malignant glioma patients. J Neurooncol 2010; 99(1): 49-56.

55. Rieger J, Bähr O, Ronellenfitsch MW, et al. Bevacizumab- induced diffusion restriction in patients with glioma: Tumor progression or surrogate marker of hypoxia? J Clin Oncol 2010; 28(27): 2016.

56. Mong S, Ellingson BM, Nghiemphu PL, et al. Persistent diffusion-restricted lesions in bevacizumab treated malignant gliomas are associated with improved survival compared with matched controls. AJNR Am J Neuroradiol 2012; 33(9): 1763-70.

57. Macdonald DR, Cascino TL, Schold SCJ, et al. Response criteria for phase II studies of supratentorial malignant glioma. J Clin Oncol 1990; 8(7): 1277-80.

58. Therasse P, Arbuck S, Eisenhauer E, et al. New guidelines to evaluate the response to treatment in solid tumors. J Natl Cancer Inst 2000; 87(12): 881-6.

59. Ellingson BM, Lai A, Harris RJ, et al. Probabilistic radiographic atlas of glioblastoma phenotypes. AJNR Am J Neuroradiol 2013; 34(3): 533-40.

60. Gevaert O, Mitchell LA, Achrol AS, et al. Glioblastoma multiforme: exploratory radiogenomic analysis by using quantitative image features. Radiology 2014; 273(1): 131731.

61. Macyszyn L, Akbari H, Pisapia JM, et al. Imaging patterns predict patient survival and molecular subtype in glioblastoma via machine learning techniques. Neuro Oncol 2016; 18(3): 417-25.

62. Kircher MF, Mahmood U, King RS, et al. A multimodal nanoparticle for preoperative magnetic resonance imaging and intraoperative optical brain tumor delineation. Cancer Res 2003; 63: 8122-5.

63. Kircher MF, de la Zerda A, Jokerst JV, et al. A brain tumor molecular imaging strategy using a new triple-modality MRI-photoacoustic-Raman nanoparticle. Nat Med 2012; 18(5): 829-34.

64. Cho K, Wang X, Nie S, et al. Therapeutic nanoparticles for drug delivery in cancer. Clin Cancer Res 2008; 14(5): 1310-6.

65. Joh DY, Sun L, Stangl M, et al. Selective targeting of brain tumors with gold nanoparticle-induced radiosensitization. PLoS One 2013; 8(4): e62425.

66. Schwartz JA, Shetty AM, Price RE, et al. Feasibility study of particle-assisted laser ablation of brain tumors in orthotopic canine model. Cancer Res 2009; 69(4): 1659-67.

致谢

　　感谢在宾夕法尼亚大学神经放射学专业的同事和老师，感谢他们对脑瘤成像的深刻见解，特别感谢 Ronald Wolf 博士、Linda Bagley 博士、Suyash Mohan 博士和 John Woo 博士。

第 8 章

胶质母细胞瘤放射治疗的原则和原理

Edward W. Jung, MD[a], John Choi, MEd[b], Samuel T. Chao, MD[c], Erin S. Murphy, MD[c], John H. Suh, MD[c],*

标准放射治疗方案

放射治疗技术和剂量的历史背景

历史上，胶质母细胞瘤（GBM）的标准治疗仅是手术切除。第一项显示辅助放射治疗（radiation therapy, RT；简称为放疗）带来生存获益的随机对照试验结果由脑肿瘤研究组于 1978 年发表，该研究显示术后单用放疗的中位生存时间为 37.5 周，单独使用辅助卡莫司汀 [1, 3- 双（ 2- 氯乙基）-1- 亚硝基脲（ BCNU ）] 化疗的中位生存时间为 25 周，仅进行支持治疗而未经任何辅助治疗的中位生存时间为 17 周；放疗加 BCNU 可获得 40.5 周的生存时间 [1]。在该研究中，全脑放射治疗（ whole-brain radiation therapy, WBRT ）以平行对穿野给予 50～60 Gy 的剂量。脑肿瘤研究组还有另一个放疗剂量的试验，对比剂量小于 45～60 Gy 与剂量 50～60 Gy 的疗效，发现高剂量的中位生存期有所改善 [2]。1983 年，东部肿瘤合作组（ Eastern Cooperative Oncology Group, ECOG ）/ 放射治疗肿瘤组（ Radiotion Therapy Oncology Group, RTOG ）联合研究，比较标准 60 Gy WBRT 与 60 Gy WBRT+10 Gy 局部加量，60 Gy WBRT+BCNU，60 Gy WBRT+ 洛莫司汀和达卡巴嗪 [3]。该研究表明，10 Gy 局部加量对 GBM 的生存无益，60 Gy 成为外照射放射治疗（ external beam RT, EBRT ）GBM 的标准剂量。

间质近距离放射治疗是一种内放疗方式，包括术中将小放射源置于肿瘤或切除腔内。近距离放射带来瘤床高剂量放疗的同时，在瘤床周边很短的距离内，剂量迅速跌落，进一步减少对周围组织的伤害。两项前瞻性随机试验中研究了碘 125（ I-125 ）的间质性近距离放疗的疗效。玛格丽特公主医院的一项随机试验，将外照射放疗 50 Gy（ 2 Gy/ 次）对比外照射放疗 50 Gy+I-125 植入肿瘤或肿瘤切除后瘤腔，提供增加的 60 Gy[4]，这项研究显示，近距离放射治疗植入并没有带来生存益处，其标准治疗组的中位生存期为 13.2 个月，而加上近距离放射治疗组的中位生存期为 13.8 个月（ P=0.49 ）。脑肿瘤合作组继续进行最大规模的前瞻性随机研究，对 270 例患者进行恶性胶质瘤近距离放射治疗 [5]。患者被分配到 EBRT（ 60.2 Gy，35 次完成）+BCNU 或 EBRT+BCNU+I-125 粒子植入（ 60 Gy ）。有 I-125 粒子植入的患者中位生存时间为 68.1

Disclosures: Varian Medical Systems (consultant), Elekta (Travel and Lodging) (J.H. Suh); Varian Medical Systems (Honorarium) (S.T. Chao).

[a] Therapeutic Radiology Associates, Hagerstown, MD, USA; [b] Johns Hopkins University School of Medicine, Baltimore, MD, USA; [c] Department of Radiation Oncology, Rose Ella Burkhardt Brain Tumor and Neuro-oncology Center, Cleveland Clinic Foundation, 9500 Euclid Avenue, Cleveland, OH 44195, USA

* Corresponding author. Department of Radiation Oncology, Rose Ella Burkhardt Brain Tumor and Neuro-oncology Center, Cleveland Clinic Foundation, T28, 9500 Euclid Avenue, Cleveland, OH 44195.

E-mail address: suhj@ccf.org

周，没有 I-125 粒子植入的患者中位生存时间为 58.8 周（*P*=0.101）。尽管使用了大剂量的近距离放疗法，但由于缺乏统计学上显著的生存获益，加之操作过程的复杂性、时间因素和操作人员依赖性，使得对近距离放疗法进行进一步研究的动力减弱。随着 EBRT 在剂量增加方面的进展，包括本章后面所述的立体定向放射外科以及重粒子 RT（如质子治疗和碳离子治疗），人们对近距离放射治疗的热情进一步减弱。

随着三维适形放疗（three-dimensional conformal RT, 3DCRT）技术的出现，EBRT 可使肿瘤体积剂量进一步扩大。密歇根大学的一项研究调查了在没有剂量限制毒性的情况下，剂量上升到 80 Gy 的效果[6]。尽管使用了更高的剂量，89% 的患者出现了照射区域内复发。RTOG 8302 是一项前瞻性 I / II 期试验，比较了超分割或加速超分割提升放疗剂量，并联合 BCNU 的疗效。超分割剂量包括 64.8 Gy、72 Gy、76.8 Gy 和 81.6 Gy，每天两次，每次 1.2Gy，而加速超分割包括 48 Gy 和 54.4 Gy，每次 1.6 Gy，每天两次，该试验的初步报告显示，72 Gy 超分割组的存活率最高[7]。随后，III 期研究（RTOG 9006）检测了 72 Gy 超分割与 60 Gy 常规分割的效果。然而，超分割没有生存益处。因此，每日 2 Gy 的 60 Gy 仍然是 EBRT 的标准治疗[8]。

目前标准治疗方案

目前治疗 GBM 的标准是最大限度的手术切除，术后辅助同步放化疗（chemoRT），即每天应用替莫唑胺（TMZ）同步放疗 60 Gy，同步放化疗后进一步辅助 TMZ 应用。该方案基于欧洲癌症研究和治疗组织（EORTC）- 加拿大国家癌症研究所（NCIC）2005 年由 Stupp 及其同事发表的研究结果[9]，数据显示术后同步放化疗联合辅助化疗对比术后仅行辅助放疗有显著的生存率获益，这项研究被视为里程碑式的研究，其结果作为 I 类证据用于目前胶质瘤治疗。在该研究之前，辅助

放疗 +BCNU 被认为是标准治疗方案，但是，没有随机 III 期试验显示放疗 +BCNU 比单纯辅助放疗治疗 GBM 统计学上有显著的生存获益。在 EORTC-NCIC 研究中[9]，3DCRT 剂量为 60 Gy，每次 2 Gy，每周 5 天，照射范围是肿瘤体积周围外放 2～3 cm。对于同步放化疗组，从放疗第一天到最后一天，每周 7 天以 75mg/m² 的剂量使用替莫唑胺（TMZ）。放疗结束停药 4 周后，辅助 TMZ 剂量为 150～200 mg/m²，5 天，每 28 天给药一次，共 6 个周期。由于 TMZ 可导致淋巴细胞减少，因此对患者用喷他脒或甲氧苄氨嘧啶（甲氧苄啶）- 磺胺甲噁唑预防卡氏肺孢子虫病。接受放化疗治疗的患者中位生存期为 14.6 个月，单纯接受放射治疗的患者中位生存期为 12.1 个月，即死亡风险相对降低 37%（*P*<0.001）。放化疗组 2 年生存率为 26.5%，单用放疗组为 10.4%。肿瘤进展被定义为肿瘤大小增加 25%，新病变出现或皮质类固醇需求增加。中位无进展生存期（progression-free survival, PFS）放化疗组为 6.9 个月，单用放疗组 5 个月（*P*<0.001）。只有 8% 的患者因毒副作用而停用辅助 TMZ，在放化疗组中，有 7% 的患者中观察到 3 级或 4 级毒性作用。

EORTC-NCIC 试验的最新报告显示，TMZ 的长期生存优势在 5 年随访中仍能观察到[10]。3 年、4 年、5 年总生存率（overall survival OS）放化疗组与单用放疗组相比，分别为 16%、12.1%、9.8% 和 4.4%、3%、1.9%（风险比，0.56；95% CI，0.47～0.66；*P*<0.0001）。全切除术的患者存活时间长于次全切除术患者。疗效最差的是肿瘤无法切除而仅进行了活检的患者。O⁶- 甲基鸟嘌呤 -DNA 甲基转移酶（MGMT）的启动子甲基化是 TMZ 存活预测因子，同时可预测 TMZ 疗效，在本章后面将进一步详细讨论。

体位固定

为了最大限度地减少每日摆位误差和患者分次照射间的位移，制作可重复的固定装

置至关重要，它可以帮助我们制定准确的放疗计划。患者应仰卧在头罩或头垫上进行模拟定位，使用热塑性面罩制作适合患者脸型的固定装置（图 8.1）。该固定装置保证每日摆位误差为 3 mm，这是当前确定放疗范围时临床靶区（clinical target volume, CTV）扩展为计划靶区（planning target volume, PTV）标准。新的固定技术还包括一种开放的面罩，它使用光学表面跟踪系统，通过摄像头捕捉面部特征进行跟踪，以确保正确的患者摆位。这种新系统的好处在于，与标准热塑性面罩相比，它可以避免患者在位置验证的 X 线辐射暴露，并可能减轻患者的不适和幽闭恐惧症。该技术还使放射肿瘤学家能够跟踪分次内运动，如果患者在治疗期间移动超过阈值（例如，3 mm），能够通过实时反馈停止 RT[11]。患者体位固定后，计算机断层扫描（computed tomography, CT）模拟定位，扫描范围从颅顶到颅底下方，层厚为 1～3 mm。

靶区定义

术后 MRI 扫描包括 T1 加权增强（T1C+）和 T2 加权液体衰减反转恢复（FLAIR），与

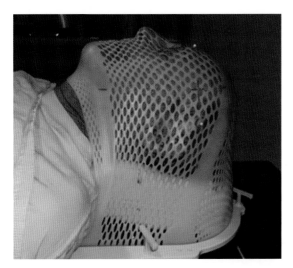

图 8.1　用于分次放射治疗的热塑性面罩。热塑性面罩形状与患者的面部和颅骨一致，用夹子或螺钉固定在计算机断层扫描（CT）模拟机的治疗床上，以确保患者之后每次治疗固定在相同位置，保证准确性

CT 模拟扫描融合，生成放射治疗计划的靶区。手术后 72 小时内的 MRI 是肿瘤残留程度的最佳评估，可以排除血肿和术后水肿对肿瘤显示的影响。因为进一步的水肿可能导致中线移位，所以在放疗前 2 周内最好再次进行 MRI 检查[12]。并且从手术到放射治疗开始期间，也有肿瘤再生的可能。虽然功能成像模式如磁共振波谱（MRS）和动态对比增强 MRI 可能会提供更多的信息，帮助靶区勾画和治疗计划设计，但这些方法的效果尚未得到验证，仍处于研究阶段。EORTC 和 RTOG 在胶质瘤靶区勾画方面存在一些差异，详见表 8.1。

主要区别在于 RTOG 治疗 FLAIR 信号高强度之外一定的范围，因为考虑到瘤周水肿外的扩散，随后对 T1C+MRI 强化区进行推量，而 EORTC 仅治疗 T1C+ 体积而不需进行局部加强。相同的是，RTOG 和 EORTC 都主张在 T1C+MRI 上确定 GTV，并在 GTV 周边进行 2 cm 三维扩展，形成 CTV，并修剪掉超过解剖屏障的部分，包括颅骨、脑室、大脑镰、小脑幕、视交叉 / 神经和脑干。CTV 边缘的确定基于以往研究，大约 80% 的复发发生在 T1C+MRI 增强的 2 cm 范围内[13-18]。CTV 增加了 3～5 mm 外扩，形成 PTV，以弥补分次治疗间的摆位误差。基于 RTOG 指南的靶区确定如图 8.2 所示。RTOG 0525 和 CENTRIC 认为可以基于任何一个指南进行轮廓化，因为基于两个指南的靶区勾画方法进行放疗，对次全切除术后的 GBM 患者，PFS 和 OS 没有差异[19-20]。回顾性研究比较按照 EORTC 和 RTOG 轮廓指南治疗的结果，也显示两者在肿瘤复发没有差异[14, 21]。在美国，大多数放射肿瘤学家遵循 RTOG 指南，但 EORTC 指南的方法可使毒性降低，并且局部控制或生存上并无劣势。

危及器官

危及器官（organ at risk, OAR）的轮廓、耐受剂量和毒性见表 8.2。应通过剂量 - 体积

表 8.1 EORTC 与 RTOG 靶区定义	
EORTC 治疗量［EORTC 22981/ 22961, 26071/2072（Centric）， 26981-22981 和 AVAglio 试验］	RTOG 治疗量（RTOG 0525, 0825, 0913 和 AVAglio 试验）
第 1 阶段（60 Gy, 30 次） GTV= 手术残腔 + 任何残余肿瘤增 强（对比后 T1 加权 MRI 扫描） CTV=GTV+ 边距 2 cm[a] PTV=CTV+ 边距 3～5 mm	第 1 阶段（46 Gy, 23 次） GTV1= 手术残腔 + 任何残余肿瘤增强（对比后 T1 加权 MRI 扫描）+ 周围水肿（MRI 扫描 T2 或 FLAIR 高信号） CTV1=GTV1+ 边距 2 cm（如果没有周围水肿存在，CTV 是对比增强肿瘤 + 2.5 cm） PTV1=CTV1 + 边距 3～5 mm 第 2 阶段（14 Gy, 7 次） GTV2= 手术切除腔 + 任何残余肿瘤增强（对比后 T1 加权 MRI 扫描） CTV2=GTV2+ 边距 2 cm PTV2 =CTV2+ 边距 3～5 mm

CTV，临床靶区；GTV，肿瘤区；PTV，计划靶区。
[a] 22981/22961 试验的范围可达 3 cm，26981/22981 试验的边缘可达 1.5 cm。
经许可摘自 Niyazi M, Brada M, Chalmers AJ, et al. ESTRO-ACROP guideline "target delineation of glioblastomas". Radiother Oncol 2016; 118(1):37

直方图（dose-volume histogram, DVH）评估 OAR 的剂量。有时，由于 PTV 的位置和大小，OAR 的剂量限定目标可能无法实现。在这种情况中，放射肿瘤医师必须就是否降低 PTV 覆盖范围做出临床决策，以避免对 OAR 的潜在辐射损伤。避免超过耐受剂量的最关键器官是脑干、视交叉和视神经，因为这些结构的超量照射诱导损伤存在严重后果。一些放射肿瘤医师在 OAR 周围设置 PRV，这与 CTV 至 PTV 扩展方法一致，也考虑了分次放疗时的摆位误差对 OAR 的位置存在同样的影响。

治疗计划的制订和实施

过去，3DCRT 用于 GBM 的部分脑放疗。目前，现代治疗技术如逆向调强适形放疗（intensity-modulated RT, IMRT）和容积调强放疗（volumetric intensity-modulated RT, VMAT）为大多数辐射中心采用，这使得放疗计划更为适形，给予靶区规定的治疗剂量的同时最大可能地减少 OAR 的剂量。理想的治疗计划应如下：95％的 PTV 应接受 100％的处方剂量（D95=100％），100％的 CTV 和 GTV 应接受 100％的处方剂量。最大计划剂量（热点）在 115％的处方剂量之下。每天锥形束 CT（cone-beam CT）图像基于颅骨进行图像配准引导放疗，以保持治疗的准确性。图 8.3 为一个 GBM 患者的放疗计划，显示了等剂量曲线和 DVH 图。

预后

MGMT 修复由烷化剂引起的 DNA 损伤。可以通过其启动子的甲基化使 MGMT 基因沉默，从而阻止 DNA 损伤修复并增加 TMZ 的效果。MGMT 启动子甲基化与否影响预后（意味着它影响生存，无论治疗如何），也可预测 GBM 患者使用 TMZ 的效果[10, 22]。EORTC-NCIC 试验的最新结果也显示，MGMT 甲基化是最强的预后因素[10]。甲基化特异性聚合酶链反应可以帮助分析 MGMT 基因启动子的甲基化状态。同步放化疗的患者中，MGMT 甲基化患者的 2 年 OS 为 48.9％，未甲基化的患者 2 年 OS 为 14.8％，大约 45％的 GBM 患者存在 MGMT 甲基化[22]。

在少突胶质瘤中经常发现染色体臂 1p 和 19q 上的杂合性缺失。1p/19q 的共缺失与 III 级

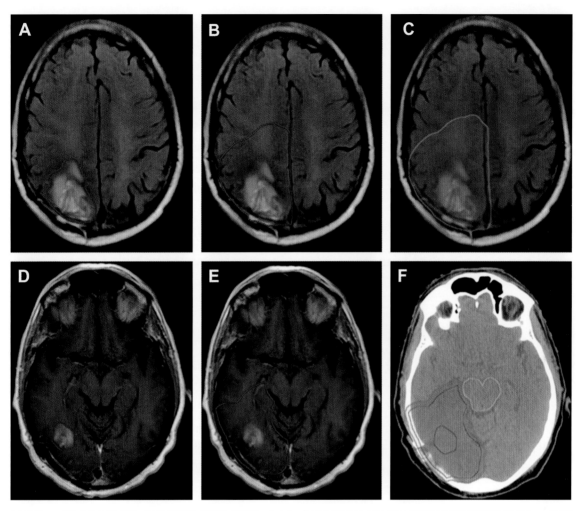

图 8.2 1 例 GBM 患者次全切术后放疗靶区确定。（ A ）术后 MRI FLAIR 轴向扫描与 CT 模拟扫描融合，勾画 GTV（红色），照射剂量 46 Gy。FLAIR 的异常信号包括在 GTV 中。（ B ）围绕 GTV 的 2 cm 体积膨胀用于产生 CTV46（蓝色）以包绕亚临床病灶。修剪超出解剖学边界的部分。在这个例子中，CTV 没有延伸到左半球，因 为大脑镰是对侧肿瘤扩散的屏障。（ C ）PTV 是围绕 CTV 扩展 3 mm 体积，以消除摆位误差的影响。请注意， PTV 46（橙色）延伸到对侧半球，因为它不受肿瘤扩散障碍的影响。（ D ）术后 T1 增强 MRI 与 CT 模拟扫描融 合以产生 GTV 增强体积（红色），治疗剂量为 60 Gy（GTV60），涵盖增强区域。该患者与 A ~ C 中的患者相 同，但显示肿瘤更低的扩张程度。（ E ）围绕 GTV60 的 2 cm 扩展用于创建 CTV60（蓝色），修剪超出解剖学边 界的部分。CTV 边缘会削弱延伸到关键 OAR 或接近关键 OAR 的区域。在这个例子中，请注意 CTV 是如何避 开右小脑半球的，因为小脑幕是解剖扩散的屏障。同样，CTV 避开了脑干，因为中脑周围的水池是肿瘤扩散 的解剖学障碍。（ F ）PTV60（橙色阴影）由 CTV 扩展形成，模拟 CT 扫描显示的 60 Gy 增强体积，还包括了 GTV60（红色）和 CTV60（蓝色）。脑干的轮廓（浅绿色）也被勾画出来。通常，不应修改 PTV。然而，在这 种情况下，PTV 应避开脑干，使脑干最大剂量低于 60 Gy。为了保持脑干与 PTV 之间的安全边界，可设置脑 干 PRV。请注意，PTV 不需要避开右小脑半球，因为它不是 OAR

胶质瘤 PCV（丙卡巴肼、洛莫司汀和长春新 碱）的化疗敏感性有关，并具有提高 PFS 和 OS 的趋势[23-24]。然而，在 GBM 中，1p/19q 的共缺失是罕见的，仅在大约 5% 的患者中

出现[25]。在 339 名 GBM 患者中，有 15% 的 人发现了少突胶质瘤成分（GBM-O），但没 有发现预后预测意义[26]。

恶性胶质瘤的递归分型分析（ recursive

表 8.2
分次放疗危及器官

危及器官	剂量参数（Gy）	毒性
脑干	Dmax<54; D1-10CC≤59	永久性脑神经病变或坏死
视神经 / 视交叉	Dmax<55	视神经病变、失明
视网膜	Dmax<45	放射性视网膜病变、视力减弱
耳蜗	平均剂量≤45	感音神经性听力受损
晶状体	Dmax<10	白内障
垂体	Dmax<50	垂体功能减退症
泪腺	Dmax≤40	眼干
脊髓	Dmax≤50	脊髓病变

Dmax，最大剂量。

摘自 Marks LB, Yorke ED, Jackson A, et al. Use of normal tissue complication probability models in the clinic. Int J Radiat Oncol Biol Phys 2010; 76(Suppl 3):S15

partitioning analysis, RPA）分类是根据可能影响生存和预后的因素对患者进行的分类。EORTC 和 RTOG 都制订了各自的 RPA 分类[27-28]。值得注意的是，RTOG 分类还包括间变性星形细胞瘤，而 EORTC 仅包括 GBM。在体能状态和神经功能评估方面也存在一些差异。EORTC RPA 分类在对 RT+TMZ 的患者和单用 RT 的患者中均进行了预后分析。RPA 可预测 TMZ 在Ⅲ级（P=0.006）和Ⅳ级（P=0.0001）胶质瘤患者中的预后，并显示对Ⅴ级患者的生存预测趋势（P=0.054）[28]。总之，RPA 分类是评估生存结果的重要工具，应作为讨论 GBM 患者预后的指南。

老年患者的治疗

在 70 岁以上具有良好体能状态和良好整体健康状况的患者中，标准治疗仍然是最大限度的手术切除，术后 TMZ 同步放化疗后辅助 TMZ 化疗。在具有里程碑意义的 EORTC-NCIC 研究中，对于 60 ~ 70 岁的患者，比较 RT+TMZ 与单用 RT，中位 OS 相似（10.9 个月和 11.8 个月），然而 2 年、5 年生存率在同步放化疗组和单用放疗组分别为 21.8%、6.6% 和 5.7%、0，有显著优势。需要注意的是，身体状况不佳或 Karnofsky 体能状态评分（KPS）不佳的老年患者可能无法耐受 RT+TMZ，应对这些患者的毒性风险与提高生存的可能性进行权衡。对于这些患者，替代治疗包括同步化疗的大分割 RT、单独使用 RT 或单独化疗。本节将特别关注对可能无法耐受标准治疗方案的老年患者的放射治疗及其放疗剂量和分割方式的改变。

一项针对 71 名年龄≥70 岁和 KPS≥60 分的患者的 Ⅱ 期试验用于评估短程 RT（40 Gy，

图 8.3 放疗计划及 DVH 图，显示图 8.2 中患者 VMAT 治疗计划与等剂量线、DVH。（A）PTV46（橙色阴影）被 46 Gy 等剂量线覆盖。等剂量线：淡蓝色，46 Gy；红色，54 Gy；黄色，60 Gy。（B）PTV60（橙色阴影）。PTV 需要避开邻近危及器官，如脑干。（C）PTV60 在多个 CT 模拟定位扫描视图上显示被 60 Gy 等剂量线覆盖。从左上方开始顺时针方向依次为：轴向、三维重建、矢状位和冠状位 PTV 及其剂量。（D）DVH：X 轴为剂量（cGy），Y 轴为体积百分比。DVH 用于评估给 GTV、CTV、PTV 和 OAR 的剂量。GTV 和 CTV 应接受 100% 的处方剂量。至少 95% 的 PTV 应接受 100% 的处方剂量。如本例所示，超过 95% 的 PTV60 被 100% 的处方剂量（60 Gy）覆盖

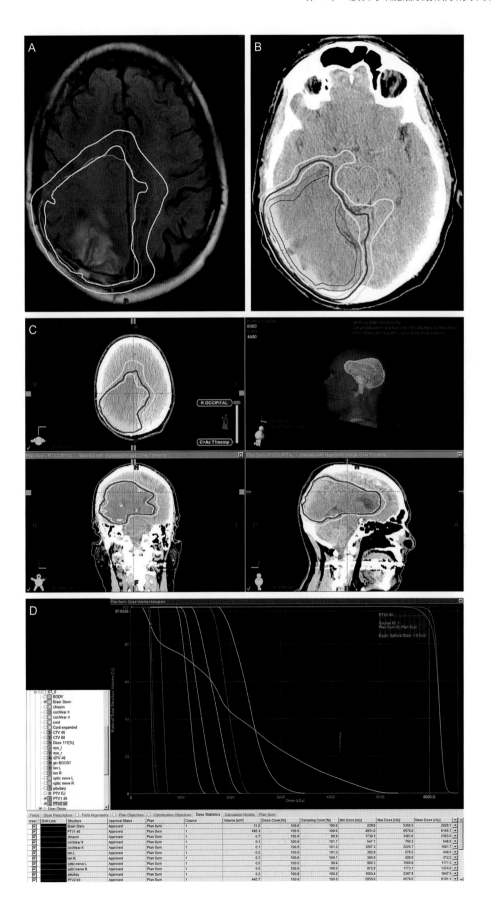

每次 2.66 Gy）和辅助 TMZ 的疗效和安全性[29]。中位生存期和 1 年 OS 分别为 12.4 个月和 58%。中位生存期和 1 年 PFS 分别为 6 个月和 20%。所有患者均完成了 RT。6 名患者（8%）因 TMZ 的毒性而停药。大多数患者维持直至疾病进展[30]。随后，同一组研究者回顾了年龄≥65 岁和 KPS≥60 分患者的生存数据，他们分别接受常规分割 RT（60 Gy）与短程 RT（40 Gy），并同步 TMZ[31]。CTV 被定义为 T1C+MRI 增强范围外的 2 cm 区域，同时考虑不超过解剖学边界，PTV 的边缘为 3~4 mm。常规分割 RT 每次 1.8~2 Gy，总剂量为 59.4~60 Gy，无局部推量，短程放疗每次 2.66 Gy，共 15 次，总剂量为 40 Gy。中位 OS 和 PFS 相似，常规分割 RT 分别为 12 个月和 6.5 个月，短期 RT 分别为 12.5 个月和 6.7 个月。MGMT 甲基化是最有利的预后预测因子（$P<0.0001$）。常规分割 RT 与 2 级和 3 级神经毒性（$P<0.01$）、治疗后 KPS 恶化（$P<0.01$）和较高剂量的皮质类固醇（$P<0.05$）相关。可以得出结论，与传统的 GBM 的 RT 相比，短程 RT 是老年患者的有效替代方案，具有相似的生存率和更低的毒性。目前Ⅲ期前瞻性试验（NCT00482677）正在进行中。

单用 RT 是体能较差的老年患者的有效替代方案，疗效优于单独的 TMZ，更适合 MGMT 未甲基化的肿瘤患者。一项回顾性研究比较 70 岁以上患者大分割 RT 联合或不联合同步及辅助 TMZ，没有显示生存差异[32]。单独使用 RT 的患者中位 OS 实际上更高（9.3 个月 vs. 6.9 个月），但没有统计学意义（$P=0.351$）。对于单独使用 RT 组进行亚组分析显示，对疾病进展进行 TMZ 挽救治疗的患者 OS 13.3 个月，与未经进一步治疗的患者 OS 5.7 个月相比，大幅度延长（$P=0.012$）。该研究表明，TMZ 并未给年龄 >70 岁的患者带来生存获益，并且单独使用大分割 RT，然后使用 TMZ 进行挽救性治疗的方法可能是更有效的策略。

一项前瞻性试验显示 81 名老年患者在接受手术后随机分为单独 RT 组与支持治疗组，两组中位生存期分别为 29.1 周和 16.9 周[33]。一半患者进行了穿刺活检（81 例中的 42 例）。PFS 在单独 RT 组为 14.9 周，在支持治疗组为 5.4 周。RT 为每次 1.8 Gy，总剂量 50.4 Gy。CTV 被定义为在 T1C+MRI 的增强信号周围 2 cm 的边缘。RT 对生活质量或认知功能没有影响。

在年龄≥60 岁的 100 名患者的前瞻性随机对照试验中，大分割 RT 与单独常规分割 RT 相比 OS 无显著差异（5.6 个月 vs. 5.1 个月；$P=0.57$）[34]。然而，接受常规分割 RT 的患者需要增加地塞米松剂量的占 49%，而大分割 RT 患者为 23%（$P<0.02$）。在等效 OS 的情况下通过大分割 RT 可减少治疗时间和降低地塞米松用量，研究者建议老年不能耐受 TMZ 治疗的 GBM 患者进行大分割 RT。在随后的同一组研究者的前瞻性随机试验中，将更大分割的 RT（25 Gy/5 次）与 40 Gy/15 次进行比较[35]。该研究包括年龄 >65 岁老年人和体弱患者（年龄 >50 岁，KPS=50~70）。25 Gy 组对比 40 Gy 组，中位 OS 为 7.9 个月 vs. 6.4 个月（$P=0.988$），无显著性差异。两组之间的生活质量没有差异。因此，该研究支持对 KPS 较差的老年患者进行疗程更短的大分割疗程。

Methusalem（NOA-8）试验和北欧临床脑肿瘤研究组试验（北欧试验）是 2 项主要的前瞻性随机试验，比较单独使用 RT 与单独使用 TMZ 治疗老年患者的疗效[36-37]。NOA-8 试验两组分别为单独 TMZ 组与单独放疗组，放疗采用常规分割 RT 至总剂量 60 Gy，照射范围为 GTV 外扩 2 cm，无局部推量[36]。两组 OS 无差异（TMZ 为 8.6 个月，RT 为 9.6 个月）。接受 TMZ 的 MGMT 甲基化患者的无事件生存期比单独接受 RT 的患者更长 [8.4 个月（95% CI，5.5~11.7）vs. 4.6 个月（95% CI，4.2~5.0）]，而对于未甲基化 MGMT 的患者则相反 [3.3 个月（95%

CI, 3.0 ~ 3.5) vs. 4.6 个月 (95 % CI, 3.7 ~ 6.3)]。该研究表明, MGMT 甲基化状态可能有助于临床决策。值得注意的是, 任何治疗方式下, MGMT 甲基化与较长的存活率相关; 与单独的 RT 相比, TMZ 与更多的 3 级或 4 级血液学毒性相关。

北欧试验[37] 随机将中位年龄 70 岁的患者分为 3 组: TMZ 组、常规分割 RT 组 (60 Gy)、大分割 RT 组 (34 Gy/10 次)。该研究发现, 虽然 TMZ 组对比常规分割 RT 组, 中位 OS 显著改善 (8.3 个月 vs. 6 个月, P=0.01), 但 TMZ 组对比大分割 RT 组, 没有显示出生存优势 (8.3 个月 vs. 7.5 个月, P=0.24)。MGMT 启动子甲基化与否与接受 TMZ 患者的生存期改善有关 (9.7 个月 vs. 6.8 个月; P=0.02), 但是 MGMT 启动子甲基化状态并不影响接受 RT 患者的生存期。两项试验的结果相互矛盾, 因此有必要采用大分割放疗方案 (40 Gy/15 次) 与标准 TMZ 剂量相比进行进一步研究, 以探究老年患者单模式治疗的疗效。

与年轻患者相比, 年龄>65 岁的 GBM 患者的预后较差[38-39]。对 700 多名年龄≥70 岁的 GBM 患者进行 RPA 分类, 显示了 4 个预后组 (表 8.3)[40]。在 70 岁以上的 GBM 患者中, 约 58% 存在 MGMT 启动子甲基化, 其对预后预测价值已在老年患者中得到报道[41-43]。老年患者单模式治疗相比于同步放

表 8.3
年龄≥70 岁的患者的 RPA 分级

RPA 分级	外科手术	年龄 (岁)	KPS (分)	中位生存期 (月)
I	GTR 或 STR	≥75.5	任何	8.5
II	GTR 或 STR	≥75.5	任何	7.7
III	活检	任何	≥70	4.3
IV	活检	任何	<70	3.1

GTR, 全切除; STR, 部分切除。
经许可摘自 Scott JG, Bauchet L, Fraum TJ, et al. Recursive partitioning analysis of prognostic factors for glioblastoma patients aged 70 years or older. Cancer 2012; 118(22): 5595-600.

化疗耐受性更好, MGMT 甲基化状态可能指导在单独 TMZ 和单独 RT 之间的选择。

立体定向放射外科

立体定向放射外科 (stereotactic radiosurgery, SRS) 是一种特殊放疗技术, 可在许多放疗设备中使用, 并允许医师在一次或几次治疗中施用大剂量的 RT, 其具有高度适形性和在靶区外剂量陡降以更好地保护正常组织。治疗设备包括伽玛刀放射外科 (gamma knife radiosurgery, GKRS) 和直线加速器 (linear accelerator, LINAC) 为基础的放射外科。GKRS 包括 192 个或 201 个钴 -60 源位于治疗头盔上, 治疗时与固定框架连接, 框架以 4 个螺钉钉入患者的颅骨进行固定。最新的 Leksell GKRS 装置 (Icon) 使用不带螺丝的热塑性面罩系统。基于 LINAC 的放射外科使用直线加速器产生光子束进行治疗。LINAC SRS 的固定装置可以包括刚性头架或符合患者颅骨和脸型的面罩。LINAC SRS 已经出现了几种新的固定技术, 包括可以连接到面罩表面或咬合块的红外传感器, 以及使用相机检测面部结构以验证患者治疗期间位置变动的无框架固定装置。

RTOG 9305 是研究评估 SRS 对 GBM 疗效的唯一 I 期研究。患者被随机分配到 chemoRT 组与 SRS 组[44] (同步放化疗组化疗方案为 chemoRT+BCNU, 放疗总剂量 60 Gy; SRS 组 SRS 局部放疗 15 ~ 24 Gy 后行 chemoRT, 方案同前)。肿瘤全切 (GTR) 的患者不符合入组条件。该试验结果是一项阴性研究, 因为两组之间的中位生存期没有差异 (无 SRS 为 13.6 个月, SRS 为 13.5 个月), 2 年或 3 年生存率无差异。生活质量和认知能力下降相当。RTOG 0023 是一项 II 期临床试验, 对 76 名患者进行常规分割放疗至 50 Gy 治疗, 每周分次立体定向放射治疗加强 (每次 4 ~ 7 Gy, 共 4 次), 总累积剂量为 70 ~ 78 Gy[45]。RT 后辅助 BCNU 化疗。中位生存期是 12.5 个月, 与以往 RTOG 数据库相

比，没有生存获益。一名患者发生放射性脑坏死，11 名患者出现 3 级神经毒性。与以往 RTOG 数据对照，GTR 并且进行立体定向推量的患者存在改善生存的趋势。

已有几项单机构和回顾性 SRS 研究（其中一些包括使用 TMZ）显示治疗后有生存获益的趋势。这些研究总结在表 8.4 中 [44-56]。尽管 GBM 中 SRS 的两项主要 RTOG 试验均未显示出获益，但在前瞻性试验中观察 TMZ 增效 SRS 是必要的。其他可能的研究领域包括更新 SRS 治疗 GBM 的靶区体积。领先的 SRS 治疗 T1C+MRI 增强像所预测的可能复发的高危区域，并可以辅助多参数 MRI 和其他方法，如 PET [57]。评估 SRS 对未切除病灶（单独活检）推量放疗的意义。对于无法切除的 GBM 患者，剂量递增 SRS 推量方法与常规分割 RT 相比改善肿瘤控制的可能性，类似于 SBRT（立体定向体放射治疗）成为早期不可切除的肺肿瘤的标准治疗。

复发胶质瘤的再次照射

由于该疾病的侵袭性，GBM 具有高复发率和疾病进展。数据表明，使用现行标准治疗后，中位 PFS 为 6.9 个月 [9]。因此，可进行多学科研究以改善疾病复发或肿瘤进展的结果。本章重点介绍放射肿瘤学的最新进展。其他章节讨论了创新的治疗策略，如基因治疗、疫苗、低强度交变电场（Novocure）和新型化学增敏剂。

立体定向放射外科治疗复发性胶质母细胞瘤

SRS 用于治疗复发性 GBM 的小型前瞻性和回顾性研究正在进行，如表 8.5 所示 [58-77]。一项 II 期试验正在进行，边界区 SRS 联合贝伐珠单抗（Avastin）治疗复发性 GBM [78]。边界区 SRS 定义为在 T2 FLAIR 增强信号周围 2 cm 的边缘行 SRS 以覆盖肿瘤扩散的潜在区域。

脉冲低剂量率放射治疗

脉冲低剂量率放射治疗（pulsed reduced-dose-rate RT, PRDR）是一种针对再照射而开发的放射治疗方法。常规分割放疗是将每天 2 Gy 的剂量以 4~6 Gy/min 的剂量率给予患者，而 PRDR 是将常规分割的 2 Gy 的照射剂量分成 10 个亚分割（脉冲），每个脉冲 0.2 Gy，脉冲间隔 3 min 执行，总体形成 0.0667 Gy/min 的照射剂量率 [79]。因此，与传统的分割 RT 相比，PRDR 可以将每日治疗时间增加至长达 45 min，而使用 IMRT 通常每天约 10 min。PRDR 通过降低毒性作用和增加放射治疗效果来提高治疗率。与标准剂量率相比，PRDR 通过延长每次放疗时间，使正常组织 RT 期间得以修复以降低正常组织毒性。PRDR 可以通过反向剂量率效应杀死肿瘤细胞，这是通过在细胞周期的放射敏感阶段对肿瘤放疗以低剂量率杀死细胞。这种对人 GBM 细胞系的反向剂量率效应已显示为 37 cGy/h，这被认为与 G2M 期中循环细胞的阻断有关 [80]。RT 通过诱导肿瘤细胞中的 DNA 双链断裂来杀死肿瘤细胞。G2M 期的细胞对 DNA 损伤比 G1 期或 S 期更敏感，利用这个原理，持续的低剂量率照射期间肿瘤细胞死亡增加。

已经在小鼠模型中研究了 PRDR 对 GBM 的功效。在 Beaumont 医院（Royal Oak，MI）对具有 GBM 肿瘤植入的裸鼠进行标准剂量率与 PRDR 的比较 [81]。动物接受 WBRT，每天 2 Gy 连续超过 8 min 照射或接受 PRDR，连续 10 次 0.2 Gy 的脉冲，间隔 3 min，共 38 min。当比较用 WBRT 总剂量为 30 Gy 的小鼠的标准剂量率（29±1.8 天）与 PRDR（34.2±1.9 天）时，观察到中位存活率的显著差异（P=0.049）。通过 microPET/CT 成像评估，与标准剂量率相比，PRDR 使肿瘤体积减小 53%（P=0.01），肿瘤生长速率减少 70%（P<0.01）。通过比较对正常组织的影响时，标准剂量率导致周围正常脑实质神

表 8.4
SRS 治疗新诊断的 GBM

作者	n	SRS 形态	辐射剂量（范围）	手术切除程度	生存率	中位 OS（月）	毒性
Souhami et al[144], 2004	89	GKRS 或 LINAC	15~24 Gy SRS+60 Gy RT+BCNU	GTR 不合格	2年 OS, 21%；3年 OS, 9%	13.5	神经毒性 1 级，3 例；2 级，6 例；3 级，3 例
Cardinale et al[145], 2006	76	LINAC	50 Gy RT+（5~7 Gy ×4 FSRS）+BCNU	活检（24%），STR（35%），GTR（41%）	22个月 OS, 17%	12.5	1 例（1%）出现放射性坏死；11 例（14%）出现神经毒性 3 级
Sarkaria et al[146], 1995	115	LINAC	54~60 Gy RT+12 Gy（6~20）SRS	活检（44%），STR（53%），GTR（3%）	2年 OS, 45%；2年 OS 对于 KPS≥70分，51%；2年 OS 对于 KPS<70分，0	NR	在 115 例（16%）患者中，有 19 例出现放射外科并发症：17 例放射性坏死，1 例偏瘫，1 例复视和脑积水，需要脑室分流。47% 的患者需要长时间使用类固醇
Gannett et al[147], 1995	30	LINAC	44~62 Gy RT+ 10 Gy（0.5~18）SRS	活检（10%），STR（60%），GTR（30%）	1年 DSS, 57%；2年 DSS, 25%	13.9	无明显急性或迟发毒性；无放射性坏死症状发生的记录。所有患者均接受口服类固醇预防治疗
Masciopinto et al[148], 1995	31	LINAC	50~66 Gy RT + 10~20 Gy SRS	活检（11%），减积（65%）	1年 OS, 37%	9.5	NR
Mehta et al[149], 1994	31	LINAC	54 Gy RT+12Gy（10~20）SRS	活检（39%），STR（55%），近全切（6%）	1年 OS, 38%；2年 OS, 28%	10.5	NR
Nwokedi et al[150], 2002	33-RT；31RT+SAS	GKRS	59.7 Gy（28~80）RT+17.1 Gy（10~28）SRS	活检（30%），最大安全切除（70%）	对于所有患者：1年 OS, 67%；2年 OS, 40%；3年 OS, 26%	单独 RT, 13；RT+SRS, 25	没有患者出现可单独归因于放疗急性 3~4 级毒副反应，接受放射治疗的患者中，有 2 例（7%）出现放射性脑坏死
Balducci et al[151], 2010	41（36 GBM, 5AA）	LINAC	59.4 Gy 或 50.4 Gy RT+10 或 19 Gy SRS+TMZ	STR（68%），GTR（32%）	2年 OS, 63%	所有患者, 30；GBM, 28	12% 的患者出现 1~2 级神经系统急性毒性，如头痛、神志不清和癫痫发作。2% 的患者观察到 3 级毒性反应 1 例。在辅助化疗血液学急性毒性 1~2 级期间，10% 的患者出现 2 级毒性，7% 的患者出现 3 级毒性。晚期神经毒性包括 2 例（4.8%）放射性坏死

续表

作者	n	SRS 形态	辐射剂量（范围）	手术切除程度	生存率	中位 OS（月）	毒性
Cardinale et al[52], 1998	12（9 GBM, 3AA）	LINAC	44 Gy RT +36 Gy SRS	活检（17%），STR（83%）	NR	GBM, 16；AA, 33	1例患者因头痛和神经功能进展需要增加用类固醇剂量。1例有癫痫病史的患者在放射治疗 5 周后出现明显水肿，随后用类固醇治疗。另一例患者在治疗 6 个月后出现新的癫痫发作。4 例（33%）患者被诊断为放射性坏死
Shrieve et al[53], 1999	78	LINAC	12 Gy（6~24）SRS	定向活检（27%），STR（64%），GTR（9%）	1 年 OS, 88.5%；2 年 OS, 35.9%	19.9	SRS 后的急性毒性表现为现有症状的加重（如癫痫发作、失语，或麻痹）。50% 的患者因有症状坏死或肿瘤复发而再次手术。术后 24 个月的再手术率为 54.8%
Floyd et al[54], 2012	20	Cyber 刀	40 GyRT+SRS（病变<2 cm, 22 Gy；2.1~3.0 cm, 18 Gy；3.1~4.1 cm, 15 Gy；>4.1 cm, 8 Gy）+TMZ	活检（35%），STR（15%），GTR（50%）	NR	13	所有患者均有疲劳和皮肤反应（红斑和脱发），无须进一步治疗（1 级毒性）。4 例患者因有症状的脑水肿需要延长地塞米松治疗，最终松解 2 例（20% 2 级毒性）外，所有患者的脑水肿均得到缓解。总的来说，4 名患者（20%）经历了 3 级毒性
Landy et al[55], 2004	23	GKRS	雌莫司汀 +SRS（肿瘤最大直径≤20 mm, 21 Gy；21~30 mm, 18 Gy；31~40 mm, 15 Gy）+72 Gy RT 对于新发肿瘤	NR	2 年 OS, 38%	16	7 名患者（30%）出现中度恶心，其中 4 名患者（17%）出现呕吐。另有 4 例（17%）发生 DVT, 1 例阴道出血
Omuro et al[56], 2014	40	LINAC	6 Gy×6 or 4 Gy×6 FSRS+TMZ+贝伐珠单抗	STR 或活检（75%），GTR（25%）	1 年 OS, 93%	19	1 例（2.5%）出现 4 级切口感染、无菌切开；2 例（5%）为 4 级肺栓塞，1 例为晚期缺血性卒中。1 例（2.5%）患者有癫痫发作难以控制的病史，在治疗过程中在睡眠中突然死亡。2 例（5%）中枢神经系统出血，均为 1 级和无症状

AA，间变性星形细胞瘤；CNS，中枢神经系统；DSS，疾病特异性生存率；DVT，深静脉血栓形成；FSRS，分割立体定向放射外科；RT，放射治疗。
摘自 Redmond KJ, Mehta M. Stereotactic Radiosurgery for Glioblastoma.Cureus 2015；7（12）：e413

表 8.5
SRS 治疗复发性 GBM

作者	n	形态	SRS 剂量（范围）	中位 OS（月）	毒性
Shrieve et al[58], 1995	118（86 仅 SRS, 32 仅远距离放射疗法）	LINAC	13 Gy（6~20）SRS	10.2（SRS）	1 例（1%）SRS 术后 1 个月出现卡氏肺炎，很可能是类固醇治疗所致。3 例（3%）有癫痫病史的患者在 24 小时内发生癫痫发作。1 例（1%）因水肿并发急性疝而死亡。1 例（1%）出现脑积水，需要脑室分流术。2 例（2%）为暂时性失语症。2 例（2%）出现暂时性运动障碍
Vordermark et al[59],2005	19（14GBM,5AA）	LINAC	45-61 GyRT+30 Gy（20~30）SRS	9.3	没有急性神经毒性或一般健康状况恶化
Lederman et al[60],1997	23（9 仅 SRS, 14SRS+ 紫杉醇）	LINAC	60 Gy RT+［仅 SRS, 20 Gy（9~25）; SRS+ 紫杉醇, 6 Gy（4.5~9.0）］	仅 SRS, 6.3; SRS+ 紫杉醇, 14.2	毒性极小，无神经病、恶心、呕吐、腹泻、口炎、肌痛、关节痛或瘙痒。1 例（7%）出现瘙痒性皮疹。3 例（21%）切除组织显示放射性坏死。1 例（7%）同时出现放射性坏死和肿瘤
Combs et al[61],2005	32	LINAC	54 Gy（40~64）RT+15 Gy（10~20）SRS	10	27 例患者（84%）出现神经系统症状，包括头痛、癫痫发作、恶心、呕吐、运动和感觉缺陷
Fogh et al[62], 2010	147	LINAC	60 GyRT+35 Gy（28~80）SRS	11	大分割 SRS 后 4 个月出现 3 级 CNS 毒性
Maranzano et al[63],2011	22	LINAC	17 Gy SRS 或 30 Gy FSRS	11	没有超过 2 级的急性毒性。4 例患者（18%）出现头痛、恶心/呕吐。只有 FSRS 患者出现皮肤红斑和脱发，所有这些都是自限性的。患有 SRS 的 13 例患者中的 3 例（23%）发生脑放射性坏死
Greenspoon et al[64],2014	31	LINAC	25~30 Gy 或 30~35 Gy FSRS 取决于 PTV+TMZ	9	3 例患者（10%）出现急性 3 级 CNS 坏死。1 例患者（3%）出现急性 3 级 CNS 坏死 4 级 CNS 坏死
Hudes et al[65],1999	20（19GBM, 1AA）	LINAC	5 个病灶, 24 Gy/3 Gy 分级; 10 个病灶, 30 Gy/3 Gy 分级; 9 个病灶, 35 Gy/3.5 Gy 分级; 1 个病灶, 21 Gy/3 Gy 分级	20	2 级毒性: 2 例患者出现头痛（10%）和 1 例患者（5%）耳鸣/听力丧失。这些毒性在治疗后 8 周内发生 2 例患者需要短暂的类固醇增加。这 2 例毒性需要短暂的类固醇松解
Lederman et al[66],2000	88	LINAC	紫杉醇 + 每周 6Gy（4.5~9）SRS。	7	2 例患者（2%）出现瘙痒性皮疹，另 2 例患者（2%）出现放射性坏死和肿瘤
Cuneo et al[67],2012	63（WHO 分级 Ⅲ 级, 14; Ⅳ 级, 49）	LINAC	15 Gy（12.5~25）SRS+ 贝伐珠单抗	WHO Ⅳ 级胶质瘤, 5.2	32% 的患者经历了急性 2 级毒性，而 11% 的患者经历了 3 级毒性。1 例患者在抢救后 2 周死亡。25% 的患者报告先前存在的神经症状恶化，这些副作用用地塞米松处理。21% 的患者在接受 SRS 治疗 3 个月后复发癫痫发作频率增加。尽管没有新的癫痫发作，10% 的患者接受了放射性坏死抢救性 SRS

续表

作者	n	形态	SRS 剂量（范围）	中位 OS（月）	毒性
Minniti et al[68], 2013	54	LINAC	30 Gy SRS+TMZ	12.4	4 例患者（7%）出现 3 级神经功能恶化。14 例患者（26%）观察到持续剂量强度 TMZ 期间的血液学毒性，10 例患者（19%）经历 3 级或 4 级淋巴细胞减少症，2 例（4%）经历 3 级血小板减少症，2 例患者出现 3 级白细胞减少症（4%），2 例患者（20%）出现 3 级疲劳，11 例患者头痛（4%），2 例患者出现恶心 / 呕吐（8%）
Skeie et al[69], 2012	77（51 SRS，26 仅再次手术）	GKRS	39～60 Gy RT+12.2 Gy（8～20）SRS	SRS，12；仅再次手术，6	5 例患者（10%）的水肿加重。7 例接受第二次 GKRS 治疗的患者中有 1 例（14%）的神经功能有明显的恶化
Park et al[70], 2012	55（11SRS+贝伐珠单抗，44 仅 SRS）	GKRS	16 Gy（13～18）SRS	SRS+贝伐珠单抗，17.9；单独 SRS，12.2	4 例患者（37%）出现轻度（I 级或 II 级）毒性。2 例患者（18%）发生轻度腹泻（分别为 I 级和 II 级），2 例患者（18%）发生 II 级高血压，1 例（9%）发生 II 级淋巴细胞减少。所有这些毒性都是短暂的。1 例患者（9%）在治疗后出现 III 级毒性，包括疲劳和淋巴细胞减少。另 1 例患者（9%）出现了新的神经系统症状，包括偏瘫和局部水肿
Koga et al[71], 2012	18（9 常规 SRS，9 扩展 SRS）	GKRS	20 Gy 常规 SRS；20 Gy 扩展 SRS	常规 SRS，10.5；扩展 SRS，9	在 4 例患者（29%）的 4 个病灶中观察到放射性坏死。5 例患者（28%）出现类固醇相关毒性
Elliott et al[72], 2011	26	GKRS	15 Gy（10～18）SRS	13	4 例患者（25%）在切除后出现固定性偏瘫（轻度 2 例，中度 2 例）。2 例患者（12%）患有固定的同名偏盲，1 例患者（6%）患有轻度表达性失语症。1 例患者（6%）患有盲和中度接受受性失语症，同偏盲和轻度接受受性失语症
Pouratian et al[73], 2009	48	GKRS	6 Gy（3～15）SRS	9.4	GKRS 治疗无明显急性毒性或记录的放射性坏死
Kida et al[74], 2009	172 星形细胞瘤病例（25 I 级，52 II 级 I，41 III 级，54 IV 级）	GKRS	II～IV 级肿瘤给予 15 Gy SRS	14	周围水肿和神经系统恶化
Kong et al[75], 2008	114	GKRS	16 Gy（12～50）SRS	13	22 例患者（24%）出现 SRS 诱发的放射性坏死
Kohshi et al[76], 2008	25（11GBM，14AA）	GKRS	22 Gy（18～27）SRS	11	FSRS 治疗后，7 例患者（27%）有放射性坏死或肿瘤进展的迹象
Hsieh et al[77], 2005	51	GKRS	12 Gy SRS	10	16 例患者（62%）经历了放射性坏死。1 例患者（4%）患有与辐射变化相关的肉瘤

AA，同变性星形细胞瘤；FSRS，分割立体定向放射外科；Gy，剂量单位；RT，放射治疗。
摘自 Redmond KJ, Mehta M. Stereotactic radiosurgery for glioblastoma. Cureus 2015; 7(12): e413

经元变性增加 28%（P<0.05），从而突出了 PRDR 对正常组织毒性的显著益处。需要注意的是，与 PRDR 相比，标准剂量率导致肿瘤血管密度降低 40%（P=0.05），PRDR 与未治疗小鼠之间的血管密度无差异。保留肿瘤脉管系统可以通过增加自由基形成的底物量来增强辐射的电离效应。此外，PRDR 后保留的肿瘤血管系统表明，如果在 PRDR 后辅助给予贝伐珠单抗等抗血管药物可能提供更大的益处。

PRDR 用于人类复发性 GBM 的临床研究大多数在威斯康星大学进行。一项对 103 例复发性胶质瘤患者的研究中 86 例在复发时为 IV 级，证实了 PRDR 治疗挽救的安全性和有效性[82]。所有患者之前均接受过标准剂量率 59.4 Gy 的治疗。从初始治疗到挽救性 PRDR 治疗的中间时间间隔为 18.2 个月（2～227.6 个月）。中位 PRDR 再治疗剂量为 50 Gy，如果研究人员的 PRDR 经验增加，可将目标定为 54 Gy。肿瘤体积在 T2 FLAIR 或 T2 加权 MRI 信号强度周围以 2 cm 的边界勾画出 PTV。在没有 T2 加权成像的情况下，使用了 T1C+MRI 增强周围 2.5 cm 的边缘。剂量限制仅根据 PRDR 计划确定，与初始 RT 计划无关。晶状体和颈椎在两次治疗中都受到保护，不受影响。OAR 剂量限制如下：视交叉的再治疗剂量 <54 Gy，至少一只眼的视网膜 <50 Gy，脑干 <54 Gy。没有患者因辐射毒性而停止治疗，没有患者因治疗而失明。共有 15 例患者接受了大脑尸检，4 例患者出现了明显的坏死。其中 1 例患者曾接受过 SRS 12 Gy 治疗。3 例患者接受 PRDR 后行次全切除术，病理结果显示进展性疾病无治疗相关性坏死。IV 级肿瘤患者的 6 个月和 1 年存活率分别为 34.8% 和 4.4%，中位生存期为 5.1 个月（1～48.4 个月）。PRDR 开始时患者的 KPS 是生存的重要因素，因为与 KPS<70 分的患者相比，KPS≥70 分的患者生存率更高（2.4 个月 vs. 6 个月；P<0.0001）。

2014 年发表的一项研究回顾了 23 例在贝伐珠单抗治疗复发性 GBM 期间接受 PRDR 治疗的患者的病情进展[83]。根据 EORTC-NCIC 试验，所有患者均接受了最大安全切除，术后使用 TMZ 进行 chemoRT，剂量为 59.4~60 Gy，继之 TMZ 辅助治疗。在复发时，每 2 周给予患者贝伐珠单抗 10 mg/kg 直至疾病进展。患者在贝伐珠单抗使用后 14 天内接受 PRDR 治疗。再次照射期间，贝伐珠单抗（10 mg/kg）每 4 周治疗一次，共 2 个周期以减少水肿和放射性坏死。未出现 3 级或 4 级毒性。中位生存期为 6.9 个月，而在研究者对 16 项 II 期临床试验的文献综述中，贝伐珠单抗失败后中位生存期为 3.8 个月。虽然需要进一步研究，但 PRDR 可能在贝伐珠单抗失败后作为补救疗法发挥重要作用，并有可能延长生存期。

综上所述，PRDR 是治疗复发性或进展性 GBM 的一种有希望的挽救治疗，特别是用于不适合 SRS 的大体积复发的肿瘤。值得注意的是，PRDR 应在具有强大物理支持的放射肿瘤学中心进行。例如，使用 Tomo Therapy（Sunnyvale, CA）单位，将每个脉冲的剂量减少至 <0.6 Gy/ 次导致临床上计划不可接受，PTV 剂量均匀性显著降低，因为 Tomo Therapy 是使用固定剂量率输出和使用二元多叶准直器调制光束。为了解决这个问题，威斯康星大学的物理学家开发了一种虚拟网格式阻挡方案，其中一半的光束角度被定向阻挡，使用围绕图像中心的 15 个等距间隔段创建可接受的同质性指数[84]。在 PRDR 治疗复发性 GBM 患者的每周治疗评估期间，还应格外小心。

胶质母细胞瘤放射治疗的未来方向

质子疗法

质子疗法目前正在被用于治疗和研究许多中枢神经系统（CNS）疾病。该技术的优点在于质子的物理特性——布拉格峰，即在特定深度发生大剂量的辐射，然后急剧下降。因此，质子治疗能够对靠近重要器官的肿瘤实施高剂量的照射。最近，质子中心在美国发展很快，研究者对扩大质子治疗在放射肿瘤的应用产生了浓厚的兴趣。目前，用于治疗 GBM 的质子数据有限。麻省总医院首次公布的 GBM Ⅱ期质子研究结果，对 23 例患者进行了每天两次的加速分割治疗，患者使用光子（X 线）和质子放射治疗，达到 90 Gy 等效剂量（GyE）。值得注意的是，这些患者没有进行化疗。中位生存期为 20 个月，2 年生存率为 34%。然而，这种使用质子进行的剂量提升导致了高比率的再次手术切除和脑坏死率，23 例患者中有 13 例（57%）接受再次手术和 10 例患者（43%）发生放射性坏死。

日本的一项研究对 20 例幕上 GBM 患者先进行 X 线放疗，继之质子治疗局部推量增强[85]。治疗中应用了 3 个 CTV：CTV1 包括整个手术残腔和 T1C+MRI 增强区域，CTV2 被定义为 T1C+MRI 区域增强 1 cm 边缘，CTV3 被定义为 T2 FLAIR 信号异常。分别外扩 5 mm 形成 PTV。PTV3 照射是用 6 MV 或 10MV X 线照射 28 次共 50.4 Gy，X 线放射治疗后 6 小时以上对 PTV2 进行质子局部加量（14 次 23.1 GyE），序贯对 PTV1 进行质子局部推量（14 次 23.1 GyE）。最终，PTV1 的总剂量为 96.6 GyE，共 56 次；PTV2 的总剂量为 73.5 GyE，共 42 次；PTV3 总剂量为 50.4 Gy，共 28 次。在 RT 的第 1 周和第 4 周静脉注射盐酸尼莫司汀（ACNU），20 例患者中位生存期为 21.6 个月，1 年和 2 年中位生存率为 71.1% 和 45.3%。1 年和 2 年的无进展生存率分别为 45% 和 15.5%。在接受再次手术切除的 6 例患者中，肿瘤复发和放射性脑坏死混杂出现。同一组研究者的一项研究后续对 23 例患者进行调查[86]，除了其中 2 例接受 TMZ 而不是 ACNU，其他治疗方式与前相同，患者生存率与先前研究相似，可能因为几乎所有相同的患者都包括在内。6 例患者因

放射性脑坏死导致 KPS 下降，但在最终随访时增加了 10～30 分。

总之，质子治疗可以通过同步推量使 GBM 患者获得更高放疗剂量，从而改善疗效。生存数据的初步结果对比历史数据可以看到提高的趋势，但还需要进一步的临床数据，包括联合 TMZ 的研究。NRG-BN001 是一个 3 臂 Ⅱ 期前瞻性随机试验，目前入组患者使用 X 线 IMRT 或质子治疗同步 TMZ，与当前标准方案相比，评估剂量提升效果。标准方案臂包括使用 X 线进行初始剂量 46 Gy 3DCRT 或 IMRT，然后按照 RTOG 治疗体积指南提升局部剂量至 60 Gy。2 个剂量升级臂（X 线 IMRT 或质子）包括 2 个剂量提升方案。T2 FLAIR 异常信号外扩 2 cm 形成 CTV，给予总量 50 Gy，每次 1.67 Gy 照射；同时，总剂量 75 Gy，每次 2.5 Gy 给予 T1C+MRI 增强范围，CTV 缩进 5 mm。X 线实验臂利用 IMRT 方法。质子实验臂采用被动散射、均匀扫描束、铅笔束扫描或强度调制质子治疗技术。TMZ 按照 EORTC-NCIC 试验方法使用[9]，在所有 3 个臂中均相同。

碳离子疗法

重粒子（碳离子）疗法已用于某些特定部位疾病和肿瘤，作为提供高线性能量传递辐射的方法，这比分次 X 线或质子治疗具有更高的相对生物有效性。与 X 线相比，碳离子对氧增强比的依赖程度较低，在治疗乏氧 GBM 细胞方面可能更有效。

首次同时也是唯一公布结果的针对高级别胶质瘤患者使用碳离子治疗的临床试验是来自日本的 Ⅰ/Ⅱ 期研究[87]。48 例患者入组（16 例间变性星形细胞瘤和 32 例 GBM）。放疗对 CTV 进行 2 个 X 线射野（对穿或楔形），总剂量 50 Gy，每次 2 Gy 照射，同步 ACNU 化疗，CTV 为 T2 FLAIR 异常信号区及其周围 5 mm 范围。之后，碳离子放疗 4 天 / 周，共 8 次。剂量以 10% 为增量从 16.8 Gy E 提升到 24.8 Gy E，碳离子治疗的 CTV 在

T1C+MRI 增强周围有 5 mm 区域。本组患者的中位生存期为 17 个月。按碳离子治疗剂量不同分组，患者 PFS 和 OS 中位数如下：低剂量组（16.8 Gy E），分别为 4 个月和 7 个月；中剂量组（18.4～22.4 Gy E）分别为 7 个月和 19 个月；高剂量组（24.8 Gy E）分别为 14 个月和 26 个月。无 3 级中枢毒性和 4 例 2 级（中度头痛、明显嗜睡）毒性。随后的多组回顾分析比较了 3 组患者的生存，3 组分别为碳离子治疗组、单独使用 X 线放疗组、接受 RT+TMZ 的同步化放疗组[88]。1 年和 2 年的生存率如下：碳离子治疗组 72% 和 34%；单独使用 X 线放疗组 26% 和 4%；同步化放疗组为 66% 和 26%。比较第 1 组和第 2 组（P=0.0003），生存率有统计学上的显著改善，而且，碳离子治疗组与同步放化疗组相比，生存率有提高的趋势（P=0.09）。碳离子治疗组（8 个月）与同步放化疗组（6 个月）和单独 X 线放疗组（5 个月）相比，PFS 也有显著改善。

使用碳离子局部加量放疗的前瞻性试验正在进行中。CLEOPATRA 是一个随机的 II 期研究，旨在评估 GBM 患者 RT+TMZ 完成后进行碳离子加量与质子加量放疗的价值，该研究目前正在招募入组患者[89]。CINDERELLA 试验是一个 I / II 期随机研究，评估碳离子单一疗法与分割立体定向放射治疗对复发或进展胶质瘤作为挽救治疗的疗效[90]。

成本/可及性

质子和碳离子治疗的初步结果很有希望。虽然与 X 线放射治疗相比，这些治疗方式可能带来一些物理和放射生物学优势，但治疗的可及性和费用是影响使用的主要障碍。目前，美国有 20 个运行中的质子中心。质子治疗的费用是 X 线放射治疗费用的两倍多。比较质子 IMRT 和 X 线 IMRT 的费用分析表明，质子治疗每次的费用比 X 线高 2.4 倍［2.4+0.35（85% 置信区间）][91]。预测质子 /X 线治疗费用未来可能下降到 2.1。需要注意的是，质子治疗高额费用的很大一部分来源于初始投资成本。设想在设施建设（包括设备和建筑成本）不是问题的情况下（例如，通过国家支持或慈善事业投资），质子治疗和 X 线治疗之间的费用比可进一步下降到 1.6。然而，质子 IMRT 仍然并且将继续，比 X 线 IMRT 在每次治疗中有更高的费用。

建造和运行碳离子中心的成本比质子中心高。一项比较碳离子、质子和光子设施的研究表明，建造成本分别为 1.386 亿欧元、9490 万欧元和 2340 万欧元[92]。每次治疗成本折合分别为 1128 欧元、743 欧元和 233 欧元。这些成本转化为碳离子 / 光子费用比为 4.8 和质子 / 光子费用比为 3.2。这导致碳离子治疗的更大问题是可及性。世界上只有 8 个碳离子设备，没有一个在美国。建造和维护重粒子设施的高昂费用是未来治疗发展的主要障碍，尤其是在更加注重卫生保健成本的时代。碳离子治疗在 GBM 和其他肿瘤良好的治疗效果需要得到进一步证明，从而进一步证明在建造新的重粒子设施方面的长期投资是合理的。

随访/影像

国家综合癌症网络指南建议在 RT 完成后 2～6 周进行头颅 MRI 扫描初步随访，之后 MRI 可以每 2～4 个月进行一次，持续 2～3 年，随后间隔较长时间复查。如果患者无法进行 MRI，可进行增强头颅 CT 扫描，但其整体大脑分辨率比 MRI 差，尤其是在后颅窝。

常规评估 GBM 的 MRI 序列包括 T1 加权扫描后增强和 T2 FLAIR。区分肿瘤复发与假进展和放射性坏死是胶质瘤影像的重要挑战，它们在 T1 增强相可能看起来相似。此外，大多数胶质瘤复发发生在原发肿瘤部位[15]。假性进展和放射性坏死有时可以根据临床表现的时间来区分。假性进展发生在放射治疗后的 3 周至 3 个月，而放射性坏死通常在治疗后 3 个月至 3 年出现 [93]。同时，标准治疗后新诊断的 GBM 的 PFS 约为 7 个月 [15]。因此，肿瘤复发、假性进展和放射性坏死存在时间重叠。

假性进展表现为 MRI T1 增强病灶，随着时间的推移而稳定，约 20% 的病例可证实为假性进展 [94]。假性进展通常是无症状的，是由少突胶质细胞辐射损伤引起的髓磷脂合成短暂中断引起的。有证据表明，假性进展在 MGMT 甲基化肿瘤中更为常见 [95]。相反，发生放射性坏死或肿瘤复发的患者往往表现为局灶性神经功能缺损或认知功能减退 [96]。由于肿瘤复发和放射性坏死在 MRI T1 增强可能出现类似表现，因此开发 LQ 帮助区分，LQ 定义为 T2 加权 MRI 上的低信号除以 T1C+MRI 上的增强面积 [97-98]。

更先进的 MRI 技术可以帮助临床医师无创地确定治疗后发生的改变，而无须进行进一步的活检或肿瘤再次切除。弥散加权 MRI 基于水分子的布朗运动创建表观弥散系数（apparent diffusion coefficient, ADC）图。肿瘤复发通常表现为局限性扩散，因而放射性坏死的 ADC 值可能高于肿瘤复发时的 ADC 值。弥散张量成像测量质子运动的方向性，以创建部分各向异性（fractional anisotrophy, FA）图，其值在肿瘤复发高于放射性坏死。动态对比增强 MRI（dynamic contrast-enhanced MRI, DCE-MRI）通过观察脑血容量（cerebral blood volume, CBV）变化可帮助区分肿瘤复发或放射性坏死，在肿瘤复发时，脑血容量通常高于 2 ml/100 g，放射性坏死较低 [99]。DCE-MRI 也已被证明能够区分假性进展和复发性 GBM。DCE-MRI 速率常数（如 Vp<3.7）诊断假性进展灵敏度 85%、特异性 79%；K^{trans}>3.6 诊断 GBM 复发具有 69% 的灵敏度和 79% 的特异性 [100]。磁共振波谱（MRS）通过测量特定代谢物的组成指导诊断。肿瘤与放射性坏死相比，胆碱 / 肌酐和胆碱 /NAA 比值更高。放射性坏死有增加的乳酸 / 肌酐比。当比较肿瘤复发与假性进展时，GBM 复发的特点是乳酸 + 脂质 / 肌氨酸比较高，而假性进展显示较高的 NAA/ 肌酐比 [101]。近年来，通过多模态 MRI，将前面描述的多个 MRI 序列提供的参数结合起来，以提高鉴别肿瘤复发和辐射损伤的准确性 [102]。目前尚有研究使用 MRS，帮助确定放疗靶区体积，制定放疗计划 [103-104]。多模态 MRI 在复发性胶质瘤再照射靶区确定、减少再照射体积方面可能有帮助，应进一步研究。

PET 作为 GBM 的诊断价值尚未验证。然而，C-MET PET 和 FET PET 可能有助于再照射的靶区确定，因为它可以区分治疗后的改变和复发 [105-107]。还需要进一步的研究来验证 PET 在 GBM 中的实用性。

肿瘤复发与放射性坏死和假性进展的成像结果总结见表 8.6 和表 8.7。

表 8.6
区分肿瘤复发与放射性坏死的成像表现

成像模式	肿瘤复发	放射性坏死
DWI/DTI	高 FA 弥散限制 降低 ADC 值	低 FA 无弥散限制 较高的 ADC 值
DCE-MRI	增加 CBV >2.0 ml/100g	降低 CBV <2.0 ml/100g
MRS	高胆碱 / 肌酸和胆碱 /NAA	增加乳酸 / 肌氨酸，降低胆碱 / 肌氨酸
LQ	>0.6	<0.3
PET/SPECT	代谢活性 / 增加放射性追踪器的接受量	无代谢活性 / 无放射性追踪器接收

DTI，弥散张量成像；DWI，弥散加权成像；SPECT，单光子发射计算机断层扫描
摘自 Parvez K, Parvez A, Zadeh G. The diagnosis and treatment of pseudoprogression, radiation necrosis and brain tumor recurrence. Int J Mol Sci 2014;15(7):11837.

表 8.7
区分肿瘤复发和假性进展的 MRI 表现

成像模式	肿瘤复发	放射性坏死
DCE-MRI	$K^{trans} > 3.6$	Vp < 3.7
MRS	高乳酸 + 脂质 / 肌酐	高萘乙酸 / 肌酐

放射治疗的副作用

放射性坏死

放射性坏死是由血管损伤引起的，导致血管内皮生长因子（VEGF）的表达上调。反之，假性进展是一种早期延迟反应，不会增加 VEGF 的表达[108]。放射性坏死时水肿程度及血脑屏障破坏程度与 VEGF 表达程度有关[109]。治疗放射性坏死的一般策略是减轻导致神经副作用的水肿。一线治疗包括高剂量地塞米松。如果患者服用类固醇仍有症状，则应考虑采取其他干预措施。贝伐珠单抗是一种血管内皮生长因子受体抗体，是治疗对类固醇不敏感放射性坏死首选的二线疗法[110-111]。手术切除可以减少占位效应和水肿，是手术可及区域的治疗选择。华法林抗凝治疗也被用于预防血管血栓形成，但证据并不充分[112]。不可手术的患者，如有多个区域的放射性坏死或手术切除困难，可考虑高压氧治疗[113]。最新研究的治疗方法还包括激光间质热疗（laser interstitial thermal therapy, LITT），这是一种使用加热探针破坏血管再生区域的方法，以创建可重新恢复的 VEGF 耗尽的凝固坏死区[114]。LITT 目前正在 Ⅱ 期临床试验：立体定向放射外科后的激光消融（LAASR）。

放射性嗜睡综合征

放射性嗜睡综合征（radiation somnolence syndrome, RSS）是 RT 的亚急性副作用，可在头颅照射后 4 ~ 8 周发生[115]。儿童的临床表现包括厌食症和易怒，然后是极度嗜睡，每天可持续 20 小时，可伴有低热、呕吐和头痛[116]。

成人的症状表现为白天的轻度疲劳和嗜睡到过度疲劳和伴随着抑郁，这种症状往往具有自限性，症状通常持续 2 ~ 4 周消失[116-117]。

一般认为 RSS 的病因为暂时性脱髓鞘[116]。而有越来越多的证据表明放射引起的炎症与 RSS 相关，泼尼松可以降低患者的 RSS 发生[115-116]。一项研究发现了几种细胞因子的改变可引起 RSS，包括睡眠觉醒调节细胞因子，如 IL-1β 和 TNF-α[115]。这一发现进一步揭示了与 RSS 相关的睡眠障碍的炎症机制。

认知功能减退

认知功能减退一般被认为是 GBM 患者放疗的常见副作用。然而，最近的几项研究表明，肿瘤进展可能是认知障碍的主要原因，而非放疗。在梅奥诊所进行的一项研究中，收集了 8 个前瞻性 NCCTG 高级别胶质瘤试验组患者的简易智力状态检测量表（MMSE），共对 1146 例患者进行了分析，观察时间从放化疗开始基线至治疗完成后 24 个月[118]。在 6 个月、12 个月、18 个月和 24 个月时，无肿瘤进展的患者认知功能减退的比例分别为 18%、16%、14% 和 13%。对于随后的肿瘤进展患者对比无进展患者，MMSE 分数的变化较大。因而研究者得出结论，认知功能减退的主要原因是影像学变化前的亚临床肿瘤进展。在阿姆斯特丹的一项研究中，32 例 GBM 患者在 RT 后 8 个月和 16 个月接受研究[119]。与无复发的患者相比，在认知评估中，肿瘤复发患者的几个指标评分较低。亚组分析表明，肿瘤复发引起的认知功能下降也可归因于抗癫痫药物的使用。在阿姆斯特丹的另一项前瞻性研究中，对 13 例按照 EORTC-NCIC 方案使用 RT+TMZ 治疗的无影像学进展患者进行认知变化程度分析，将同步放化疗后 6 周（第一次随访）和 3 个周期辅助 TMZ（第二次随访）认知数据与基线认知评估进行比较[120]。结果从基线到第二次随访 7 例患者认知稳定，3 例患者改善，3 例患者有认知下降。总之，肿瘤进展对认知功能减退的影响比辐射毒性更大。然而，在病情稳定的情况下，放射引起的认知能力下降仍然是可能的。治疗阿尔茨海默病药物美金刚（memantine），被证明可以预防在 RTOG 0614 中接受 WBRT 的患者的认知功能减退[121]。对基于 RPA 分类和 MGMT 甲基化状态预期可有长期生存可能的患者，或对治疗有良好反应的患者，可考虑预防使用美金刚，减少放疗相关认知功能减退，这也是未来研究的重要领域。

总结

1. 虽然在前瞻性试验中未证明，但最大的手术切除仍然被推荐，因为与 GBM 取得更好的治疗结果相关。

2. 术后辅助总剂量 60 Gy，每次 2 Gy 的放疗同步每天 TMZ 化疗，之后辅助 TMZ 化疗目前被认为是标准治疗方案。

3. 少分次大分割放疗，或单独放疗是老年患者或体能状况差的不能耐受标准治疗方案患者的替代疗法。

4. 剂量提高至 60 Gy 以上尚未被证明与 GBM 的预后改善相关。然而，应用放疗新模式，如立体定向放射外科、质子治疗和碳离子治疗进行放疗剂量提升，并同步 TMZ 化疗，对改善 GBM 患者的预后的研究仍然在进行中。

5. 先进的影像技术，如多模态 MRI，用于放疗靶区确定、计划制订的探讨仍在进行，但还需要验证其益处。

6. 对 GBM 患者同步放化疗同时可使用增敏剂以提高疗效。

（译者：韩倩）

参考文献

1. Walker MD, Alexander E, Hunt WE, et al. Evaluation of BCNU and/or radiotherapy in the treatment of anaplastic gliomas. A cooperative clinical trial. J Neurosurg 1978; 49(3): 333-43.

2. Walker MD, Strike TA, Sheline GE. An analysis of dose-effect relationship in the radiotherapy of malignant gliomas. Int J Radiat Oncol Biol Phys 1979; 5(10): 1725-31.

3. Chang CH, Horton J, Schoenfeld D, et al. Comparison of postoperative radiotherapy and combined postoperative radiotherapy and chemotherapy in the multidisciplinary management of malignant gliomas. A joint Radiation Therapy Oncology Group and Eastern Cooperative Oncology Group study. Cancer 1983; 52(6): 997-1007.

4. Laperriere NJ, Leung PM, McKenzie S, et al. Randomized study of brachytherapy in the initial management of patients with malignant astrocytoma. Int J Radiat Oncol Biol Phys 1998; 41(5): 1005-11.

5. Selker RG, Shapiro WR, Burger P, et al. The Brain Tumor Cooperative Group NIH Trial 87-01: a randomized comparison of surgery, external radiotherapy, and carmustine versus surgery, interstitial radiotherapy boost, external radiation therapy, and carmustine. Neurosurgery 2002; 51(2): 343-55 [discussion: 55-7].

6. Lee SW, Fraass BA, Marsh LH, et al. Patterns of failure following high-dose 3-D conformal radiotherapy for high-grade astrocytomas: a quantitative dosimetric study. Int J Radiat Oncol Biol Phys 1999; 43(1): 79-88.

7. Scott CB, Scarantino C, Urtasun R, et al. Validation and predictive power of Radiation Therapy Oncology Group (RTOG) recursive partitioning analysis classes for malignant glioma patients: a report using RTOG 90-06. Int J Radiat Oncol Biol Phys 1998; 40(1): 51-5.

8. Curran W, Scott C, Yung W, et al. No survival benefit of hyperfractionated radiotherapy (RT) to 72.0 Gy and carmustine versus standard RT and carmustine for malignant glioma patients: preliminary results of RTOG 90-06. J Clin Oncol 1996; 15(Suppl): 154.

9. Stupp R, Mason WP, van den Bent MJ, et al. Radiotherapy plus concomitant and adjuvant temozolomide for glioblastoma. N Engl J Med 2005; 352(10): 987-96.

10. Stupp R, Hegi ME, Mason WP, et al. Effects

of radiotherapy with concomitant and adjuvant temozolomide versus radiotherapy alone on survival in glioblastoma in a randomised phase III study: 5-year analysis of the EORTC-NCIC trial. Lancet Oncol 2009; 10(5): 459-66.

11. Wiersma RD, Tomarken SL, Grelewicz Z, et al. Spatial and temporal performance of 3D optical surface imaging for real-time head position tracking. Med Phys 2013; 40(11): 111712.

12. Niyazi M, Brada M, Chalmers AJ, et al. ESTROACROP guideline "target delineation of glioblastomas." Radiother Oncol 2016; 118(1): 35-42.

13. Oppitz U, Maessen D, Zunterer H, et al. 3D-recurrence-patterns of glioblastomas after CT-planned postoperative irradiation. Radiother Oncol 1999; 53(1): 53-7.

14. Chang EL, Akyurek S, Avalos T, et al. Evaluation of peritumoral edema in the delineation of radiotherapy clinical target volumes for glioblastoma. Int J Radiat Oncol Biol Phys 2007; 68(1): 144-50.

15. Wallner KE, Galicich JH, Krol G, et al. Patterns of failure following treatment for glioblastoma multiforme and anaplastic astrocytoma. Int J Radiat Oncol Biol Phys 1989; 16(6): 1405-9.

16. Hess CF, Schaaf JC, Kortmann RD, et al. Malignant glioma: patterns of failure following individually tailored limited volume irradiation. Radiother Oncol 1994; 30(2): 146-9.

17. Gaspar LE, Fisher BJ, Macdonald DR, et al. Supratentorial malignant glioma: patterns of recurrence and implications for external beam local treatment. Int J Radiat Oncol Biol Phys 1992; 24(1): 55-7.

18. Hochberg FH, Pruitt A. Assumptions in the radiotherapy of glioblastoma. Neurology 1980; 30(9): 907-11.

19. Gilbert MR, Wang M, Aldape KD, et al. Dose-dense temozolomide for newly diagnosed glioblastoma: a randomized phase III clinical trial. J Clin Oncol 2013; 31(32): 4085-91.

20. Stupp R, Hegi ME, Gorlia T, et al. Cilengitide combined with standard treatment for patients with newly diagnosed glioblastoma with methylated MGMT promoter (CENTRIC EORTC 26071-22072 study): a multicentre, randomised, open-label, phase 3 trial. Lancet Oncol 2014; 15(10): 1100-8.

21. Minniti G, Amelio D, Amichetti M, et al. Patterns of failure and comparison of different target volume delineations in patients with glioblastoma treated with conformal radiotherapy plus concomitant and adjuvant temozolomide. Radiother Oncol 2010; 97(3): 377-81.

22. Hegi ME, Diserens AC, Gorlia T, et al. MGMT gene silencing and benefit from temozolomide in glioblastoma. N Engl J Med 2005; 352(10): 997-1003.

23. van den Bent MJ, Brandes AA, Taphoorn MJ, et al. Adjuvant procarbazine, lomustine, and vincristine chemotherapy in newly diagnosed anaplastic oligodendroglioma: long-term follow-up of EORTC brain tumor group study 26951. J Clin Oncol 2013; 31(3): 344-50.

24. Cairncross G, Wang M, Shaw E, et al. Phase III trial of chemoradiotherapy for anaplastic oligodendroglioma: long-term results of RTOG 9402. J Clin Oncol 2013; 31(3): 337-43.

25. Tabatabai G, Stupp R, van den Bent MJ, et al. Molecular diagnostics of gliomas: the clinical perspective. Acta Neuropathol 2010; 120(5): 585-92.

26. Hegi ME, Janzer RC, Lambiv WL, et al. Presence of an oligodendroglioma-like component in newly diagnosed glioblastoma identifies a pathogenetically heterogeneous subgroup and lacks prognostic value: central pathology review of the EORTC_26981/NCIC_CE.3 trial. Acta Neuropathol 2012; 123(6): 841-52.

27. Curran WJ, Scott CB, Horton J, et al. Recursive partitioning analysis of prognostic factors in three Radiation Therapy Oncology Group malignant glioma trials. J Natl Cancer Inst 1993; 85(9): 704-10.

28. Mirimanoff RO, Gorlia T, Mason W, et al. Radiotherapy and temozolomide for newly diagnosed glioblastoma: recursive partitioning analysis of the EORTC 26981/22981-NCIC CE3 phase III randomized trial. J Clin Oncol 2006; 24(16): 2563-9.

29. Minniti G, Lanzetta G, Scaringi C, et al. Phase II study of short-course radiotherapy plus concomitant and adjuvant temozolomide in elderly patients with glioblastoma. Int J Radiat Oncol Biol Phys 2012; 83(1): 93-9.

30. Minniti G, Scaringi C, Baldoni A, et al. Health-related quality of life in elderly patients with newly diagnosed glioblastoma treated with short-course radiation therapy plus concomitant and adjuvant temozolomide. Int J Radiat Oncol Biol Phys 2013; 86(2): 285-91.

31. Minniti G, Scaringi C, Lanzetta G, et al. Standard (60 Gy) or short-course (40 Gy) irradiation plus concomitant and adjuvant temozolomide for elderly patients with glioblastoma: a propensity-matched analysis. Int J Radiat Oncol Biol Phys 2015; 91(1): 109-15.

32. Cao JQ, Fisher BJ, Bauman GS, et al. Hypofractionated radiotherapy with or without concurrent temozolomide in elderly patients with glioblastoma multiforme: a review of ten-year single institutional experience. J Neurooncol 2012; 107(2): 395-405.

33. Keime-Guibert F, Chinot O, Taillandier L, et al. Radiotherapy for glioblastoma in the elderly. N Engl J Med 2007; 356(15): 1527-35.

34. Roa W, Brasher PM, Bauman G, et al. Abbreviated course of radiation therapy in older patients with glioblastoma multiforme: a prospective randomized

clinical trial. J Clin Oncol 2004; 22(9): 1583-8.

35. Roa W, Kepka L, Kumar N, et al. International Atomic Energy Agency randomized phase III study of radiation therapy in elderly and/or frail patients with newly diagnosed glioblastoma multiforme. J Clin Oncol 2015; 33(35): 4145-50.

36. Wick W, Platten M, Meisner C, et al. Temozolomide chemotherapy alone versus radiotherapy alone for malignant astrocytoma in the elderly: the NOA-08 randomised, phase 3 trial. Lancet Oncol 2012; 13(7): 707-15.

37. Malmstro¨m A, Grønberg BH, Marosi C, et al. Temozolomide versus standard 6-week radiotherapy versus hypofractionated radiotherapy in patients older than 60 years with glioblastoma: the Nordic randomised, phase 3 trial. Lancet Oncol 2012; 13(9): 916-26.

38. Paszat L, Laperriere N, Groome P, et al. A population-based study of glioblastoma multiforme. Int J Radiat Oncol Biol Phys 2001; 51(1): 100-7.

39. Kita D, Ciernik IF, Vaccarella S, et al. Age as a predictive factor in glioblastomas: population-based study. Neuroepidemiology 2009; 33(1): 17-22.

40. Scott JG, Bauchet L, Fraum TJ, et al. Recursive partitioning analysis of prognostic factors for glioblastoma patients aged 70 years or older. Cancer 2012; 118(22): 5595-600.

41. Gerstner ER, Yip S, Wang DL, et al. MGMT methylation is a prognostic biomarker in elderly patients with newly diagnosed glioblastoma. Neurology 2009; 73(18): 1509-10.

42. Brandes AA, Franceschi E, Tosoni A, et al. Temozolomide concomitant and adjuvant to radiotherapy in elderly patients with glioblastoma: correlation with MGMT promoter methylation status. Cancer 2009; 115(15): 3512-8.

43. Reifenberger G, Hentschel B, Felsberg J, et al. Predictive impact of MGMT promoter methylation in glioblastoma of the elderly. Int J Cancer 2012; 131(6): 1342-50.

44. Souhami L, Seiferheld W, Brachman D, et al. Randomized comparison of stereotactic radiosurgery followed by conventional radiotherapy with carmustine to conventional radiotherapy with carmustine for patients with glioblastoma multiforme: report of Radiation Therapy Oncology Group 93- 05 protocol. Int J Radiat Oncol Biol Phys 2004; 60(3): 853-60.

45. Cardinale R, Won M, Choucair A, et al. A phase II trial of accelerated radiotherapy using weekly stereotactic conformal boost for supratentorial glioblastoma multiforme: RTOG 0023. Int J Radiat Oncol Biol Phys 2006; 65(5): 1422-8.

46. Sarkaria JN, Mehta MP, Loeffler JS, et al. Radiosurgery in the initial management of malignant gliomas: survival comparison with the RTOG recursive partitioning analysis. Radiation Therapy Oncology Group. Int J Radiat Oncol Biol Phys 1995; 32(4): 931-41.

47. Gannett D, Stea B, Lulu B, et al. Stereotactic radiosurgery as an adjunct to surgery and external beam radiotherapy in the treatment of patients with malignant gliomas. Int J Radiat Oncol Biol Phys 1995; 33(2): 461-8.

48. Masciopinto JE, Levin AB, Mehta MP, et al. Stereotactic radiosurgery for glioblastoma: a final report of 31 patients. J Neurosurg 1995; 82(4): 530-5.

49. Mehta MP, Masciopinto J, Rozental J, et al. Stereotactic radiosurgery for glioblastoma multiforme: report of a prospective study evaluating prognostic factors and analyzing long-term survival advantage. Int J Radiat Oncol Biol Phys 1994; 30(3): 541-9.

50. Nwokedi EC, DiBiase SJ, Jabbour S, et al. Gamma knife stereotactic radiosurgery for patients with glioblastoma multiforme. Neurosurgery 2002; 50(1): 41-6 [discussion: 6-7].

51. Balducci M, Apicella G, Manfrida S, et al. Single-arm phase II study of conformal radiation therapy and temozolomide plus fractionated stereotactic conformal boost in high-grade gliomas: final report. Strahlenther Onkol 2010; 186(10): 558-64.

52. Cardinale RM, Schmidt-Ullrich RK, Benedict SH, et al. Accelerated radiotherapy regimen for malignant gliomas using stereotactic concomitant boosts for dose escalation. Radiat Oncol Investig 1998; 6(4): 175-81.

53. Shrieve DC, Alexander E 3rd, Black PM, et al. Treatment of patients with primary glioblastoma multiforme with standard postoperative radiotherapy and radiosurgical boost: prognostic factors and long-term outcome. J Neurosurg 1999; 90(1): 72-7.

54. Floyd SR, Kasper EM, Uhlmann EJ, et al. Hypofractionated radiotherapy and stereotactic boost with concurrent and adjuvant temozolamide for glioblastoma in good performance status elderly patients - early results of a phase II trial. Front Oncol 2012; 2: 122.

55. Landy H, Markoe A, Potter P, et al. Pilot study of estramustine added to radiosurgery and radiotherapy for treatment of high grade glioma. J Neurooncol 2004; 67(1-2): 215-20.

56. O muroA,Beal K,Gutin P, et al. Phase II study of bevacizumab, temozolomide, and hypofractionated stereotactic radiotherapy for newly diagnosed glioblastoma. Clin Cancer Res 2014; 20(19): 5023-31.

57. Redmond KJ, Mehta M. Stereotactic radiosurgery for glioblastoma. Cureus 2015; 7(12): e413.

58. Shrieve DC, Alexander E 3rd, Wen PY, et al. Comparison of stereotactic radiosurgery and brachytherapy in

the treatment of recurrent glioblastoma multiforme. Neurosurgery 1995; 36(2): 275-82 [discussion: 82-4].

59. Vordermark D, Kolbl O, Ruprecht K, et al. Hypofractionated stereotactic re-irradiation: treatment option in recurrent malignant glioma. BMC Cancer 2005; 5: 55.

60. Lederman G, Arbit E, Odaimi M, et al. Recurrent glioblastoma multiforme: potential benefits using fractionated stereotactic radiotherapy and concurrent taxol. Stereotact Funct Neurosurg 1997; 69(1-4 Pt 2): 162-74.

61. Combs SE, Widmer V, Thilmann C, et al. Stereotactic radiosurgery (SRS): treatment option for recurrent glioblastoma multiforme (GBM). Cancer 2005; 104(10): 2168-73.

62. Fogh SE, Andrews DW, Glass J, et al. Hypofractionated stereotactic radiation therapy: an effective therapy for recurrent high-grade gliomas. J Clin Oncol 2010; 28(18): 3048-53.

63. Maranzano E, Anselmo P, Casale M, et al. Treatment of recurrent glioblastoma with stereotactic radiotherapy: long-term results of a monoinstitutional trial. Tumori 2011; 97(1): 56-61.

64. Greenspoon JN, Sharieff W, Hirte H, et al. Fractionated stereotactic radiosurgery with concurrent temozolomide chemotherapy for locally recurrent glioblastoma multiforme: a prospective cohort study. Onco Targets Ther 2014; 7: 485-90.

65. Hudes RS, Corn BW, Werner-Wasik M, et al. A phase I dose escalation study of hypofractionated stereotactic radiotherapy as salvage therapy for persistent or recurrent malignant glioma. Int J Radiat Oncol Biol Phys 1999; 43(2): 293-8.

66. Lederman G, Wronski M, Arbit E, et al. Treatment of recurrent glioblastoma multiforme using fractionated stereotactic radiosurgery and concurrent paclitaxel. Am J Clin Oncol 2000; 23(2): 155-9.

67. Cuneo KC, Vredenburgh JJ, Sampson JH, et al. Safety and efficacy of stereotactic radiosurgery and adjuvant bevacizumab in patients with recurrent malignant gliomas. Int J Radiat Oncol Biol Phys 2012; 82(5): 2018-24.

68. Minniti G, Scaringi C, De Sanctis V, et al. Hypofractionated stereotactic radiotherapy and continuous low-dose temozolomide in patients with recurrent or progressive malignant gliomas. J Neurooncol 2013; 111(2): 187-94.

69. Skeie BS, Enger PO, Brogger J, et al. Gamma knife surgery versus reoperation for recurrent glioblastoma multiforme. World Neurosurg 2012; 78(6): 658-69.

70. Park KJ, Kano H, Iyer A, et al. Salvage gamma knife stereotactic radiosurgery followed by bevacizumab for recurrent glioblastoma multiforme: a case-control study.

J Neurooncol 2012; 107(2): 323-33.

71. Koga T, Maruyama K, Tanaka M, et al. Extended field stereotactic radiosurgery for recurrent glioblastoma. Cancer 2012; 118(17): 4193-200.

72. Elliott RE, Parker EC, Rush SC, et al. Efficacy of gamma knife radiosurgery for small-volume recurrent malignant gliomas after initial radical resection. World Neurosurg 2011; 76(1-2): 128-40 [discussion: 61-2].

73. Pouratian N, Crowley RW, Sherman JH, et al. Gamma knife radiosurgery after radiation therapy as an adjunctive treatment for glioblastoma. J Neurooncol 2009; 94(3): 409-18.

74. Kida Y, Yoshimoto M, Hasegawa T. Radiosurgery for intracranial gliomas. Prog Neurol Surg 2009; 22: 122-8.

75. Kong DS, Lee JI, Park K, et al. Efficacy of stereotactic radiosurgery as a salvage treatment for recurrent malignant gliomas. Cancer 2008; 112(9): 2046-51.

76. Kohshi K, Yamamoto H, Nakahara A, et al. Fractionated stereotactic radiotherapy using gamma unit after hyperbaric oxygenation on recurrent high-grade gliomas. J Neurooncol 2007; 82(3): 297-303.

77. Hsieh PC, Chandler JP, Bhangoo S, et al. Adjuvant gamma knife stereotactic radiosurgery at the time of tumor progression potentially improves survival for patients with glioblastoma multiforme. Neurosurgery 2005; 57(4): 684-92 [discussion: 92].

78. Multicenter phase II study of border zone stereotactic radiosurgery with bevacizumab in patients with recurrent or progressive glioblastoma multiforme. 2014. Available at: http: //clinicaltrials feeds.org/clinical-trials/show/NCT02120287.

79. Tomé WA, Howard SP. On the possible increase in local tumour control probability for gliomas exhibiting low dose hyper-radiosensitivity using a pulsed schedule. Br J Radiol 2007; 80(949): 32-7.

80. Schultz CJ, Geard CR. Radioresponse of human astrocytic tumors across grade as a function of acute and chronic irradiation. Int J Radiat Oncol Biol Phys 1990; 19(6): 1397-403.

81. Dilworth JT, Krueger SA, Dabjan M, et al. Pulsed low-dose irradiation of orthotopic glioblastoma multiforme (GBM) in a pre-clinical model: effects on vascularization and tumor control. Radiother Oncol 2013; 108(1): 149-54.

82. Adkison JB, Tomé W, Seo S, et al. Reirradiation of large-volume recurrent glioma with pulsed reduced-dose-rate radiotherapy. Int J Radiat Oncol Biol Phys 2011; 79(3): 835-41.

83. Magnuson W, Ian Robins H, Mohindra P, et al. Large volume reirradiation as salvage therapy for glioblastoma after progression on bevacizumab. J Neurooncol 2014; 117(1): 133-9.

84. Rasmussen KH, Hardcastle N, Howard S, et al.

Reirradiation of glioblastoma through the use of a reduced dose rate on a tomotherapy unit. Technol Cancer Res Treat 2010; 9(4): 399-406.

85. Mizumoto M, Tsuboi K, Igaki H, et al. Phase I/II trial of hyperfractionated concomitant boost proton radiotherapy for supratentorial glioblastoma multiforme. Int J Radiat Oncol Biol Phys 2010; 77(1): 98-105.

86. Mizumoto M, Yamamoto T, Takano S, et al. Longterm survival after treatment of glioblastoma multiforme with hyperfractionated concomitant boost proton beam therapy. Pract Radiat Oncol 2015; 5(1): e9-16.

87. Mizoe JE, Tsujii H, Hasegawa A, et al. Phase I/II clinical trial of carbon ion radiotherapy for malignant gliomas: combined X-ray radiotherapy, chemotherapy, and carbon ion radiotherapy. Int J Radiat Oncol Biol Phys 2007; 69(2): 390-6.

88. Combs SE, Bruckner T, Mizoe JE, et al. Comparison of carbon ion radiotherapy to photon radiation alone or in combination with temozolomide in patients with high-grade gliomas: explorative hypothesis-generating retrospective analysis. Radiother Oncol 2013; 108(1): 132-5.

89. Combs SE, Kieser M, Rieken S, et al. Randomized phase II study evaluating a carbon ion boost applied after combined radiochemotherapy with temozolomide versus a proton boost after radiochemotherapy with temozolomide in patients with primary glioblastoma: the CLEOPATRA trial. BMC Cancer 2010; 10: 478.

90. Combs SE, Burkholder I, Edler L, et al. Randomised phase I/II study to evaluate carbon ion radiotherapy versus fractionated stereotactic radiotherapy in patients with recurrent or progressive gliomas: the CINDERELLA trial. BMC Cancer 2010; 10: 533.

91. Goitein M, Jermann M. The relative costs of proton and X-ray radiation therapy. Clin Oncol (R Coll Radiol) 2003; 15(1): S37-50.

92. Peeters A, Grutters JP, Pijls-Johannesma M, et al. How costly is particle therapy? Cost analysis of external beam radiotherapy with carbon-ions, protons and photons. Radiother Oncol 2010; 95(1): 45-53.

93. Brandsma D, Stalpers L, Taal W, et al. Clinical features, mechanisms, and management of pseudoprogression in malignant gliomas. Lancet Oncol 2008; 9(5): 453-61.

94. Hygino da Cruz LC, Rodriguez I, Domingues RC, et al. Pseudoprogression and pseudoresponse: imaging challenges in the assessment of posttreatment glioma. AJNR Am J Neuroradiol 2011; 32(11): 1978-85.

95. Brandes AA, Franceschi E, Tosoni A, et al. MGMT promoter methylation status can predict the incidence and outcome of pseudoprogression after concomitant radiochemotherapy in newly diagnosed glioblastoma patients. J Clin Oncol 2008; 26(13): 2192-7.

96. Fink J, Born D, Chamberlain MC. Radiation necrosis:

relevance with respect to treatment of primary and secondary brain tumors. Curr Neurol Neurosci Rep 2012; 12(3): 276-85.

97. Dequesada IM, Quisling RG, Yachnis A, et al. Can standard magnetic resonance imaging reliably distinguish recurrent tumor from radiation necrosis after radiosurgery for brain metastases? A radiographic-pathological study. Neurosurgery 2008; 63(5): 898-903 [discussion: 4].

98. Stockham AL, Tievsky AL, Koyfman SA, et al. Conventional MRI does not reliably distinguish radiation necrosis from tumor recurrence after stereotactic radiosurgery. J Neurooncol 2012; 109(1): 149-58.

99. Larsen VA, Simonsen HJ, Law I, et al. Evaluation of dynamic contrast-enhanced T1-weighted perfusion MRI in the differentiation of tumor recurrence from radiation necrosis. Neuroradiology 2013; 55(3): 361-9.

100. Thomas AA, Arevalo-Perez J, Kaley T, et al. Dynamic contrast enhanced T1 MRI perfusion differentiates pseudoprogression from recurrent glioblastoma. J Neurooncol 2015; 125(1): 183-90.

101. Bulik M, Kazda T, Slampa P, et al. The diagnostic ability of follow-up imaging biomarkers after treatment of glioblastoma in the temozolomide era: implications from proton MR spectroscopy and apparent diffusion coefficient mapping. Biomed Res Int 2015; 2015: 641023.

102. Di Costanzo A, Scarabino T, Trojsi F, et al. Recurrent glioblastoma multiforme versus radiation injury: a multiparametric 3-T MR approach. Radiol Med 2014; 119(8): 616-24.

103. Pirzkall A, McKnight TR, Graves EE, et al. MR-spectroscopy guided target delineation for high-grade gliomas. Int J Radiat Oncol Biol Phys 2001; 50(4): 915-28.

104. Pirzkall A, Li X, Oh J, et al. 3D MRSI for resected high-grade gliomas before RT: tumor extent according to metabolic activity in relation to MRI. Int J Radiat Oncol Biol Phys 2004; 59(1): 126-37.

105. Niyazi M, Geisler J, Siefert A, et al. FET-PET for malignant glioma treatment planning. Radiother Oncol 2011; 99(1): 44-8.

106. Rieken S, Habermehl D, Giesel FL, et al. Analysis of FET-PET imaging for target volume definition in patients with gliomas treated with conformal radiotherapy. Radiother Oncol 2013; 109(3): 487-92.

107. Terakawa Y, Tsuyuguchi N, Iwai Y, et al. Diagnostic accuracy of ^{11}C-methionine PET for differentiation of recurrent brain tumors from radiation necrosis after radiotherapy. J Nucl Med 2008; 49(5): 694-9.

108. Parvez K, Parvez A, Zadeh G. The diagnosis and treatment of pseudoprogression, radiation necrosis

and brain tumor recurrence. Int J Mol Sci 2014; 15(7): 11832-46.

109.Li YQ, Ballinger JR, Nordal RA, et al. Hypoxia in radiation-induced blood-spinal cord barrier breakdown. Cancer Res 2001; 61(8): 3348-54.

110.Rahman M, Hoh BL. Avastin in the treatment for radiation necrosis: exciting results from a recent randomized trial. World Neurosurg 2011; 75(1): 4-5.

111.Levin VA, Bidaut L, Hou P, et al. Randomized double-blind placebo-controlled trial of bevacizumab therapy for radiation necrosis of the central nervous system. Int J Radiat Oncol Biol Phys 2011; 79(5): 1487-95.

112.Glantz MJ, Burger PC, Friedman AH, et al. Treatment of radiation-induced nervous system injury with heparin and warfarin. Neurology 1994; 44(11): 2020-7.

113.Leber KA, Eder HG, Kovac H, et al. Treatment of cerebral radionecrosis by hyperbaric oxygen therapy. Stereotact Funct Neurosurg 1998; 70(Suppl 1): 229-36.

114.Rahmathulla G, Recinos PF, Valerio JE, et al. Laser interstitial thermal therapy for focal cerebral radiation necrosis: a case report and literature review. Stereotact Funct Neurosurg 2012; 90(3): 192-200.

115.Ballesteros-Zebadúa P, Chavarria A, Celis MA, et al. Radiation-induced neuroinflammation and radiation somnolence syndrome. CNS Neurol Disord Drug Targets 2012; 11(7): 937-49.

116.Ryan J. Radiation somnolence syndrome. J Pediatr Oncol Nurs 2000; 17(1): 50-3.

117.Uzal D, Ozyar E, HayranM, et al. Reduced incidence of the somnolence syndrome after prophylactic cranial irradiation in children with acute lymphoblastic leukemia. Radiother Oncol 1998; 48(1): 29-32.

118.Brown PD, Jensen AW, Felten SJ, et al. Detrimental effects of tumor progression on cognitive function of patients with high-grade glioma. J Clin Oncol 2006; 24(34): 5427-33.

119.Bosma I, Vos MJ, Heimans JJ, et al. The course of neurocognitive functioning in high-grade glioma patients. Neuro Oncol 2007; 9(1): 53-62.

120.Hilverda K, Bosma I, Heimans JJ, et al. Cognitive functioning in glioblastoma patients during radiotherapy and temozolomide treatment: initial findings. J Neurooncol 2010; 97(1): 89-94.

121.Brown PD, Pugh S, Laack NN, et al. Memantine for the prevention of cognitive dysfunction in patients receiving whole-brain radiotherapy: a randomized, double-blind, placebo-controlled trial. Neuro Oncol 2013; 15(10): 1429-37.

第 9 章

化疗及其疗效

H. Westley Phillips, MD[a], Andrew S. Chi, MD, PhD[a, b, c, *]

引言

胶质母细胞瘤（glioblastoma, GBM）是最常见的原发性脑部恶性肿瘤，由于预后差，因此有许多研究试图改善这种现状。尽管大量的基础研究和临床试验都集中在这一患者群体上，但从诊断之日起的中位生存期在过去几十年里仍然基本保持不变，目前仍徘徊在 15～17 个月，其中位复发时间约为 7 个月[1]。

如果手术可行的话，该疾病传统疗法仍是以外科手术为基础的切除或活检。然而，该类肿瘤的高度浸润性使得根治性切除几乎不可能。因此，有效的治疗手段仍然依赖于新辅助技术以及辅助治疗。手术切除病灶后的后续治疗是由放疗及同步辅助化疗组成，对于新诊断的患者来说，目前金标准的化疗药物是替莫唑胺（temozolomide, TMZ），通常与放疗同步给予[2,4]。

在过去的十年中，全球范围内以 TMZ 为基础的同步放化疗模式已经成为新诊断 GBM 的标准疗法。TMZ 代表了 GBM 治疗领域的一个里程碑式的成就，因为它是唯一在随机对照 III 期临床试验中能够明确改善 GBM 生存率的化疗药物，但其对绝对生存率的改善是有限的（表 9.1）。因此，针对 GBM 的许多新型治疗策略也正在开发中。本章重点介绍了 GBM 化疗的历史背景和理论基础，并对现行的金标准进行了评述。此外，鉴于在过去几十年里进行的大量的早期临床试验，我们只讨论最近几项有可能改进现有标准的试验，并将重点放在随机对照临床试验上。

现行金标准疗法形成的背景

过去，GBM 的主要治疗仅仅是手术切除病变。然而，在 1978 年，沃克及其同事[5]展开了一项前瞻性临床试验，研究显示在间变性胶质瘤的患者中接受放射治疗或 1, 3-（2-氯乙基）-1 亚硝基脲（BCNU 或卡莫司汀）[一种可以穿透血脑屏障（BBB）的 DNA 烷化剂]，与单纯的支持治疗相对比能够显著增加总体生存率。在该前瞻性试验研究中，将患者随机分为 1～4 组：1 组给予 BCNU 80 mg/(m² · d)，连续 3 天，6～8 周；2 组单独放疗（全脑 5000～6000 ray）；3 组 BCNU 加放疗；4 组给予最好的支持治疗。在分析了 222 例接受治疗的患者后，接受前 3 种治疗模式中的任一种的总体生存率与仅支持性治疗相比，结果显著改善，均有统计学意义。

[a] Department of Neurosurgery, NYU Langone Medical Center, NYU School of Medicine, 462 1st Avenue, 7th Floor, New York, NY 10016, USA; [b] Department of Neurology, Laura and Isaac Perlmutter Cancer Center, NYU Langone Medical Center, NYU School of Medicine, 240 East 38th Street, Floor 19, New York, NY 10016, USA; [c] Department of Medicine, Laura and Isaac Perlmutter Cancer Center, NYU Langone Medical Center, NYU School of Medicine, 240 East 38th Street, Floor 19, New York, NY 10016, USA

* Corresponding author. 240 East 38th Street, Floor 19, New York, NY 10016.

E-mail address: chia01@nyumc.org

表 9.1
Ⅲ期 GBM 试验的中位总生存率 (OS) 结果

GBM 在 2016 年的生存期

试验（发表年份）	总生存期中位数（月）	95% 置信区间
Walker (BCNU) (1978)[5]	8.75	NA
EORTC-NCIC (2005)[4]	14.6	13.2 ~ 16.8
RTOG 0525（对照组）(2013)[29]	16.6	14.9 ~ 18.0
RTOG 0525（替莫唑胺剂量—密度方案）(2013)[29]	14.9	13.7 ~ 16.5
RTOG 0825（对照组）(2014)[31]	16.1	14.8 ~ 16.8
RTOG 0825（贝伐珠单抗）(2014)[31]	15.7	14.2 ~ 16.8
EORTC 26071–2072（西仑吉肽）(2014)[36]	26.3	23.8 ~ 28.8
TTFields (2015)[37]	20.5	16.7 ~ 25.0

BCNU, 1, 3 - 二 (2- 氯乙基) -1- 亚硝基脲；EORTC, 欧洲癌症研究和治疗组织；NA, 未获取；NCIC, 加拿大国家癌症研究所；RTOG, 肿瘤放射治疗协作组；TTFields, 肿瘤治疗电场

然而，中位总生存期的增加却很少（1 组、2 组、3 组、4 组分别为 18.5 周、35 周、34.5 周、14 周），总体结果仍然暗淡无光。但是，这项研究也表明放疗和 BCNU 对间变性胶质瘤均有一定疗效，因此，在接下来的几十年里，除了手术切除病灶外，辅助放疗成为这些患者的标准治疗方法。这项研究的另一个发现也将成为下一步研究的主题，就是放化疗综合治疗组的患者并不比单独放疗组的患者活得更长[5]。

后来，在其他实体瘤中应用的化疗药物也被应用于 GBM 患者的临床试验中。1999 年，弗里德曼 (Friedman) 及其同事发表了一篇文章[6]，这项单臂研究的目的是探讨伊立替康的药代动力学及其初步疗效，伊立替康最初被应用于结肠癌，是喜树碱的生物碱衍生物和拓扑异构酶Ⅰ抑制剂。在复发性或进展性脑胶质瘤患者中，临床前研究表明伊立替康在中枢神经系统肿瘤中展示了其广谱抗瘤的前景，正是该研究结论促使进行了Ⅱ期试验，以进一步探讨其在恶性肿瘤胶质瘤中的作用。该研究纳入了60 例复发性恶性胶质瘤的患者，伊立替康的起始剂量为 125 mg/m² 静脉注射，每周一次，为期 4 周，然后是 2 周的休息时间。取得了15% 的部分反应率（partial responses, PR）和

43 周的中位总生存期（overall survival, OS），初步表明结果是有效的。到了 21 世纪初，许多用于治疗其他癌症的细胞毒性药物也被用于治疗恶性胶质瘤，主要是亚硝基类药物，如卡莫司汀或洛莫司汀（CCNU），这些药物是脂溶性的，并且可以渗透 BBB。但是，大多数的研究结果都是不确定的，新确诊的 GBM 中位生存时间仍不到 1 年[7]。

最终，一项基于多项随机临床试验的 meta 分析显示[8]：接受单独放疗治疗的患者与放疗加以亚硝基脲为基础的化疗的患者相比，总生存差别虽然小但却具有显著统计学意义。化疗与单独放疗相比可使患者的生存时间明显增加约 2 个月，1 年生存率增加 6%（40% vs. 46%）。尽管化疗的效果一般，但这个分析也鼓励对恶性胶质瘤的化疗展开进一步的研究，研究重点主要是能够透过 BBB 的化疗药物咪唑四氮嗪类，如达卡巴嗪和 TMZ。

TMZ 于 20 世纪 80 年代在阿斯顿大学开发，得到了英国癌症研究组织的支持。像早期的咪唑并嗪酮衍生物，如达卡巴嗪一样，TMZ 需要转化为活性代谢物，5-(3- 甲基)-1- 三嗪 -1- 基 - 咪唑偶氮 -4- 甲酰胺（MTIC）。在有利条件下，TMZ 口服之后在生理 pH 下

可自发转化为活性剂，口服给药，无须肝代谢。MTIC 是一种不稳定的化合物，迅速降解为甲基重氮离子，这是一种有效的甲基化剂。MTIC 具有优异的生物利用度，并且像亚硝基脲一样，具有出色的 BBB 渗透性[9]。该药物作为最主要的沟槽导向的 DNA 烷化剂，使鸟嘌呤上的 N^7 和 O^6 以及腺嘌呤上的 O^3 原子甲基化，基甲鸟嘌呤 O^6 和 N^7 甲基化是导致细胞凋亡的主要细胞毒因子。在临床前研究中，TMZ 在各种颅内和颅外恶性肿瘤中都显示了其广谱的抗肿瘤活性（弗里德曼及其同事的综述[10]）。

Yung 及其同事[11]最终通过一项随机 II 期临床试验也证明了这一点，TMZ 对于第一次复发的 GBM 患者具有很好的疗效。该研究显示 TMZ 与盐酸甲基苄肼相比 6 个月无进展生存率（the 6-month progression free survival rate, PFS6）有所提高（21% vs. 8%），也确立了现在 II 期临床试验中复发性 GBM 的一个标准的疗效指标。TMZ150 或 200 mg/m² 连续口服 5 天，每个 28 天周期的第 1～5 天。尽管研究表明 TMZ 对于 GBM 是有效的，但中位无进展生存期（PFS）的改善仍然是微弱的（12 周），靶病灶的放射反应率也是很低的（5.4%）。在 1999 年，TMZ 获得美国食品药品监督管理局（FDA）批准用于二线治疗难治性间变性星形细胞瘤和 GBM[7]。

后来，放疗和 TMZ 的联合治疗策略也被进一步探讨。临床前研究表明，在体外，放疗同步 TMZ 对几种 GBM 细胞株至少是有累积细胞学毒性的[12-14]。2002 年，Stupp 及其同事[2]进行了单臂 II 期试验，64 名新诊断的 GBM 患者进行每日分次放疗同时连续给予低剂量 TMZ。最初设计的持续 TMZ 的剂量，是尝试通过减少 O^6- 甲基鸟嘌呤 DNA 甲基转移酶（MGMT）介导的 TMZ 抗性机制修复蛋白质，来快速逆转鸟嘌呤 O^6 位的 DNA 烷基化[15-16]。在体外，持续给予 TMZ 暴露可导致 MGMT 耗竭，并且这个剂量在患者身上也是安全的[17]。Stupp 及其同事的

研究并应用了这个剂量[2]，患者分次放疗（总剂量 60 Gy，每次 2 Gy，每周 5 次）的同时，给予 75 mg/（m²·d）TMZ，为期 6 周。在此之后，给予单药 TMZ 治疗，200 mg/m² 的标准剂量，每个 28 周期的第 1～5 天，持续 6 个周期。该方案被发现是安全的，并有望使 1 年和 2 年生存率提高为 58% 和 31%，中位总生存期 16 个月。

令人鼓舞的 II 期试验结果促成了欧洲试验和癌症治疗研究组织机构（EORTC）和国家加拿大癌症研究所（NCIC）展开了一项 III 期多中心随机临床试验。对于新诊断为 GBM 的患者群体，患者随机接受任一标准放射治疗或同步 TMZ 及放疗，接着进行 6 个周期的 TMZ 辅助化疗，采用前一阶段 II 期研究中探索的剂量。共有 85 个中心 573 名患者入选，主要终点是总生存率。放疗加 TMZ 组的中位生存期为 14.6 个月，单独放疗组 12.1 个月，特别是 2 年生存率有显著改善（联合治疗为 26.5%，单独放射治疗为 10.4%）[3]。在 5 年的随访中，生存率延续了前期的结果，联合治疗组长期幸存者比例显著增加（5 年生存率联合治疗组 9.8% vs. 单独放疗组 1.9%）。鉴于这项研究的结果，2005 年 FDA 批准 TMZ 应用于新诊断的 GBM 患者中。化疗联合放射治疗的治疗方案也成为了治疗标准[3-4]。

在一项 EORTC-NCIC 的 III 期试验伴随的分子相关研究中，Hegi 及其同事们[18]证实了一项阳性预后因素：MGMT 启动子 DNA 甲基化。启动子的甲基化可以使 MGMT 基因表达沉默，使癌细胞不再产生 MGMT 蛋白，而 TMZ 可以限制 DNA 甲基化的修复。Esteller 及其同事[19]早些时候回顾性队列分析了 47 名 MGMT 启动子甲基化的恶性胶质瘤患者，MGMT 启动子甲基化可独立地预测与亚硝基脲治疗反应性，并且与总体生存的增加有关。使用相同的甲基化特异性聚合酶链反应测定，Hegi 及其同事们[18]也发现，在研究群体中具有可评估的 MGMT 状态的 GBM 患者共有 206 名，大约一半（44.7%）患者 MGMT 启

动子甲基化，这也是与更长的中位总生存期显著相关的独立因素（甲基化为 18.2 个月，未甲基化为 12.2 个月）。值得注意的是，Hegi 及其同事[18]建议 MGMT 启动子甲基化可以预测对 TMZ 的反应。在甲基化 MGMT 启动子亚组内的患者，接受 TMZ 化放疗的患者生存期明显长于接受单独放疗的患者（中位总生存期，21.7 个月 vs. 15.3 个月；P=0.007）。在没有 MGMT 甲基化的患者中，TMZ 放化疗的患者与单独的放疗相比，总体中位生存期（12.7 个月 vs. 11.8 个月；P=0.06）仅略有改善，无显著统计学意义。

TMZ 具有一级药代动力学，主要经肾排泄，但无论肾功能如何，剂量推荐仍然相同。个体吸收是可变的，最大血浆浓度发生在摄入后 30 ~ 90 min，平均体积分布为 171/m^2，脑脊髓液浓度为血浆浓度的 30% ~ 40%[20]。该药物禁食状态下更有效，如果与食物一起服用峰值浓度延迟，因此鼓励患者空腹摄取。

除了总体活性特点外，与其他同类药物相比，如甲唑嗪（在 TMZ 应用之前被研究过，也已放弃），TMZ 还有一个特点就是可接受的毒性反应谱。TMZ 的副作用包括恶心和血液学异常（血小板减少症、中性粒细胞减少症等），也是最常见的并且以剂量依赖性方式发生。2002 年，在 Stupp 及其同事们[2] 开展的 II 期研究中显示，不良事件主要是与骨髓抑制相关的淋巴细胞减少、血小板减少、中性粒细胞减少和白细胞减少，发生率分别为 55%、4% ~ 19%、8% ~ 14% 和 11%。然而，严重的贫血、血小板减少和中性粒细胞减少，根据术语标准定义为严重不良事件，即 3 级或 4 级的不良反应并不常见（5% ~ 10%）。虽然罕见，但是卡氏肺孢子菌肺炎（pneumocystis carinii pneumonia, PJP）和再生障碍性贫血也是会发生的，在该项 II 期试验中就出现 2 名 PJP 患者，但确切的发病率未知。在给予 TMZ 和放疗同步治疗时，预防性 PJP 治疗也阻止了 II 期研究的进一步开展。TMZ 也有很常见的轻微的副作用，例如恶心和疲劳，恶心是最常见的，发生率估计为 30%，通常可以用镇吐药得到成功治疗，而严重的恶心和疲劳并不常见[2]。

金标准的耐药机制

对于标准的 TMZ 同步放化疗的耐药机制有两种假设：由 MGMT 启动子甲基化引起的原发性耐药，如前面所讨论过的；DNA 错配修复酶的突变引起的获得性耐药。Hunter 及其同事发现，持续暴露于亚硝基脲的一部分患者产生了 DNA 修复基因 MSH6 突变的克隆，而这些克隆具有极大量的体细胞突变，具有 DNA 烷基化的诱变特征，这个发现具有划时代意义。后来，同一小组以及癌症基因组图谱研究[21-24]中也证实了 TMZ 治疗、DNA 错配修复突变和所谓的高突变表型的这种关联，表明长时间接触 DNA 烷基化剂（如 TMZ 和亚硝基脲）的 GBM 患者中可以选择具有 DNA 修复酶体细胞突变的抗性克隆，这些修复体负责修复烷化剂诱导的 DNA 损伤。请注意，已观察到 MGMT 甲基化与体细胞 DNA 修复基因突变的发展之间存在关联[23]，并且由 GBM 患者中已鉴定出的烷化剂引起的大多数体细胞 DNA 修复突变都在 MSH6 基因中[21-22]。尤其值得注意的是，由于 DNA 修复基因突变，这些抗药性肿瘤中存在的体细胞突变数显著增加，这可能会影响后续治疗的疗效[21-24]。

改进现行金标准的尝试

基于以下假设：由于 MGMT 蛋白的累积和持续失活，连续、长期、低剂量的给药将优于周期性给药方案[15]。此外，假定以较低的剂量增加频率将对内皮细胞产生更大的影响，从而对肿瘤细胞产生抗血管生成作用[25]。随后，许多研究探索了 TMZ（剂量密集）的给药方式，以期找到最佳的给药方案，最大限度地灭活 MGMT，同时仍将药物的不良反应降至最低。

一项旨在使患者接受剂量密集给药策略的研究已开展，在 28 天周期的连续 21 天（而不是 28 天中的 5 天）接受更低剂量的 TMZ，可以增加体外 MGMT 耗竭的持续时间[26]。基于一些令人鼓舞的 Ⅱ 期临床试验，放射治疗肿瘤学小组（RTOG）牵头一项 Ⅲ 期多中心随机临床试验，该试验研究了复发患者中各种 TMZ 剂量密集方案（经由 Wick 及其同事审阅[26]），对新诊断的 GBM 在放化疗后辅助治疗中测试标准剂量 TMZ 与剂量密集 TMZ 进行了比较（RTOG0 525）[27-28]。在这项研究中，有 833 名患者被随机分配接受 TMZ 的标准剂量（150~200 mg/m² 每 28 天周期的第 1~5 天）或剂量密集的 TMZ（75~100 mg/m² 每 28 天周期第 1~21 天）。通过研究发现，两组的平均总生存时间分别为 16.6 个月和 14.9 个月，中位 PFS 为 5.5 个月和 6.7 个月，两组之间的差异无统计学意义，并且在剂量密集的 TMZ 组中毒性相关的副作用发生率更高一些[27]。

重要的是，在任何亚组中，包括 MGMT 启动子甲基化患者（原期望从 TMZ 剂量密集方案获益最大的亚组患者），各治疗组之间的生存率均无差异，TMZ 标准剂量组和剂量密集组的中位总生存期为 21.4 个月 vs. 20.2 个月[27]。尽管该研究未能为 GBM 患者引入新的给药方案，它确实证实了 MGMT 甲基化在 GBM 中具有很强的预后意义，因为 MGMT 甲基化与生存率的提高独立相关[27]。值得注意的是，由于缺乏随机的、前瞻性的临床试验，在标准的放化疗治疗复发性 GBM 后，剂量密集性 TMZ 的疗效目前仍不清楚。

除金标准以外的其他治疗方式

鉴于 TMZ 和放射治疗疗法的成功，后续的研究探索了在标准疗法中增加新疗法以改善新诊断的 GBM 的预后。通常情况下，在 TMZ 放化疗的时代，能够带来有效疗法的随机对照 Ⅲ 期临床试验研究很少，但借鉴复发患者中显示出一些初步证据的疗法用于新诊断的 GBM 中的研究也在开展。这些干预措施将在后面重点介绍，并在其他章节中进行讨论。

在过去的十年中，抗血管生成治疗已成为治疗 GBM 的潜在治疗策略。基于 2 项历史对照、单臂或非比较 Ⅱ 期临床试验中观察到的客观缓解率提高（客观缓解率 20%~26%，中位 PFS 率 3.9~4.2 个月）[26, 29]，贝伐珠单抗单药治疗进展性 GBM 获得批准。随后，进行了 2 项多中心、随机、双盲、安慰剂对照的 Ⅲ 期临床试验，以测试将贝伐珠单抗（每 2 周静脉注射 10 mg/kg）加入到标准 TMZ 放化疗中的疗效[30-31]。2 项研究均显示：与标准 TMZ 放化疗相比，贝伐珠单抗的加入并未显示出总体生存的改善。这 2 项研究中的试验组即接受贝伐珠单抗治疗的患者的平均生存期与对照组相似，范围为 15.7~16.8 个月[30-31]。正在进行后续分析以确定贝伐珠单抗的加入是否可以使特定的亚组受益。

因为贝伐珠单抗最初被报道为复发性 GBM 的潜在活性药物，与伊立替康联合使用（贝伐珠单抗 10 mg/kg 加伊立替康 125 mg/m²，每 2 周一次），而最初的 TMZ 放化疗 Ⅲ 期试验显示仅对活检患者有一定的获益[3, 27, 29, 32]。随后对 120 例 GBM 患者开展了一项随机 Ⅱ 期临床试验，试验组的方案为贝伐珠单抗联合伊立替康治疗 4 个周期，然后进行标准的 6 周 TMZ 化疗，再进行 6 个月贝伐珠单抗联合伊立替康治疗，并与标准的 TMZ 放化疗模式进行比较。结果显示，贝伐珠单抗和伊立替康的加入与 TMZ 放化疗模式相比，并没有增加不能切除的 GBM 患者的总体生存率[33]。此外，贝伐珠单抗加伊立替康组副作用更为常见。综上所述，对于大多数新诊断为 GBM 的患者，在 TMZ 联合放疗中加入贝伐珠单抗似乎并没有受益[27]。

西仑吉肽（cilengitide）是 α3 和 β5 整合素的选择性抑制剂，在一项多中心、随机、开放标签的Ⅲ期临床试验中，对合并 MGMT 启动子甲基化的新诊断为 GBM 的患者在接受标准的 TMZ 放化疗之外，对比加或不加西仑吉肽的疗效差异。整联蛋白是涉及许多细胞生命进程的一种细胞表面黏附分子，这些进程包括迁移、侵袭和血管生成等，而 α3 和 β5 整联蛋白在 GBM 肿瘤细胞和血管中过表达。前期开展的Ⅰ/Ⅱ期试验的亚组分析表明，西仑吉肽的加入可以使 MGMT 甲基化的患者的预后得到改善[34]，因此Ⅲ期试验仅招募了 MGMT 甲基化的 GBM 患者。患者被随机分配为标准 TMZ 放化疗组和标准 TMZ 放化疗加入西仑吉肽组。然而，试验结果显示西仑吉肽的加入并未能提高研究人群或任何预定的临床亚组的生存率[35]。

最近，在一项新的随机Ⅲ期试验中，测试了一种经皮输送的通过低强度、中频交流电场（alternating electric fields, AEFs）的新颖治疗方法，该方法也被称为电场疗法（tumor-treating fields, TTFields）[36]。电场疗法可产生局部递送的中频交流电场，据推测可破坏细胞分裂过程中纺锤体的形成并导致有丝分裂阻滞，尽管知道其直接针对肿瘤细胞，但其治疗肿瘤以及与化学药物之间的相互作用机制尚不清楚。这项多中心研究纳入的对象为 TMZ 放化疗 6 周后无肿瘤进展的幕上性 GBM 成年患者，将这群已接受 TMZ 标准放化疗的患者按照 2:1 方式分配至接受电场疗法和 TMZ 化疗组或单独 TMZ 维持治疗组。由于观察到意向治疗人群的 PFS 受益，试验在计划的中期分析后终止，PFS 是该研究的主要终点。当研究终止时，次要研究终点总生存时间电场疗法为 20.5 个月，而标准治疗为 15.6 个月，$P=0.004$[36]。尽管这项研究是自关键的 TMZ 放化疗研究的十年以来，第一个Ⅲ期试验显示出生存率提高的研究，但有关电场治疗仍存在一些争议。因为虚假治疗被认为是不适当的，所以该项研究既没有采取盲法，也没有安慰剂对照，中期研究中报告的总体生存结果是否会在最终研究报告中得以维持还有待观察。此外，FDA 先前已批准电场治疗作为复发性 GBM 单一疗法的一种设备，该研究基于一项Ⅲ期试验，该试验将患者随机分为电场治疗或医师选择的化疗方案，该研究表明，尽管电场治疗明显比化学疗法毒性小，但就总生存率或 PFS 而言，它并不优于标准化学疗法[37]。基于这些因素，关于该疗法在 GBM 中的疗效仍存在疑问。

在替莫唑胺放化疗时代下的复发性胶质母细胞瘤的化疗

尽管 TMZ 放化疗对新诊断的 GBM 患者在改善生存方面有一定的效果，但肿瘤总是复发，且 GBM 仍然是一种致死性疾病，总的预后是令人沮丧的。在临床前期或早期的研究中发现，大量的试验性治疗策略已经或正在被使用，迄今为止，也取得了不同程度的成功。这一系列策略超出了本章的范围，包括抗血管生成治疗、分子靶向治疗、干细胞靶向治疗、表观遗传治疗、局部区域治疗和免疫治疗。其中许多策略的早期临床研究结果基本上是令人失望的，但贝伐珠单抗除外，它被 FDA 批准用于进展性 GBM 的单一治疗。但最近报道的 437 例首次复发的 GBM 患者多中心随机（2:1）Ⅲ期试验表明，贝伐珠单抗（每 2 周 10 mg/kg）加洛莫司汀（每 6 周 90 mg/m²）联合治疗与洛莫司汀单药治疗（每 6 周 110 mg/m²）相比[38]，联合治疗组的生存并未得到提高，尽管亚组分析仍在进行中，但这一结果未能解决贝伐珠单抗对 GBM 患者生存影响的不确定性。

尽管已经进行了大量针对标准 TMZ 放化疗治疗后复发性 GBM 的单臂Ⅰ和Ⅱ期临床试验，但在目前这种情形下，仍然缺乏随机对照试验。由于在这些研究中使用了单药化疗作为对照组，少数已经进行的研究更清楚地描述了细胞毒性化疗药物在 TMZ 化疗后复发患者中的疗效和作用。在最近报道的几项针对复发的 GBM 的随机对照Ⅲ期试验中，洛莫司汀单药化疗均被用于对照组，而贝伐珠单抗[38]、恩扎他汀[39]和西地尼布[40]等做为试验组，这些研究的汇总数据表明洛莫司汀的 PFS 结果为 1.5 ~ 4 个月，PFS6 率为 20% ~ 25%，中位总生存期为 7 ~ 10 个月[38-40]。卡铂也在一个大型、多机构、随机对照 Ⅱ 期研究中进行了研究，该研究也是针对复发的 GBM 患者，比较了卡铂单药治疗（每 4 周 AUC 5）与卡铂加贝伐珠单抗（每 2 周 10 mg/kg）的疗效[41]，该研究并未发现两个治疗组之间的 PFS 或总生存率存在差异，卡铂单药治疗的中位 PFS、PFS6 率和中位总生存率分别为 3.5 个月、18% 和 7.5 个月，与洛莫司汀组观察到的结果相当[41]。在针对复发性 GBM 的肿瘤电场治疗的随机 Ⅲ 期试验中，研究者选择的对照组的化疗方案为多种化疗药物，包括亚硝基脲、伊立替康、卡铂、TMZ 以及其他有或没有贝伐珠单抗的疗法。这项研究的平均 PFS、PFS6 率和中位总生存率分别为 2.1 个月、15.1% 和 6 个月，与洛莫司汀和卡铂研究中观察到的结果相似[37]。这些结果表明，不同的细胞毒性药物在标准 TMZ 放化疗后，在复发情况下具有相似的低效性。

尽管 GBM 中可以考虑其他细胞毒性化疗药物或替代方案或常用化疗药物的组合，但笔者认为，考虑到目前常规细胞毒化疗药物的低效性，对于所有的复发性 GBM 患者，如果体质功能状态允许的情况下，均应推荐入组研究性临床试验。关于化学疗法的未来发展，最近的大规模综合基因组研究清楚地表明，需要在新兴的 GBM 分子亚型的背景下研究新疗法，因为这些亚型与不同的临床表型紧密相关[23, 42-44]。此外，最近的综合基因组研究更精确地定义了肿瘤内分子的显著异质性，以及复发性肿瘤与初始诊断时肿瘤的显著差异[45-47]。这些发现还强调了疾病背景中至关重要的环境影响因素（比如辅助治疗 vs. 复发后治疗），以及新疗法开展过程中不同情况下的分子特征。人们逐渐认识到，复发性疾病的治疗方法的发展可能需要对复发性肿瘤的分子特征进行描述。

总结

目前新诊断的 GBM 的治疗标准是十多年前制定的。它包括最大程度的安全外科手术切除，随后进行持续 6 周的累及区域的分割放射治疗及每日小剂量 TMZ 治疗，然后在 6 个 28 天周期的 5/28 治疗计划中单独使用 TMZ。该疗法通常具有良好的耐受性，且安全性与便利性相结合，有助于其在全球范围内被广泛用于治疗新诊断的 GBM 患者。尽管这种基于 TMZ 的放化疗疗法的开发在 GBM 患者的治疗中取得了里程碑式的成就，但几十年来，患者的生存时间和疾病复发率一直没有得到显著改善。

许多研究表明，除了 TMZ 以外，细胞毒性化学疗法在新诊断和复发的情况下对控制 GBM 的疗效均很微弱。在标准 TMZ 放化疗治疗后复发时通常使用亚硝基脲类药物，然而，肿瘤总是复发和控制时间短。在最近的一些 Ⅲ 期临床试验中，增加了标准 TMZ 放化疗之外的一些其他治疗方法，以期提高生存率，但这些治疗策略也没有成功，包括 TMZ 的替代方案、贝伐珠单抗和西仑吉肽的加入等。另外一种策略，肿瘤电场治疗（TTFields）也已报道，将其加入到标准 TMZ 放化疗中后，生存率得到了提高，然而，关于其功效尚有很多争论。不管是在新诊断的还是复发的患者，在早期已经开展的无数试验疗法的临床试验中，很少能显示出令人鼓舞的前景，还有许多仍需要以随机对照的方式进行验证。

然而，近年来在理解 GBM 的综合分子特征和治疗对其分子进化的影响方面取得了重大进展。这些进展无疑将为 GBM 的化疗药物和分子靶点的开发带来新的希望。重要的是，最近的综合分子谱系研究揭示了 GBM 的分子亚型和其他病理学特征，包括微环境变化，而后者可能引导新疗法的发现及其在临床中的开发。最后，笔者认为，应该鼓励标准 TMZ 放化疗后复发的患者参加临床试验，测试新的治疗策略，因为对 GBM 的生物学认识的最新重大进展有望最终减轻这一严重疾病造成的负担。

（译者：崔勇霞）

参考文献

1. Yu Z, Zhao G, Zhang Z, et al. Efficacy and safety of bevacizumab for the treatment of glioblastoma. Exp Ther Med 2016; 11(2): 371-80.
2. Stupp R, Dietrich PY, Ostermann Kraljevic S, et al. Promising survival for patients with newly diagnosed glioblastoma multiforme treated with concomitant radiation plus temozolomide followed by adjuvant temozolomide. J Clin Oncol 2002; 20(5): 1375-82.
3. Stupp R, Mason W, van den Bent M, et al. Radiotherapy plus concomitant and adjuvant temozolomide for glioblastoma. N Engl J Med 2005; 352(10): 987-96.
4. Stupp R, Hegi ME, Mason WP, et al. European Organisation for Research and Treatment of Cancer Brain Tumour and Radiation Oncology Groups; National Cancer Institute of Canada Clinical Trials Group. Effects of radiotherapy with concomitant and adjuvant temozolomide versus radiotherapy alone on survival in glioblastoma in a randomised phase III study: 5-year analysis of the EORTCNCIC trial. Lancet Oncol 2009; 10(5): 459-66.
5. Walker MD, Alexander E Jr, Hunt WE, et al. Evaluation of BCNU and/or radiotherapy in the treatment of anaplastic gliomas. A cooperative clinical trial. J Neurosurg 1978; 49(3): 333-43.
6. Friedman H, Petros W, Friedman A, et al. Irinotecan therapy in adults with recurrent or progressive malignant glioma. J Clin Oncol 1999; 17(5): 1516-25.
7. Stupp R, Gander M, Leyvraz S, et al. Current and future developments in the use of temozolomide for the treatment of brain tumours. Lancet Oncol 2001; 2(9): 552-60.
8. Stewart LA. Chemotherapy in adult high-grade glioma: a systematic review and meta- analysis of individual patient data from 12 randomised trials. Lancet 2002; 359: 1011-8.
9. Newlands ES, Blackledge GRP, Slack JA, et al. Phase I trial of temozolomide (CCRG 81045: M&B 39831: NSC 362856). Br J Cancer 1992; 65: 287-91.
10. Friedman HS, Kerby T, Calvert H. Temozolomide and treatment of malignant glioma. Clin Cancer Res 2000; 6(7): 2585-97.
11. Yung W, Albright R, Olson J, et al. A phase II study of temozolomide vs. procarbazine in patients with glioblastoma multiforme at first relapse. Br J Cancer 2000; 83(5): 588-93.
12. Wedge SR, Porteous JK, Glaser MG, et al. In vitro evaluation of temozolomide combined with x-irradiation. Anticancer Drugs 1997; 8: 92-7.
13. van Rijn J, Heimans JJ, van den Berg J, et al. Survival of human glioma cells treated with various combination of temozolomide and x-rays. Int J Radiat Oncol Biol Phys 2000; 47: 779-84.
14. Hirose Y, Berger MS, Pieper RO. p53 Effects both the duration of G2/M arrest and the fate of temozolomide-treated human glioblastoma cells. Cancer Res 2001; 61: 1957-63.
15. Tolcher AW, Gerson SL, Denis L, et al. Marked inactivation of O^6-alkylguanine-DNA alkyltransferase activity with protracted temozolomide schedules. Br J Cancer 2003; 88(7): 1004-11.
16. Friedman HS, McLendon RE, Kerby T, et al. DNA mismatch repair and O6-alkylguanine-DNA alkyltransferase analysis and response to Temodal in newly diagnosed malignant glioma. J Clin Oncol 1998; 16: 3851-7.
17. Brock CS, Newlands ES, Wedge SR, et al. Phase I trial of temozolomide using an extended continuous oral schedule. Cancer Res 1998; 58: 4363-7.
18. Hegi M, Diserens A, Gorlia T, et al. MGMT gene silencing and benefit from temozolomide in glioblastoma. N Engl J Med 2005; 352(10): 997- 1003.
19. Esteller M, Garcia-Foncillas J, Andion E, et al. Inactivation of the DNA-repair gene MGMT and the clinical response of gliomas to alkylating agents. N Engl J Med 2000; 343(19): 1350-4.
20. Villano JL, Seery TE, Bressler LR. Temozolomide in malignant gliomas: current use and future targets. Cancer Chemother Pharmacol 2009; 64(4): 647-55.
21. Cahill DP, Levine KK, Betensky RA, et al. Loss of the mismatch repair protein MSH6 in human glioblastomas is associated with tumor progression during temozolomide treatment. Clin Cancer Res 2007; 13(7): 2038-45.
22. Yip S, Miao J, Cahill DP, et al. MSH6 mutations arise in glioblastomas during temozolomide therapy and mediate temozolomide resistance. Clin Cancer Res 2009; 15(14): 4622-9.
23. Cancer Genome Atlas Research Network. Comprehensive genomic characterization defines human glioblastoma genes and core pathways. Nature 2008; 455(7216): 1061-8.

24. Hunter C, Smith R, Cahill D, et al. A hypermutation phenotype and somatic MSH6 mutations in recurrent human malignant gliomas after alkylator chemotherapy. Cancer Res 2006; 66(8): 3987-91.

25. Baruchel S, Diezi M, Hargrave D, et al. Safety and pharmacokinetics of temozolomide using a doseescalation, metronomic schedule in recurrent paediatric brain tumours. Eur J Cancer 2006; 42(14): 2335-42.

26. Wick W, Platten M, Weller M. New (alternative) temozolomide regimens for the treatment of glioma. Neuro Oncol 2009; 11(1): 69-79.

27. Friedman HS, Prados MD, Wen PY, et al. Bevacizumab alone and in combination with irinotecan in recurrent glioblastoma. J Clin Oncol 2009; 27(28): 4733-40.

28. Gilbert MR, Wang M, Aldape KD, et al. Dose-dense temozolomide for newly diagnosed glioblastoma: a randomized phase III clinical trial. J Clin Oncol 2013; 31: 4085-91.

29. Kreisl TN, Kim L, Moore K, et al. Phase II trial of single-agent bevacizumab followed by bevacizumab plus irinotecan at tumor progression in recurrent glioblastoma. J Clin Oncol 2009; 27: 740-5.

30. Gilbert MR, Dignam JJ, Armstrong TS, et al. A randomized trial of bevacizumab for newly diagnosed glioblastoma. N Engl J Med 2014; 370(8): 699-708.

31. Chinot OL, Wick W, Mason W, et al. Bevacizumab plus radiotherapy-temozolomide for newly diagnosed glioblastoma. N Engl J Med 2014; 370: 709-22.

32. Vredenburgh JJ, Desjardins A, Herndon JE 2nd, et al. Phase II trial of bevacizumab and irinotecan in recurrent malignant glioma. Clin Cancer Res 2007; 13(4): 1253-9.

33. Chauffert B, Feuvret L, Bonnetain F, et al. Randomized phase II trial of irinotecan and bevacizumab as neo-adjuvant and adjuvant to temozolomide-based chemoradiation compared with temozolomidechemoradiation for unresectable glioblastoma: final results of the TEMAVIR study from ANOCEF. Ann Oncol 2014; 25(7): 1442-7.

34. Stupp R, Hegi ME, Neyns B, et al. Phase I/IIa study of cilengitide and temozolomide with concomitant radiotherapy followed by cilengitide and temozolomide maintenance therapy in patients with newly diagnosed glioblastoma. J Clin Oncol 2010; 28: 2712-8.

35. Stupp R, Hegi ME, Gorlia T, et al. Cilengitide combined with standard treatment for patients with newly diagnosed glioblastoma with methylated MGMT promoter (CENTRIC EORTC 26071-22072 study): a multicentre, randomised, open-label, phase 3 trial.

Lancet Oncol 2014; 15(10): 1100-8.

36. Stupp R, Taillibert S, Kanner AA, et al. Maintenance therapy with tumor-treating fields plus temozolomide vs temozolomide alone for glioblastoma: a randomized clinical trial. JAMA 2015; 314(23): 2535-43.

37. Stupp R, Wong ET, Kanner AA, et al. NovoTTF- 100A versus physician's choice chemotherapy in recurrent glioblastoma: a randomised phase III trial of a novel treatment modality. Eur J Cancer 2012; 48(14): 2192-202.

38. Wick W, Brandes AA, Gorlia T, et al. Phase II trial exploring the combination of bevacizumab and lomustine in patients with first recurrence of glioblastoma: The EORTC 26101 Trial. Neuro Oncol 2015; 17: v1 [Abstract LB-05].

39. Wick W, Puduvalli VK, Chamberlain MC, et al. Phase III study of enzastaurin compared with lomustine in the treatment of recurrent intracranial glioblastoma. J Clin Oncol 2010; 28(7): 1168-74.

40. Batchelor TT, Mulholland P, Neyns B, et al. Phase III randomized trial comparing the efficacy of cediranib as monotherapy, and in combination with lomustine, versus lomustine alone in patients with recurrent glioblastoma. J Clin Oncol 2013; 31(26): 3212-8.

41. Field KM, Simes J, Nowak AK, et al. Randomized phase 2 study of carboplatin and bevacizumab in recurrent glioblastoma. Neuro Oncol 2015; 17(11): 1504-13.

42. Parsons D, Jones S, Zhang X, et al. An integrated genomic analysis of human glioblastoma multiforme. Science 2008; 321(5897): 1807-12.

43. Verhaak RG, Hoadley KA, Purdom E, et al. Integrated genomic analysis identifies clinically relevant subtypes of glioblastoma characterized by abnormalities in PDGFRA, IDH1, EGFR, and NF1. Cancer Cell 2010; 17: 98-110.

44. Noushmehr H, Weisenberger DJ, Diefes K, et al. Identification of a CpG island methylator phenotype that defines a distinct subgroup of glioma. Cancer Cell 2010; 17(5): 510-22.

45. Snuderl M, Fazlollahi L, Le LP, et al. Mosaic amplification of multiple receptor tyrosine kinase genes in glioblastoma. Cancer Cell 2011; 20(6): 810-7.

46. Johnson BE, Mazor T, Hong C, et al. Mutational analysis reveals the origin and therapy-driven evolution of recurrent glioma. Science 2014; 343(6167): 189-93.

47. Kim J, Lee IH, Cho HJ, et al. Spatiotemporal evolution of the primary glioblastoma genome. Cancer Cell 2015; 28(3): 318-28.

第 10 章

胶质母细胞瘤的抗血管生成治疗

Arman Jahangiri, BS[1], Patrick Flanigan, BS[1], Manish K. Aghi, MD, PhD*

引言

在这一章里，我们回顾了血管生成的发现历史，并逐渐认识到肿瘤血管生成在肿瘤的发生及发展中所具有的重要作用。从肿瘤血管的发现，到血管内皮生长因子（vascular endothelial growth factor, VEGF）的纯化，这一章从血管生成的重要发现史开始，重点叙述抗 VEGF 单克隆抗体 - 贝伐珠单抗的研发历史，接着探讨贝伐珠单抗在胶质母细胞瘤中的应用及相关的临床试验。本章也包含了胶质母细胞瘤中抗血管治疗的现状、缺点、耐药机制以及研究的前景。

胶质母细胞瘤中抗血管生成治疗的分子基础

血管生成的早期研发历史

从已存在的血管系统中形成新的血管的过程叫血管生成，在胚胎及人体发育等生理过程中具有重要作用[1]。它也是基本的病理过程之一，比如肿瘤形成及生长过程[2]。血管生成这个词和血管新生有一定的区别，血管新生指从血管祖细胞形成新的血管网。

一个世纪以前，包括 Rudolf Virchow 在内的一些科学家首先把肿瘤生长和过度而独特的血管形成联系起来[3]。20 世纪 20 年代后期，Warren Lewis 首先描述了大鼠体内自发肿瘤中脉管系统因肿瘤类型而异。这一发现开启了肿瘤环境在肿瘤血管形态以及生长速率中具有关键作用的研究序幕[4]。

1928 年 Sandison JC[5] 设计出了透明小室试验的活体试验方法。试验是把透明小室置入兔子的耳朵，进而可以用显微镜观察体内血管生成过程。十年后，Ide 及其同事[6] 采用透明小室试验，开始在兔子中研究肿瘤生长速率和血管的关系。他们研究发现，肿瘤一旦开始生长，就伴随着迅速而广泛的血管建立，进而促进肿瘤的生长。研究的重大发现在于证实了不但通过肿瘤血管的形成给肿瘤组织提供必需的营养和氧气以促进肿瘤的生长，而且肿瘤的生长依赖脉管的形成，没有脉管的形成，肿瘤就停止生长。这一现象，奠定了数十年后抗肿瘤血管治疗的基础。

美国国家癌症研究所的 Algire 及其同事[7] 在 1945 年发表了重要的文章，进一步验证了这种假设。通过建立鼠的透明小室模型，可以每天计数血管的数量，从而量化了血管生成和肿瘤生长的关系。他们的研究进一步证实了 Ide 及其同事[6] 的发现，在肿瘤血管的形成和生长过程中，肿瘤组织起了重要的促进作用，而不是正常组织。而且 Algire 的研

Department of Neurological Surgery, University of California, 505 Parnassus Avenue, Room M779, San Francisco, CA 94143-0112, USA

[1]Contributed equally to the work.

* Corresponding author.

E-mail address: Manish.Aghi@ucsf.edu

究证实了在肿瘤进入快速生成期之前，血管就开始生长。他们认为肿瘤诱导血管生成的能力，或许是肿瘤形成和生长的最关键的步骤之一[7]，进而衍生出了"血管开关"这一概念。

随后，肿瘤血管生成领域里的研究进展缓慢，直到 20 世纪 60 年代，血管生成领域再度引起了科学家的兴趣。Tannock 及其同事[8]采用新兴的放射自显影技术，在移植的乳腺癌模型中研究了肿瘤细胞和内皮细胞增生间的关系。一旦肿瘤细胞远离内皮细胞，肿瘤细胞的有丝分裂指数就开始相应降低。首次直接证实了肿瘤细胞依赖扩散自内皮细胞的氧气和营养供应，进而成为肿瘤生成的限速步骤。

肿瘤分泌的促血管生成因子的鉴定

尽管很多研究者预测肿瘤可能会分泌特殊的因子导致肿瘤血管新生和血管生成，但直到 20 世纪 60 年代才得以试验验证[3]。来自芝加哥医学院的 Greenblatt 和 Shubi 教授[9]以及来自哈佛医学院的 Ehrmann 和 Knoth 教授[10]，通过改良透明小室模型为小袋，置入仓鼠颊部，尽管在绒毛膜癌细胞或黑色素瘤细胞和宿主细胞之间有滤膜相隔，但肿瘤细胞依旧可以促进血管生长。他们坚信肿瘤分泌的因子刺激了肿瘤血管的生长是对这种现象的最好解释。

Folkman[1]于 1971 年引入了抗血管生成复合物这一概念，用来对抗人类肿瘤。他的团队从动物和人类肿瘤中分离出了肿瘤血管生成因子（tumor angiogenesis factor，TAF），这种因子在鼠的背囊模型中刺激肿瘤血管生成[11]。此外，体外细胞培养分离的 TAF 在鸡胚卵黄囊膜模型中具有刺激新生血管的活性[12]。在随后的 15 年里，陆续发现了几个新的促血管生长因子，其中包括转化生长因子 α（transforming growth factor-alpha）、血管生成素（angiogenin）、成纤维细胞生长因子 1（fibroblast growth factor 1，FGF；又

叫 aFGF）、碱性成纤维细胞生长因子（basic fibroblast growth factor, bFGF）等，然而这些因子在血管生成调节方面仍然有很多未解之谜[13]。

1983 年，Senger 及其同事[14]通过部分纯化法在豚鼠癌细胞条件培养液中分离出一种蛋白质，因其在 Miles 试验中可以增加血管的渗透性而被命名为肿瘤血管渗透性因子（tumor vascular permeability factor）。美国基因工程技术公司（Genentech）的 Ferrara 及其同事[15]在 1989 年从牛垂体滤泡星型细胞的条件培养基中分离并鉴定出一种内皮细胞分裂原。由于其高的促有丝分裂特性，他们认为这种蛋白可能是分泌出来的，而不像由同种细胞产生的 bFGF，储存于内部[16]。这种蛋白由于是特异的血管内皮生成刺激因子，而被命名为 VEGF[3]。

其他肿瘤领域抗血管治疗对胶质瘤的启迪

在抗体可以抑制肿瘤生长这种假说的影响下，研发 VEGF 抑制剂来确立 VEGF 在血管生成中的关键地位具有重要意义。Ferrara 及其同事[17]在 1993 年纯化出了能够靶向和中和 VEGF-A 的单克隆抗体，VEGF-A 是 VEGF 家族中几乎参与了大多血管生成的活性因子。这种抗体可以使移植到无胸腺裸鼠体内的胶质母细胞瘤的生长速率降低 80%。这种抗体对其他肿瘤同样或更加有效，其中包括侵袭性的横纹肌肉瘤。正如假设的那样，VEGF 抗体对培养的肿瘤细胞无影响，进一步验证了 VEGF 抗体在体内是通过抑制肿瘤血管生成来抑制肿瘤细胞生长的。这些研究结果，促使美国基因工程技术公司合成了人源化的抗体贝伐珠单抗（bevacizumab，Avastin）。1997 年，开始了贝伐珠单抗在癌症患者中的人体试验。2004 年，美国食品药品监督管理局（FDA）批准贝伐珠单抗用于转移性结直肠癌的一线治疗。尽管临床前研

究数据很好[17]，但顾虑到安全因素，即卒中及颅内出血风险增加，研究者对贝伐珠单抗是否用于脑胶质母细胞瘤的治疗犹豫不决。期间，德克萨斯州的一个患胶质母细胞瘤的女患者，其丈夫支持她参加贝伐珠单抗的临床试验。主治医师 Stark-Vance 博士给予了患者贝伐珠单抗联合拓扑异构酶抑制剂伊立替康的治疗[18]。效果良好，肿瘤明显缩小，而且无其他明显毒副作用。Stark-Vance 开展了一项 I 期临床试验，以贝伐珠单抗联合伊立替康为治疗药物，招募了 21 个高级别脑胶质瘤患者（11 个胶质母细胞瘤和 10 个间变性星形胶质瘤患者）。研究结果在 2005 年的欧洲神经肿瘤协会会议上发表，这是第一个临床研究，证实了贝伐珠单抗在复发胶质母细胞瘤治疗的安全性及有效性[19]。而且结果令人鼓舞，在 21 个患者中，有效率达到了 43%。随后，一个 II 期临床试验很快展开，来验证贝伐珠单抗联合伊立替康在复发胶质母细胞瘤治疗的有效性。结果显示 6 个月无疾病进展生存（progression-free survival, PFS）率明显提高到 30% ~ 60%，而历史对照只有9% ~ 21%[22]。

贝伐珠单抗在胶质母细胞瘤中的临床研究历程

贝伐珠单抗单药治疗复发性胶质母细胞瘤

到 2009 年，数篇临床试验报道了贝伐珠单抗单药治疗复发性胶质母细胞瘤的疗效。这些 II 期临床试验结果喜人，6 个月 PFS 率达到 29% ~ 43%，总体有效率达到 28%[23-25]。疗效远较传统的治疗好，而传统的化疗或放疗对复发性胶质母细胞瘤的 6 个月 PFS 率分别为 4% ~ 9% 及 9% ~ 21%[22, 26-29]。复发胶质母细胞瘤的贝伐珠单抗治疗的有效率，按照Macdonald 标准可以达到 35%，而按照 Levin标准甚至可以达到 71%[24]。综上所述，这些 II 期临床试验证实了贝伐珠单抗在复发胶质母

细胞瘤的有效性和安全性，致使贝伐珠单抗用于复发胶质母细胞瘤于 2009 年获得 FDA的批准[23-24]。这是近 40 年来，第二个获批的胶质母细胞瘤系统治疗药物。不同于替莫唑胺和局部应用的卡莫司汀膜片，贝伐珠单抗是在没有随机 III 期临床试验的情况下，加速获得 FDA 审批[30]。

贝伐珠单抗联合疗法在复发胶质母细胞中的应用

尽管多种血管内皮生长因子受体抑制剂为靶点的单药治疗有效，但许多临床医师仍然认为贝伐珠单抗或其他血管内皮生长因子靶向治疗同其他药物的联合治疗会提高临床的疗效。

拓扑异构酶 I 抑制剂伊立替康单药治疗胶质母细胞瘤的疗效有限，有效率在0 ~ 17%[31-34]。其疗效和同时期其他治疗胶质母细胞瘤的药物疗效类似。II 期临床实验中伊立替康联合贝伐珠单抗治疗明显增加PFS 率达到 38% ~ 50.3%，6 个月 OS 达到72% ~ 77%[20-21, 23]。联合治疗疗效增加的可能原因在于：在贝伐珠单抗作用下，伊立替康进入中枢神经系统的药量增加；其他的可能解释在于，贝伐珠单抗作用于胶质瘤干细胞，而伊立替康作用于分化的胶质瘤细胞[35]。同贝伐珠单抗单药相比，伊立替康联合贝伐珠单抗，使 PFS 率从单药的 29% 增高到联合治疗的46%[21, 24]。按照 MacDonald 标准，联合治疗有效率从 35% 增加到 57%，进一步支持联合治疗较单用贝伐珠单抗更获益这一观点[21, 24]。然而，在另一个招募 32 个患者的临床试验中，贝伐珠单抗联合替莫唑胺疗效并不像贝伐联合伊立替康疗效好，疗效甚至比不上单用贝伐珠单抗[36]。这个临床试验中，6 个月 PFS率只有 18.8%，中位 PFS 为 15.8 周，6 个月OS 率 62.5%，中位 OS 仅为 37 周[36]。

贝伐珠单抗和伊立替康联合治疗的出色疗效，促使科学家们进一步探索其他可能的有益的联合方案。作为 Raf 激酶和 VEGFR 抑

制剂的索拉非尼引起了科学家们极大的兴趣，其在临床前期的初步试验中，具有很好的抗胶质瘤活性[37]。作为单药治疗，索拉非尼疗效一般，如果联合贝伐珠单抗，有可能阻断 VEGF/VEGFR 信号通路[38]。然而，临床试验显示，索拉非尼联合贝伐珠单抗和贝伐珠单抗或历史对照相比，并没有明显提高疗效，6个月 PFS 率只有 17%～26%，而贝伐珠单抗单药可以达到 18% 左右。这可能和索拉非尼不能充分透过血脑屏障有关[39-40]。目前，贝伐珠单抗和索拉非尼联合治疗并没有被批准用来治疗胶质母细胞瘤。除了索拉非尼外，其他一些药物包括依托泊苷、厄洛替尼、福莫司汀、卡莫司汀及卡铂同贝伐珠单抗的联合在复发胶质母细胞瘤中也进行了研究，但疗效有限，而且毒副作用有所增加[40-42]。

欧洲一项新近完成的随机临床试验，进一步探讨了贝伐珠单抗在复发胶质母细胞瘤中的效果。在这项Ⅲ期临床试验中（EORTC 26101）探讨了贝伐珠单抗联合洛莫司汀在首次复发胶质母细胞瘤中的疗效，结果在 2015 年的欧洲神经肿瘤学年会做了汇报。同单药洛莫司汀（n=288）相比，贝伐珠单抗联合洛莫司汀（n=149）组总生存并无优势（HR=0.95；95% CI，0.74～1.21；P=0.65），而 PFS 有所延长（HR=0.49；CI，0.39～0.61）[43]。

贝伐珠单抗与新诊断的胶质母细胞瘤

大多数早期的研究侧重于探讨贝伐珠单抗在复发胶质母细胞瘤中的有效性。为了进一步探讨贝伐珠单抗在胶质母细胞瘤中的潜在治疗价值，有必要进一步研究贝伐珠单抗在胶质母细胞瘤早期的疗效。一个Ⅱ期临床试验探讨了贝伐珠单抗联合 Stupp 方案（替莫唑胺加放疗）和标准 Stupp 方案的疗效。结果并不令人满意，主要研究终点 OS 并无明显提高（19.6～23个月 vs. 14.6～21.1 个月）[44-46]。然而，次要研究终点 PFS 却得到了明显的提高（13～13.6个月 vs. 6～9 个月）[44-46]，6 个月的 PFS 率从 54%[47] 也明显提高到 85%～88%[44-45]。这些

研究结果同该疾病的发作规律一致，表明贝伐珠单抗推迟复发的短期获益，并不能影响患者的 OS，可能的解释是复发的胶质母细胞瘤具有更加侵袭性的生物学行为[48]。

这一研究结果随后被 2 个 3 期临床试验，RTOG 0825 和 AVAglio 进一步证实。试验研究了新诊断的胶质母细胞瘤，对比贝伐珠单抗联合 Stupp 方案和标准 Stupp 方案的疗效，首要研究终点是 OS，次要研究终点是 PFS。AVAglio 研究中贝伐珠单抗联合 Stupp 方案的中位 PFS 达到了 10.6 个月，而单用 Stupp 方案的中位 PFS 只有 6.2 月（P<0.001）[49]。贝伐珠单抗联合 Stupp 方案的 1 年 OS 率有所提高（72.4% vs. 66.3%；P<0.049），但 2 年的 OS 率差别就消失了（33.9% vs. 30.1%；P<0.24）。而作为首要研究终点的中位 OS 并无差异，贝伐珠单抗联合 Stupp 方案为 16.8个月，Stupp 方案组为 16.7 个月（P=0.1）[49]。

RTOG 0825 的Ⅲ期临床试验结果类似。中位 PFS 从标准 Stupp 方案的 7.3 个月增加到贝伐珠单抗联合 Stupp 方案的 10.7 个月（P=0.007）[50]。同样，OS 无明显差异，标准 Stupp 方案为 16.1 个月，而贝伐珠单抗联合 Stupp 方案为 15.7 个月（P=0.21）[50]。这些Ⅲ期临床试验进一步验证了Ⅱ期临床试验的趋势和结果，贝伐珠单抗在胶质母细胞瘤一线应用可以延长 PFS，而 OS 无明显获益。

在初始诊断的胶质母细胞瘤中应用贝伐珠单抗联合 Stupp 方案可以明显增强患者的基线生活质量和体能状态。贝伐珠单抗联合 Stupp 方案组患者可以保持 Karnofsky 评分（KPS）70 分以上 9 个月，而单纯 Stupp 方案组患者只能保持 6 个月[49]。同样，贝伐珠单抗联合 Stupp 方案可以保持患者的体能状态的中位时间是 9 个月，而单独采用 Stupp 方案患者的体能只能保持 5.5 个月（P<0.001）。贝伐珠单抗联合 Stupp 方案相比 Stupp 方案可以明显延缓患者症状恶化时间（14.2 个月 vs. 11.8 个月，P=0.02）。值得一提的是，贝伐珠单抗治疗的患者，糖皮质激素的用量明显减

少 [49]。然而，试验组患者并发症明显增加，贝伐珠单抗可能会导致严重的副作用，降低患者的生活质量，影响患者的认知功能。以上的研究结果表明，初治的胶质母细胞瘤患者贝伐珠单抗联合标准的 Stupp 方案尽管可以延长 PFS 及其他临床结果，但患者 OS 并无改善，且可能伴发较高的毒副作用。这些研究结果确认了贝伐珠单抗在胶质母细胞瘤的早期应用获益有限。

总结和未来的探索方向

　　近期完成的 Ⅲ 期临床试验结果表明，贝伐珠单抗联合标准的治疗方案无论在初治还是复发的胶质母细胞瘤中仅延长 PFS，而对 OS 无明显影响。这样的研究结果，使得在本章节前面所描述的胶质母细胞瘤抗血管治疗

的实验室研究及早期的临床研究所带来的乐观主义情绪，受到了一定程度的挫败。这样的研究结果，也使得持续探索疗效及耐药的标志物愈加显得重要，进而去筛选出适合的患者。因为前期的临床试验以及现实的临床实践中已经发现，贝伐珠单抗可以使部分患者获益，同时，对于确诊进展的患者，预后明显不佳。对于贝伐珠单抗治疗的胶质母细胞瘤患者，要密切进行影像学随访以及并发症的监控。需要清楚认识到贝伐珠单抗治疗过程中的复发，影像学上可能存在特殊性，比如缺乏强化。这种缺乏强化复发的特性，促使了对胶质母细胞瘤复发的传统影像学评估标准进行改进（图 10.1）[51]。贝伐珠单抗耐药的胶质母细胞瘤，后续无论采取化疗还是手术治疗，预后均差，所以一旦影像学上出现进展的苗头时，就需要临床医师早期鉴

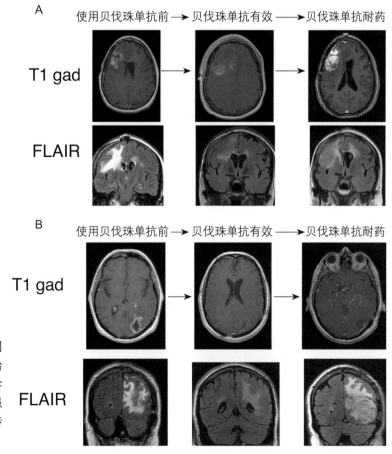

图 10.1　贝伐珠单抗耐药的不同影像学表现形式。贝伐珠单抗治疗复发性胶质母细胞耐药影像学上可以表现为强化（A）或者不强化（B）。FLAIR，液体衰减反转恢复序列；T1 gad，T1 钆增强

别复发，及时更改治疗方案，进而阻止胶质母细胞瘤的恶性表型转化。

（译者：王朝杰）

参考文献

1. Folkman J. Tumor angiogenesis: therapeutic implications. N Engl J Med 1971; 285(21): 1182-6.

2. Ferrara N, Adamis AP. Ten years of anti-vascular endothelial growth factor therapy. Nat Rev Drug Discov 2016; 15(6): 385-403.

3. Ferrara N. VEGF and the quest for tumour angiogenesis factors. Nat Rev Cancer 2002; 2(10): 795-803.

4. Lewis WH. The vascular pattern of tumors. Bulletin of the Johns Hopkins Hospital 1927; 41: 156-70.

5. Sandison JC. Observations on the growth of blood vessels as seen in the transparent chamber introduced into the rabbit's ear. Am J Anat 1928; 41(3): 475-96.

6. Ide AG, Baker NH, Warren SL. Vascularization of the Brown Pearce rabbit epithelioma transplant as seen in the transparent ear chamber. Am J Roentgenol 1939; 42: 891-9.

7. Algire GH, Chalkley HW, Legallais FY, et al. Vascular reactions of normal and malignant tissues in vivo. I. Vascular reactions of mice to wounds and to normal and neoplastic transplants. J Natl Cancer Inst 1945; 6: 73-85.

8. Tannock IF. The relation between cell proliferation and the vascular system in a transplanted mouse mammary tumour. Br J Cancer 1968; 22(2): 258-73.

9. Greenblatt M, Shubi P. Tumor angiogenesis: transfilter diffusion studies in the hamster by the transparent chamber technique. J Natl Cancer Inst 1968; 41(1): 111-24.

10. Ehrmann RL, Knoth M. Choriocarcinoma. Transfilter stimulation of vasoproliferation in the hamster cheek pouch. Studied by light and electron microscopy. J Natl Cancer Inst 1968; 41(6): 1329-41.

11. Folkman J, Merler E, Abernathy C, et al. Isolation of a tumor factor responsible for angiogenesis. J Exp Med 1971; 133(2): 275-88.

12. Klagsbrun M, Knighton D, Folkman J. Tumor angiogenesis activity in cells grown in tissue culture. Cancer Res 1976; 36(1): 110-4.

13. Klagsbrun M. Regulators of angiogenesis: stimulators, inhibitors, and extracellular matrix. J Cell Biochem 1991; 47(3): 199-200.

14. Senger DR, Galli SJ, Dvorak AM, et al. Tumor cells secrete a vascular permeability factor that promotes accumulation of ascites fluid. Science 1983; 219(4587): 983-5.

15. Ferrara N, Henzel WJ. Pituitary follicular cells secrete a novel heparin-binding growth factor specific for vascular endothelial cells. Biochem Biophys Res Commun 1989; 161(2): 851-8.

16. Ferrara N, Schweigerer L, Neufeld G, et al. Pituitary follicular cells produce basic fibroblast growth factor. Proc Natl Acad Sci U S A 1987; 84(16): 5773-7.

17. Kim KJ, Li B, Winer J, et al. Inhibition of vascular endothelial growth factor-induced angiogenesis suppresses tumour growth in vivo. Nature 1993; 362(6423): 841-4.

18. Kolata G, PA. Costly cancer drug offers hope, but also a dilemma. 2008. Available at: http: //www.nytimes.com/2008/07/06/health/06avastin.html. Accessed October 2, 2014.

19. Stark-Vance V. Bevacizumab and CPT-11 in the treatment of relapsed malignant glioma. Presented at the World Federation of Neuro-Oncology. Neuro-Oncol 2005; 7: 369.

20. Vredenburgh JJ, Desjardins A, Herndon JE 2nd, et al. Phase II trial of bevacizumab and irinotecan in recurrent malignant glioma. Clin Cancer Res 2007; 13(4): 1253-9.

21. Vredenburgh JJ, Desjardins A, Herndon JE 2nd, et al. Bevacizumab plus irinotecan in recurrent glioblastoma multiforme. J Clin Oncol 2007; 25(30): 4722-9.

22. Ballman KV, Buckner JC, Brown PD, et al. The relationship between six-month progression-free survival and 12-month overall survival end points for phase II trials in patients with glioblastoma multiforme. Neuro Oncol 2007; 9(1): 29-38.

23. Friedman HS, Prados MD, Wen PY, et al. Bevacizumab alone and in combination with irinotecan in recurrent glioblastoma. J Clin Oncol 2009; 27(28): 4733-40.

24. Kreisl TN, Kim L, Moore K, et al. Phase II trial of single-agent bevacizumab followed by bevacizumab plus irinotecan at tumor progression in recurrent glioblastoma. J Clin Oncol 2009; 27(5): 740-5.

25. Nagane M, Nishikawa R, Narita Y, et al. Phase II study of single-agent bevacizumab in Japanese patients with recurrent malignant glioma. Jpn J Clin Oncol 2012; 42(10): 887-95.

26. Happold C, Roth P, Wick W, et al. ACNU-based chemotherapy for recurrent glioma in the temozolomide era. J Neurooncol 2009; 92(1): 45-8.

27. Lamborn KR, Yung WK, Chang SM, et al. Progression-free survival: an important end point in evaluating therapy for recurrent high-grade gliomas. Neuro Oncol 2008; 10(2): 162-70.

28. Wick W, Puduvalli VK, Chamberlain MC, et al. Phase III study of enzastaurin compared with lomustine in the treatment of recurrent intracranial glioblastoma. J Clin Oncol 2010; 28(7): 1168-74.

29. Yung WK, Albright RE, Olson J, et al. A phase II study of temozolomide vs. procarbazine in patients with glioblastoma multiforme at first relapse. Br J Cancer 2000; 83(5): 588-93.

30. Cohen MH, Shen YL, Keegan P, et al. FDA drug approval summary: bevacizumab (Avastin) as treatment of recurrent glioblastoma multiforme. Oncologist 2009; 14(11): 1131-8.

31. Chamberlain MC. Salvage chemotherapy with CPT- 11 for recurrent glioblastoma multiforme. J Neurooncol 2002; 56(2): 183-8.

32. Cloughesy TF, Filka E, Nelson G, et al. Irinotecan treatment for recurrent malignant glioma using an every-3-week regimen. Am J Clin Oncol 2002; 25(2): 204-8.

33. Friedman HS, Petros WP, Friedman AH, et al. Irinotecan therapy in adults with recurrent or progressive malignant glioma. J Clin Oncol 1999; 17(5): 1516-25.

34. Prados MD, Lamborn K, Yung WK, et al. A phase 2 trial of irinotecan (CPT-11) in patients with recurrent malignant glioma: a North American Brain Tumor Consortium study. Neuro Oncol 2006; 8(2): 189-93.

35. Bao S, Wu Q, Sathornsumetee S, et al. Stem cell-like glioma cells promote tumor angiogenesis through vascular endothelial growth factor. Cancer Res 2006; 66(16): 7843-8.

36. Desjardins A, Reardon DA, Coan A, et al. Bevacizumab and daily temozolomide for recurrent glioblastoma. Cancer 2012; 118(5): 1302-12.

37. Siegelin MD, Raskett CM, Gilbert CA, et al. Sorafenib exerts anti-glioma activity in vitro and in vivo. Neurosci Lett 2010; 478(3): 165-70.

38. Nabors LB, Supko JG, Rosenfeld M, et al. Phase I trial of sorafenib in patients with recurrent or progressive malignant glioma. Neuro Oncol 2011; 13(12): 1324-30.

39. Fischer I, Gagner JP, Law M, et al. Angiogenesis in gliomas: biology and molecular pathophysiology. Brain Pathol 2005; 15(4): 297-310.

40. Galanis E, Anderson SK, Lafky JM, et al. Phase II study of bevacizumab in combination with sorafenib in recurrent glioblastoma (N0776): a north central cancer treatment group trial. Clin Cancer Res 2013; 19(17): 4816-23.

41. Chamberlain MC. Bevacizumab for the treatment of recurrent glioblastoma. Clin Med Insights Oncol 2011; 5: 117-29.

42. Taal W, Oosterkamp HM, Walenkamp AM, et al. Single-agent bevacizumab or lomustine versus a combination of bevacizumab plus lomustine in patients with recurrent glioblastoma (BELOB trial): a randomised controlled phase 2 trial. Lancet Oncol 2014; 15(9): 943-53.

43. Wick W, Brandes AA, Gorlia T, et al. Phase III trial exploring the combination of bevacizumab and lomustine in patients with first recurrence of a glioblastoma: The EORTC 26101 Trial. Annual Scientific Meeting of the Society for Neuro-Oncology. San Antonio, Texas, 2015.

44. Lai A, Tran A, Nghiemphu PL, et al. Phase II study of bevacizumab plus temozolomide during and after radiation therapy for patients with newly diagnosed glioblastoma multiforme. J Clin Oncol 2011; 29(2): 142-8.

45. Narayana A, Gruber D, Kunnakkat S, et al. A clinical trial of bevacizumab, temozolomide, and radiation for newly diagnosed glioblastoma. J Neurosurg 2012; 116(2): 341-5.

46. Stupp R, Hegi ME, Mason WP, et al. Effects of radiotherapy with concomitant and adjuvant temozolomide versus radiotherapy alone on survival in glioblastoma in a randomised phase III study: 5- year analysis of the EORTC-NCIC trial. Lancet Oncol 2009; 10(5): 459-66.

47. Stupp R, Mason WP, van den Bent MJ, et al. Radiotherapy plus concomitant and adjuvant temozolomide for glioblastoma. N Engl J Med 2005; 352(10): 987-96.

48. Clark AJ, Lamborn KR, Butowski NA, et al. Neurosurgical management and prognosis of patients with glioblastoma that progress during bevacizumab treatment. Neurosurgery 2012; 70(2): 361-70.

49. Chinot OL, Wick W, Mason W, et al. Bevacizumab plus radiotherapy-temozolomide for newly diagnosed glioblastoma. N Engl J Med 2014; 370(8): 709-22.

50. Gilbert MR, Dignam JJ, Armstrong TS, et al. A randomized trial of bevacizumab for newly diagnosed glioblastoma. N Engl J Med 2014; 370(8): 699-708.

51. WenPY, Macdonald DR, Reardon DA, et al. Updated response assessment criteria for high-grade gliomas: response assessment in neuro-oncology working group. J Clin Oncol 2010; 28(11): 1963-72.

第 11 章

复发性胶质母细胞瘤

Kalil G. Abdullah, MD[a], Jacob A. Miller, BS[b], Corey Adamson, MD, PhD, MPH[c], Steven Brem, MD[a],*

由于胶质母细胞瘤的高侵袭性，可以肯定的是几乎所有的胶质母细胞瘤都要复发，因此对复发性胶质母细胞瘤的潜在治疗方式进行评估是很必要的。目前对于复发性胶质母细胞瘤尚无明确的治疗标准。与其他受益于基因组或分子治疗和靶向治疗的实体肿瘤不同，复发性胶质母细胞瘤不反映原发的肿瘤性质。在贝伐珠单抗治疗前，复发性胶质母细胞瘤的总体中位生存期为 30 周，中位无进展生存期仅为 10 周[1]。本章讨论了复发的定义，并对治疗方案、手术和非手术治疗进行了进一步的细分，同时对相关研究进行了回顾，这些研究有助于更好地理解对复发疾病的治疗手段，其他章节详细描述了抗血管生成药物的作用（第 10 章）和肿瘤治疗领域，以及它们在复发性胶质母细胞瘤中的作用，在这里仅做简单介绍。

复发的定义

在决定治疗复发性胶质母细胞瘤之前，必须在影像学上确定复发性疾病是真性的胶质母细胞瘤进展复发，还是继发于放化疗的假性进展[2]。为了对胶质母细胞瘤的治疗反应进行标准化评估，根据麦克唐纳标准（MacDonald Criteria）将治疗反应分为 4 种类型：完全缓解（complete response, CR）、部分缓解（partial response, PR）、疾病稳定（stable disease, SD）和疾病进展（progressive disease, PD）[3]。

麦克唐纳标准最初是在 1990 年制定的，并通过肿瘤的增强模式来评价疾病，但当时并未考虑到放化疗和抗血管生成药物对影像学的影响。肿瘤真性进展和假性进展鉴别诊断较为困难，要考虑到以下因素：放射治疗 1 个月后会导致血管通透性增加，而致造影剂增强和高 T2 影像；而使用贝伐珠单抗又会降低造影剂的增强而掩盖真实的影像特点。为解决这个问题，神经肿瘤治疗反应评估工作组（Response Assessment in Neuro-Oncology Working Group, RANO）修订了评价标准，修订的标准要考虑放化疗的时间。为了在对放化疗完成后 90 天内进行诊断影像学评价，增加了更多的限制性参数，同时也要考虑皮质类固醇的影响，并更多地应用磁共振 T2/FLAIR（液体衰减反转恢复）序列评估[4]。目前，RANO 标准被认为是评估胶质母细胞瘤进展和治疗反应的最合适的方法[5]。虽然 MRI 诊断能力的进步已经发展到被用于区分假性进展与真性进展，但影像诊断只是用于

[a] Department of Neurosurgery,Hospital of the University of Pennsylvania, 3400 Spruce Street, Philadelphia, PA19104, USA; b Cleveland Clinic Lerner College of Medicine, Cleveland Clinic, 9980 Carnegie Avenue, Cleveland, OH 44195, USA; [c]Department of Neurosurgery, Emory University Hospital, 1365-B Clifton Road, Atlanta, GA 30322, USA

* Corresponding author. Department of Neurosurgery, Hospital of the University of Pennsylvania, Silverstein 3, 3400 Spruce Street, Philadelphia, PA 19104.

E-mail address: Steven.Brem@uphs.upenn.edu

指导诊断而非确诊性诊断。最近，Galldiks 等[6] 评估了 22 名胶质母细胞瘤患者，这些患者在放化疗结束后的最初 4 个月的常规 MRI 均出现了新的强化病灶或原病灶的强化。对这些患者同时进行了 O-(2-F) 氟乙基 -L- 酪氟酸 [(18)F-FET]PET 扫描。在其后获得组织病理学证实的 11 例患者中，他们发现了坏死或假性进展的患者的核素摄取量明显低于确诊肿瘤复发的患者。尽管仅是一种可能，但这项研究和其他研究已经明确标志物摄取量 PET 是一种可供选择的诊断方法[7]。

复发性胶质母细胞瘤的外科手术

对复发性胶质母细胞瘤患者进行手术干预的决定并不总是很明确。但是，当前文献中提到的多种预后因素可以指导复发性胶质母细胞瘤的治疗决策。本章描述了作者认为最有助于协助临床医师（和患者）进行手术决策的文献。

Bloch 等[8] 在 2012 年进行了一项最重要的研究，该研究主张对复发性胶质母细胞瘤进行全切除。总共有 107 例再次进行胶质母细胞瘤切除的患者进行检查，初次手术为全切除的有 52 例。这部分患者中 31 例（60%）在复发时也进行全切除，中位生存期为 20.4 个月，而复发后次全切除的患者中位生存期为 18.4 个月。初次手术是次全切除的患者有 55 例，这部分患者复发后再次进行全切手术的占 47%，中位生存期为 19 个月，而复发后再次进行次全切手术的占 53%，中位生存期为 15.9 个月。这些研究表明，初次手术全切除不一定与总体生存时间相关，但复发后全切除在统计学上与总体生存时间延长有关。这项研究与其他几项研究的结论一样，认为手术治疗复发性疾病时的卡代功能状态评分（karnofsky performance scale, KPS）是生存时间的独立预测指标。最近的很多研究也发现尽量低的肿瘤残留量和大的切除范围与更长的总生存期和无进展生存期有关[9-10]（图 11.1）。

研究发现复发性胶质母细胞瘤患者总生存时间与手术有关，而是否再次手术的选择存在选择性偏倚。例如，KPS 评分高且非功能区的胶质母细胞瘤患者在肿瘤复发后往往会行再次手术（或第三次、第四次）。Chaichana 等[11] 的一项研究发现，接受初次、再次、第三次以及第四次手术切除的胶质母细胞瘤患者的中位生存期分别为 6.8 个月、15.5 个月、22.4 个月和 26.6 个月。尽管对这些患者在病例对照评估中进行了匹配，但无法进行肿瘤分子异质性分析，这可能反映了潜在的有利的胶质母细胞瘤分子谱，而不是简单的再次手术干预，对患者寿命延长起到主要作用。而且这些再次手术的特殊患者更有可能被纳入临床试验中，并被作为结论发表。KPS 低、肿瘤侵袭性强的老年胶质母细胞瘤患者，很难从再次或第三次手术中受益。

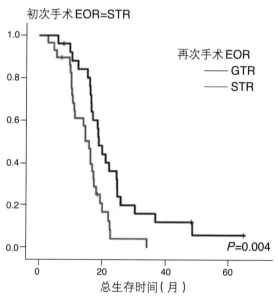

图 11.1 初次手术是次全切的胶质母细胞瘤患者，按照再次手术的切除程度［全切除（GTR）、次全切除（STR）］进行分层，比较两组的总生存时间。EOR，切除范围（From Bloch O, Han SJ, Cha S, et al. Impact of extent of resection for recurrent glioblastoma on overall survival: clinical article. J Neurosurg 2012;117:1036; with permission.）

越来越多的文献表明，尽管理想的再次手术患者是年轻人，但如果适当选择老年患者，他们也可能会从手术切除中获益[12-13]。Park 等[14]设计了一个经过验证的量表来预测复发性胶质母细胞瘤再次手术后的存活情况，结果发现有利于再次手术的选择因素包括：KPS 大于 80 分、肿瘤体积小于 50 cm³、肿瘤没有累及脑皮质结构。该量表在 2010 年进行了更新，增加了室管膜侵犯这一因素，它可以更好地对复发性胶质母细胞瘤再次手术的预后进行预判[15]。

本书其他章节（第 16 章）详细讨论了卡莫司汀薄片的使用。简要地讲，卡莫司汀薄片最初获得美国食品药品监督管理局（FDA）批准用于治疗复发性胶质母细胞瘤。该批准是基于 1995 年在 27 个医疗中心的 222 例复发性胶质母细胞瘤患者的研究，这些患者随机接受了卡莫司汀薄片或安慰剂的治疗。110 名接受卡莫司汀薄片治疗的患者的中位总生存时间为 31 周，而接受安慰剂的患者为 23 周，试验组的 6 个月总生存率提高了 50%[16]。2008 年，约翰霍普金斯大学进行了单中心复发性胶质母细胞瘤临床研究，回顾性分析了 10 年内 122 例复发性胶质母细胞瘤接受开颅手术和卡莫司汀薄片植入治疗的患者，结果证实接受卡莫司汀薄片患者中位生存时间为 11.3 个月，其中 13% 的患者在 2 年时还活着[17]。患者生存时间延长与使用卡莫司汀薄片有关。卡莫司汀薄片与其他药物的联合使用目前具有挑战性和较大困难，原因在于许多评估新型药物的临床试验中排除了卡莫司汀薄片的使用。其部分原因是由于卡莫司汀薄片会产生放射影像伪影而影响治疗效果评价。而且霍普金斯大学工作组发现卡莫司汀薄片的使用产生的并发症与不使用薄片的对照队列相似，如脑水肿、癫痫发作和伤口感染。卡莫司汀薄片的一个优点是药物缓释在脑脊液中而不是血液中，可以避免类似化疗药物的全身毒性反应（免疫抑制、骨髓衰竭、胃肠道反应）。

复发性胶质母细胞瘤的化疗和放射治疗
化疗

自 1996 年以来，已有近 100 项研究是有关复发性胶质母细胞瘤的理想化学治疗方法的（表 11.1）。其中大多数是 I 和 II 期单臂研究，且实验组患者少于 50 名。这些研究项目涉及的化疗药物或饮食或方式包括（按时间顺序）：他莫昔芬，丙卡巴肼，替莫唑胺、卡铂、依托泊苷、RMP-7（缓激肽及其类似物）、吉非替尼、双氯乙基亚硝基脲、卡莫斯汀（BCNU）、伊立替康、坦西莫司、伊马替尼、羟基脲、替非法尼、西罗莫司、吡格列酮、罗非考昔、卡培他滨、贝伐珠单抗、西仑吉肽、厄洛替尼、伏立诺他、依维莫司、O-苄基鸟嘌呤、柳氮磺吡啶、西妥昔单抗、西布地尼、拉帕替尼、恩扎妥林、洛莫司汀、贝辛白介素、索拉非尼、沙戈匹隆、6-硫代鸟嘌呤（6-TG）、卡培他滨、塞来昔布、硼替佐米、洛莫司汀、1-2-2-氯乙基-3-环己基-1-硝基脲（CCNU）、肿瘤电场治疗、氟那法尼、舒尼替尼、生酮饮食、坦西莫司、达沙替尼、帕比司他、依替立替康聚乙二醇、瓦尔帕林（valparin）和阿法替尼[18-80]。尽管研究众多，但目前仍没有治疗复发性胶质母细胞瘤的标准治疗方式。

由于替莫唑胺的副作用小、给药容易，并且对新诊断的胶质母细胞瘤有效，因此替莫唑胺已成为许多中心最常用于复发性胶质母细胞瘤的化疗药物。根据替莫唑胺用于复发性胶质母细胞瘤的几项 I 期和 II 期临床试验结果，其功效和安全性已获得 FDA 的批准[81]。Wei 等[82]最近通过 meta 分析研究了替莫唑胺在复发性胶质母细胞瘤治疗中的最佳方案，尽管这在临床上尚无共识。对涉及 1 760 名患者的 33 项研究进行的 meta 分析，发现改变替莫唑胺用药方式（用 7 天停 7 天）6 个月，疾病无进展生存时间（PFS）上要优

表 11.1
治疗复发性胶质母细胞瘤的新药物研究

研究者，年	研究设计	每臂患者 (N)	干预	首选的辅助治疗	影像学上有反应 (%)	PFS（月）	OS 中位期（日）
Couldwell 等 [17]，1996	II期，单臂	20	他莫昔芬	RT+Chemo	CR 或 PR (20)	NA	7
Brandes 等 [18]，1999	II期，单臂	28	丙卡巴肼 + 他莫昔芬	RT+Chemo	CR (4), PR (25), SD (32), PD (39)	中位期 3	7
Yung 等 [19]，2000	II期，随机双臂	112	替莫唑胺	RT+Chemo	PR (5), SD (40)	6，21%；中位期 4	4
		138	丙卡巴肼	RT+Chemo	PR (5), SD (27)	6，8%；中位期 2	2
Watanabe 等 [20]，2002	II期，单臂	14	卡铂 + 依托泊苷	RT+Chemo	CR (0), PR (14), SD (43), PD (43)	平均 4	9
Prados 等 [21]，2003	II期，随机双臂	40	缓激肽及其类似物 (RMP-7) + 卡铂	RT+Chemo	CR (0), PR (8)	中位期 2	6
		40	安慰剂 + 卡铂	RT+Chemo	CR (3), PR (10)	中位期 2	5
Rich 等 [24]，2004	II期，单臂	53	吉非替尼	RT+Chemo	CR (0), PR (0), SD (42), PD (58)	6，13%	9
Brandes 等 [22]，2004	II期，单臂	42	司莫司汀 + 伊立替康	RT+Chemo	CR (0), PR (21), SD (50), PD (29)	6，17%；中位期 4	12
Prados 等 [23]，2004	II期，单臂	38	司莫司汀 + 替莫唑胺	RT+Chemo	CR (0), PR (6), SD (6), PD (88)	6，38%；中位期 3	9
Chang 等 [25]，2005	II期，单臂	43	西罗莫司	RT at minimum	CR (0), PR (5), SD (47), PD (48)	6，2%；中位期 2	NA
Dresemann 等 [26]，2005	II期，单臂	30	伊马替尼 + 羟基脲	RT+Chemo	CR 或 PR (20)	6，32%；24，16%	5
Galanis 等 [27]，2005	II期，单臂	65	西罗莫司	RT+Chemo	CR 或 PR (0)	6，8%；中位期 4	4
Reardon 等 [28]，2005	II期，单臂	33	伊马替尼 + 羟基脲	至少使用 Chemo	CR (3), PR (6), SD (42), PD (48)	6，27%；中位期 4	12
Cloughesy 等 [29]，2006	II期，单臂	67	替非法尼	至少使用 RT	CR (0), PR (7)	6，9%	NA
Reardon 等 [30]，2006	II期，单臂	34	吉非替尼 + 西罗莫司	RT+Chemo	CR (0), PR (5), SD (38), PD (47)	6，23%	NA
Wen 等 [31]，2006	II期，单臂	34	伊马替尼	无特异性治疗	PR (6)	6，3%	NA
Hau 等 [32]，2007	II期，单臂	14	吡格列酮 + 罗非考昔 + 卡培他滨（或替莫唑胺）	RT+Chemo	CR (0), PR (20), SD (10), PD (70)	6，20%	NA
Vredenburgh 等，2007	II期，单臂	35	贝伐珠单抗 + 伊立替康	RT+Chemo	CR 或 PR (57)	6，46%；中位期 6	10

续表

研究者，年	研究设计	每臂患者 (N)	干预	首选的辅助治疗	影像学上有反应 (%)	PFS（月）	OS 中位期（日）
Reardon 等[34]，2008	II 期，随机双臂	40 41	高剂量西仑吉肽 低剂量西仑吉肽	RT+Chemo RT+Chemo	CR (0)，PR (13) CR (0)，PR (5)	6，15%；中位期 2 6，10%；中位期 2	10 7
de Groot 等[33]，2008	II 期，单臂	44	厄洛替尼 + 卡铂	RT+Chemo	CR (0)，PR (2)，SD (47)，PD (51)	6，14%；中位期 2	7
Galanis 等[36]，2009	II 期，单臂	66	伏立诺他	无特异性治疗	CR 或 PR (3)	6，17%；中位期 2	6
Kreisl 等[37]，2009	II 期，单臂	22	依维莫司 + 吉非替尼	无特异性治疗	CR (0)，PR (14)，SD (36)，PD (50)	6，5%；中位期 3	6
Quinn 等[39]，2009	II 期，单臂	52	O- 苄基鸟嘌呤 + 薄片	RT+Chemo	NA	NA	13
Reardon 等[40]，2009	II 期，单臂	27	依托泊苷 + 贝伐珠单抗	RT+Chemo	CR (4)，PR (19)，SD (70)，PD (7)	6，46%；中位期 5	12
Robe 等[41]，2009	II 期，单臂	10	柳氮磺吡啶	RT+Chemo	CR (0)，PR (0)，SD (10)，PD (90)	中位期 1	2
Friedman 等[35]，2009	II 期，随机双臂	85 82	贝伐珠单抗 贝伐珠单抗 + 伊立替康	RT+Chemo RT+Chemo	CR (1)，PR (27) CR (2)，PR (29)	6，43%；中位期 4 6，50%；中位期 6	9 9
van den Bent 等[42]，2009	II 期，随机双臂	54 56	厄洛替尼 替莫唑胺或卡莫司汀（如替莫唑胺失败）	RT+Chemo RT+Chemo	CR (0)，PR (4)，SD (17) CR (0)，PR (10)，SD (35)	6，11% 6，24%	8 7
Neyns 等[38]，2009	II 期，单臂	55	西妥昔单抗	RT+Chemo	CR (0)，PR (5)，SD (31)	6，7%；中位期 2	5
Reardon 等[48]，2009	II 期，单臂	231	伊马替尼 + 羟基脲	无特异性治疗	CR 或 PR (8)	6，11%；中位期 26	6
Batchelor 等[43]，2010	II 期，单臂	31	西地尼布	RT+Chemo	PR (57)，SD (31)	6，26%	8
Raizer 等[47]，2010	II 期，单臂	38	厄洛替尼	RT+Chemo	CR (0)，PR (0)，SD (8)，PD (92)	6，3%；中位期 2	6
Reardon 等[48]，2010	II 期，单臂	32	西罗莫司 + 厄洛替尼	RT+Chemo	CR (0)，PR (0)，SD (47)，PD (53)	6，3%；中位期 2	9
Yung 等[52]，2010	II 期，单臂	48	厄洛替尼	RT+Chemo	CR (2)，PR (4)，SD (16)，PD (78)	6，20%	9
Sathornsumetee 等[49]，2010	II 期，单臂	25	贝伐珠单抗 + 厄洛替尼	RT+Chemo	CR (4)，PR (46)，SD (42)，PD (8)	6，29%；中位期 4	11
Thiessen 等[50]，2010	II 期，单臂	17	拉帕替尼	RT+Chemo	CR (0)，PR (0)，SD (25)，PD (75)	NA	NA
Dresemann 等[45]，2010	III 期，随机双臂	120 120	羟基脲 伊马替尼 + 羟基脲	无特异性治疗 无特异性治疗	CR 或 PR (1) CR 或 PR (2)	6，7% 6，5%	5 5

续表

研究者，年	研究设计	每臂患者 (N)	干预	首选的辅助治疗	影像学上有反应 (%)	PFS（月）	OS 中位期（日）
Wick 等 [51]，2010	III 期，随机双臂	174	恩扎妥林	无特异性治疗	NA	6，11%；中位期 2	7
		92	洛莫司汀	无特异性治疗	NA	6，19%；中位期 2	7
Kunwar 等，2010	III 期，随机双臂	183	贝辛白介素	RT+Chemo	NA	NA	9
		93	卡莫司汀薄片	RT+Chemo	NA	NA	9
Perry 等 [46]，2010	II 期，分层单臂 依据先前替莫唑胺失败时间分层	29	替莫唑胺剂量密度方案（替莫唑胺 6 周期前进展）	RT+Chemo	CR 或 PR (3), SD (24), PD (73)	6，27%；中位期 4	27
		29	替莫唑胺剂量密度方案（替莫唑胺 6 周期后进展）	RT+Chemo	CR 或 PR (0), SD (8), PD (92)	6，7%；中位期 2	15
		29	替莫唑胺剂量密度方案（替莫唑胺完成后进展）	RT+Chemo	CR 或 PR (11), SD (26), PD (63)	6，36%；中位期 4	29
Brada 等 [55]，2010	II 期，随机 3 臂	224	PCV	RT	NA	中位期 4	7
		112	替莫唑胺 5 日	RT	NA	中位期 5	9
		111	替莫唑胺 21 日	RT	NA	中位期 4	7
Reardon 等 [54]，2011	II 期，随机 3 臂	32	索拉非尼 + 替莫唑胺	RT+Chemo	CR (0), PR (3), SD (47), PD (50)	6，9%；中位期 6	10
Abacioglu 等 [53]，2011	II 期，随机 3 臂	25	Dose-dense 替莫唑胺	RT+Chemo	CR (0), PR (10), SD (50), PD (40)	6，17%；中位期 3	7
Stupp 等 [55]，2011	II 期，随机 3 臂	38	沙戈匹隆	RT+Chemo	CR (0), PR (0), SD (25), PD (75)	6，81%；中位期 2	8
Walbert 等 [56]，2011	II 期，分层单臂	43	6- 硫代鸟嘌呤 + 卡培他滨 + 塞来昔布 +（替莫唑胺或洛莫司汀）	RT+Chemo	CR (2), PR (9), SD (33), PD (56)	6，14%；中位期 2	8
Reardon 等 [54]，2011	II 期，随机双臂	10	替莫唑胺节律化疗方案替莫唑胺 + 贝伐珠单抗	RT+Chemo（贝伐珠单抗抵抗）	CR (0), PR (0), SD (40), PD (60)	6，0%；中位期 1	3
		13	依托泊苷节律方案 + 贝伐珠单抗	RT+Chemo（贝伐珠单抗抵抗）	CR (0), PR (0), SD (62), PD (31)	6，10%；中位期 2	5
Friday 等 [58]，2012	II 期，单臂	37	伏立诺他 + 硼替佐米	无特异性治疗	NA	6，0%；中位期 2	3

续表

研究者，年	研究设计	每臂患者 (N)	干预	首选的辅助治疗	影像学上有反应 (%)	PFS（月）	OS 中位期（日）
Gilbert 等 [59], 2012	II 期，单臂	30	西仑吉肽+手术	无持异性治疗	NA	6, 12%; 中位期 2	NA
Desjardins 等, 2012	II 期，单臂	32	替莫唑胺+贝伐珠单抗	RT+Chemo	CR (0), PR (28), SD (50), PD (22)	6, 19%; 中位期 4	9
Franceschi 等 [57], 2012	II 期，单臂	26	CCNU+达沙替尼	RT+Chemo	CR (0), PR (4), SD (25), PD (71)	6, 6%; 中位期 1	6
Lee 等 [60], 2012	II 期，单臂	18	索拉非尼替西罗莫司	RT+Chemo	CR (0), PR (12)	6, 0%; 中位期 2	NA
Pan 等 [61], 2012	II 期，单臂	16	舒尼替尼	RT+Chemo	CR (0), PR (0), SD (31), PD (69)	6, 17%; 中位期 1	13
Stupp 等 [62], 2012	III 期，随机双臂	120 117	肿瘤电场治疗 医生选择的 Chemo	RT+Chemo RT+Chemo	CR 或 PR 14 CR 或 PR 10	6, 21%; 中位期 2 6, 15%; 中位期 2	7 6
Batchelor 等 [63], 2013	III 期，3 randomized arms	131 129 65	西地尼布 西地尼布+洛莫司汀 洛莫司汀+安慰剂	RT+Chemo RT+Chemo RT+Chemo	CR (1), PR (14), SD (64), PD (9) CR (2), PR (16), SD (55), PD (16) CR (0), PR (9), SD (41), PD (41)	中位期 3 中位期 4 中位期 3	8 9 10
Yust-Katz 等 [67], 2013	IB 期，单臂	34	洛那法尼+替莫唑胺	RT+Chemo	CR (6), PR (18), SD (47), PD (29)	6, 38%; 中位期 4	14
Peereboom 等 [66], 2013	II 期，单臂	56	厄洛替尼+索拉非尼	无持异性治疗	CR (0), PR (5), SD (41), PD (45)	6, 14%; 中位期 3	6
Zustovich 等 [68], 2013	II 期，单臂	43	索拉非尼+替莫唑胺	RT+Chemo	CR (0), PR (12), SD (48), PD (48)	6, 26%; 中位期 3	7
Norden 等 [65], 2013	II 期，单臂	58	替莫唑胺剂量密度方案	RT+Chemo	CR (0), PR (13), SD (35), PD (52)	6, 11%; 中位期 2	12
Kreisl 等 [64], 2013	II 期，分层单臂·依先前贝伐珠单抗失败时间分层	31 32	舒尼替尼（贝伐珠单抗抵抗） 舒尼替尼（首次应用贝伐单抗）	RT+Chemo（±贝伐单抗） RT+Chemo（±贝伐单抗）	CR 或 PR (0) CR 或 PR (10)	6, 0% 6, 6%	4.4 9.4
Han 等 [69], 2014	II 期，单臂	40	剂量密度替莫唑胺	RT+Chemo	CR 或 PR (3)	6, 10%; 中位期 2	5
Rieger 等 [70], 2014	II 期，单臂	20	生酮饮食	RT+Chemo	CR (0), PR (0), SD (8), PD (92)	中位期 1	8
Wen 等 [72], 2014	II 期，单臂	43	厄洛替尼+西罗莫司	RT+Chemo	CR (0), PR (0), SD (29), PD (71)	6, 13%; 中位期 2	NA

续表

研究者，年	研究设计	每臂患者(N)	干预	首选的辅助治疗	影像学上有反应(%)	PFS（月）	OS中位期（日）
Taal 等[71], 2014	II期，3 randomized arms	50	贝伐珠单抗	RT+Chemo	CR 或 PR (38)	6, 16%; 中位期 3	8
		46	洛莫司汀	RT+Chemo	CR 或 PR (5)	6, 13%; 中位期 1	8
		52	贝伐珠单抗 + 洛莫司汀	RT+Chemo	CR 或 PR (39)	6, 42%; 中位期 4	12
Lassman 等[73], 2015	II期，单臂	50	达沙替尼	RT+Chemo	CR (0), PR (0), SD (24), PD (76)	6, 6%; 中位期 2	8
Lee 等[74], 2015	II期，单臂	24	帕比司他 + 贝伐珠单抗	RT+Chemo	CR (0), PR (29), SD (58), PD (12)	6, 30%; 中位期 5	9
Nagpal 等[75], 2015	II期，单臂	20	培戈依诺替康	RT+Chemo（贝伐珠单抗抵抗）	CR (0), PR (17)	6, 11%; 中位期 2	5
Odia 等[76], 2015	II期，单臂	30	硼替佐米 + 他莫昔芬	RT+Chemo	CR (0), PR (0), SD (0), PD (100)	6, 0%; 中位期 1	4
Taylor 等[79], 2015	II期，单臂	11	波舒替尼	RT+Chemo	CR (0), PR (0), SD (25), PD (75)	6, 0%; 中位期 2	12
Weller 等[80], 2015	II期，随机双臂	52	两周一次替莫唑胺剂量密度方案	RT+Chemo	CR (4), PR (4)	中位期 2	10
		53	每月替莫唑胺剂量密度方案	RT+Chemo	CR (8), PR (8)	中位期 2	10
Robins 等[78], 2015	II期，随机双臂. 依贝伐珠单抗分层	73	替莫唑胺 + 维利帕尼 21d, 首次应用贝伐珠单抗	RT+Chemo	CR 或 PR (0)	中位期 2	10
		73	单抗初始应用贝伐珠单抗	RT+Chemo	CR 或 PR (4)	中位期 2	11
		32	替莫唑胺 + 维利帕尼 5d, 首次应用贝伐珠单抗 naive	RT+Chemo	CR 或 PR (5)	中位期 2	5
		37	替莫唑胺 + 维利帕尼 21d, 贝伐珠单抗抵抗 替莫唑胺 + 维利帕尼 5d, 贝伐珠单抗抵抗	RT+Chemo	CR 或 PR (0)	中位期 2	5

续表

研究者，年	研究设计	每臂患者 (N)	干预	首选的辅助治疗	影像学上有反应 (%)	PFS（月）	OS中位期（日）
Reardon 等[7]，2015	II 期，随机三臂	41	阿法替尼	RT+Chemo	CR (0), PR (2), SD (34), PD (56)	3%; 中位期 1	10
		39	阿法替尼 + 替莫唑胺	RT+Chemo	CR (3), PR (5), SD (36), PD (44)	6, 10%; 中位期 2	8
					CR (0), PR (10), SD (54), PD (33)		
		39	替莫唑胺	RT+Chemo		6, 23%; 中位期 2	11

BEV，贝伐珠单抗；CCNV，环己亚硝脲；Chemo，化疗；CR，完全缓解；NA，未获取；OS，总生存期；PD，疾病进展；PFS，无进展生存期；PR，部分缓解；RT，放射治疗；SD，疾病稳定；TMZ，替莫唑胺

于原先一个月 5 天的标准方案。Han 等 [69] 对 40 位复发性胶质母细胞瘤患者使用这种剂量密集的 7 天交替方案，检验 6 个月疾病无进展生存（PFS）的主要终点，和 MGMT 启动子状态对生存时间的影响的次要终点。他们发现新的给药方式组 6 个月疾病无进展生存率为 10%，中位总生存时间为 21.6 周。MGMT 启动子甲基化有延长疾病无进展生存时间（PFS）和总生存时间（OS）的趋势，但并无明显统计学意义。还有不少的临床试验也是通过调节替莫唑胺的作用时间规律来改变单药治疗方式，来进行复发性胶质母细胞瘤治疗的尝试。DIRECTOR 试验（使用替莫唑胺加强剂量的再挑战）是一项针对复发性胶质母细胞瘤的随机研究。在患者接受标准替莫唑胺和放射治疗后，将他们随机分为 2 组，1 组采取替莫唑胺用 1 周停 1 周（120 mg/d）、交替进行的方式，另一组采用 1 个月用 3 周替莫唑胺（80 mg/d）的方式。结果发现 MGMT 甲基化肿瘤患者治疗失败的中位时间为 3.2 个月，未甲基化的患者为 1.8 个月；MGMT 甲基化患者 6 个月疾病无进展生存率为 39.7%，无甲基化肿瘤患者为 6.9% [80]。

在 1999 年之前，亚硝基脲类药物（包括洛莫司汀、尼莫司汀、卡莫司汀）由于其亲脂性高而能够穿过血脑屏障，因此被用作胶质母细胞瘤的一线治疗药物。已经有数项亚硝基脲类药物 III 期临床试验被用作复发性胶质母细胞瘤的挽救性治疗。2010 年，Wick 及等 [51] 完成了一项开放性的 III 期临床研究，比较恩扎妥林与洛莫司汀在 266 例复发性胶质母细胞瘤患者中的疗效和安全性，后由于无效被终止。虽然恩扎妥林的耐受性良好和血液学毒性较小，但与洛莫司汀相比并没有更好的疗效。在一项共纳入 477 例复发性胶质母细胞瘤患者的 III 期临床研究中，将替莫唑胺与 PCV 方案（丙卡巴肼、洛莫司汀和长春新碱）进行了比较，发现两组药物之间没有明显的毒性和生存获益差别 [44]。在后续的章

节中会讨论表皮生长因子受体靶向的免疫治疗（第 19 章）、小分子靶向治疗（第 5 章）、肿瘤电场治疗（第 17 章）和贝伐珠单抗的使用（第 10 章）。

除化疗和放射治疗外，还有通过疫苗、免疫治疗以及药物传递系统等方法进行的分子靶向试验，用于研究如何治疗复发性胶质母细胞瘤（表 11.2 和表 11.3）。

放射治疗

在某些情况下，对复发性胶质母细胞瘤实施再放疗可能是一种选择。随着包括立体定向放射外科技术在内的更精确的放射治疗技术的兴起，放射肿瘤学家有了更大的机会勾画精准的放疗靶区，并保护临近重要的脑功能区。Hasan 等 [83] 回顾性分析了 19 例既往接受过切除和放化疗的复发性胶质母细胞瘤患者，通过射波刀（Accuray Inc，Sunnyvale，CA）给予 18~35 Gy 的立体定向放疗（3~5 次），发现从复发日期起的中位总生存时间为 8 个月，实施射波刀治疗结束后的中位总生存时间 5.3 个月。6 个月和 12 个月的总生存率分别为 47% 和 32%。这项研究中 16 名患者接受了贝伐珠单抗、替莫唑胺或抗表皮生长因子受体治疗等个体化或联合系统治疗，可能对试验结果有影响。另外，这些患者中不少都是较小的额叶肿瘤患者 [83]。Niranjan 等 [84] 回顾了 297 例胶质母细胞瘤患者，这些胶质母细胞瘤要么是无法切除要么是在初次切除后复发的。尽管该人群是异质性的，但总体生存期为 2 年，远远超出了该队列的预期水平，这表明在复发性胶质母细胞瘤治疗中，辅助或挽救性放射治疗能起到着更大的作用。Yazici 等 [85] 报道了 37 例接受射波刀治疗的复发性胶质母细胞瘤患者，他们接受了 14~32 Gy（中位数为 30 Gy）剂量的立体定向放疗，同时接受立体定向放疗和化疗的患者中位生存期为 16.8 个月，而仅接受立体定向放疗而无化疗的患者

表 11.2
正在进行的疫苗疗法研究

	期	研究方法	纳入患者
主动免疫治疗			
肽疫苗			
DCVaX-L			
NCT00045968	Ⅲ	DCVaX-L（自体肿瘤裂解物）	新诊断 GBM[a]
HSPPC-96（噬菌体）			
NCT01814813	Ⅱ	HSPCC-96+BEV vs BEV	rGBM s/p GTR
NCT02122822	Ⅰ	HSPCC-96	新诊断 GBM
仁多哌齐 (CDX-110)			
NCT01480479 (ACT IV)	Ⅲ	Rindopepimut/GM-CSF	新诊断 GBM, EGFRvⅢ +
NCT01498328 (ReACT)	Ⅱ	Rindopepimut	rGBM, EGFRvⅢ +
病毒疫苗			
DNX-2401[b]			
NCT01956734	Ⅰ	DNX-2401+TMZ	rGBM
NCT00805376	Ⅰ	DNX-2401	rHGG
NCT02197169 (TARGET-1)	Ⅰb	DNX-2401+INF-γ	rGBM 或神经胶质肉瘤
PSVRIPO	—	—	—
NCT01491893	Ⅰ	PSVRIPO	rGBM
过继免疫疗法			
CMV			
NCT00693095 (ERaDICATE)	Ⅰ	CMV-ALT ± 经皮注射被 p65 RNA 脉冲调制的树突状细胞	新诊断 GBM 伴 TMZ 治疗导致的淋巴细胞减少的患者
NCT00626483 (REGULATE)	Ⅰ	CMV-ALT+ 巴利昔单抗 (Simulect)+GM-CSF	新诊断 GBM 伴 TMZ 治疗导致的淋巴细胞减少的患者
NCT01109095 (HERT-GBM)	Ⅰ	基因修饰的 CMV- 特异性 T 细胞与 HER2 抗体 +CD28	rGBM
EGFRvⅢ			
NCT01454596	Ⅰ/Ⅱ	抗 EGFRvⅢ CAR 诱导 CTL+ 阿地白介素	rGBM 或进展期 GBM
ICT-107			
NCT01280552	Ⅱ	ICT-107	新诊断 GBM rGBM
其他树突状细胞疫苗			
NCT01759810	Ⅱ – Ⅲ	DC 疫苗 1 CTL 1 造血干细胞	rGBM
NCT02010606	Ⅰ	DC 疫苗 +RT/TMZ ± BEV（如果为 rGBM）	新诊断 GBM rGBM
NCT02287428	Ⅰ	新抗原疫苗	新论断的 GBM MGMT 非甲基化患者

ALT，自体淋巴细胞传送；CAR，嵌合抗原受体；CMV，巨细胞病毒；GM-CSF，粒细胞巨噬细胞集落刺激因子；GTR，全切除；GBM，胶质母细胞瘤；rGBM，复发性胶质母细胞瘤；rHGG，复发性高级别胶质瘤；s/p，病后状态

[a] 新诊断的胶质母细胞瘤
[b] 溶瘤腺病毒 (Delta-24-RGD)

表 11.3 药物递送方式		
递送方法	**举例**	**多形性胶质母细胞瘤相关临床试验**
对流增强递送方式	脊髓灰质炎病毒疫苗	NCT01491893
纳米粒子	西仑吉肽 脂质体伊立替康 纳米脂质体 CPT-11	NCT00979862,NCT00085254,NCT01122888 NCT02022644 NCT00734682
干细胞传递	—	—
经鼻穿刺传递	—	—
脂蛋白受体相关蛋白 -1	GRN1005, ANG1005	NCT01967810
逆转录病毒复制载体	Toca 511	NCT01156584,NCT01470794,NCT01985256

CPT-11，伊立替康 (Camptosar®)

中位生存期为 9.7 个月。与大体积肿瘤相比，较小的肿瘤体积（≤24 cm^3）与放疗后更长的生存期明显相关。

（译者：王翔）

参考文献

1. Wong ET, Hess KR, Gleason MJ, et al. Outcomes and prognostic factors in recurrent glioma patients enrolled onto phase II clinical trials. J Clin Oncol 1999; 17: 2572-8.

2. Kamiya-Matsuoka C, Gilbert MR. Treating recurrent glioblastoma: an update. CNS Oncol 2015; 4: 91-104.

3. Macdonald DR, Cascino TL, Schold SC Jr, et al. Response criteria for phase II studies of supratentorial malignant glioma. J Clin Oncol 1990; 8: 1277-80.

4. Seystahl K, Wick W, Weller M. Therapeutic options in recurrent glioblastoma-An update. Crit Rev Oncol Hematol 2016; 99: 389-408.

5. Ellingson BM, Bendszus M, Boxerman J, et al. Consensus recommendations for a standardized brain tumor imaging protocol in clinical trials. Neuro Oncol 2015; 17: 1188-98.

6. Galldiks N, Dunkl V, Stoffels G, et al. Diagnosis of pseudoprogression in patients with glioblastoma using O-(2-[18F]fluoroethyl)-L-tyrosine PET. Eur J Nucl Med Mol Imaging 2015; 42: 685-95.

7. Dankbaar JW, Snijders TJ, Robe PA, et al. The use of (18)F-FDG PET to differentiate progressive disease from treatment induced necrosis in high grade glioma. J Neurooncol 2015; 125: 167-75.

8. Bloch O, Han SJ, Cha S, et al. Impact of extent of resection for recurrent glioblastoma on overall survival: clinical article. J Neurosurg 2012; 117: 1032-8.

9. Chaichana KL, Cabrera-Aldana EE, Jusue-Torres I, et al. When gross total resection of a glioblastoma is possible, how much resection should be achieved? World Neurosurg 2014; 82: e257-65.

10. Grabowski MM, Recinos PF, Nowacki AS, et al. Residual tumor volume versus extent of resection: predictors of survival after surgery for glioblastoma. J Neurosurg 2014; 121: 1115-23.

11. Chaichana KL, Zadnik P, Weingart JD, et al. Multiple resections for patients with glioblastoma: prolonging survival. J Neurosurg 2013; 118: 812-20.

12. D'Amico RS, Cloney MB, Sonabend AM, et al. The safety of surgery in elderly patients with primary and recurrent glioblastoma. World Neurosurg 2015; 84: 913-9.

13. Abdullah KG, Ramayya A, Thawani JP, et al. Factors associated with increased survival after surgical resection of glioblastoma in octogenarians. PLoS One 2015; 10: e0127202.

14. Park JK, Hodges T, Arko L, et al. Scale to predict survival after surgery for recurrent glioblastoma multiforme. J Clin Oncol 2010; 28: 3838-43.

15. Park CK, Kim JH, Nam DH, et al. A practical scoring system to determine whether to proceed with surgical resection in recurrent glioblastoma. Neuro Oncol 2013; 15: 1096-101.

16. Brem H, Piantadosi S, Burger PC, et al. Placebo controlled trial of safety and efficacy of intraoperative controlled delivery by biodegradable polymers of chemotherapy for recurrent gliomas. The Polymerbrain Tumor Treatment Group. Lancet 1995; 345: 1008-12.

17. Attenello FJ, Mukherjee D, Datoo G, et al. Use of Gliadel (BCNU) wafer in the surgical treatment of malignant glioma: a 10-year institutional experience.

Ann Surg Oncol 2008; 15: 2887-93.

18. Couldwell WT, Hinton DR, Surnock AA, et al. Treatment of recurrent malignant gliomas with chronic oral high-dose tamoxifen. Clin Cancer Res 1996; 2: 619-22.

19. Brandes AA, Ermani M, Turazzi S, et al. Procarbazine and high-dose tamoxifen as a second-line regimen in recurrent high-grade gliomas: a phase II study. J Clin Oncol 1999; 17: 645-50.

20. Yung WK, Albright RE, Olson J, et al. A phase II study of temozolomide vs. procarbazine in patients with glioblastoma multiforme at first relapse. Br J Cancer 2000; 83: 588-93.

21. Watanabe K, Kanaya H, Fujiyama Y, et al. Combination chemotherapy using carboplatin (JM-8) and etoposide (JET therapy) for recurrent malignant gliomas: a phase II study. Acta Neurochir 2002; 144: 1265-70 [discussion: 70].

22. Prados MD, Schold SC Jr, Fine HA, et al. A randomized, double-blind, placebo-controlled, phase 2 study of RMP-7 in combination with carboplatin administered intravenously for the treatment of recurrent malignant glioma. Neuro Oncol 2003; 5: 96-103.

23. Brandes AA, Tosoni A, Basso U, et al. Second-line chemotherapy with irinotecan plus carmustine in glioblastoma recurrent or progressive after firstline temozolomide chemotherapy: a phase II study of the Gruppo Italiano Cooperativo di Neuro- Oncologia (GICNO). J Clin Oncol 2004; 22: 4779-86.

24. Prados MD, Yung WKA, Fine HA, et al. Phase 2 study of BCNU and temozolomide for recurrent glioblastoma multiforme: North American Brain Tumor Consortium study. Neuro Oncol 2004; 6: 33-7.

25. Rich JN, Reardon DA, Peery T, et al. Phase II trial of gefitinib in recurrent glioblastoma. J Clin Oncol 2004; 22: 133-42.

26. Dresemann G. Imatinib and hydroxyurea in pretreated progressive glioblastoma multiforme: a patient series. Ann Oncol 2005; 16: 1702-8.

27. Galanis E, Buckner JC, Maurer MJ, et al. Phase II trial of temsirolimus (CCI-779) in recurrent glioblastoma multiforme: a North Central Cancer Treatment Group Study. J Clin Oncol 2005; 23: 5294-304.

28. Reardon DA, Egorin MJ, Quinn JA, et al. Phase II study of imatinib mesylate plus hydroxyurea in adults with recurrent glioblastoma multiforme. J Clin Oncol 2005; 23: 9359-68.

29. Cloughesy TF, Wen PY, Robins HI, et al. Phase II trial of tipifarnib in patients with recurrent malignant glioma either receiving or not receiving enzyme-inducing antiepileptic drugs: a North American Brain Tumor Consortium Study. J Clin Oncol 2006; 24: 3651-6.

30. Reardon DA, Quinn JA, Vredenburgh JJ, et al. Phase 1 trial of gefitinib plus sirolimus in adults with recurrent malignant glioma. Clin Cancer Res 2006; 12: 860-8.

31. Wen PY, Yung WKA, Lamborn KR, et al. Phase I/II study of imatinib mesylate for recurrent malignant gliomas: North American Brain Tumor Consortium Study 99-08. Clin Cancer Res 2006; 12: 4899-907.

32. Hau P, Kunz-Schughart L, Bogdahn U, et al. Low-dose chemotherapy in combination with COX-2 inhibitors and PPAR-gamma agonists in recurrent high-grade gliomas - a phase II study. Oncology 2007; 73: 21-5.

33. de Groot JF, Gilbert MR, Aldape K, et al. Phase II study of carboplatin and erlotinib (Tarceva, OSI- 774) in patients with recurrent glioblastoma. J Neurooncol 2008; 90: 89-97.

34. Reardon DA, Fink KL, Mikkelsen T, et al. Randomized phase II study of cilengitide, an integrin-targeting arginine-glycine-aspartic acid peptide, in recurrent glioblastoma multiforme. J Clin Oncol 2008; 26: 5610-7.

35. Friedman HS, Prados MD, Wen PY, et al. Bevacizumab alone and in combination with irinotecan in recurrent glioblastoma. J Clin Oncol 2009; 27: 4733-40.

36. Galanis E, Jaeckle KA, Maurer MJ, et al. Phase II trial of vorinostat in recurrent glioblastoma multiforme: a North Central Cancer Treatment Group study. J Clin Oncol 2009; 27: 2052-8.

37. Kreisl TN, Lassman AB, Mischel PS, et al. A pilot study of everolimus and gefitinib in the treatment of recurrent glioblastoma (GBM). J Neurooncol 2009; 92: 99-105.

38. Neyns B, Sadones J, Joosens E, et al. Stratified phase II trial of cetuximab in patients with recurrent high-grade glioma. Ann Oncol 2009; 20: 1596-603.

39. Quinn JA, Jiang SX, Carter J, et al. Phase II trial of Gliadel plus O6-benzylguanine in adults with recurrent glioblastoma multiforme. Clin Cancer Res 2009; 15: 1064-8.

40. Reardon DA, Dresemann G, Taillibert S, et al. Multicentre phase II studies evaluating imatinib plus hydroxyurea in patients with progressive glioblastoma. Br J Cancer 2009; 101: 1995-2004.

41. Robe PA, Martin DH, Nguyen-Khac MT, et al. Early termination of ISRCTN45828668, a phase 1/2 prospective, randomized study of sulfasalazine for the treatment of progressing malignant gliomas in adults. BMC Cancer 2009; 9: 372.

42. van den Bent MJ, Brandes AA, Rampling R, et al. Randomized phase II trial of erlotinib versus temozolomide or carmustine in recurrent glioblastoma: EORTC brain tumor group study 26034. J Clin Oncol 2009; 27: 1268-74.

43. Batchelor TT, Duda DG, di Tomaso E, et al. Phase II study of cediranib, an oral pan-vascular endothelial growth factor receptor tyrosine kinase inhibitor, in

patients with recurrent glioblastoma. J Clin Oncol 2010; 28: 2817-23.

44. Brada M, Stenning S, Gabe R, et al. Temozolomide versus procarbazine, lomustine, and vincristine in recurrent high-grade glioma. J Clin Oncol 2010; 28: 4601-8.

45. Dresemann G, Weller M, Rosenthal MA, et al. Imatinib in combination with hydroxyurea versus hydroxyurea alone as oral therapy in patients with progressive pretreated glioblastoma resistant to standard dose temozolomide. J Neurooncol 2010; 96: 393-402.

46. Perry JR, Bélanger K, Mason WP, et al. Phase II trial of continuous dose-intense temozolomide in recurrent malignant glioma: RESCUE study. J Clin Oncol 2010; 28: 2051-7.

47. Raizer JJ, Abrey LE, Lassman AB, et al. A phase II trial of erlotinib in patients with recurrent malignant gliomas and nonprogressive glioblastoma multiforme postradiation therapy. Neuro Oncol 2010; 12: 95- 103.

48. Reardon DA, Desjardins A, Vredenburgh JJ, et al. Phase 2 trial of erlotinib plus sirolimus in adults with recurrent glioblastoma. J Neurooncol 2010; 96: 219-30.

49. Sathornsumetee S, Desjardins A, Vredenburgh JJ, et al. Phase II trial of bevacizumab and erlotinib in patients with recurrent malignant glioma. Neuro Oncol 2010; 12: 1300-10.

50. Thiessen B, Stewart C, Tsao M, et al. A phase I/II trial of GW572016 (lapatinib) in recurrent glioblastoma multiforme: clinical outcomes, pharmacokinetics and molecular correlation. Cancer Chemother Pharmacol 2010; 65: 353-61.

51. Wick W, Puduvalli VK, Chamberlain MC, et al. Phase III study of enzastaurin compared with lomustine in the treatment of recurrent intracranial glioblastoma. J Clin Oncol 2010; 28: 1168-74.

52. Yung WKA, Vredenburgh JJ, Cloughesy TF, et al. Safety and efficacy of erlotinib in first-relapse glioblastoma: a phase II open-label study. Neuro Oncol 2010; 12: 1061-70.

53. Abacioglu U, Caglar HB, Yumuk PF, et al. Efficacy of protracted dose-dense temozolomide in patients with recurrent high-grade glioma. J Neurooncol 2011; 103: 585-93.

54. Reardon DA, Vredenburgh JJ, Desjardins A, et al. Effect of CYP3A-inducing anti-epileptics on sorafenib exposure: results of a phase II study of sorafenib plus daily temozolomide in adults with recurrent glioblastoma. J Neurooncol 2011; 101: 57-66.

55. Stupp R, Tosoni A, Bromberg JEC, et al. Sagopilone (ZK-EPO, ZK 219477) for recurrent glioblastoma. A phase II multicenter trial by the European Organisation for Research and Treatment of Cancer (EORTC) Brain Tumor Group. Ann Oncol 2011; 22: 2144-9.

56. Walbert T, Gilbert MR, Groves MD, et al. Combination of 6-thioguanine, capecitabine, and celecoxib with temozolomide or lomustine for recurrent high-grade glioma. J Neurooncol 2011; 102: 273-80.

57. Franceschi E, Stupp R, van den Bent MJ, et al. EORTC 26083 phase I/II trial of dasatinib in combination with CCNU in patients with recurrent glioblastoma. Neuro Oncol 2012; 14: 1503-10.

58. Friday BB, Anderson SK, Buckner J, et al. Phase II trial of vorinostat in combination with bortezomib in recurrent glioblastoma: a North Central Cancer Treatment Group study. Neuro Oncol 2012; 14: 215-21.

59. Gilbert MR, Kuhn J, Lamborn KR, et al. Cilengitide in patients with recurrent glioblastoma: the results of NABTC 03-02, a phase II trial with measures of treatment delivery. J Neurooncol 2012; 106: 147-53.

60. Lee EQ, Kuhn J, Lamborn KR, et al. Phase I/II study of sorafenib in combination with temsirolimus for recurrent glioblastoma or gliosarcoma: North American Brain Tumor Consortium study 05-02. Neuro Oncol 2012; 14: 1511-8.

61. Pan E, Yu D, Yue B, et al. A prospective phase II single-institution trial of sunitinib for recurrent malignant glioma. J Neurooncol 2012; 110: 111-8.

62. Stupp R, Wong ET, Kanner AA, et al. NovoTTF-100A versus physician's choice chemotherapy in recurrent glioblastoma: a randomised phase III trial of a novel treatment modality. Eur J Cancer 2012; 48: 2192-202.

63. Batchelor TT, Mulholland P, Neyns B, et al. Phase III randomized trial comparing the efficacy of cediranib as monotherapy, and in combination with lomustine, versus lomustine alone in patients with recurrent glioblastoma. J Clin Oncol 2013; 31: 3212-8.

64. Kreisl TN, Smith P, Sul J, et al. Continuous daily sunitinib for recurrent glioblastoma. J Neurooncol 2013; 111: 41-8.

65. Norden AD, Lesser GJ, Drappatz J, et al. Phase 2 study of dose-intense temozolomide in recurrent glioblastoma. Neuro Oncol 2013; 15: 930-5.

66. Peereboom DM, Ahluwalia MS, Ye X, et al. NABTT 0502: a phase II and pharmacokinetic study of erlotinib and sorafenib for patients with progressive or recurrent glioblastoma multiforme. Neuro Oncol 2013; 15: 490-6.

67. Yust-Katz S, Liu D, Yuan Y, et al. Phase 1/1b study of lonafarnib and temozolomide in patients with recurrent or temozolomide refractory glioblastoma. Cancer 2013; 119: 2747-53.

68. Zustovich F, Landi L, Lombardi G, et al. Sorafenib plus daily low-dose temozolomide for relapsed glioblastoma: a phase II study. Anticancer Res 2013; 33: 3487-94.

69. Han SJ, Rolston JD, Molinaro AM, et al. Phase II trial of 7 days on/7 days off temozolmide for recurrent high-grade glioma. Neuro Oncol 2014; 16: 1255-62.

70. Rieger J, Bähr O, Maurer GD, et al. ERGO: a pilot study of ketogenic diet in recurrent glioblastoma. Int J Oncol 2014; 44: 1843-52.

71. Taal W, Oosterkamp HM, Walenkamp AME, et al. Single-agent bevacizumab or lomustine versus a combination of bevacizumab plus lomustine in patients with recurrent glioblastoma (BELOB trial): a randomised controlled phase 2 trial. Lancet Oncol 2014; 15: 943-53.

72. Wen PY, Chang SM, Lamborn KR, et al. Phase I/II study of erlotinib and temsirolimus for patients with recurrent malignant gliomas: North American Brain Tumor Consortium trial 04-02. Neuro Oncol 2014; 16: 567-78.

73. Lassman AB, Pugh SL, Gilbert MR, et al. Phase 2 trial of dasatinib in target-selected patients with recurrent glioblastoma (RTOG 0627). Neuro Oncol 2015; 17: 992-8.

74. Lee EQ, Reardon DA, Schiff D, et al. Phase II study of panobinostat in combination with bevacizumab for recurrent glioblastoma and anaplastic glioma. Neuro Oncol 2015; 17: 862-7.

75. Nagpal S, Recht CK, Bertrand S, et al. Phase II pilot study of single-agent etirinotecan pegol (NKTR-102) in bevacizumab-resistant high grade glioma. J Neurooncol 2015; 123: 277-82.

76. Odia Y, Kreisl TN, Aregawi D, et al. A phase II trial of tamoxifen and bortezomib in patients with recurrent malignant gliomas. J Neurooncol 2015; 125: 191-5.

77. Reardon DA, Nabors LB, Mason WP, et al. Phase I/ randomized phase II study of afatinib, an irreversible ErbB family blocker, with or without protracted temozolomide in adults with recurrent glioblastoma. Neuro Oncol 2015; 17: 430-9.

78. Robins HI, Zhang P, Gilbert MR, et al. A randomized phase I/II study of ABT-888 in combination with temozolomide in recurrent temozolomide resistant glioblastoma: an NRG oncology RTOG group study. J Neurooncol 2015; 126(2): 309-16.

79. Taylor JW, Dietrich J, Gerstner ER, et al. Phase 2 study of bosutinib, a Src inhibitor, in adults with recurrent glioblastoma. J Neurooncol 2015; 121: 557-63.

80. Weller M, Tabatabai G, Kästner B, et al. MGMT promoter methylation is a strong prognostic biomarker for benefit from dose-intensified temozolomide rechallenge in progressive glioblastoma: the DIRECTOR trial. Clin Cancer Res 2015; 21: 2057-64.

81. Wick W, Steinbach JP, Kuker WM, et al. One week on/ one week off: a novel active regimen of temozolomide for recurrent glioblastoma. Neurology 2004; 62: 2113-5.

82. Wei W, Chen X, Ma X, et al. The efficacy and safety of various dose-dense regimens of temozolomide for recurrent high-grade glioma: a systematic review with meta-analysis. J Neurooncol 2015; 125: 339-49.

83. Hasan S, Chen E, Lanciano R, et al. Salvage fractionated stereotactic radiotherapy with or without chemotherapy and immunotherapy for recurrent glioblastoma multiforme: a single institution experience. Front Oncol 2015; 5: 106.

84. Niranjan A, Kano H, Iyer A, et al. Role of adjuvant or salvage radiosurgery in the management of unresected residual or progressive glioblastoma multiforme in the pre-bevacizumab era. J Neurosurg 2015; 122: 757-65.

85. Yazici G, Cengiz M, Ozyigit G, et al. Hypofractionated stereotactic reirradiation for recurrent glioblastoma. J Neurooncol 2014; 120: 117-23.

本章常见药物名称中英文对照

1-2-2- 氯乙基 -3- 环己基 -1- 硝基脲	1-2-chlorethyl-3-cyclohexyl-1-nitrosurea, CCNU
6- 硫代鸟嘌呤	6-thioguanine, 6-TG
O- 苄基鸟嘌呤	O-benzylguanine
RMP-7（缓激肽及其类似物）	bradykinin anal-g, Cereport™
阿法替尼	afatinib
贝伐珠单抗	bevacizumab
贝辛白介素	cintredekin
吡格列酮	pioglitazone
丙卡巴肼	procarbazine
达沙替尼	dasatinib
厄洛替尼	erlotinib
恩扎妥林	enzastaurin
伏立诺他	vorinostat
氟那法尼	lonafarnib
吉非替尼	gefitinib
卡铂	carboplatin
卡莫司汀	carmustine
卡培他滨	capecitabine
拉帕替尼	lapatinib
柳氮磺吡啶	sulfasalazine
罗非考昔	rofecoxib
洛莫司汀	lomustine
帕比司他	panobinostat
硼替佐米	bortezomib
羟基脲	hydroxyurea
塞来昔布	celecoxib
沙戈匹隆	sagopilone
舒尼替尼	sunitinib
双氯乙基亚硝基脲	bis-chloroethylnitrosourea
索拉非尼	sorafenib
他莫昔芬	tamoxifen
坦西莫司	temsirolimus
替吡法尼	tipifarnib
替莫唑胺	temozolomide
瓦尔帕林	valparin
西布地尼	cediranib
西仑吉肽	cilengitide
西罗莫司	sirolimus
西妥昔单抗	cetuximab
伊立替康	irinotecan
伊马替尼	imatinib
依替立替康聚乙二醇	etirinotecan pegol
依托泊苷	etoposide
依维莫司	everolimus

第 12 章

手术治疗原则

Shawn L. Hervey-Jumper, MDa, *, Mitchel S. Berger, MDb

术前手术评估

对疑似胶质母细胞瘤患者的初步评估包括询问病史、体格检查、影像学检查，以及评估使用抗癫痫药物和糖皮质激素的症状控制情况。胶质母细胞瘤的临床表现因肿瘤大小、位置和瘤周水肿程度的不同而有很大的差异。极少数胶质母细胞瘤是意外发现的（占所有患者的 3.8%）[1]。70% 以上的患者最常见的症状为癫痫和神经认知功能改变[2-4]。额叶肿瘤患者可能更易出现情感迟钝、人格改变和认知功能障碍。58% 的患者因肿瘤影响优势半球皮质或皮质下语言通路而出现言语和语言缺陷[5]。其他症状包括头痛、记忆力减退、感觉障碍和视野缺损[3]。

对疑似胶质母细胞瘤的患者应首先行脑 MRI 普通 / 增强扫描。T1 加权图像（无论是否有钆剂增强）至关重要，因为可以据此估计肿瘤的解剖学位置、坏死情况、血供和占位效应。T2 加权、液体衰减反转恢复（FLAIR）序列和弥散加权磁共振序列可显示周围血管源性水肿的程度。在肿瘤边界外，胶质母细胞瘤通常在 FLAIR 信号下呈现明显增强，这一现象显示了瘤周水肿程度。功能性磁共振成像（fMRI）、弥散张量成像（DTI）和脑磁图（MEG）等结构和功能成像对可能位于功能区内肿瘤的评估具有一定作用。

糖皮质激素常用于控制肿瘤相关的血管源性水肿。地塞米松在临床上广泛使用，日剂量在 2～24 mg。糖皮质激素可能改善患者局部神经功能缺陷和意识水平，并缓解头痛。糖皮质激素的主要副作用包括抑郁、骨质疏松和免疫抑制，因此，只有在必要时，才应以尽可能低的剂量给药[6]。最近数据表明，高剂量的糖皮质激素可能导致肿瘤对替莫唑胺等烷化药物产生耐药[7]。出现癫痫的患者应使用抗惊厥药物，并同时权衡其副作用以及药物间相互作用[8-9]。苯妥英钠曾是历史上一线抗癫痫药物；然而，左乙拉西坦目前更为常用，因为它毒性低、无须监测血清浓度且副作用小。

术前计划

脑内肿瘤的治疗从手术开始，目的是明确诊断以及最大化安全切除。为了将围术期的风险降到最低，在患者被送到手术室之前应有详尽的术前计划。高质量的增强 / 普通 MRI 对制定最佳手术方案至关重要。术前影像学检查为胶质母细胞瘤的位置及其与

Disclosures: The authors have no conflicts of interest to declare.
a Department of Neurosurgery, University of Michigan, 1500 East Medical Center Drive, Taubman Health Center SPC 5338, Ann Arbor, MI 48109, USA; b Department of Neurological Surgery, University of California San Francisco, 505 Parnassus Avenue, Room 779M, San Francisco, CA 94143, USA
* Corresponding author.
E-mail address: herveyju@med.umich.edu

血管结构和潜在功能区的关系提供信息。结构 MRI 和 fMRI 可以重建三维模型，从而帮助在手术过程中建立一个安全的手术入路。fMRI、DTI 和 MEG-MRI 为肿瘤组织与邻近功能性皮质、皮质下通路的交界面提供了有价值的信息（图 12.1）。fMRI 产生血氧水平依赖（BOLD）信号，标记与功能（运动、语言表达、语言接受）相关的皮质区域[10-11]。DTI 成像建立了胶质母细胞瘤周围的白束的图像，并有助于确定功能通路是否因肿瘤占位效应而被浸润或移位[12-14]。DTI 中的白质对语言通路尤其重要，包括皮质脊髓束、上纵束、弓状束、钩束、下眶额束和视通路。术前临床评估应包括术前 24 ~ 48 h 的基线语言和感觉运动评估[15]。许多胶质母细胞瘤位于或邻近潜在的功能区，因此很难在达到完美切除和减少术后功能缺陷之间取得平衡。所以，术前计划必须考虑到各种可供使用方法，包括唤醒麻醉联合术中脑运动区定位开颅术、睡眠脑运动区定位开颅术、图像引导下肿瘤切除术和术中 MRI（iMRI）。

术中切除标准

在过去的 20 年里，许多研究加深了胶质母细胞瘤切除范围对患者总生存和无进展生存影响的认识[16]。肿瘤能否最大安全切除取决于患者一般状况、年龄、肿瘤位置和大小等因素。为了提高手术的安全性和肿瘤切除的程度，现已开发了几种术中工具，包括神经导航、术中脑定位、术中 MRI 和荧光引导下手术切除。

神经导航

功能和解剖图像引导（神经导航）是术前计划和术中肿瘤切除的重要组成部分。它可用于评估开颅手术的范围和位置，并在胶质母细胞瘤切除术中估计切除的范围。图像引导可以全面评估肿瘤导致的血管和功能通路移位。功能性神经导航是指结合 DTI 成像、经颅磁刺激、MEG 或 fMRI 来识别有功能的皮质和皮质下区域（图 12.2）[17]。术中功能性神经导航可以通过术前钆增强 MRI 显示功能区及其与肿瘤的关系。然而，由于占位效应引起的组织变形、个体解剖结构变异，或皮质和皮质下可塑性引起的功能重组，这些方法往往是不准确的[18-19]。fMRI 识别 Broca区的灵敏度和特异度分别为 91% 和 64%，识别 Wernicke 区的灵敏度和特异度分别为 93% 和 18%，识别运动中枢的灵敏度和特异度接

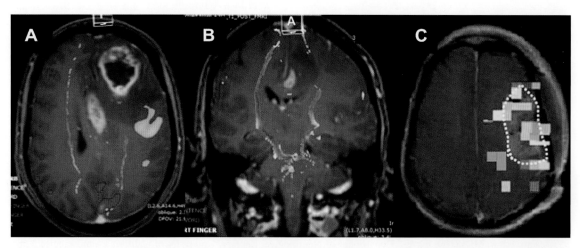

图 12.1　结构和功能成像为术前计划和术中使用提供了有价值的信息。(A) 运动语言任务的 fMRI 显示肿瘤外侧的语言激活位点（黄色）。(B) DTI 纤维束成像识别肿瘤后缘外侧的皮质脊髓纤维（紫色）。(C) MEG 同样识别肿瘤（虚线轮廓）周围高连通性区（红色）和低连通性区（黄色）

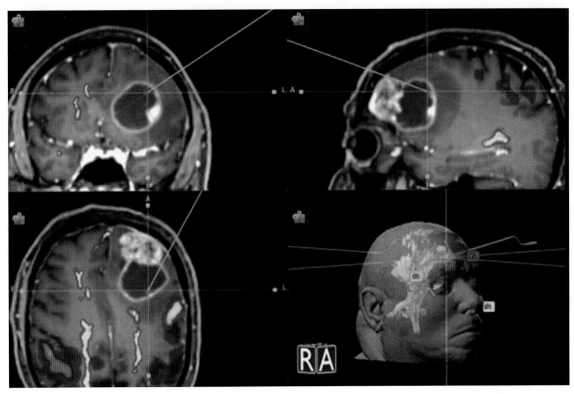

图 12.2　术中功能性神经导航技术在术前增强磁共振的基础上可以显示大脑各个功能区以及它们和肿瘤的位置关系。本研究中，功能性磁共振显示皮质运动语言活跃区被肿瘤向后方推挤（绿色）和紫色的皮质运动活跃区

近 100%[20]。胶质母细胞瘤等血管丰富的肿瘤中 BOLD 信号的解偶联使得 fMRI 结果难以发挥作用。用 MEG 测量静息状态相干性是大脑功能连通性的一种非侵入性检查。静息状态连通性降低的胶质母细胞瘤术后发生神经功能缺陷的风险较低，而静息状态连通性升高的胶质母细胞瘤患者术后发生神经功能缺陷的风险较高[21]。这个检测手段有利于在术前和术中将脑内功能通路以及这些通路与胶质母细胞瘤之间的空间位置关系可视化。

术中唤醒开颅术和术中脑定位

　　直接皮质和皮质下刺激定位可以术中识别语言、感觉和认知功能区[15]。合理的患者选择至关重要，对于术前影像推测幕上脑实质内肿瘤位于或毗邻语言区或感觉运动区的患者，应该考虑术中唤醒开颅术。合理的患者选择对保证围术期的安全最大化至关重要[15]。考虑

到结构和功能影像的局限性，根据术前的解剖学影像推测位于功能区的胶质母细胞瘤不是使用术中脑定位的绝对禁忌证。

　　术中唤醒脑肿瘤手术的围术期风险增加与多个因素相关[15, 22]。术中唤醒开颅术的绝对禁忌证包括持续的顽固性咳嗽、严重的失语（例如尽管术前使用了地塞米松和甘露醇，仍有超过 25% 的命名错误）、较大胶质母细胞瘤引起的占位效应使脑中线移位超过 2 cm 或者偏瘫侧肌力不足以做无重力运动。在其余情况下，有针对这些障碍的解决方案和策略。对于术前有严重语言障碍或运动障碍（超过 25% 的命名错误、肌力不足 2 级共 5 级）的患者，可给予大剂量糖皮质激素（地塞米松，4~8 mg/6 h，静脉给予）和/（或）渗透性利尿剂（20% 甘露醇，30 g/6h，持续使用 48~72 h），然后再次评估患者术前神经功能。对于肥胖患者，包括体重指数（BMI）

超过 35 的患者，可给予喉罩通气预防高碳酸血症的发生。对于有广泛焦虑或既往有严重未治愈精神疾病史的患者，术前应该给予抗抑郁剂和心境稳定剂治疗。由于术中脑定位的刺激过程中有引发癫痫发作的风险，因此在唤醒开颅术前应良好控制癫痫发作。术中癫痫可在局部皮质使用冰林格液予以控制。此外，应做好必要时快速静脉注射（IV）丙泊酚、地西泮或者劳拉西泮的准备。呕吐应使用盐酸昂丹司琼或东莨菪碱等镇吐药物。

胶质母细胞瘤唤醒开颅术的术前评估应包括功能和解剖学影像、基线语言和感觉运动功能测试、神经麻醉评估以及患者咨询与教育。外科神经生理学或语言病理学的基线语言功能评估应在术前 24 ~ 48 h 进行，依据肿瘤所处的位置，其任务应包括图像命名、反应性命名或阅读[15, 23]。

专业的神经麻醉对安全实施唤醒手术至关重要，因为它保证了神经外科医师、麻醉医师、语言病理学家以及其他脑定位团队成员之间的清晰沟通[24]。在对患者进行合理的监护及体位摆放前先进行咪达唑仑、芬太尼或右美托咪定预处理，再摆好患者体位，保证合理监护，手术方可开始[15]。镇静可使用丙泊酚［最大剂量 100 μg/(kg·min)］或右美托咪定［最大剂量 1 μg/(kg·min)］和瑞芬太尼［0.07 ~ 2.0 μg/(kg·h)］[25-27]。镇静应在给患者插 Foley 导尿管和用 Mayfield 头架头钉固定时就开始。头皮阻滞可使用 1% 利多卡因、1∶100 000 肾上腺素和 0.5% 布比卡因配制的混合剂。最佳的头位通常需要患者颈部处于轻度过伸状态（为了气道通畅），这既利于手术操作，也使患者舒适并且开放气道。注入 1 mg/kg 异丙酚的专用静脉通路可用于必要时中止术中癫痫大发作。应备好术区局部应用的冰乳酸林格液以便在任何时候用于中止癫痫发作。在切皮、移除骨瓣之后，切开硬膜之前，所有镇静剂应当停用或减量。

术中脑区定位最初用于大型开颅术中寻找语言和运动功能区。总体目标是集中暴露包含病灶及距病灶边缘 2 cm 以内的组织区域。目前，开颅术依赖于阴性的脑定位结果，以便只打开病变表面的硬膜，这样可以避免周围脑皮质的损伤。可使用 30 G 针头在脑膜中动脉周边区域以 1% 利多卡因做浸润麻醉以完成硬膜阻滞。在移除骨瓣后，为保证患者在切开硬膜前能够合作，镇静药物应停用或大幅减量。如果脑组织张力过高，应嘱患者适当增加呼吸频率，使用甘露醇并抬高床头。

皮质电刺激使得局部脑组织去极化，通过顺行和逆行的电流扩散使局部神经元兴奋。用 2 mm 针极、5 mm 间距的双极电刺激可使兴奋扩散较为局限，从而带来更精准的定位[28]。脑定位初始刺激电流为由直流电发生器产生的放电时间为 1.25 ms 的 1.5 ~ 2 mA 双向方波电流，总刺激时间为 2 ~ 4 s，放电频率为 50 Hz 或 60 Hz。记数装置于术区间隔 1 cm 放置（图 12.3）。脑电图用于监测亚临床癫痫发作并检测放电后电位，这有助于提高脑定位的精确度。每个皮质区域的所有语言任务都必须重复至少 3 次，阳性区域被定义为在刺激时，至少在 66% 的测试中患者无法完成数数、命名物体、阅读等任务。语言功能区定位的目的是用电刺激试验去识别与言语中断、命名障碍和失读相关的脑功能区。言语中断是指无同步运动反应的情况下出现的数数不连续。与言语中断不同的是，构音障碍是由于非随意运动肌收缩缺失引起的语言功能障碍[5]。

术中 MRI

MRI 引导下的手术已经被证实可以增加胶质母细胞瘤的切除程度进而改善患者生存。神经导航在手术中的可靠性逐渐下降。因此，iMRI 结合常规神经导航行肿瘤切除是为了避免由于脑脊液丢失和组织水肿引起的脑移位[29]。许多研究都试图将 iMRI 在胶质母细胞瘤切除程度中的作用量化[30-31]。iMRI 和唤醒手术都是在最大限度切除肿瘤的同时尽可能减少神经功能缺陷的方式。然而，目前还

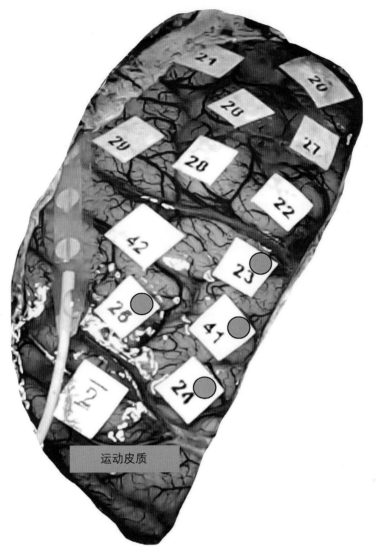

图 12.3 直接皮质电刺激定位是功能区识别的金标准。定位以 1 cm 间隔为宜。在这个术中病例中，运动皮质位于肿瘤后方，阳性语言区（刺激过程中语言功能发生改变）以灰色圆圈标记。手术过程中这些区域要保留

没有研究对二者进行直接比较。两种方案都被证明是安全有效的，但患者的选择至关重要。唤醒脑定位手术可以实时定位及监测语言和感觉运动功能区。然而，有相对或绝对禁忌证的患者行麻醉唤醒手术的风险可能会增加。iMRI 的主要优点在于能够在整个手术过程中获得最新的解剖学和结构影像。合并心脏疾病的患者会面临更高的风险，因为在使用 iMRI 时遥测术和手术室 MRI 仪器之间可能发生相互干扰。在 MRI 手术室内进行麻醉唤醒脑定位术正逐渐成为常规手术。必须根据围术期风险、生存质量和长期神经功能障碍来仔细斟酌肿瘤切除程度。

5- 氨基乙酰丙酸荧光引导手术

目前已被证实，大多数胶质母细胞瘤切除术后复发常发生在距肿瘤切除腔 1 cm 以内。此外，大多数神经外科医师会高估他们可达到的肿瘤切除程度，也没有使用 iMRI。5- 氨基乙酰丙酸（5-ALA）是一种廉价的非

荧光氨基酸前体，可以使荧光原卟啉Ⅸ在胶质母细胞瘤细胞中富集[32]。在注射 5-ALA 后，细胞内的原卟啉Ⅸ会在 6 h 后达到峰值，并在细胞中持续富集 12 h[33]。原卟啉Ⅸ对波长为 380±420 nm 的光有最强的吸收效果，并可以在脑组织中发出 635 nm 和 704 nm 波长的红色荧光。在手术显微镜上安装长通滤波片后，术者可以通过切换白光和紫外光来观察被标记的肿瘤。在胶质母细胞瘤切除术中辅助使用 5-ALA 可以扩大肿瘤切除程度。一项Ⅲ期临床试验表明，对于疑似胶质母细胞瘤的患者，5-ALA 辅助的荧光引导手术的全切率可以达到 65%，而传统白光显微手术的全切率仅为 36%。相应地，实验组患者术后 6 个月无进展生存率提高了 50%（41.0% vs. 21.1%）[32]。完全切除所有荧光组织（或称之为 5-ALA 完全切除）能够在不增加术后神经功能缺陷的情况下带来总体生存率的提高[32]。

切除程度及其对预后的影响

胶质母细胞瘤是最常见的、最难治疗的原发性脑肿瘤，主要由于其能够侵入脑实质，并在首次治疗后可复发。胶质母细胞瘤患者的中位生存期为 12.2～18.2 个月[34-35]。显微手术在胶质母细胞瘤的治疗中起着核心作用，越来越多的证据表明肿瘤切除程度对提高生存率和生活质量有重要价值。在许多情况下，由于邻近功能区，将造影剂增强的肿瘤完全切除是十分困难的。但是，各种证据表明，更广泛的手术切除能延长生存期，并改善生活质量。因此，除了患者的年龄、肿瘤组织学、功能状态和肿瘤遗传学，切除程度也是影响患者预后的因素之一。在过去的 30 年里，学界对切除程度对生存的重要意义有了更深入的理解。

切除程度对提高原发性和复发性高级别胶质瘤患者生存的影响已有研究了[35-67]。虽然大多数是回顾性单中心研究，但大量证据支持切除范围可作为胶质母细胞瘤患者总生存和无进展生存的预测指标。对于进行全切或接近全切的患者，世界卫生组织（WHO）Ⅲ级胶质瘤患者的总生存期从 64.9 个月提高到了 75.2 个月，Ⅳ级胶质瘤患者的总生存期从 11.3 个月提高到了 14.5 个月。

复发性胶质母细胞瘤手术切除原则

胶质母细胞瘤复发时，手术切除程度的意义目前尚不明确。相关文献对于再手术的意义也没有一致意见。现共有 31 项研究系统地讨论了这一问题，其中 29 项研究表明，再手术可以益于生存或者改善功能状况。再手术治疗的常见适应证包括新的神经功能缺陷、肿瘤占位效应、颅内压增高体征、头痛、癫痫发作频率增加以及影像学显示的无症状性肿瘤进展。尽管存在选择偏倚，但以下标准提示再手术对患者生存有益：①手术间隔 6～12 个月；②患者年龄小；③ Karnofsky 功能评分大于 70 分。即使初次手术进行了次全切除，再手术时提高切除程度可以改善生存。对 107 例复发性胶质母细胞瘤患者的回顾性分析显示，初次手术进行次全切的患者在复发后进行全切手术有利于生存期的提高（全切和次全切患者的总生存期分别为 19 个月和 15.9 个月）[37]。最近，学者们发现再手术时，切除范围达到 80% 就可以使患者有生存获益[55]。虽然现有数据仅限于回顾性分析，并且有选择偏倚，但通过筛选的患者在胶质母细胞瘤复发时似乎可受益于再手术治疗。

总结

胶质母细胞瘤是美国人的常见疾病之一。虽然胶质母细胞瘤具有很强的侵袭性，但患者在最大限度切除后可增加生存期。目前已发展了多种技术扩大切除程度，同时减少并发症。追求最大限度的切除必须与保留语言、运动和认知功能网络相权衡，它们对患者的生活质量有着深远的影响。

（译者：徐建国　张敬）

参考文献

1. Pallud J, Fontaine D, Duffau H, et al. Natural history of incidental World Health Organization grade II gliomas. Ann Neurol 2010; 68(5): 727-33.

2. Chang EF, Potts MB, Keles GE, et al. Seizure characteristics and control following resection in 332 patients with low-grade gliomas. J Neurosurg 2008; 108(2): 227-35.

3. Smith JS, Chang EF, Lamborn KR, et al. Role of extent of resection in the long-term outcome of low-grade hemispheric gliomas. J Clin Oncol 2008; 26(8): 1338-45.

4. Taphoorn MJ, Klein M. Cognitive deficits in adult patients with brain tumours. Lancet Neurol 2004; 3(3): 159-68.

5. Sanai N, Mirzadeh Z, Berger MS. Functional outcome after language mapping for glioma resection. N Engl J Med 2008; 358(1): 18-27.

6. Roth P, Wick W, Weller M. Steroids in neurooncology: actions, indications, side-effects. Curr Opin Neurol 2010; 23(6): 597-602.

7. Weiler M, Blaes J, Pusch S, et al. mTOR target NDRG1 confers MGMT-dependent resistance to alkylating chemotherapy. Proc Natl Acad Sci U S A 2014; 111(1): 409-14.

8. Weller M, Gorlia T, Cairncross JG, et al. Prolonged survival with valproic acid use in the EORTC/NCIC temozolomide trial for glioblastoma. Neurology 2011; 77(12): 1156-64.

9. Weller M, Stupp R, Wick W. Epilepsy meets cancer: when, why, and what to do about it? Lancet Oncol 2012; 13(9): 70266-8.

10. Bogomolny DL, Petrovich NM, Hou BL, et al. Functional MRI in the brain tumor patient. Top Magn Reson Imaging 2004; 15(5): 325-35.

11. Nimsky C, Ganslandt O, Von Keller B, et al. Intraoperative high-field-strength MR imaging: implementation and experience in 200 patients. Radiology 2004; 233(1): 67-78.

12. Alexander AL, Lee JE, Lazar M, et al. Diffusion tensor imaging of the brain. Neurotherapeutics 2007; 4(3): 316-29.

13. Bello L, Gambini A, Castellano A, et al. Motor and language DTI fiber tracking combined with intraoperative subcortical mapping for surgical removal of gliomas. Neuroimage 2008; 39(1): 369-82.

14. Berman JI, Berger MS, Chung SW, et al. Accuracy of diffusion tensor magnetic resonance imaging tractography assessed using intraoperative subcortical stimulation mapping and magnetic source imaging. J Neurosurg 2007; 107(3): 488-94.

15. Hervey-Jumper SL, Li J, Lau D, et al. Awake craniotomy to maximize glioma resection: methods and technical nuances over a 27-year period. J Neurosurg 2015; 24: 1-15.

16. Hervey-Jumper SL, Berger MS. Role of surgical resection in low- and high-grade gliomas. Curr Treat Options Neurol 2014; 16(4): 014-0284.

17. Trinh VT, Fahim DK, Maldaun MV, et al. Impact of preoperative functional magnetic resonance imaging during awake craniotomy procedures for intraoperative guidance and complication avoidance. Stereotact Funct Neurosurg 2014; 92(5): 315-22.

18. Duffau H. New concepts in surgery of WHO grade II gliomas: functional brain mapping, connectionism and plasticity-a review. J Neurooncol 2006; 79(1): 77-115.

19. Thiel A, Herholz K, Koyuncu A, et al. Plasticity of language networks in patients with brain tumors: a positron emission tomography activation study. Ann Neurol 2001; 50(5): 620-9.

20. Bizzi A, Blasi V, Falini A, et al. Presurgical functional MR imaging of language and motor functions: validation with intraoperative electrocortical mapping. Radiology 2008; 248(2): 579-89.

21. Guggisberg AG, Honma SM, Findlay AM, et al. Mapping functional connectivity in patients with brain lesions. Ann Neurol 2008; 63(2): 193-203.

22. Berger MS. Lesions in functional ("eloquent") cortex and subcortical white matter. Clin Neurosurg 1994; 41: 444-63.

23. Fernandez Coello A, Moritz-Gasser S, Martino J, et al. Selection of intraoperative tasks for awake mapping based on relationships between tumor location and functional networks. J Neurosurg 2013; 119(6): 1380-94.

24. Taylor MD, Bernstein M. Awake craniotomy with brain mapping as the routine surgical approach to treating patients with supratentorial intraaxial tumors: a prospective trial of 200 cases. J Neurosurg 1999; 90(1): 35-41.

25. Bekker AY, Kaufman B, Samir H, et al. The use of dexmedetomidine infusion for awake craniotomy. Anesth Analg 2001; 92(5): 1251-3.

26. Herrick IA, Craen RA, Gelb AW, et al. Propofol sedation during awake craniotomy for seizures: patient-controlled administration versus neurolept analgesia. Anesth Analg 1997; 84(6): 1285-91.

27. Olsen KS. The asleep-awake technique using propofol-remifentanil anaesthesia for awake craniotomy for

cerebral tumours. Eur J Anaesthesiol 2008; 25(8): 662-9.

28. Nathan SS, Sinha SR, Gordon B, et al. Determination of current density distributions generated by electrical stimulation of the human cerebral cortex. Electroencephalogr Clin Neurophysiol 1993; 86(3): 183-92.

29. Nimsky C, Ganslandt O, Tomandl B, et al. Low-field magnetic resonance imaging for intraoperative use in neurosurgery: a 5-year experience. Eur Radiol 2002; 12(11): 2690-703.

30. Knauth M, Wirtz CR, Tronnier VM, et al. Intraoperative MR imaging increases the extent of tumor resection in patients with high-grade gliomas. AJNR Am J Neuroradiol 1999; 20(9): 1642-6.

31. Wirtz CR, Knauth M, Staubert A, et al. Clinical evaluation and follow-up results for intraoperative magnetic resonance imaging in neurosurgery. Neurosurgery 2000; 46(5): 1112-20.

32. Stummer W, Pichlmeier U, Meinel T, et al. Fluorescence- guided surgery with 5-aminolevulinic acid for resection of malignant glioma: a randomised controlled multicentre phase III trial. Lancet Oncol 2006; 7(5): 392-401.

33. Stummer W, Reulen HJ, Novotny A, et al. Fluorescence-guided resections of malignant gliomas-an overview. Acta Neurochir Suppl 2003; 88: 9-12.

34. Hegi ME, Diserens AC, Gorlia T, et al. MGMT gene silencing and benefit from temozolomide in glioblastoma. N Engl J Med 2005; 352(10): 997-1003.

35. Keles GE, Chang EF, Lamborn KR, et al. Volumetric extent of resection and residual contrast enhancement on initial surgery as predictors of outcome in adult patients with hemispheric anaplastic astrocytoma. J Neurosurg 2006; 105(1): 34-40.

36. Barker FG 2nd, Prados MD, Chang SM, et al. Radiation response and survival time in patients with glioblastoma multiforme. J Neurosurg 1996; 84(3): 442-8.

37. Bloch O, Han SJ, Cha S, et al. Impact of extent of resection for recurrent glioblastoma on overall survival: clinical article. J Neurosurg 2012; 117(6): 1032-8.

38. Brown PD, Ballman KV, Rummans TA, et al. Prospective study of quality of life in adults with newly diagnosed high-grade gliomas. J Neurooncol 2006; 76(3): 283-91.

39. Buckner JC, Schomberg PJ, McGinnis WL, et al. A phase III study of radiation therapy plus carmustine with or without recombinant interferon-alpha in the treatment of patients with newly diagnosed high-grade glioma. Cancer 2001; 92(2): 420-33.

40. Curran WJ Jr, Scott CB, Horton J, et al. Does extent of surgery influence outcome for astrocytoma with atypical or anaplastic foci (AAF)? A report from three Radiation Therapy Oncology Group (RTOG) trials. J Neurooncol 1992; 12(3): 219-27.

41. Dinapoli RP, Brown LD, Arusell RM, et al. Phase III comparative evaluation of PCNU and carmustine combined with radiation therapy for high-grade glioma. J Clin Oncol 1993; 11(7): 1316-21.

42. Duncan GG, Goodman GB, Ludgate CM, et al. The treatment of adult supratentorial high grade astrocytomas. J Neurooncol 1992; 13(1): 63-72.

43. Hervey-Jumper SL, Berger MS. Reoperation for recurrent high-grade glioma: a current perspective of the literature. Neurosurgery 2014; 75(5): 491-9.

44. Hollerhage HG, Zumkeller M, Becker M, et al. Influence of type and extent of surgery on early results and survival time in glioblastoma multiforme. Acta Neurochir 1991; 113(1-2): 31-7.

45. Huber A, Beran H, Becherer A, et al. Supratentorial glioma: analysis of clinical and temporal parameters in 163 cases. Neurochirurgia 1993; 36(6): 189-93 [in German].

46. Jeremic B, Grujicic D, Antunovic V, et al. Influence of extent of surgery and tumor location on treatment outcome of patients with glioblastoma multiforme treated with combined modality approach. J Neurooncol 1994; 21(2): 177-85.

47. Keles GE, Anderson B, Berger MS. The effect of extent of resection on time to tumor progression and survival in patients with glioblastoma multiforme of the cerebral hemisphere. Surg Neurol 1999; 52(4): 371-9.

48. Kowalczuk A, Macdonald RL, Amidei C, et al. Quantitative imaging study of extent of surgical resection and prognosis of malignant astrocytomas. Neurosurgery 1997; 41(5): 1028-36.

49. Lacroix M, Abi-Said D, Fourney DR, et al. A multivariate analysis of 416 patients with glioblastoma multiforme: prognosis, extent of resection, and survival. J Neurosurg 2001; 95(2): 190-8.

50. Lamborn KR, Chang SM, Prados MD. Prognostic factors for survival of patients with glioblastoma: recursive partitioning analysis. Neuro Oncol 2004; 6(3): 227-35.

51. Levin VA, Yung WK, Bruner J, et al. Phase II study of accelerated fractionation radiation therapy with carboplatin followed by PCV chemotherapy for the treatment of anaplastic gliomas. Int J Radiat Oncol Biol Phys 2002; 53(1): 58-66.

52. McGirt MJ, Chaichana KL, Gathinji M, et al. Independent association of extent of resection with survival in patients with malignant brain astrocytoma. J Neurosurg 2009; 110(1): 156-62.

53. Nitta T, Sato K. Prognostic implications of the extent of surgical resection in patients with intracranial malignant gliomas. Cancer 1995; 75(11): 2727-31.

54. Nomiya T, Nemoto K, Kumabe T, et al. Prognostic significance of surgery and radiation therapy in cases of anaplastic astrocytoma: retrospective analysis of 170 cases. J Neurosurg 2007; 106(4): 575-81.

55. Oppenlander ME, Wolf AB, Snyder LA, et al. An extent of resection threshold for recurrent glioblastoma and its risk for neurological morbidity. J Neurosurg 2014; 120(4): 846-53.

56. Oszvald A, Guresir E, Setzer M, et al. Glioblastoma therapy in the elderly and the importance of the extent of resection regardless of age. J Neurosurg 2012; 116(2): 357-64.

57. Phillips TL, Levin VA, Ahn DK, et al. Evaluation of bromodeoxyuridine in glioblastoma multiforme: a Northern California Cancer Center Phase II study. Int J Radiat Oncol Biol Phys 1991; 21(3): 709-14.

58. Pope WB, Sayre J, Perlina A, et al. MR imaging correlates of survival in patients with high-grade gliomas. AJNR Am J Neuroradiol 2005; 26(10): 2466-74.

59. Prados MD, Gutin PH, Phillips TL, et al. Highly anaplastic astrocytoma: a review of 357 patients treated between 1977 and 1989. Int J Radiat Oncol Biol Phys 1992; 23(1): 3-8.

60. Puduvalli VK, Hashmi M, McAllister LD, et al. Anaplastic oligodendrogliomas: prognostic factors for tumor recurrence and survival. Oncology 2003; 65(3): 259-66.

61. Sanai N, Polley MY, McDermott MW, et al. An extent of resection threshold for newly diagnosed glioblastomas. J Neurosurg 2011; 115(1): 3-8.

62. Sandberg-Wollheim M, Malmstrom P, Stromblad LG, et al. A randomized study of chemotherapy with procarbazine, vincristine, and lomustine with andwithout radiation therapy for astrocytoma grades 3 and/or 4. Cancer 1991; 68(1): 22-9.

63. Shibamoto Y, Yamashita J, Takahashi M, et al. Supratentorial malignant glioma: an analysis of radiation therapy in 178 cases. Radiother Oncol 1990; 18(1): 9-17.

64. Simpson JR, Horton J, Scott C, et al. Influence of location and extent of surgical resection on survival of patients with glioblastoma multiforme: results of three consecutive Radiation Therapy Oncology Group (RTOG) clinical trials. Int J Radiat Oncol Biol Phys 1993; 26(2): 239-44.

65. Stark AM, Nabavi A, Mehdorn HM, et al. Glioblastoma multiforme-report of 267 cases treated at a single institution. Surg Neurol 2005; 63(2): 162-9.

66. Ushio Y, Kochi M, Hamada J, et al. Effect of surgical removal on survival and quality of life in patients with supratentorial glioblastoma. Neurol Med Chir 2005; 45(9): 454-60.

67. Vecht CJ, Avezaat CJ, van Putten WL, et al. The influence of the extent of surgery on the neurological function and survival in malignant glioma. A retrospective analysis in 243 patients. J Neurol Neurosurg Psychiatry 1990; 53(6): 466-71.

第 13 章

唤醒开颅手术治疗胶质母细胞瘤

Roberto Jose Diaz, MD, PhD, FRCS(C), Stephanie Chen, MD, Anelia Kassi, BSc, Ricardo J. Komotar, MD*,
Michael E. Ivan, MD, MBS

引言

现代手术治疗胶质母细胞瘤的目的是最大限度地安全切除。神经外科医师敏锐地意识到术后神经缺陷对生存[1]和生活质量[2]的巨大负面影响。相比较而言，在胶质母细胞瘤患者中，全切或接近全切肿瘤增强灶与改善生存有关[3-5]。使用唤醒开颅术切除肿瘤可使肿瘤外科医生加大切除范围，同时减少神经缺陷的风险。然而，像任何其他外科技术一样，采用该技术的外科医生必须对其适应证、应用范围、局限性和治疗效果有透彻的理解。本章总结了外科手术的策略和技术要点，并讨论了与胶质母细胞瘤患者唤醒开颅手术相关的治疗效果。

胶质母细胞瘤唤醒开颅手术的适应证

胶质母细胞瘤是一种侵袭性的、快速生长的原发性脑肿瘤，可由新生或低级别星形细胞瘤转化而来。在多数情况下，起源于低级别星形细胞瘤的继发性胶质母细胞瘤多发生在功能区[6]。那些长期存在的肿瘤可能从关键的大脑功能区转移到其他不同的解剖学位置，因此手术切除的范围可能比在术前影像和基于功能解剖理解上推断的区域更大[7]。

新生肿瘤可能局限于非功能区域的脑回，它不侵犯脑沟边界，而推开邻近功能区的皮质。借助皮质定位技术可切除受肿瘤侵犯的脑回而保留邻近的功能区皮质。胶质母细胞瘤可通过白质束发生迁移，可延伸至放射冠、半卵圆中心、皮质脊髓束和言语/语言纤维束附近，因此通过皮质下刺激确定皮质脊髓束纤维的位置，可以进一步协助切除该区域的肿瘤。在通常的实践中，唤醒开颅术已被用于切除位于或邻近中央旁小叶、岛叶、优势侧后额叶、优势侧颞叶、优势侧外侧裂区和优势侧角回的肿瘤[8-11]。其他外科医师也报告了对优势侧顶叶肿瘤[12-14]、视辐射附近的肿瘤[15-17]、视皮层附近的肿瘤[18]进行唤醒开颅手术。

患者选择与术前评估

保留或部分保留功能皮质区功能的患者是唤醒开颅手术的理想人选，因为其目标是通过肿瘤切除来维持或改善术前功能。在考虑适宜的年龄时，重要的是要考虑到患者是否具有与年龄相适宜的认知能力来理解手术的要点和遵循指导。患有早期痴呆、先兆卒中或多种合并症并影响其认知能力的老年患者常常被排除在外。此外，先前患有精神系统合并症的患者，如严重焦虑或幽闭恐怖症，

University of Miami Miller School of Medicine, Department of Neurological Surgery, University of Miami Hospital, 1321 NW 14th Street, West Building Suite 306, Miami, FL 33125, USA
* Corresponding author.
E-mail address: RKomotar@med.miami.edu

可能会很难忍受这个手术过程。术前评估包括一个详细的神经精神病史，以排除幽闭恐怖症、创伤后应激障碍、妄想、幻觉、游离状态，以及严重的焦虑。此外，评估改变麻醉药物反应的医疗风险因素也很重要，如酒精中毒、药物滥用、多重用药、苯二氮䓬类或麻醉药依赖、呼吸系统疾病、肥胖、阻塞性睡眠呼吸暂停、癫痫发作失控和先前的局部麻醉失效。

理想的患者是积极的、成熟的，并且能够在较长的一段时间忍受一个陌生的和有压力的环境[19]。患者准备的一般内容包括提供有关手术步骤的真实信息，不过度使用医学术语，应直接讨论风险、并发症和结果[20]。一些临床医师建议适当的交流应辅以其他形式的信息，如视频短片[21]。其他治疗中心在手术前一天对患者进行术区定位和语言测试[22]。在我们治疗中心，我们会在手术当天给患者提供一个额外的简要的流程概述和提醒患者术前要准备什么，因为患者当天可能忘记了此前门诊交流的信息。我们会提醒患者可以在手术过程中的任何时间报告任何不适，即使是轻微的不适或疼痛，我们团队保证会及时处理。无论采用何种患者教育策略，决定患者满意度的最重要因素似乎是术前与临床团队成员所花的时间，以及建立信任关系[20]。这个因素的重要性是可以理解的，因为患者在术前会感到无助和失控，而这可以通过开放式的交流来缓解。

麻醉考虑

虽然唤醒开颅手术通常是一种耐受性良好的手术，但它的成功在很大程度上取决于专业的麻醉管理。这需要广泛的知识，如头皮局部阻滞麻醉、先进的气道管理、顺序镇静、血流动力学管理，以及对患者的指导。

术前用药

术前用药的目的是在不过度镇静的情况下减轻焦虑，以及防止恶心、癫痫、反流、疼痛或其他不良事件。咪达唑仑或阿普唑仑是短效的苯二氮䓬类药物，可用于摆好体位前的抗焦虑和防止恶心[24]。提前应用甲氧氯普胺（胃复安）和昂丹司琼也有助于防止恶心[19, 25-26]。地塞米松常规用于减轻脑水肿和防止恶心[26-27]。虽然留置导尿管后可给予甘露醇以降低颅内压，但作者发现患者经常抱怨过度口渴，这可能会干扰语言功能评估。因此，我们仅在其他降低颅内压的方法无效的情况下才使用甘露醇。为了防止癫痫发作，患者通常也会接受抗惊厥药物的预处理。两种可供选择的抗惊厥药物分别是左乙拉西坦（Keppra）和苯妥英钠（Dilantin）[28]。

局部麻醉

最初，唤醒神经外科手术仅在头皮和硬脑膜的局部麻醉下进行[29]。然而，随着诸如丙泊酚之类的神经安定药的发现，现在联合使用局部麻醉和全身麻醉，以使患者在唤醒开颅术中感到更舒适和更易失忆。局部注射麻醉剂（局部区域阻滞或完全头皮阻滞）可以可逆地减少疼痛感。头皮阻滞的目标为以下 6 个神经：耳颞神经、颧颞神经、眶上神经、滑车上神经、枕大神经和枕小神经[30]。附加注射头皮固定架钉位和切口线部位有助于改善疼痛评分[31-33]，并可减少麻醉药的全身毒性。此外，有证据表明，局部麻醉也有助于减弱头颅固定和切开时的血流动力学反应，如心率和血压的增加[34-35]，这反过来也可以防止颅内压升高。布比卡因、左卡因和罗哌卡因三者因其作用时间长而常被选用作局麻药[36]。它们也可与肾上腺素以 1∶20 万或 1∶40 万的浓度合用[37]。

睡眠 - 唤醒 - 睡眠技术

睡眠 - 唤醒 - 睡眠监测麻醉技术需要全身麻醉（全麻），可在手术的开颅和关颅时使用或不使用气道进行深度镇静，而在肿瘤切除的关键部分唤醒患者[38]。术中常用的镇静、镇痛药物方案有：丙泊酚 - 芬太尼（propofol-fentanyl）、丙泊酚 - 瑞芬太尼（propofol-remifentanil）、右美托咪定 - 瑞芬太尼（dexmedetomidine-remifentanil）[39]。在插管患者中，一些麻醉师会在开颅阶段加入一氧化二氮等挥发性麻醉剂[28]。

丙泊酚因其快速起效、再分布和代谢迅速，易于镇静滴定，被广泛应用于唤醒开颅手术[40]。此外，丙泊酚还能降低大脑耗氧量、降低颅内压，具有抗癫痫和镇吐作用[41-43]。一般情况下，丙泊酚输注是在手术的睡眠阶段使用，然后在唤醒阶段前 15 min 停止[28]。

近年来，许多麻醉学家将丙泊酚与芬太尼或瑞芬太尼等阿片类镇痛药联合使用。芬太尼和瑞芬太尼都有良好的药代动力学，半衰期很短，有助于过渡到唤醒状态[44]。与其他阿片类镇痛药相比，瑞芬太尼似乎与较少的术中癫痫发作有关[19, 45]。然而，瑞芬太尼可能引起心动过缓，这是服用 β 受体阻断药的患者应关注的问题[28]。

右美托咪定是丙泊酚较新的替代品。右美托咪定是一种高度选择性的 α_2 肾上腺素受体激动剂，具有剂量依赖性的镇静、抗焦虑和镇痛作用，且无呼吸抑制作用。多项研究表明，右美托咪定的镇静作用会导致嗜睡，但这种嗜睡可以很容易逆转，而不会引起后续的激越或意识错乱，同时其镇痛作用也会减少其他必需药物的用量。一般情况下，右美托咪定的负荷剂量为 0.5～1 μg/（kg·h），持续 20 min，然后以 0.1～0.7 μg/（kg·h）的速度输注，直至测试前 20 min[39]。

在 Hervey-Jumper 和 Berger[46] 提供的病例系列中，不同的镇静药物方案与肿瘤分级、肿瘤位置、刺激诱发的癫痫、喉罩气道（laryngeal mask airway, LMA）使用、患者体重指数或异常手术终止之间没有相关性。一项研究发现，与右美托咪定相比，丙泊酚引发的癫痫发作较少；然而，尚未证明哪种药物更有优势。

在大多数患者进行唤醒开颅手术时，不

需要安全的气道。如果患者表现出气道阻塞或因镇静而打鼾的迹象时，则应该放置鼻咽管（nasal trumpet），并且无创性的辅助供氧可以通过鼻套管输送。然而，在手术的睡眠阶段过度镇静会导致呼吸暂停、氧饱和度降低和二氧化碳潴留。在这种情况下可以使用一种喉罩气道（LMA）的气道设备，因为它易于插入和移除，而无须操作头部。在唤醒状态下，患者应用这种设备通常耐受性良好[48]。它可以在患者唤醒状态下被轻易地移除，这样患者就可以清楚地表达自己的意思。在一个病例系列中，只有 1% 的患者需要 LMA，这类患者肿瘤具有显著的占位效应，而肿瘤的血管丰富和高碳酸血症引起的静脉充盈又需要过度通气[46]。在少数有肺误吸风险的患者中，气管插管优于 LMA，因为 LMA 不能防止胃内容物误吸。需要紧急插管的患者应使用纤维支气管镜，因为在这种情况下应尽量减少患者的头部活动。

监测麻醉管理

监测麻醉管理（monitored anesthesia care, MAC）是一种镇静方案，其中患者处于镇静状态，但可自主呼吸，并在整个镇静过程中可回应呼叫。MAC 使用类似的低剂量药物来达到有意识的镇静和自主通气。从理论上讲，开颅和关颅阶段的轻度镇静可以缩短完全唤醒和平稳过渡的时间，但需要患者更配合。丙泊酚剂量常常为 30～180 μg/(kg·min)，瑞芬太尼的剂量范围为 0.03～0.09 μg/(kg·min)[25, 42, 49]。一旦硬脑膜打开，低剂量注射瑞芬太尼 0～0.01 μg/(kg·min) 或右美托咪定 0～0.5 μg/(kg·h) 即可使患者达到松弛状态[19, 42, 50-53]。

并发症

麻醉并发症因麻醉技术而异。在唤醒 - 睡眠 - 唤醒开颅术中，在不保护气道的情况下给予的镇静药物，有可能导致气道并发症和氧饱和度降低[19, 22, 54-55]。然而，适当的患者选择、术前气道评估、患者体位、气末二氧化碳的密切监测，以及随时可用的鼻咽管、LMA 和气管内导管可以预防不良后果。在某些情况下，通气不足会导致唤醒开颅术中脑容量增加 [22, 55]。甘露醇可在硬膜切开前使用，以减少脑水肿和开颅阶段的脑疝形成。然而，显著的脑肿胀可能需要紧急插管和转换到全身麻醉 [22, 46]。

当患者被头钉固定并且没有安全气道时，术中癫痫发作是一种危险的并发症，可发生在 3%～20% 的患者中 [46, 47, 56-58]。在一项有关唤醒开颅术的最大综述中，Hervey Jumper 等 [59] 指出，859 病例中术中期并发症的总发生率为 10%，其中只有 2 例报告了术中癫痫发作，有 0.5% 的唤醒定位被终止。皮质定位刺激的癫痫发作通常可通过停止刺激或直接将冰冷盐水冲洗皮质表面而终止 [57]。难治性癫痫发作可能需要立即给予苯二氮䓬类药物或丙泊酚，这可能会干扰后续的神经认知测试 [28]。将丙泊酚装入注射器并连接到 15 cm 内的静脉导管内输注给患者，可以确保对难以控制的癫痫发作快速起效。

麻醉中可以遇到血流动力学不稳定的情况，包括高血压、低血压和心动过速。使用动脉导管严密监测和用适当的药物及时治疗，可以防止相关的不良后果。可以通过改变镇静药物和调整患者的环境，如体温、光源和衬垫来缓解患者的激越和多动 [28]。但也有部分患者出现严重的急性谵妄，对自身及手术室团队成员造成严重伤害。手术切开前的一次唤醒练习可以用来预先评估患者从睡眠状态到唤醒状态的转变，从而使患者的安全性达到最佳。如果患者无法耐受手术或不能控制激越，则可将手术过程转换为全身麻醉。

外科技术
体位与头钉固定

唤醒患者的体位是开颅术成功的关键。除了通常考虑的优化肿瘤切除通路和尽量减少脑牵拉、出血、颅内压和静脉阻塞外，还必须有足够的空间进行神经系统检查和紧急气道的放置。

患者仰卧在手术台上，给予镇静剂、局部麻醉剂以环形浸润阻滞头皮。局部麻醉后，患者被移动到适当的位置并固定在头架上。患者应仰卧在手术台上，柔软的肩部滚垫和膝盖下的枕头使用与否均可。脚踝、手腕和肘部用柔软的鸡蛋箱泡沫垫充。颈部置于舒适的位置，避免过度弯曲或旋转（弯曲不超过 20° 或旋转不超过 30°）。对于侧方病变，作者发现使用大的肩部滚垫和用枕头支撑同侧髋关节是足够的，这样可避免将患者置于侧位。将同侧手臂交叉置于身体上方，并用胶带支撑，以使同侧肩部不塌陷。对侧手臂可以自由放置以使评估，并支撑在臂板上。应保持对侧手臂和腿的完全可见，以便在手术期间观察所有运动区刺激。患者用多条尼龙搭扣带和胶带固定在手术台上，以便手术台旋转使开颅术部位达到外科医师视野的顶点。至少使用 15° 反向头低脚高（Trendelenburg）体位。作者为那些需要超过 30° 反向头低脚高体位或肥胖的患者放置了一个搁脚板，以消除颈部的牵引力。体温应保持在 36～37 ℃，以防止颤抖，并促使麻醉剂的快速代谢。

手术切口和幕帘布置 (Draping)

注册神经导航系统后，肿瘤的边界被映射到头皮表面。设计一个线性切口，以便保留头皮血管和保证大小适当的开颅术范围。开颅术的设计是基于肿瘤的边缘，而不是暴露功能区皮质。目的是尽量减少暴露与肿瘤无关的大脑功能区。有研究已经证明在阴性定位下可安全切除肿瘤，因此没必要暴露阳性定位的未受侵及的功能区域 [9, 11, 60]。在初次手术病例中可使用保留头发的切开技术 [61-62]，对于再次手术或短发（＜2.5 cm）的患者可使用小型条带剪刀式剃须工具 [63]。一种 Layla 栏可用来支撑无菌布巾和过多的悬垂，以允许面部暴露。通过连接在床架上的灵活的环框可方便在手术幕帘下管理患者气道。手术幕帘应以开放的几何形状布置，以尽量减少患者幽闭恐怖症，并允许与患者进行眼神接触，以及观察患者的面部、手臂和腿部，以便进行神经系统检查。患者的颈部应连接一个便携式麦克风，以便外科医师能听到手术幕帘下的患者的声音[64]。为了确认患者在肿瘤切除过程中能够忍受头架和保持理想的手术体位，在准备切口消毒之前要进行唤醒测试。如果患者有任何不适，就要进行调整。对于仅仅是外侧裂功能区皮质肿瘤活检，或对于中央前回皮质内或附近或者是向皮质脊髓束延伸的肿瘤进行皮质 / 皮质下直接刺激和运动诱发电位监测时，患者处于无法听从指令的激越状态，则应在持续镇静下进行这些操作。

语言区定位

在测试开始时刺激大脑皮质 4 s，通过让患者数 1 ~ 50、说出物体的名字和大声读出一个单词来测试表达性语言功能。通过让患者重复由测试员陈述的复杂句子来测试接受性言语功能。在方波脉冲为 60 Hz 和持续时间为 2 ms 的情况下，使用具有 5 mm 间距的双极刺激电极。电流最初设定为 1.5 ~ 2 mA，然后逐步增加 1 mA，直到最大 6 mA[11, 65]。在相邻皮质上的 4 触点或 6 触点条形电极或 Montreal 框架上记录到后放电则表明需要将刺激电流降低 0.5 ~ 1 mA[66]。刺激点相隔 1 cm，测试 3 次，并用无菌标签进行标识[11]。评估患者的言语是否因皮质刺激而出现言语中断、语速减慢、命名障碍或错语。言语中断的特征是在未影响语言的不随意肌收缩的情况下，言语产生能力的丧失。在两次刺激之间、继续语言测试之前，对患者进行测试以确定恢复情况。语言区的定位可能会受到所使用的刺激程序、语言测试的范围，以及不同患者和语言之间的功能分布区域差异的影响[67]。这

些因素可能导致语言区定位的阴性结果比运动区定位的比例更高[67]。术前 fMRI 可用于确定开颅术手术的语言区和设计手术入路；然而，在切除肿瘤的过程中存在脑移位，需要使用麻醉唤醒定位的技术来确保切除过程的安全性（图 13.1）。

皮质运动区定位

在唤醒开颅手术中，当初级运动皮质被识别时，90% 以上的患者可以实现运动功能的保留[65, 68-69]。初级运动皮质的确定是通过使用体感诱发电位相位反转来实现的[70]，或通过获得来自舌头区域（位于中央沟后方和外侧裂上方的特征三角形区域）的感觉反应来识别中央后回[71]。术前弥散张量成像（DTI）也有助于定位运动皮质，但应直接刺激予以确认。对初级运动皮质的直接皮质刺激可以通过单极的阳性高频刺激或双极的低频刺激来实现。对于双极电刺激，使用间距为 5 mm 的球形电极（直径为 2.5 mm），在 2 ~ 4 s 间歇，以 50 ~ 60 Hz 的功率刺激。持续时间为 1 ms，启动电流为 2 mA、以 1 mA 逐渐递增。使用这种类型的双极刺激器可能需要高达 10 mA 的电流来产生运动皮质刺激，这可以通过以下发现来解释：在极间距离小于 10 mm 的情况下，很难引起 D 波反应[72]。在诱发初级运动皮质的反应中，双极刺激与单极阳性刺激同样有效[73]。单极阳性刺激通过锥体细胞和轴突起始部分的去极化，在皮质脊髓束轴突中产生直接波，这导致所需的刺激持续时间（1.2 ms）比双极刺激（2 ~ 4 ms）短得多。因此，在肿瘤切除过程中，单极阳性的重复刺激对初级运动皮质和皮质脊髓束可能更有效[73-75]。短时高频刺激比 50 ~ 60 Hz 的刺激诱发癫痫的风险更低，在癫痫频繁发作和中央前回区或旁中央前回区胶质母细胞瘤患者中，使用单极刺激的效果更好[76]。在唤醒开颅术中对恶性胶质瘤进行高频单极运动区刺激的前瞻性研究尚未进行。

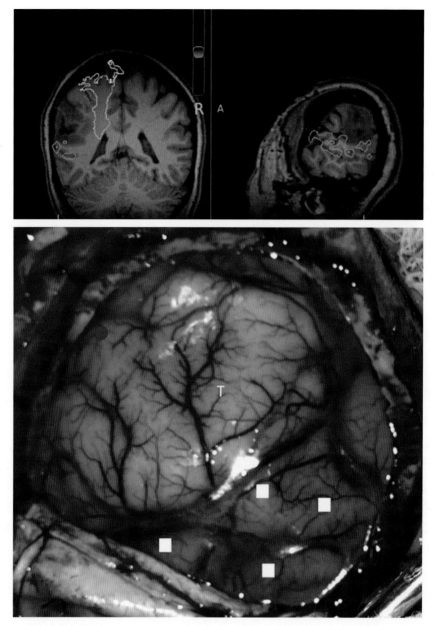

图 13.1 一位 55 岁的女性，出现言语中断和右臂震颤样感觉。术前 fMRI 和 DTI 显示肿瘤与阅读区（青色，右上图）和皮质脊髓束（绿色，左上图）的关系。还显示了足部运动（黄色）和手部运动（紫色）时的在 fMRI 信号区域。个体化的开颅术显示肿瘤（T）以及其在 3 mA 直接皮质刺激时与言语对应的关系（白箱形）。在肿瘤切除过程中以 5 mA 进行皮质下双极刺激，以检测邻近皮质脊髓束和弓状束的位置。红点是与导航图像相关的暴露脑区的参考标志

皮质下运动区定位

白质运动束的刺激可以用双极或单极刺激参数来进行。皮质下双极刺激应在 5 mA 下进行，这样可提示一个安全的错误边界以便在皮质脊髓束或视射受损之前停止切除。最近一项对全身麻醉患者的研究表明，在胶质母细胞瘤切除过程中，单极阴极刺激比双极

刺激更能引起皮质脊髓束的反应[75]。皮质下定位的对照研究尚未进行。重要的是超声吸引和双极电灼术可以掩盖功能部位，所以这些工具不应该在刺激期间同时使用[77]。然而，标准的吸引可以与皮质下刺激联合使用，以实现有效的肿瘤切除。

患者结局

尽管唤醒开颅术是一种耐受性良好的肿瘤切除术，但与全身麻醉下的标准开颅术相比，文献中关于此类手术患者的体验信息很少。在一项比较这两种方法的研究中，Gupta等发现[78]，在全麻下接受手术的患者有更好的治疗效果，但结果没有统计学意义[78]。相比之下，Shinoura 等[69]报告，唤醒开颅组的脑损伤更少，因为他们有更好的脑功能区定位。在 14 例全麻患者中，有 9 例术后运动功能较差，而开颅组的 21 例中只有 4 例有此情况[69]。在手术过程中对神经功能的持续监测可以使手术医师在出现新的功能受损时停止肿瘤切除，并尽可能保留功能[69, 78-79]。当肿瘤靠近或侵犯功能区时，这样不可避免地导致肿瘤切除受限[69]。

与部分切除相比，完全切除肿瘤与卡氏功能状态评分（Karnofsky performance status, KPS）的相关性更好[4, 80]。虽然有几项研究中 KPS 仅作为预选标准，术后 KPS 未被记录[68, 81, 82]。然而，Gupta 等[78]发现，在标准和唤醒开颅术中，KPS 在肿瘤完全切除后较术前均无显著变化。在脑功能区，外科医师面临的挑战不仅是保留功能，而且要最大限度切除肿瘤组织。虽然短暂性功能缺失的比例为 14%～50%，但术后 30 天有 78%～100% 的患者恢复到术前的基线水平。此外，在 3 个月时，25% 的患者的语言功能较术前有所改善[11, 83]。切除术越靠近功能区，永久性运动和言语缺陷的可能性越大，且会降低生活质量[69, 79, 84]。Gil-Robles

和 Duffau[85] 观察到，在进行低级别胶质瘤切除时，切除至肿瘤 - 功能区皮质边界之后的 6～12 个月，部分损害的神经功能可恢复，但这一结果是否适用于胶质母细胞瘤患者尚不确定。据报道，在因胶质瘤而接受唤醒开颅手术的讲英语的患者中，有 24%～36% 的患者术后出现短暂的语言障碍[9, 11]。由于汉藏语系与英语在语言网络上存在差异，因此前者在唤醒开颅术后出现新的语言障碍的风险可能更高[66, 86-87]。

总的来说，唤醒开颅术患者的满意率非常高，如果需要，他们会同意再次开颅[81]。患者回忆起手术的程度各不相同[79, 81, 88-91]。一般来说，大多数患者有部分或全部记忆[79, 81, 88, 90, 91]。记得整个过程的患者比例为 19%～80%。产生负面体验的原因有焦虑、癫痫、疼痛和不适。在单独的研究中，仅在少数患者（13%～15%）中观察到明显的焦虑[81, 90-91]。这一发现可能与术中癫痫发作或在手术过程中无法完成要求的测试有关[88]。抱怨的主要原因是疼痛和不适。多与头部头钉固定、头皮切开及缝合有关，局部麻醉可帮助缓解[79, 88, 91]。22%～73% 的患者在唤醒手术中没有疼痛感[49, 81]。在唤醒手术中使用的不同技术（睡眠 - 唤醒 - 睡眠、唤醒镇静、唤醒 - 唤醒 - 唤醒）以及手术期间麻醉剂的使用可以解释患者疼痛评分的广泛差异。差异产生的另一个重要原因是大多数有关唤醒开颅术患者体验的研究是小样本量的[49, 79, 81, 91]。Beez 等[92] 用 10 cm 的视觉模拟评分来评估手术开始、中间和结束时的疼痛和焦虑。平均疼痛和焦虑评分从手术开始到结束逐渐升高，分别为 1.3 至 2.1（表现为轻度疼痛）和 2.2 至 2.6[92]。这些数值的增加并不显著。此外，女性和 60 岁以下的患者经历了更多的疼痛和焦虑，这些结果需要进一步关注。没有唤醒开颅术后出现创伤后应激障碍的病例报道[23, 79]。但仍有 87.5% 的患者出现与手术相关的 1 个或多个心理症状，包括生动的回忆或梦境、觉醒的增加和稳定性的需求[23]。

总结

　　唤醒开颅术旨在避免对脑功能区造成损害，是针对胶质母细胞瘤的一项获得高度评价的手术技术。几项研究报告显示唤醒开颅术减少了感觉运动和言语障碍的发生。此外，在那些记得手术过程的患者中，只有少数患者感到疼痛或不适。遵循关键的手术原则和直接皮质刺激技术，可将术中并发症的发生率降至最低。

（译者：马春晓）

参考文献

1. McGirt MJ, Mukherjee D, Chaichana KL, et al. Association of surgically acquired motor and language deficits on overall survival after resection of glioblastoma multiforme. Neurosurgery 2009: 65: 463-9 [discussion: 469-70].

2. Osoba D, Aaronson NK, Muller M, et al. Effect of neurological dysfunction on health-related quality of life in patients with high-grade glioma. J Neurooncol 1997: 34: 263-78.

3. Chaichana KL, Jusue-Torres I, Navarro-Ramirez R, et al. Establishing percent resection and residual volume thresholds affecting survival and recurrence for patients with newly diagnosed intracranial glioblastoma. Neuro Oncol 2014: 16: 113-22.

4. Li YM, Suki D, Hess K, et al. The influence of maximum safe resection of glioblastoma on survival in 1229 patients: can we do better than gross-total resection? J Neurosurg 2016: 124(4): 977-88.

5. Oppenlander ME, Wolf AB, Snyder LA, et al. An extent of resection threshold for recurrent glioblastoma and its risk for neurological morbidity. J Neurosurg 2014: 120: 846-53.

6. Duffau H, Capelle L. Preferential brain locations of low-grade gliomas. Cancer 2004: 100: 2622-6.

7. Signorelli F, Guyotat J, Isnard J, et al. The value of cortical stimulation applied to the surgery of malignant gliomas in language areas. Neurol Sci 2001: 22: 3-10.

8. Duffau H, Denvil D, Lopes M, et al. Intraoperative mapping of the cortical areas involved in multiplication and subtraction: an electrostimulation study in a patient with a left parietal glioma. J Neurol Neurosurg Psychiatry 2002: 73: 733-8.

9. Kim SS, McCutcheon IE, Suki D, et al. Awake craniotomy for brain tumors near eloquent cortex: correlation of intraoperative cortical mapping with neurological outcomes in 309 consecutive patients. Neurosurgery 2009: 64: 836-45 [discussion: 345-6].

10. Rey-Dios R, Cohen-Gadol AA. Technical nuances for surgery of insular gliomas: lessons learned. Neurosurg Focus 2013: 34: E6.

11. Sanai N, Mirzadeh Z, Berger MS. Functional outcome after language mapping for glioma resection. N Engl J Med 2008: 358: 18-27.

12. Della Puppa A, De Pellegrin S, d'Avella E, et al. Right parietal cortex and calculation processing: intraoperative functional mapping of multiplication and addition in patients affected by a brain tumor. J Neurosurg 2013: 119: 1107-11.

13. Magrassi L, Bongetta D, Bianchini S, et al. Central and peripheral components of writing critically depend on a defined area of the dominant superior parietal gyrus. Brain Res 2010: 1346: 145-54.

14. Maldonado IL, Moritz-Gasser S, de Champfleur NM, et al. Surgery for gliomas involving the left inferior parietal lobule: new insights into the functional anatomy provided by stimulation mapping in awake patients. J Neurosurg 2011: 115: 770-9.

15. Duffau H, Velut S, Mitchell MC, et al. Intra-operative mapping of the subcortical visual pathways using direct electrical stimulations. Acta Neurochir 2004: 146: 265-9 [discussion: 269-70].

16. Gras-Combe G, Moritz-Gasser S, Herbet G, et al. Intraoperative subcortical electrical mapping of optic radiations in awake surgery for glioma involving visual pathways. J Neurosurg 2012: 117: 466-73.

17. Steno A, Karlik M, Mendel P, et al. Navigated three-dimensional intraoperative ultrasound-guided awake resection of low-grade glioma partially infiltrating optic radiation. Acta Neurochir 2012: 154: 1255-62.

18. Nguyen HS, Sundaram SV, Mosier KM, et al. A method to map the visual cortex during an awake craniotomy. J Neurosurg 2011: 114: 922-6.

19. Sarang A, Dinsmore J. Anaesthesia for awake craniotomy- evolution of a technique that facilitates awake neurological testing. Br J Anaesth 2003: 90: 161-5.

20. Milian M, Tatagiba M, Feigl GC. Patient response to awake craniotomy-a summary overview. Acta Neurochir 2014: 156: 1063-70.

21. Jaaskelainen J, Randell T. Awake craniotomy in glioma surgery. Acta Neurochir Suppl 2003: 88: 31-5.

22. Picht T, Kombos T, Gramm HJ, et al. Multimodal protocol for awake craniotomy in language cortex tumour surgery. Acta Neurochir 2006: 148: 127-37 [discussion: 137-8].

23. Milian M, Luerding R, Ploppa A, et al. "Imagine your

neighbor mows the lawn": a pilot study of psychological sequelae due to awake craniotomy: clinical article. J Neurosurg 2013: 118: 1288-95.

24. Bauer KP, Dom PM, Ramirez AM, et al. Preoperative intravenous midazolam: benefits beyond anxiolysis. J Clin Anesth 2004: 16: 177-83.

25. Keifer JC, Dentchev D, Little K, et al. A retrospective analysis of a remifentanil/propofol general anesthetic for craniotomy before awake functional brain mapping. Anesth Analg 2005: 101: 502-8.

26. Tobias JD, Jimenez DF. Anaesthetic management during awake craniotomy in a 12-year-old boy. Paediatr Anaesth 1997: 7: 341-4.

27. Chen MS, Hong CL, Chung HS, et al. Dexamethasone effectively reduces postoperative nausea and vomiting in a general surgical adult patient population. Chang Gung Med J 2006: 29: 175-81.

28. Erickson KM, Cole DJ. Anesthetic considerations for awake craniotomy for epilepsy and functional neurosurgery. Anesthesiol Clin 2012: 30: 241-68.

29. Bulsara KR, Johnson J, Villavicencio AT. Improvements in brain tumor surgery: the modern history of awake craniotomies. Neurosurg Focus 2005: 18: e5.

30. Girvin JP. Neurosurgical considerations and general methods for craniotomy under local anesthesia. Int Anesthesiol Clin 1986: 24: 89-114.

31. Bloomfield EL, Schubert A, Secic M, et al. The influence of scalp infiltration with bupivacaine on hemodynamics and postoperative pain in adult patients undergoing craniotomy. Anesth Analg 1998: 87: 579-82.

32. Honnma T, Imaizumi T, Chiba M, et al. Preemptive analgesia for postoperative pain after frontotemporal craniotomy. No Shinkei Geka 2002: 30: 171-4 [in Japanese].

33. Sinha PK, Koshy T, Gayatri P, et al. Anesthesia for awake craniotomy: a retrospective study. Neurol India 2007: 55: 376-81.

34. Geze S, Yilmaz AA, Tuzuner F. The effect of scalp block and local infiltration on the haemodynamic and stress response to skull-pin placement for craniotomy. Eur J Anaesthesiol 2009: 26: 298-303.

35. Lee EJ, Lee MY, Shyr MH, et al. Adjuvant bupivacaine scalp block facilitates stabilization of hemodynamics in patients undergoing craniotomy with general anesthesia: a preliminary report. J Clin Anesth 2006: 18: 490-4.

36. Kerscher C, Zimmermann M, Graf BM, et al. Scalp blocks. A useful technique for neurosurgery, dermatology, plastic surgery and pain therapy. Anaesthesist 2009: 58: 949-58 [quiz: 959-60]. [in German].

37. Papangelou A, Radzik BR, Smith T, et al. A review of scalp blockade for cranial surgery. J Clin Anesth 2013: 25: 150-9.

38. Huncke K, Van de Wiele B, Fried I, et al. The asleepawake-asleep anesthetic technique for intraoperative language mapping. Neurosurgery 1998: 42: 1312-6 [discussion: 1316-7].

39. Piccioni F, Fanzio M. Management of anesthesia in awake craniotomy. Minerva Anestesiol 2008: 74: 393-408.

40. Hans P, Bonhomme V. Why we still use intravenous drugs as the basic regimen for neurosurgical anaesthesia. Curr Opin Anaesthesiol 2006: 19: 498-503.

41. Hans P, Bonhomme V, Born JD, et al. Target-controlled infusion of propofol and remifentanil combined with bispectral index monitoring for awake craniotomy. Anaesthesia 2000: 55: 255-9.

42. Johnson KB, Egan TD. Remifentanil and propofol combination for awake craniotomy: case report with pharmacokinetic simulations. J Neurosurg Anesthesiol 1998: 10: 25-9.

43. Marik PE. Propofol: therapeutic indications and side-effects. Curr Pharm Des 2004: 10: 3639-49.

44. Herrick IA, Craen RA, Blume WT, et al. Sedative doses of remifentanil have minimal effect on ECoG spike activity during awake epilepsy surgery. J Neurosurg Anesthesiol 2002: 14: 55-8.

45. Luders JC, Steinmetz MP, Mayberg MR. Awake craniotomy for microsurgical obliteration of mycotic aneurysms: technical report of three cases. Neurosurgery 2005: 56: E201 [discussion: E201].

46. Hervey-Jumper SL, Berger MS. Technical nuances of awake brain tumor surgery and the role of maximum safe resection. J Neurosurg Sci 2015: 59: 351-60.

47. Sokhal N, Rath GP, Chaturvedi A, et al. Anaesthesia for awake craniotomy: a retrospective study of 54 cases. Indian J Anaesth 2015: 59: 300-5.

48. Brimacombe J, Tucker P, Simons S. The laryngeal mask airway for awake diagnostic bronchoscopy. A retrospective study of 200 consecutive patients. Eur J Anaesthesiol 1995: 12: 357-61.

49. Manninen PH, Balki M, Lukitto K, et al. Patient satisfaction with awake craniotomy for tumor surgery: a comparison of remifentanil and fentanyl in conjunction with propofol. Anesth Analg 2006: 102: 237-42.

50. Almeida AN, Tavares C, Tibano A, et al. Dexmedetomidine for awake craniotomy without laryngeal mask. Arq Neuropsiquiatr 2005: 63: 748-50.

51. Ard JL Jr, Bekker AY, Doyle WK. Dexmedetomidine in awake craniotomy: a technical note. Surg Neurol 2005: 63: 114-6 [discussion: 116-7].

52. Mack PF, Perrine K, Kobylarz E, et al. Dexmedetomidine and neurocognitive testing in awake craniotomy. J Neurosurg Anesthesiol 2004: 16: 20-5.

53. Moore TA 2nd, Markert JM, Knowlton RC.

Dexmedetomidine as rescue drug during awake craniotomy for cortical motor mapping and tumor resection. Anesth Analg 2006: 102: 1556-8.

54. Rajan S, Cata JP, Nada E, et al. Asleep-awake-asleep craniotomy: a comparison with general anesthesia for resection of supratentorial tumors. J Clin Neurosci 2013: 20: 1068-73.

55. Skucas AP, Artru AA. Anesthetic complications of awake craniotomies for epilepsy surgery. Anesth Analg 2006: 102: 882-7.

56. Boetto J, Bertram L, Moulinie G, et al. Low rate of intraoperative seizures during awake craniotomy in a prospective cohort with 374 supratentorial brain lesions: electrocorticography is not mandatory. World Neurosurg 2015: 84: 1838-44.

57. Sartorius CJ, Berger MS. Rapid termination of intraoperative stimulation-evoked seizures with application of cold Ringer's lactate to the cortex. Technical note. J Neurosurg 1998: 88: 349-51.

58. Taylor MD, Bernstein M. Awake craniotomy with brain mapping as the routine surgical approach to treating patients with supratentorial intraaxial tumors: a prospective trial of 200 cases. J Neurosurg 1999: 90: 35-41.

59. Hervey-Jumper SL, Li J, Lau D, et al. Awake craniotomy to maximize glioma resection: methods and technical nuances over a 27-year period. J Neurosurg 2015: 123: 325-39.

60. Sanai N, Berger MS. Intraoperative stimulation techniques for functional pathway preservation and glioma resection. Neurosurg Focus 2010: 28: E1.

61. Bekar A, Korfali E, Dogan S, et al. The effect of hair on infection after cranial surgery. Acta Neurochir 2001: 143: 533-6 [discussion: 537].

62. Sheinberg MA, Ross DA. Cranial procedures without hair removal. Neurosurgery 1999: 44: 1263-5 [discussion: 1265-6].

63. Tanner J, Norrie P, Melen K. Preoperative hair removal to reduce surgical site infection. Cochrane Database Syst Rev 2011: (11): CD004122.

64. Bernstein M. Outpatient craniotomy for brain tumor: a pilot feasibility study in 46 patients. Can J Neurol Sci 2001: 28: 120-4.

65. Chacko AG, Thomas SG, Babu KS, et al. Awake craniotomy and electrophysiological mapping for eloquent area tumours. Clin Neurol Neurosurg 2013: 115: 329-34.

66. Lu J, Wu J, Yao C, et al. Awake language mapping and 3-Tesla intraoperative MRI-guided volumetric resection for gliomas in language areas. J Clin Neurosci 2013: 20: 1280-7.

67. Paldor I, Drummond KJ, Awad M, et al. Is a wake-up call in order? Review of the evidence for awake craniotomy. J Clin Neurosci 2016: 23: 1-7.

68. Pereira LC, Oliveira KM, L'Abbate GL, et al. Outcome of fully awake craniotomy for lesions near the eloquent cortex: analysis of a prospective surgical series of 79 supratentorial primary brain tumors with long follow-up. Acta Neurochir 2009: 151: 1215-30.

69. Shinoura N, Yamada R, Tabei Y, et al. Advantages and disadvantages of awake surgery for brain tumours in the primary motor cortex: institutional experience and review of literature. Br J Neurosurg 2011: 25: 218-24.

70. Cedzich C, Taniguchi M, Schafer S, et al. Somatosensory evoked potential phase reversal and direct motor cortex stimulation during surgery in and around the central region. Neurosurgery 1996: 38: 962-70.

71. Picard C, Olivier A. Sensory cortical tongue representation in man. J Neurosurg 1983: 59: 781-9.

72. Katayama Y, Tsubokawa T, Maejima S, et al. Corticospinal direct response in humans: identification of the motor cortex during intracranial surgery under general anaesthesia. J Neurol Neurosurg Psychiatry 1988: 51: 50-9.

73. Kombos T, Suess O, Kern BC, et al. Comparison between monopolar and bipolar electrical stimulation of the motor cortex. Acta Neurochir 1999: 141: 1295-301.

74. Seidel K, Beck J, Stieglitz L, et al. Low-threshold monopolar motor mapping for resection of primary motor cortex tumors. Neurosurgery 2012: 71: 104-14 [discussion: 114-5].

75. Szelenyi A, Senft C, Jardan M, et al. Intra-operative subcortical electrical stimulation: a comparison of two methods. Clin Neurophysiol 2011: 122: 1470-5.

76. Szelenyi A, Joksimovic B, Seifert V. Intraoperative risk of seizures associated with transient direct cortical stimulation in patients with symptomatic epilepsy. J Clin Neurophysiol 2007: 24: 39-43.

77. Szelenyi A, Bello L, Duffau H, et al. Intraoperative electrical stimulation in awake craniotomy: methodological aspects of current practice. Neurosurg Focus 2010: 28: E7.

78. Gupta DK, Chandra PS, Ojha BK, et al. Awake craniotomy versus surgery under general anesthesia for resection of intrinsic lesions of eloquent cortex-a prospective randomised study. Clin Neurol Neurosurg 2007: 109: 335-43.

79. Danks RA, Rogers M, Aglio LS, et al. Patient tolerance of craniotomy performed with the patient under local anesthesia and monitored conscious sedation. Neurosurgery 1998: 42: 28-34 [discussion: 34-6].

80. Schneider JP, Trantakis C, Rubach M, et al. Intraoperative MRI to guide the resection of primary supratentorial glioblastoma multiforme-a quantitative radiological analysis. Neuroradiology 2005: 47: 489-

500.

81. Manchella S, Khurana VG, Duke D, et al. The experience of patients undergoing awake craniotomy for intracranial masses: expectations, recall, satisfaction and functional outcome. Br J Neurosurg 2011: 25(3): 391-400.

82. Peruzzi P, Bergese SD, Viloria A, et al. A retrospective cohort-matched comparison of conscious sedation versus general anesthesia for supratentorial glioma resection. Clinical article. J Neurosurg 2011: 114: 633-9.

83. Duffau H, Moritz-Gasser S, Gatignol P. Functional outcome after language mapping for insular World Health Organization Grade II gliomas in the dominant hemisphere: experience with 24 patients. Neurosurg Focus 2009: 27: E7.

84. Haglund MM, Berger MS, Shamseldin M, et al. Cortical localization of temporal lobe language sites in patients with gliomas. Neurosurgery 1994: 34: 567-76 [discussion: 576].

85. Gil-Robles S, Duffau H. Surgical management of World Health Organization grade II gliomas in eloquent areas: the necessity of preserving a margin around functional structures. Neurosurg Focus 2010: 28: E8.

86. Tan LH, Laird AR, Li K, et al. Neuroanatomical correlates of phonological processing of Chinese characters and alphabetic words: a meta-analysis. Hum Brain Mapp 2005: 25: 83-91.

87. Tan LH, Spinks JA, Gao JH, et al. Brain activation in the processing of Chinese characters and words: a functional MRI study.HumBrainMapp 2000: 10: 16-27.

88. Goebel S, Nabavi A, Schubert S, et al. Patient perception of combined awake brain tumor surgery and intraoperative 1.5-T magnetic resonance imaging: the Kiel experience. Neurosurgery 2010: 67: 594-600 [discussion: 600].

89. Khu KJ, Doglietto F, Radovanovic I, et al. Patients' perceptions of awake and outpatient craniotomy for brain tumor: a qualitative study. J Neurosurg 2010: 112: 1056-60.

90. Wahab SS, Grundy PL, Weidmann C. Patient experience and satisfaction with awake craniotomy for brain tumours. Br J Neurosurg 2011: 25: 606-13.

91. Whittle IR, Midgley S, Georges H, et al. Patient perceptions of "awake" brain tumour surgery. Acta Neurochir 2005: 147: 275-7 [discussion: 277].

92. Beez T, Boge K, Wager M, et al. Tolerance of awake surgery for glioma: a prospective European Low Grade Glioma Network multicenter study. Acta Neurochir 2013: 155: 1301-8.

第 14 章

胶质母细胞瘤的术中影像学检查

Christopher A. Sarkiss, MD, Jonathan J. Rasouli, MD, Constantinos G. Hadjipanayis, MD, PhD*

引言

胶质母细胞瘤（glioblastoma, GBM）是致命的癌症之一，其中位生存期约为 15 个月[1-2]。GBM 的标准治疗包括最大限度的手术安全切除、分次放疗、替莫唑胺化疗，以及最新的肿瘤电场治疗。尽管采用这种联合治疗方案，但是在 7 个月（中位数）后仍会出现肿瘤的进展或复发[3-4]。GBM 患者的总生存情况由多种因素决定，包括患者的功能状态（KPS）、年龄、肿瘤 DNA 修复情况和外科手术切除范围。

尽管手术和影像学技术有了进步，但只有 35% 的病例能达到最大范围切除[5-6]。术中脑移位、肿瘤边缘界限不清、接近语言中枢等都会影响外科手术达到最大切除范围（extent of resection, EOR）[6]。因此，学界重新关注改善术中 GBM 的成像和可视化，以克服手术中固有的局限性。本章探讨可用于 GBM 手术切除的各种辅助检查手段，包括 MRI 神经导航、弥散张量成像（diffusion tensor imaging, DTI）、功能性磁共振成像（functional MRI, fMRI）、术中磁共振成像（intraoperafine MRI, iMRI）和使术中肿瘤可视化的荧光引导手术（fluorescence-guided surgery, FGS）。

MRI神经导航

无框架立体定向导航设备自从 1993 年被[7]Barnett 等应用以来，一直是神经外科肿瘤切除不可或缺的工具。目前，2 个常用的设备是 StealthStation S7（美敦力，Minneapolis，明尼苏达州）和 BrainLab 曲线（BrainLab AG，德国）（图 14.1）。患者术前接受高分辨率 MRI 检查。使用的典型序列是强化后三维[8]T1 加权梯度回波（经过磁化的快速梯度回波）和 T1 加权自旋回波。这些术前 MRI 扫描随后被上传到设备中，并在患者头部通过 3 钉头架固定后进行配准。通过使用皮肤基准点（配对点法）或激光表面配准来完成[9]。外科医师使用头皮上的金属指针来帮助规划开颅术和切口。在外科手术中通过使用无菌金属指针来识别解剖结构和肿瘤边界，以指导手术（图 14.2）。应用于外科领域时，据报道平均径向准确度为 2.4 ± 1.7 mm。额叶病变的导航精度最高，而幕下病变的导航错误率最高[9]。脑室周围肿瘤和体积大于 30 ml 的肿瘤也具有较高的配准错误率[10]。

由于无框架立体定向神经导航装置已有 20 多年的历史，其主要优点是经得起时间考验且易于使用。尽管有这些优点，但神经导航在 GBM 切除术中有几个明显的局限性。

Department of Neurosurgery, Mount Sinai Health System, New York, NY, USA
* Corresponding author. Department of Neurosurgery, Phillips Ambulatory Care Center, 5th Floor, Suite 5E, 10 Union Square East, New York, NY 10003.
E-mail address: constantinos.hadjipanayis@mountsinai.org

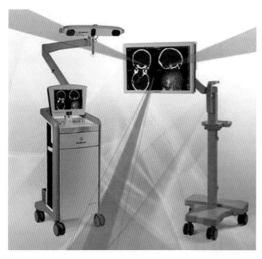
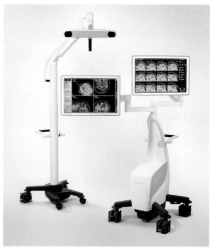

图 14.1 Medtronic Stealthstation S7（左）和 BrainLab（右）（Courtesy of Medtronic Inc, Minneapolis, MN, with permission; and Brainlab AG Corp, Feldkirchen, Germany, with permission.）

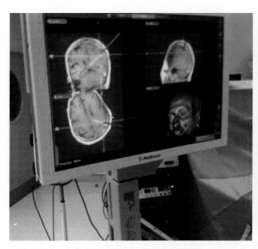
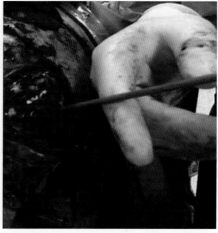

图 14.2 术中使用 StealthStation S7 的典型示例。在确认令人满意的患者配准后（左），无菌指针放在相关的区域（右），与患者术前的 MRI 扫描相对应 (Medtronic Inc, Minneapolis, MN.)

首先，患者配准可能不准确，导致手术室工作流程延迟[6, 9]。其次，空气进入颅顶、肿瘤切除以及使用高渗溶液可能会增强脑移位，这会加大配准错误。既往已经报道过 1 cm 或更大的导航错误[11]。这些误差会限制神经外科医师精准切除肿瘤，增加次全切除的概率。此外，不精确的导航会增加无意中损伤语言中枢的风险。最后，目前还没有可靠的方法来解决脑位移导致的导航不准确[6, 12]。

考虑到这些局限性，肿瘤神经外科医

师一直在逐步检验更先进的术中成像技术的使用，如 DTI[13] 和血氧依赖 fMRI（blood oxygen level– dependent, fMRI）[14]。在本章中将进一步讨论它们，这些先进的磁共振技术有望提高 EOR 和 GBM 手术后的功能预后。

弥散张量成像

GBM 的一个决定性特征是它能侵袭地浸润脑中的白质束[15]。尽管传统的 MR 技术可以很容易地检测到 GBM 的增强部分，但它们在检测肿瘤对周边微小的侵犯方面很差[6, 16]。肿瘤边缘的这些脑侵犯区域可累及语言和非语言中枢的白质束，在常规 T1 加权 /T2 加权成像上不易看到[13, 16]。由于手术后细胞安全减少的程度与总体预后直接相关，因此建议使用 DTI 解决这些问题[13, 17]。DTI 是一种弥散加权磁共振技术，其特征是水分子扩散，以估计整个大脑中白质的拓扑结构（图14.3）[17]。该技术提供了对 GBM 患者有价值的具体信息——与 GBM 相关的皮质下连通性。

之前 DTI 在脑肿瘤患者中的应用已经得到了广泛认可。Coenen 等[18]于 2001 年首次描述了 DTI 在低级别胶质瘤和脑膜瘤患者术中的应用。Berman 等[19]在 2004 年进行了一项研究，揭示了脑胶质瘤手术中 DTI 所描绘的白质束和直接皮质刺激之间的高度相关性。2007 年，Wu 等[13]开展了一项随机对照试验，比较 DTI 引导和标准无框架立体定向神经导航在涉及皮质脊髓运动通路的胶质瘤患者中的应用。对于高级别胶质瘤，研究者发现 EOR 改善时，术后神经功能缺陷发生率降低（15.3% vs. 32.8%），6 个月后 KPS 改善（77 ± 27 vs. 53 ± 32），中位生存期提高（21.2个月 vs. 14 个月）。这项研究显示有 I 类证据证明使用 DTI 和标准 MRI 序列来指导涉及语言中枢的胶质瘤的切除对患者有利。DTI在鉴别 GBM 和转移瘤方面也有一定的诊断价值。

DTI 的主要优点是它能够准确地描述肿瘤边缘和周围中枢神经系统连通性的真实情况。有了这些信息，神经外科医师就可以更好地规划更适合患者的肿瘤切除方法。DTI的一个主要缺点是依赖感兴趣区域（ROI）的选择来重建纤维通路。ROI 分析在设置由肿瘤引起的脑移位和水肿时非常耗时和困难[17]。随着这些过程越来越自动化，这种繁琐的采集后分析可能会有所改进。与传统的神经导航相似，DTI 的另一个缺点是它不能解决手术中的动态变化，例如由颅腔积气造成的脑移位[13]。因此，将荧光引导手术（FGS）等多模式技术与先进的成像技术结合使用，以改善 GBM 手术的效果，这一点越来越受到重视。

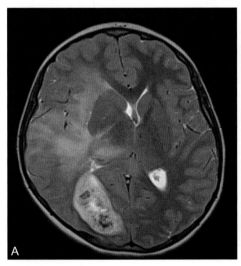
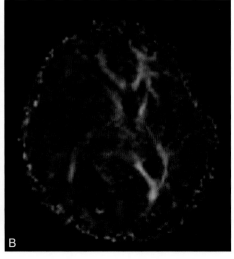

图 14.3　影响右半球的 GBM 患者的 DTI。（A）T2 加权 MRI 显示枕部 GBM 肿瘤伴瘤周水肿。（B）DTI（图像分割的各向异性图），显示周围白质区的移位和破坏［Adapted from Peet AC, Arvanitis TN, Leach MO, et al. Functional imaging in adult and paediatric brain tumours. Nat Rev Clin Oncol. 2012; 9(12): 702; with permission.］

功能性MRI和术中MRI

自 20 世纪 90 年代末引入 iMRI 以来，在过去的 10 年中，iMRI 在 GBM 切除术中得到了更广泛的应用[20]。磁共振成像的主要目标是实时更新用于神经导航的源成像（使脑移位最小化），并识别所有剩余的造影剂增强的组织[21]。过去 10 年的文献报道了一些回顾性研究，这些研究提供了使用 iMRI 的潜在的优势。Hirschberg 等对 32 例 GBM 患者进行了回顾性分析，结果显示，iMRI 组的中位生存期为 14.5 个月，而对照组为 12.1 个月。Lenaburg 等报告了 29 位患者（35 例 GBM），其中 72% 的患者使用 iMRI 进行了进一步的切除，从而导致 35 例中的 27 例肿瘤切除率超过 95%。Senft 等[23]发表了一份关于 41 例 GBM 患者的回顾性报告，他们比较了 10 例患者使用 iMRI 与 31 例患者使用常规神经导航的情况。使用 iMRI 的 10 例病例全部达到了全切除（GTR），而 31 例常规病例中达到 GTR 的有 19 例；GTR 组的中位生存期为 74 周，次全切除组为 46 周（$P<0.01$）。这一发现还将 iMRI 组的中位生存期（88 周）与常规组（68 周）进行了比较（$P=0.07$）。Napolitano 等报道了 94 例 GBM 的切除（超过 5 年）。他们比较了 iMRI 和常规成像的使用，发现 iMRI 使切除率增加了 17.8%，达到了 73.2% 的 GTR/ 近全切除（NTR）率。更大的 EOR 反过来导致更长的总生存期，GTR/NTR 组的中位生存期为 15.26 个月，而部分切除组的中位生存期为 10.26 个月（$P=0.49$）。另一项调查 135 例 GBM 患者的肿瘤 EOR 和 iMRI 使用的研究表明，iMRI 发现在 88 例患者中有残余肿瘤，其中的 19 例患者接受了进一步手术切除（9 例患者为 GTR）。这一发现表明那些 EOR≥98% 的患者（中位生存期为 14 个月）相比 EOR<98% 的患者（中位生存期为 9 个月）获得生存受益（$P<0.0001$）[25]。总之 Kuhnt 等展示了 iMRI 对 EOR 的影响，如表 14.1 所示。

表 14.1　iMRI 对 EOR 的影响

切除的肿瘤体积百分比（%）	首次 iMRI（患者数）	最终 iMRI（患者数）
<90.0	15	8
90.0～94.9	1	1
95.0～97.9	3	0
98.0～99.9	0	1
100	0	9

Adapted from Kuhnt D, Becker A, Ganslandt O, et al. Correlation of the extent of tumor volume resection and patient survival in surgery of glioblastoma multiforme with high-field intraoperative MRI guidance. Neuro Oncol 2011;13(12):1339–48.

Senft 等对 58 例新诊断的 GBM 患者进行了随机、前瞻性的研究，这些患者接受了 iMRI 或传统的计算机辅助神经导航下的切除术。对照组（神经导航组）的 GTR 率为 68%，而 iMRI 组的 GTR 率为 96%（$P=0.23$）。这项研究提供了支持 GBM 肿瘤使用 iMRI 具有更高的 GTR I 级证据。然而，这种 EOR 的差异并没有导致 6 个月时的无进展生存（PFS）有显著差异。值得注意的是，Zhang 等最近进行了一项研究[27]，他们将 iMRI 和功能性神经导航的使用与术前 fMRI 和 DTI 相结合。他们研究了 198 例脑胶质瘤患者，112 例接受了 iMRI 和功能性神经导航联合下的手术，86 例为对照组。试验组的 EOR（95.5% vs. 89.9%；$P<0.01$）更大、GTR 率（69.6% vs. 47.7%；$P=0.02$）更高。根据失语商评分，试验组的语言保存能力更强。此外，试验组的总生存期比对照组（19.6 个月 vs. 13.0 个月；$P<0.01$），PFS 期也比对照组高一倍（12.5 个月 vs. 6.6 个月；$P=0.03$）。因此，此研究显示使用 iMRI 和术前功能性神经导航评估有潜在的作用。今后需要进一步研究，以评估诸如造影剂的剂量和时间、MRI 场强和肿瘤的位置等因素能否在提高使用 iMRI 的效力方面发挥作用[21]。

最近，学者使用全脑质子波谱 MRI（sMRI）结合 5- 氨基乙酰丙酸（5-ALA）肿瘤荧光和组织病理学来确定 GBM 患者的肿瘤边缘[28]。全脑 sMRI 代谢产物图谱与 MRI 神经导航结合配准，指导神经外科肿瘤取样。sMRI 代谢产物异常位于距 GBM 肿瘤造影剂增强边界几厘米处，证实了 GBM 肿瘤的浸润边界，为了解 GBM 肿瘤的复发模式提供了依据。

术中可视化与荧光引导手术

术中肿瘤可视化和 FGS 已成为 GBM 切除术的另一重要辅助手段。最常用的方法是使用 5-ALA，这是一种在人体血红蛋白代谢途径中发现的天然代谢物。一旦口服，它就会穿透血脑屏障（BBB），被胶质瘤细胞吸收并代谢为其荧光代谢物——原卟啉Ⅸ（Pp Ⅸ）。胶质瘤细胞中 Pp Ⅸ 的积累是由于细胞中存在较低水平的铁螯合酶 Pp Ⅸ，并减少了细胞流出。Pp Ⅸ 在 405 nm 波长的蓝光的激发下发出紫红色荧光（图 14.4）[6, 29-30]。许多研究一致显示 5-ALA 组织荧光在恶性肿瘤的存在上具有 90% 以上的灵敏度、特异度和阳性预测值[31-38]。此外，另一项研究证实，在白光下，无论是肉眼病理组织还是肉眼正常组织，5-ALA 对肿瘤细胞的检测均有较高的阳性预测值，这是该技术对肿瘤检测的高灵敏度的又一个标志[39]。

5-ALA 荧光引导下的新诊断 GBM 的显微外科切除术的益处已在一项大型、随机对照、多中心 Ⅲ 期试验中得到证实，与非 5-ALA 组的 36% 相比，5-ALA 组的完全切除率为 65%，差异有统计学意义（$P<0.001$）。在比较 6 个月的 PFS 率时，5-ALA 组高 20%（41% vs. 21.1%；$P=0.003$）[40]。最近的研究表明，最大白光常规显微手术切除后组织存在荧光和随后发现荧光组织内存在肿瘤[6]。Stummer 等[35]报告了 33 例新诊断的恶性胶质瘤，76% 的患者荧阳性肿瘤存在，但常规白光显微镜无法检测到。Nabavi 等[39]的一项研究中，24 名患者的 22 名在白光下外观正常，

染上荧光。对恶性胶质瘤的存在具有 92% 的阳性预测值。Panciani 等[31]报告，78%（23 例中的 18 例）的患者在神经导航区外的组织荧光呈阳性，表示有肿瘤存在，这进一步显示了使用 5-ALA 的额外好处。Coburger 等[38]的另一项研究结合了 5-ALA 和 iMRI 的使用，与 iMRI 相比，5-ALA 对肿瘤的检测具有更高的灵敏度和特异度。Yamada 等[37]的 5-ALA 和 iMRI 的另一项联合研究显示，经组织学证实，5-ALA 对恶性胶质瘤的存在的阳性预测值为 92%。

重要的是要注意肿瘤切除程度与 5-ALA FGS 之间的关系。虽然较新的系列研究报告在不使用 5-ALA 或 MRI 的情况下肿瘤增强部分的完全切除率约为 35%，但使用 5-ALA 可显著提高这一比例[5]。最初使用 5-ALA FGS 的随机多中心试验报告了 65% 的完全切除率。最重要的是，与传统的白光手术相比，术后神经功能无明显差异。最近的研究显示完全切除率高达 89%，语言中枢皮质肿瘤的完全切除率高达 73%[41-43]。Eljamel[36]对 565 名患者进行了 meta 分析，肿瘤总切除率为 75%。

所报道的研究都显示了肿瘤用常规白光显微达到镜下最大限度切除后，应用荧光检测残余肿瘤具有高灵敏度、特异度和阳性预测值。也许 5-ALA FGS 的最大作用是提供给外科医师实时信息，它不依赖于神经导航和脑移位，这样可以更好地识别和区分肿瘤与正常脑组织，从而达到更高的肿瘤切除率。

在复发性 GBM 再次手术的病例中，有些在 5-ALA 给药后出现假阳性肿瘤荧光[44]。假阴性荧光也可能发生，这是由于 4 个主要因素造成的：恶性胶质瘤的浸润性，可能发生低密度肿瘤细胞浸润和荧光；恶性胶质瘤的坏死部分；血液或覆盖脑组织等结构屏障；以及 5-ALA 给药的时机。

荧光素用于 GBM 的 FGS 已有十多年的报道[46]。该方法包括打开硬膜后静脉注射荧光素钠（20 mg/kg），导致肿瘤黄色染色。荧光素使肿瘤染上荧光发生在几个小时内。荧

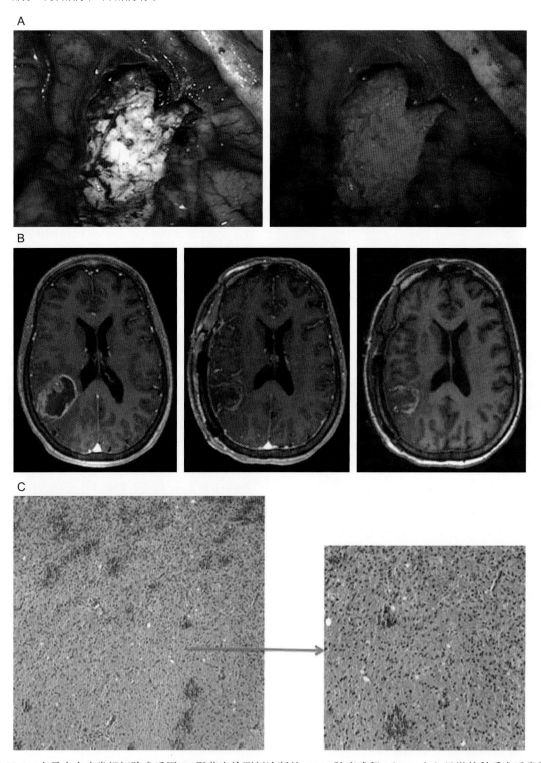

图 14.4 在最大白光常规切除术后用 Pp IX 荧光检测新诊断的 GBM 肿瘤残留。（A，左）显微外科手术后常规切除的 GBM 切除腔的白光显像。（A，右）常规显微切除术后肿瘤边缘 Pp IX 荧光的显示。（B，左）术前 MRI 扫描，右顶叶钆造影剂增强，与恶性胶质瘤一致。（B，中心和右侧）术后常规 / 增强 MRI 扫描，证实造影剂增强的肿瘤完全切除。（C）肿瘤边缘荧光组织的组织病理学检查，确认存在从肿瘤体延伸的浸润性肿瘤［苏木精 - 伊红，原始放大倍数 ×10（左）和 ×20（右）］［Adapted from Hadjipanayis CG, Widhalm G, Stummer W. What is the surgical benefit of using 5-aminolevulinic acid for fluorescence-guided surgery of malignant gliomas? Neurosurg 2015; 77(5): 670; with permission.］

光素和 5-ALA 的一个主要区别是荧光素不被胶质瘤细胞代谢并保持在细胞外。由于血脑屏障的破坏，荧光素在脑肿瘤部位积聚，数小时后被清除。在正常环境光下，用显微镜上的特殊滤光片可以看到肿瘤的黄色染色 [47]。最近的几项研究调查了荧光素 FGS 在高级别胶质瘤中的应用。20 例 Ⅱ 期临床试验近期报告高级别胶质瘤的全切除率为 80%，6 个月的 PFS 率为 71.4% [48]。研究还表明荧光素荧光既有高灵敏度（79%~82.2%），又有高特异度（90.9%~100%）[49-50]。此外，Koc 等将 47 例荧光素 FGS 患者与 33 例未注射荧光素的患者进行了比较，发现虽然两组的中位生存情况没有统计学上的显著差异，但荧光素组的 GTR 发生率更高（83% vs. 55%），这反过来导致了更长的生存期；GTR 患者的生存期为 46.5 周，而部分切除后生存期为 34.3 周。

总结

虽然 MRI 神经导航已经成为 GBM 神经外科手术切除过程中的金标准，但在过去的 10 年中，DTI、fMRI、iMRI 和 FGS 等新的手术方式作为外科辅助手段出现了。研究表明，每种方法都有助于神经外科医师进行 GBM 切除术。另一个对神经外科医师来说很重要的工具是使用影像学生物标志物（如 sMRI 代谢异常）来指导手术。了解目前常规 MRI 序列无法显示的代谢活跃肿瘤区域的位置，将有助于神经外科医师在安全的情况下进一步最大限度地切除肿瘤。

（译者：闫兆月　胡森）

参考文献

1. Grossman SA, Ye X, Piantadosi S, et al. Survival of patients with newly diagnosed glioblastoma treated with radiation and temozolomide in research studies in the United States. Clin Cancer Res 2010: 16(8): 2443-9.

2. Darefsky AS, King JT Jr, Dubrow R. Adult glioblastoma multiforme survival in the temozolomide era: a population-based analysis of Surveillance, Epidemiology, and End Results registries. Cancer 2012: 118(8): 2163-72.

3. Stupp R, Mason WP, van den Bent MJ, et al. Radiotherapy plus concomitant and adjuvant temozolomide for glioblastoma. N Engl J Med 2005: 352(10): 987-96.

4. Olson JJ, Fadul CE, Brat DJ, et al. Management of newly diagnosed glioblastoma: guidelines development, value and application. J Neurooncol 2009: 93(1): 1-23.

5. McGirt MJ, Chaichana KL, Gathinji M, et al. Independent association of extent of resection with survival in patients with malignant brain astrocytoma. J Neurosurg 2009: 110(1): 156-62.

6. Hadjipanayis CG, Widhalm G, Stummer W. What is the surgical benefit of utilizing 5-aminolevulinic acid for fluorescence-guided surgery of malignant gliomas? Neurosurgery 2015: 77(5): 663-73.

7. Barnett GH, Kormos DW, Steiner CP, et al. Use of a frameless, armless stereotactic wand for brain tumor localization with two-dimensional and threedimensional neuroimaging. Neurosurgery 1993: 33(4): 674-8.

8. Brant-Zawadzki M, Gillan GD, Nitz WR. MP RAGE: a three-dimensional, T1-weighted, gradient-echo sequence-initial experience in the brain. Radiology 1992: 182(3): 769-75.

9. Raabe A, Krishnan R, Wolff R, et al. Laser surface scanning for patient registration in intracranial image-guided surgery. Neurosurgery 2002: 50(4): 797-801 [discussion: 802-3].

10. Benveniste R, Germano IM. Evaluation of factors predicting accurate resection of high-grade gliomas by using frameless image-guided stereotactic guidance. Neurosurg Focus 2003: 14(2): e5.

11. Nimsky C, Ganslandt O, Cerny S, et al. Quantification of, visualization of, and compensation for brain shift using intraoperative magnetic resonance imaging. Neurosurgery 2000: 47(5): 1070-9 [discussion: 1079-80].

12. Hirschberg H, Samset E, Hol PK, et al. Impact of intraoperative MRI on the surgical results for highgrade gliomas. Minim Invasive Neurosurg 2005: 48(2): 77-84.

13. Wu JS, Zhou LF, Tang WJ, et al. Clinical evaluation and follow-up outcome of diffusion tensor imagingbased functional neuronavigation: a prospective, controlled study in patients with gliomas involving pyramidal tracts. Neurosurgery 2007: 61(5): 935-48 [discussion: 948-9].

14. Holodny AI, Schulder M, Liu WC, et al. Decreased BOLD functional MR activation of the motor and sensory cortices adjacent to a glioblastoma multiforme:

implications for image-guided neurosurgery. AJNR Am J Neuroradiol 1999: 20(4): 609-12.

15. Nakada M, Okada Y, Yamashita J. The role of matrix metalloproteinases in glioma invasion. Front Biosci 2003: 8: e261-9.

16. Wang W, Steward CE, Desmond PM. Diffusion tensor imaging in glioblastoma multiforme and brain metastases: the role of p, q, L, and fractional anisotropy. AJNR Am J Neuroradiol 2009: 30(1): 203-8.

17. Abdullah KG, Lubelski D, Nucifora PG, et al. Use of diffusion tensor imaging in glioma resection. Neurosurg Focus 2013: 34(4): E1.

18. Coenen VA, Krings T, Mayfrank L, et al. Three-dimensional visualization of the pyramidal tract in a neuronavigation system during brain tumor surgery: first experiences and technical note. Neurosurgery 2001: 49(1): 86-92 [discussion: 92-3].

19. Berman JI, Berger MS, Mukherjee P, et al. Diffusion tensor imaging-guided tracking of fibers of the pyramidal tract combined with intraoperative cortical stimulation mapping in patients with gliomas. J Neurosurg 2004: 101(1): 66-72.

20. Black PM, Moriarty T, Alexander E 3rd, et al. Development and implementation of intraoperative magnetic resonance imaging and its neurosurgical applications. Neurosurgery 1997: 41(4): 831-42 [discussion: 842-5].

21. Kubben PL, ter Meulen KJ, Schijns OE, et al. Intraoperative MRI-guided resection of glioblastoma multiforme: a systematic review. Lancet Oncol 2011: 12(11): 1062-70.

22. Lenaburg HJ, Inkabi KE, Vitaz TW. The use of intraoperative MRI for the treatment of glioblastoma multiforme. Technol Cancer Res Treat 2009: 8(2): 159-62.

23. Senft C, Franz K, Blasel S, et al. Influence of iMRI guidance on the extent of resection and survival of patients with glioblastoma multiforme. Technol Cancer Res Treat 2010: 9(4): 339-46.

24. Napolitano M, Vaz G, Lawson TM, et al. Glioblastoma surgery with and without intraoperative MRI at 3.0T. Neurochirurgie 2014: 60(4): 143-50.

25. Kuhnt D, Becker A, Ganslandt O, et al. Correlation of the extent of tumor volume resection and patient survival in surgery of glioblastoma multiforme with high-field intraoperative MRI guidance. Neuro Oncol 2011: 13(12): 1339-48.

26. Senft C, Bink A, Franz K, et al. Intraoperative MRI guidance and extent of resection in glioma surgery: a randomised, controlled trial. The Lancet. Oncology 2011: 12(11): 997-1003.

27. Zhang J, Chen X, Zhao Y, et al. Impact of intraoperative magnetic resonance imaging and functional neuronavigation on surgical outcome in patients with gliomas involving language areas. Neurosurg Rev 2015: 38(2): 319-30 [discussion: 330].

28. Cordova JS, Shu HG, Liang Z, et al. Whole-brain spectroscopic MRI biomarkers identify infiltrating margins in glioblastoma patients. Neuro Oncol 2016: 18(8): 1180-9.

29. Stummer W, Stocker S, Novotny A, et al. In vitro and in vivo porphyrin accumulation by C6 glioma cells after exposure to 5-aminolevulinic acid. J Photochem Photobiol B 1998: 45(2-3): 160-9.

30. Collaud S, Juzeniene A, Moan J, et al. On the selectivity of 5-aminolevulinic acid-induced protoporphyrin IX formation. Curr Med Chem Anticancer Agents 2004: 4(3): 301-16.

31. Panciani PP, Fontanella M, Schatlo B, et al. Fluorescence and image guided resection in high grade glioma. Clin Neurol Neurosurg 2012: 114(1): 37-41.

32. Diez Valle R, Tejada Solis S, Idoate Gastearena MA, et al. Surgery guided by 5-aminolevulinic fluorescence in glioblastoma: volumetric analysis of extent of resection in single-center experience. J Neurooncol 2011: 102(1): 105-13.

33. Roberts DW, Valdes PA, Harris BT, et al. Coregistered fluorescence-enhanced tumor resection of malignant glioma: relationships between delta-aminolevulinic acid-induced protoporphyrin IX fluorescence, magnetic resonance imaging enhancement, and neuropathological parameters. Clinical article. J Neurosurg 2011: 114(3): 595-603.

34. Hefti M, von Campe G, Moschopulos M, et al. 5-aminolevulinic acid induced protoporphyrin IX fluorescence in high-grade glioma surgery: a one-year experience at a single institution. Swiss Med Wkly 2008: 138(11-12): 180-5.

35. Stummer W, Tonn JC, Goetz C, et al. 5-Aminolevulinic acid-derived tumor fluorescence: the diagnostic accuracy of visible fluorescence qualities as corroborated by spectrometry and histology and postoperative imaging. Neurosurgery 2014: 74(3): 310-9 [discussion: 319-20].

36. Eljamel S. 5-ALA fluorescence image guided resection of glioblastoma multiforme: a meta-analysis of the literature. Int J Mol Sci 2015: 16(5): 10443-56.

37. Yamada S, Muragaki Y, Maruyama T, et al. Role of neurochemical navigation with 5-aminolevulinic acid during intraoperative MRI-guided resection of intracranial malignant gliomas. Clin Neurol Neurosurg 2015: 130: 134-9.

38. Coburger J, Engelke J, Scheuerle A, et al. Tumor detection with 5-aminolevulinic acid fluorescence and Gd-DTPA-enhanced intraoperative MRI at the border of contrast-enhancing lesions: a prospective study based on histopathological assessment. Neurosurg Focus

2014: 36(2): E3.

39. Nabavi A, Thurm H, Zountsas B, et al. Five-aminolevulinic acid for fluorescence-guided resection of recurrent malignant gliomas: a phase Ⅱ study. Neurosurgery 2009: 65(6): 1070-6 [discussion: 1076-7].

40. Stummer W, Pichlmeier U, Meinel T, et al. Fluorescence- guided surgery with 5-aminolevulinic acid for resection of malignant glioma: a randomised controlled multicentre phase III trial. Lancet Oncol 2006: 7(5): 392-401.

41. Schucht P, Seidel K, Beck J, et al. Intraoperative monopolar mapping during 5-ALA-guided resections of glioblastomas adjacent to motor eloquent areas: evaluation of resection rates and neurological outcome. Neurosurg Focus 2014: 37(6): E16.

42. Schucht P, Beck J, Abu-Isa J, et al. Gross total resection rates in contemporary glioblastoma surgery: results of an institutional protocol combining 5-aminolevulinic acid intraoperative fluorescence imaging and brain mapping. Neurosurgery 2012: 71(5): 927-35 [discussion: 935-6].

43. Della Puppa A, De Pellegrin S, d'Avella E, et al. 5-aminolevulinic acid (5-ALA) fluorescence guided surgery of high-grade gliomas in eloquent areas assisted by functional mapping. Our experience and review of the literature. Acta Neurochir 2013: 155(6): 965-72 [discussion: 972].

44. Kamp MA, Felsberg J, Sadat H, et al. 5-ALA-induced fluorescence behavior of reactive tissue changes following glioblastoma treatment with radiation and chemotherapy. Acta Neurochir 2015: 157(2): 207-14.

45. Stummer W, Stocker S, Wagner S, et al. Intraoperative detection of malignant gliomas by 5-aminolevulinic acid-induced porphyrin fluorescence. Neurosurgery 1998: 42(3): 518-25 [discussion: 525-6].

46. Shinoda J, Yano H, Yoshimura S, et al. Fluorescence-guided resection of glioblastoma multiforme by using high-dose fluorescein sodium. Technical note. J Neurosurg 2003: 99(3): 597-603.

47. Okuda T, Yoshioka H, Kato A. Fluorescence-guided surgery for glioblastoma multiforme using highdose fluorescein sodium with excitation and barrier filters. J Clin Neurosci 2012: 19(12): 1719-22.

48. Acerbi F, Broggi M, Eoli M, et al. Is fluorescein-guided technique able to help in resection of high-grade gliomas? Neurosurg Focus 2014: 36(2): E5.

49. Rey-Dios R, Hattab EM, Cohen-Gadol AA. Use of intraoperative fluorescein sodium fluorescence to improve the accuracy of tissue diagnosis during stereotactic needle biopsy of high-grade gliomas. Acta Neurochir 2014: 156(6): 1071-5 [discussion: 1075].

50. Diaz RJ, Dios RR, Hattab EM, et al. Study of the biodistribution of fluorescein in glioma-infiltrated mouse brain and histopathological correlation of intraoperative findings in high-grade gliomas resected under fluorescein fluorescence guidance. J Neurosurg 2015: 122(6): 1360-9.

51. Koc K, Anik I, Cabuk B, et al. Fluorescein sodium-guided surgery in glioblastoma multiforme: a prospective evaluation. Br J Neurosurg 2008: 22(1): 99-103.

第 15 章

胶质母细胞瘤微创靶向治疗：激光间质热疗

Danilo Silva, MD[a], Mayur Sharma, MD[a], Telmo Belsuzarri, MD[b], Gene H. Barnett, MD, MBA[a,*]

引言

激光间质热疗（Laser interstitial thermal therapy，LITT）是一种针对脑肿瘤和其他中枢神经系统疾病的微创治疗方式，于 1983 年由 Bown[1] 首次提出，由于近年来激光技术和 MRI 热成像术的进步，LITT 在过去 20 年里又重新得到了应用[2-3]。当时，这种手术技术的主要局限性是无法通过实时成像反馈来监测或预测消融的范围，并且缺乏有效的冷却系统来防止过热引起的组织碳化和光纤损坏。这些缺陷现已得到克服，LITT 是美国食品药品监督管理局（FDA）批准的用于消融中枢神经系统组织，如复发性胶质母细胞瘤的治疗选择[4]，并且正在成为某些放射治疗失败的恶性胶质瘤、脑转移性疾病[5-6]和某些形式的癫痫患者[7-9]的前期治疗后的一种手术选择。LITT 非常适合（但不限于）位于深部、难以获取区域的肿瘤患者，这些患者在传统手术切除后可能出现明显的神经功能缺陷，导致功能状态不佳。LITT 的基本生物学效应是热损伤。激光近红外光子被周围组织吸收，引起热能的激发和释放[10-13]。最终，一系列的事件导致目标区域的细胞破裂、组织凝固性坏死。基于不同类型肿瘤的生物分子特征，临床医师在癌症治疗中趋向于寻求更个体化的方法，神经外科医师也应根据每位患者的临床病史、病情、肿瘤特征（大小、位置）和不同手术方式的并发症情况为每个患者提供个体化的手术选择。

激光消融治疗胶质母细胞瘤的物理和生物学基础

LITT 通过诱导目标肿瘤的热损伤而发挥其生物学作用[14]。激光电磁光子由激光源发射并被周围组织吸收，引起热能的激发和释放，该热能转化为热量并通过对流和传导分布到附近的结构中[10-14]。热量直接渗透到周围组织的程度取决于组织的性质以及激光传递的波长和能量密度[15]。既往的研究表明，组织对激光吸收的主要决定因素是水分和血红蛋白含量[16]。在深度方面，在光谱的近红外部分（1 000～1 100 nm）的激光辐射可以观察到最大程度的组织穿透，有几毫米[16-17]。此外，间质热损伤的深度和随后的坏死取决于冷却条件、功率密度和暴露时间[18-19]。我们还知道，激光与白质和灰质相互作用后得到的结果是不同的。尽管白质显示最低水平的激光穿透，但灰质却显示出更高水平的激光吸收[20]。Eggert 和 Blazek[20] 能够证明，在近红外光谱范围内，胶质母细胞瘤和脑膜瘤的激光吸收程度最高，而低级别胶质瘤的光学特性与灰质相似[20]。LITT 可触发一系列细

[a] Department of Neurosurgery, The Rose Ella Burkhardt Brain Tumor & Neuro-Oncology Center, Neurological Institute, Cleveland Clinic, Cleveland, OH, USA; [b] Department of Neurosurgery, Hospital Celso Pierro PUC-Campinas, Campinas, SP, Brazil

[*] Corresponding author. 9500 Euclid Avenue, S73, Cleveland, OH 44195.
E-mail address: barnetg@ccf.org

胞事件，包括酶诱导、蛋白质变性、细胞膜破裂、凝固性坏死和血管硬化[16]。应用 LITT 时最好避免两种现象：组织碳化和汽化。温度的迅速升高会导致组织碳化[21]，从而妨碍充分的激光吸收。过热还会导致组织汽化，如果严重到一定程度，可能会导致颅内压升高，从而带来潜在的灾难性后果[22]。LITT 的目标是在不引起治疗区碳化或汽化的情况下实现目标区域的凝固性坏死。凝固性坏死多发生于 50~100 ℃的温度范围内[21]。碳化和汽化通常在温度高于 100 ℃时发生[21]。

MRI 热成像可提供实时的热量数据，使外科医师能够以有效和安全的方式监测消融的程度和范围[2-3, 21]。其原理依赖于温度相关的水质子共振频率（proton resonance frequency, PRF）。PRF 成像图是基于以下事实：质子在磁场中以自由水分子（H_2O）的形式比以氢键水分子的形式能更有效地移位。随着 LITT 过程中热能的传递和温度的升高，氢键的数量减少，从而导致自由水分子的数量增加，PRF 降低，这样就可以通过 MRI 热成像结合先进的计算机软件实现实时可视化[23-24]。

LITT 期间可观察到激光探针周围有 3 个特定的组织学变化区域[21]。第一个区域是探针尖端附近的区域，代表最高程度的热能吸收所引起的最大组织损伤区域。第二个区域或中间区域也会发生热损伤。位于第三和最边缘区域的组织细胞虽然受到热能的破坏，但仍然可以存活[21]。真正的凝固性坏死可在前 2 个区域中观察到[21]。NeuroBlate 系统（Monteris Medical Corporation, Plymouth, MN）通过 MRI 热成像获得的实时成像数据，在计算机软件中将 3 个热损伤区域显示为热损伤阈值线（TDT 线，thermal-damagethreshold lines）。NeuroBlate 系统的这一独特特征使外科医师能够将前两个热损伤区域（TDT 线）作为靶区域，执行有效而完全的肿瘤消融。当在脑-肿瘤界面观察到热损伤的尖锐边界时，可以获得最佳的激光消融，该界面是选择性保留肿瘤周围正常脑组织的标志。

微创激光技术治疗胶质母细胞瘤的历史背景与技术进展

尽管最近取得了一些进展，高级别胶质瘤的手术仍然是一个挑战，特别是复发性肿瘤和在深部、难以进入的区域的肿瘤，在这些区域进行积极的手术切除通常是不可能的[22, 25]。在胶质母细胞瘤中，采取最佳治疗的患者的中位生存期少于 15 个月；对于复发性胶质母细胞瘤，总生存期为 3~5 个月，他们的治疗选择有限，如二线化疗、近距离放射治疗和附加手术[22, 25-26]。附加手术使总生存期增加了 8 周，但由于很难对深部或功能区的肿瘤进行操作，因此通常不被采用。如立体定向放射外科和近距离放射治疗等局部治疗对复发性胶质母细胞瘤的疗效有限，因此这些治疗方法的使用仍存在争议。因此，为了治疗被认为不能手术和（或）位于功能区的肿瘤患者，LITT 在复发性胶质母细胞瘤中的应用有所增加，研究表明该手术是安全的[4]。

LITT 是一种脑肿瘤微创治疗方式，这一概念从 20 世纪 70 年代末就已经存在，但在 1983 年才由 Bown[1] 首次描述。使用高热治疗肿瘤是基于组织加热过程中的选择性肿瘤反应[27]。Hahn[27] 表明，加热不仅有利于热消融，而且还可以通过温度升高来增强某些药物作用。此外，经过多次初步尝试，如红宝石、氩气和 CO_2 激光器，在电磁光谱的近红外部分获得了最有效的神经组织损伤[28]。这些初步的研究引起了人们对激光能量和脑组织之间相互作用，以及激光应用导致损伤的特别关注。与暴露强度和时间相关的激光发射参数（波长、频率和激光模式）、特定组织光学和热特性（水和血红蛋白含量、热导率和比热）决定了所预测的暴露组织的损伤效应，这些效应可以用凝固、止血、切割或汽化来表示[28]。Bown[1] 在胃溃疡的实验光凝固方面进行了几项研究，1983 年，他首次描述了在脑肿瘤模型中使用掺钕钇铝石榴石（Nd∶YAG）激光的实验，在没有周围组织汽化的情况下实现了凝固性坏死。1990 年，Sugiyama 等描述了利用计算机断层立体定向技术使用 LITT 治疗脑肿瘤，但是，由于周围组织热损伤的高风险和低疗效，其接受程度有限[29-30]。当时，由于热能来源缺乏精确性、消融体积有限、无法实时监测激光诱导的组织损伤，LITT 技术没有得到普及[29]。在过去的几十年里，随着 MR 技术的进步，基于 PRF 的 MRI 热成像已经可以监测热损伤。如今，LITT 能够提供可控的、可定制的、精确的热消融治疗[26, 28]。

近年来，我们在开发新的 LITT 探头方面也取得了重要的技术和设计方面的进展。最初的探针使用裸露的光纤探头设计，因此出现了与过热、组织碳化和纤维损伤相关的技术问题[28-29]。如今，封闭式光纤探头设计具有特殊的冷却系统，例如恒定流体（盐水或水）或冷却气体（CO_2）机制，可以提供更好的结果[29]。传统上，探头尖端的热能会导致沿光纤轴的椭圆形损伤。现在，随着冷却和探头设计的进步，侧射激光探头可在复杂形状的肿瘤中实现非对称组织的穿透，并更好地控制激光消融[26, 29]。

尽管与单独化疗和放疗相比，新诊断的胶质母细胞瘤患者行全切除术（GTR）可以延长生存期；但在能进行 GTR 的特定情况中，LITT 可被视为主要的手术选择。特别是肿瘤在深部、难以触及的部位，功能状态评分低，有多种合并症，和非手术治疗的复发性胶质母细胞瘤的患者可以从这种微创治疗中受益[29]。

此外，其他几种 LITT 适应证也有报道，如放射手术治疗无效的脑转移病、癫痫和放射性坏死。目前 LITT 已经克服了最初的技术困难，并为今后的研究和临床应用奠定了安全基础[26]。

激光间质热疗胶质母细胞瘤的最新证据和技术（Neuroblate系统）

原发性神经胶质肿瘤约占所有原发性脑肿瘤的 28%[31]，占所有恶性脑肿瘤的 80%。在原发性神经胶质肿瘤中，多形性胶质母细胞瘤（WHO Ⅳ 级）约占 45%[32]。旨在实现 GTR 的显微神经外科切除术，以及随后进行的同步化疗（替莫唑胺）和放射治疗仍然是新诊断的胶质母细胞瘤的主要治疗手段[33]。即使采用了最佳治疗方法，总体预后仍然很差，3 年和 5 年总生存率分别为 16.0% 和 9.8%[33-34]。此外，中位生存期和无进展生存期分别为 14.6 个月和 6.9 个月[21, 33-34]。进展性或复发性胶质母细胞瘤患者的预后更差，中位生存期仅为 6.2~9.2 个月[33-35]。各种化疗方案，如替莫唑胺挽救方案、伊立替康、卡莫司汀薄片、西妥昔单抗，或卡铂单独或联合抗血管生成药物（贝伐珠单抗），已用于复发性疾病患者，结果各不相同[35-41]。最近的一项 meta 分析显示，贝伐珠单抗和伊立替康联合使用（与单独使用贝伐珠单抗相比）可改善复发性胶质母细胞瘤患者的中位生存和无进展生存[38]，但是这种组合的毒性和对生活质量的不良影响导致了比较高的终止率。

复发性或进展性疾病患者的手术选择有限，文献中的数据也存在争议[42-49]。无论初次手术切除的程度如何，诊断时年轻、良好的功能状态（复发时的 KPS）和复发时的切除范围已被证明均可延长复发胶质母细胞瘤患者的生存期[42-47, 50]。值得注意的是，在对年龄进行调整后，尚未显示多次切除是复发性胶质母细胞瘤患者总生存的预测指标。而多次手术切除联合放化疗已被证明可延长复发性疾病患者的生存期（多次切除者中位生存期 26 个月 vs. 2 次切除和随后非手术治疗者 16 个月）[48]。复发性肿瘤的重复手术切除通常是在功能状态良好的患者中进行，这可能反映了这些研究的选择偏倚。此外，重复手术切除与术后 18%~22% 的神经功能缺陷发生率有关[51-52]。研究显示，复发性胶质母细胞瘤的神经功能缺陷发生率可从初次手术切除时的 4.8%，增加到再次手术时的 12.1%，第 3 次手术时的 8.2%，直到 4 次或以上切除时的 11.1%[53]。放射手术、分割放射治疗和近距离间质放射治疗在这些患者中作用有限[54-55]。考虑到与重复手术切除相关的风险以及辅助治疗方式的缺乏，在选定的复发性胶质母细胞瘤患者中，LITT 是一个有吸引力的替代治疗选择。此外，对于复发性胶质母细胞瘤合并严重的并发症的患者，或那些不希望接受传统开放手术的患者，LITT 可能是一个合理的治疗选择。

最大限度的肿瘤细胞减少或 GTR 被认为可以改善新诊断的[56-58]或复发性胶质母细胞瘤[42-45, 48]患者的预后。LITT 可以通过病理组织的光凝固实现最大的肿瘤细胞减少，类似于通过开放手术技术实现的细胞减少。此外，与开放手术技术相比，LITT 具有更低的神经系统并发症发生率和死亡率，特别是对于深部或难以触及的肿瘤[59]。在动物模型中，激光间质治疗也被证明可以通过新生血管形成破坏血脑屏障（blood-brain barrier, BBB）[60-61]，这可能有益于早期化疗的有效性。鉴于这些优势，对于精心挑选的患者来说，LITT 也可以成为一种合理的前期治疗选择[59, 62]。

激光间质热疗复发性胶质母细胞瘤

几项研究报告了 LITT 在复发性胶质母细胞瘤患者中的应用[4, 14, 25, 63-70]。关于 LITT 在复发性胶质母细胞瘤患者中的疗效的文献记载可追溯到 20 世纪 90 年代初[68]。1998 年，Reimer 等[70]报道了 LITT 在累及左前中央回的复发性神经胶质肉瘤（20 mm×35 mm）患者中的应用。消融区在术后 8 个月时出现肿瘤进展[70]。后来，Leonardi 等[67]对 6 例肿瘤复发 / 残留患者（1 例新诊断）进行了 9 次 LITT 手术。手术在局麻下进行，使用 1 064 nm Nd:YAG 激光和 0.2 T MRI[67]。临床结果和肿瘤反应率在本研究中没有报道，但是研究者

注意到肿瘤分级和热疗的组织反应之间没有相关性。1 年后，研究人员报告了 6 例复发性胶质母细胞瘤患者的总生存期和无进展生存期，分别为 9 个月和 4 个月[66]。这些患者接受 LITT 治疗后，良好的功能状态（KPS >70）维持了 7.5 个月。另一份报告 2 例复发性胶质母细胞瘤（病例 1：随访期间诊断为多灶性病变，病灶以 LITT 治疗为主。病例 2：真正复发）LITT 术后总生存期为 13 个月（复发后 16 个月）和 15 个月（复发后 20 个月）[69]。1 年后，同一研究者报告了 LITT 在 16 例复发性胶质母细胞瘤患者中的应用（26 个 LITT 手术），平均随访 9.1±6.3 个月[14]。研究报告了前 10 例患者和后 6 例患者的中位生存期分别为 5.2 个月和 11.2 个月，研究人员将这一差异归因于复发性肿瘤的诊断与 LITT 之间的时间延迟（即学习曲线）[14]。中位总生存期在 LITT 后为 6.9 个月，首次复发后为 9.4 个月[14]。

最近，Carpentier 等[63]报告了 4 例复发性胶质母细胞瘤患者（5 个病灶）在 MR 引导下的挽救性 LITT 治疗的有效性。这项研究报告了其无进展生存期和平均总生存期分别为 37 天和 10.5 个月。值得注意的是，2 例患者出现局部复发，2 例患者 LITT 术后出现远处复发[63]。

第一项人类Ⅰ期多中心研究于 2013 年发表，该研究评估了使用逐步提高热能剂量的 LITT 对复发性胶质母细胞瘤患者的安全性和有效性[4]。在 2 个研究中心（克利夫兰诊所和凯斯西储大学医院医学中心）登记的 11 名患者中，有 10 名接受了 LITT 治疗，随访至少 6 个月或直至死亡。据报道其中位总生存期为 316 天，无进展生存期≥6 个月者为 30%[4]。使用黄色 TDT 线、蓝色 TDT 线和白色 TDT 线治疗的患者中位总生存期分别为 225 天、198 天和 434 天[4]。

Havasli 等[64]报告了 4 例接受 LITT 治疗的复发性胶质母细胞瘤患者的临床结果。4 例患者中 3 例接受标准治疗（手术后同步放

化疗），1 例仅接受放疗化疗。据报道，第 1 例患者的无进展生存期为 9.2 个月，该患者因复发接受了再次 LITT 治疗；第 2 例患者在 8.4 个月发现远处复发；第 3 例患者在 7.6 个月复发时有卫星病灶，第 4 例患者在随访 3.2 个月时未发现复发[64]。

最近，Mohammadi 等[59] 在一个多中心回顾性研究中，研究了 LITT 在 24 名胶质母细胞瘤在难以获取区域的患者（共有 34 名高级别胶质瘤患者）中的治疗效果。18 名患者因反复发作的高级别胶质瘤接受了 LITT 治疗，而 16 名患者把 LITT 作为这些肿瘤的先期治疗；然而，在本研究中未明确接受先期或挽救性 LITT 手术的患者数量[59]。蓝线覆盖了 91% 的中位肿瘤体积，所治疗肿瘤的最大直径为 3 cm。根据 TDT 线的肿瘤覆盖率，其中位无进展生存期为 4.6 ~ 9.7 个月。本研究未特别提及胶质母细胞瘤的先期或挽救性治疗的临床结果[59]。

这些研究中，复发性胶质母细胞瘤患者接受 LITT 治疗后的中位总生存期在 6.9 ~ 14.5 个月之间，而文献中为 4 ~ 6 个月[33-34]。总生存期的这种差异可能不能单独归因于 LITT，辅助治疗的作用也不能低估。然而，LITT 提供了一种微创方法，减少了肿瘤细胞，同时可能早期打开血脑屏障（基于动物研究[60-61]），以使辅助化疗有效[62]。

激光间质热疗来治疗新诊断或新发的胶质母细胞瘤

肿瘤切除程度是总生存期的有力预测指标，并且对新诊断的胶质母细胞瘤患者的生活质量也有影响[34, 56-58, 71]。有一部分新诊断的胶质母细胞瘤患者，由于其相关的合并症，或肿瘤较深或位于功能区（丘脑基底神经节、岛叶）而不适合进行传统的开放手术切除，或选择不进行开放手术。在这种情况下，LITT 可以成为一种有效的替代治疗方式，以实现充分的细胞减少和辅助治疗。然而，与 LITT 治疗复发性胶质母细胞瘤相比，它的疗效在文献中记载较少，因为它是一种较新的治疗方法。

1992 年发表的一份报告记载了 LITT 对新诊断为高级别肿瘤的患者的疗效[68]。在 2002 年，Leonardi 等[66] 在他们的 6 例胶质母细胞瘤患者的病例系列中报道了一名 75 岁的深层双灶性胶质母细胞瘤患者，他接受了 LITT 先期治疗。然而，新诊断肿瘤或复发性肿瘤患者的 LITT 术后临床结局并未分层[66]。同样地，Mohammadi 等在对 34 例接受了先期或挽救性 LITT 治疗的深部高级别胶质瘤患者的研究中（24 例胶质母细胞瘤患者），也没有报告专门与胶质母细胞瘤患者临床结果有关的数据[59]。Jethwa 等[65] 报道了 LITT 在 3 例新诊断的胶质母细胞瘤中的应用。其中两例患者被多学科肿瘤学小组认为是开放手术的高危患者，第 3 例患者有左颞叶深部肿瘤[65]。一例右额叶肿瘤患者在初始 LITT 后需要额外治疗，另一例右额叶肿瘤患者需要 2 条消融通道（另外 2 例患者各需要 1 条通道）[65]。其临床结果数据也未见报道。

Hawasli 等[72] 报道了 LITT 在 6 例患者（丘脑 4 例，基底神经节 1 例，胼胝体 1 例）中的应用效果。4 例患者 LITT 术后平均随访 0.2 个月、10.7 个月、0.1 个月、0.9 个月，未见复发，并且存活患者维持良好的功能状态[72]。2 例 LITT 术后复发患者的无进展生存期分别为 2.6 个月和 3.2 个月。一例患者于 LITT 后 0.1 个月死于致命性中枢神经系统感染，另一例患者 LITT 后 4.1 个月死于进行性中枢神经系统疾病[72]。3 例患者在 LITT 治疗后 10.7 个月、0.1 个月和 1.9 个月的随访中无疾病进展[72]。需要进一步的临床研究来验证 LITT 这种治疗方式对新诊断的胶质母细胞瘤的疗效。

技术细节

目前，NeuroBlate 系统（Monteris Medical Inc, Winnipeg, Canada）和 Visualase 系统（Medtronic Inc, Minnesota, MN）是美国用于脑肿瘤患者的两种 LITT 商用系统。我们

中心使用 NeuroBlate 系统进行激光消融。该过程通常在全身麻醉下于术中 MRI（IMRIS, Winnipeg, Canada）中进行。麻醉诱导后，使用 DORO 头夹（pro med instruments GmbH, Freiburg, Germany）将患者的头部固定在手术位置，并使用头皮基 T2 体积的准获得 MRI 扫描［有（或无）磁化准备的有造影剂的快速采集梯度回波］。然后将这些图像与术前 MRI 计划序列融合以进行配准。使用 iPlan Curve 导航系统（Brainlab AG, Munich, Germany）将患者的头部位置与图像空间配准。使用 Varioguide 系统（Neal-Lab AG, Munich, Germany）确定皮肤切口部位，颅骨用麻花钻钻孔。接着，使用图像引导进行立体定位放置头部锚定螺栓（外径 4.5 mm）。然后，通过头部螺栓插入激光探针（侧面发射或扩散的尖端），并连接到机器人探针驱动器上。接下来，使用 MeVision 软件在工作站进行规划和治疗。该软件与术中 MRI 套件集成在一起，并使用脉冲二极管激光（Nd：YAG，范围为 1046 nm，输出为 12 W）消融病理组织[26]。气态 CO_2 用于冷却光纤探头的尖端，以避免组织汽化并增强适形治疗轮廓[25-26]。使用 MR 测温仪实时监控激光消融，并在 MeVision 工作站上生成 TDT 线，整个过程都可以被查看。一旦达到满意的肿瘤消融效果［肿瘤被蓝色 TDT 线覆盖（43 ℃至少 10 min）][25-26, 59]，可通过移出螺栓并缝合皮肤切口来结束手术。多个和更大的病灶（体积可达 40~50 cm^3）可以在一个单一的设置中完成。然而，对于较大的肿瘤，需要多条消融通道，并且必须考虑到患者安全适应消融后水肿的能力。

总结

胶质母细胞瘤是一种整体预后不良的恶性脑肿瘤。最大程度安全切除加同步放化治疗已经是胶质母细胞瘤患者的标准治疗。LITT 是一种立体定向微创技术，随着立体定向技术和神经成像技术的发展，该技术正逐渐被人们所接受。对于肿瘤位居深部、有多种合并症，或不愿接受开放手术切除的患者，LITT 可能是一种有效的治疗选择。与标准开放手术相比，这种疗法的侵入性较小、可以减少肿瘤细胞和开放 BBB，对此类患者具有明显的优势。目前，有一定的证据支持 LITT 在选定的复发性胶质母细胞瘤患者中的安全性和有效性。对于新诊断的胶质母细胞瘤，仍缺乏支持 LITT 作用的临床研究。未来的前瞻性研究将更好地定义 LITT 在新诊断或复发性胶质母细胞瘤患者中的作用。

（译者：马春晓）

参考文献

1. Bown SG. Phototherapy in tumors. World J Surg 1983: 7(6): 700-9.
2. Kahn T, Bettag M, Ulrich F, et al. MRI-guided laser-induced interstitial thermotherapy of cerebral neoplasms. J Comput Assist Tomogr 1994: 18(4): 519-32.
3. Morrison PR, Jolesz FA, Charous D, et al. MRI of laser-induced interstitial thermal injury in an in vivo animal liver model with histologic correlation. J Magn Reson Imaging 1998: 8(1): 57-63.
4. Sloan AE, Ahluwalia MS, Valerio-Pascua J, et al. Results of the NeuroBlate System first-in-humans Phase I clinical trial for recurrent glioblastoma: clinical article. J Neurosurg 2013: 118(6): 1202-19.
5. Carpentier A, McNichols RJ, Stafford RJ, et al. Laser thermal therapy: real-time MRI-guided and computer-controlled procedures for metastatic brain tumors. Lasers Surg Med 2011: 43(10): 943-50.
6. Rao MS, Hargreaves EL, Khan AJ, et al. Magnetic resonance-guided laser ablation improves local control for postradiosurgery recurrence and/or radiation necrosis. Neurosurgery 2014: 74(6): 658-67 [discussion: 667].
7. Kang JY, Wu C, Tracy J, et al. Laser interstitial thermal therapy for medically intractable mesial temporal lobe epilepsy. Epilepsia 2016: 57(2): 325-34.
8. Buckley R, Estronza-Ojeda S, Ojemann JG. Laser ablation in pediatric epilepsy. Neurosurg Clin N Am 2016: 27(1): 69-78.
9. Gross RE, Willie JT, Drane DL. The role of stereotactic laser amygdalohippocampotomy in mesial temporal lobe epilepsy. Neurosurg Clin N Am 2016: 27(1): 37-

50.

10. Stafford RJ, Fuentes D, Elliott AA, et al. Laser-induced thermal therapy for tumor ablation. Crit Rev Biomed Eng 2010: 38(1): 79-100.

11. Stafford RJ, Shetty A, Elliott AM, et al. Magnetic resonance guided, focal laser induced interstitial thermal therapy in a canine prostate model. J Urol 2010: 184(4): 1514-20.

12. Ahrar K, Gowda A, Javadi S, et al. Preclinical assessment of a 980-nm diode laser ablation system in a large animal tumor model. J Vasc Interv Radiol 2010: 21(4): 555-61.

13. Fuentes D, Feng Y, Elliott A, et al. Adaptive realtime bioheat transfer models for computer-driven MR-guided laser induced thermal therapy. IEEE Trans Biomed Eng 2010: 57(5): 1024-30.

14. Schwarzmaier HJ, Eickmeyer F, von Tempelhoff W, et al. MR-guided laser-induced interstitial thermotherapy of recurrent glioblastoma multiforme: preliminary results in 16 patients. Eur J Radiol 2006: 59(2): 208-15.

15. Higuchi N, Bleier AR, Jolesz FA, et al. Magnetic resonance imaging of the acute effects of interstitial neodymium: YAG laser irradiation on tissues. Invest Radiol 1992: 27(10): 814-21.

16. Mensel B, Weigel C, Hosten N. Laser-induced thermotherapy. Recent Results Cancer Res 2006: 167: 69-75.

17. Yaroslavsky AN, Schulze PC, Yaroslavsky IV, et al. Optical properties of selected native and coagulated human brain tissues in vitro in the visible and near infrared spectral range. Phys Med Biol 2002: 47(12): 2059-73.

18. Svaasand LO. Photodynamic and photohyperthermic response of malignant tumors. Med Phys 1985: 12(4): 455-61.

19. Svaasand LO, Ellingsen R. Optical properties of human brain. Photochem Photobiol 1983: 38(3): 293-9.

20. Eggert HR, Blazek V. Optical properties of human brain tissue, meninges, and brain tumors in the spectral range of 200 to 900 nm. Neurosurgery 1987: 21(4): 459-64.

21. Norred SE, Johnson JA. Magnetic resonance-guided laser induced thermal therapy for glioblastoma multiforme: a review. Biomed Res Int 2014: 2014: 761312.

22. Rahmathulla G, Recinos PF, Kamian K, et al. MRI-guided laser interstitial thermal therapy in neuro-oncology: a review of its current clinical applications. Oncology 2014: 87(2): 67-82.

23. McNichols RJ, Gowda A, Kangasniemi M, et al. MR thermometry-based feedback control of laser interstitial thermal therapy at 980 nm. Lasers Surg Med 2004: 34(1): 48-55.

24. Rieke V, Butts Pauly K. MR thermometry. J Magn Reson Imaging 2008: 27(2): 376-90.

25. Mohammadi AM, Schroeder JL. Laser interstitial thermal therapy in treatment of brain tumors-the NeuroBlate System. Expert Rev Med Devices 2014: 11(2): 109-19.

26. Missios S, Bekelis K, Barnett GH. Renaissance of laser interstitial thermal ablation. Neurosurg Focus 2015: 38(3): E13.

27. Hahn GM. Potential for therapy of drugs and hyperthermia. Cancer Res 1979: 39(6 Pt 2): 2264-8.

28. Devaux BC, Roux FX. Experimental and clinical standards, and evolution of lasers in neurosurgery. Acta Neurochir 1996: 138(10): 1135-47.

29. Medvid R, Ruiz A, Komotar RJ, et al. Current applications of MRI-guided laser interstitial thermal therapy in the treatment of brain neoplasms and epilepsy: a radiologic and neurosurgical overview. AJNR Am J Neuroradiol 2015: 36(11): 1998-2006.

30. Sugiyama K, Sakai T, Fujishima I, et al. Stereotactic interstitial laser-hyperthermia using Nd-YAG laser. Stereotact Funct Neurosurg 1990: 54-55: 501-5.

31. Ostrom QT, Gittleman H, Farah P, et al. CBTRUS statistical report: primary brain and central nervous system tumors diagnosed in the United States in 2006-2010. Neuro Oncol 2013: 15(Suppl 2): ii1-56.

32. Ostrom QT, Bauchet L, Davis FG, et al. The epidemiology of glioma in adults: a "state of the science" review. Neuro Oncol 2014: 16(7): 896-913.

33. Stupp R, Hegi ME, Mason WP, et al. Effects of radiotherapy with concomitant and adjuvant temozolomide versus radiotherapy alone on survival in glioblastoma in a randomised phase III study: 5-year analysis of the EORTC-NCIC trial. Lancet Oncol 2009: 10(5): 459-66.

34. Stupp R, Mason WP, van den Bent MJ, et al. Radiotherapy plus concomitant and adjuvant temozolomide for glioblastoma. N Engl J Med 2005: 352(10): 987-96.

35. Friedman HS, Prados MD, Wen PY, et al. Bevacizumab alone and in combination with irinotecan in recurrent glioblastoma. J Clin Oncol 2009: 27(28): 4733-40.

36. Hart MG, Grant R, Garside R, et al. Chemotherapy wafers for high grade glioma. Cochrane Database Syst Rev 2011: (3): CD007294.

37. Brem H, Piantadosi S, Burger PC, et al. Placebo-controlled trial of safety and efficacy of intraoperative controlled delivery by biodegradable polymers of chemotherapy for recurrent gliomas. The Polymerbrain Tumor Treatment Group. Lancet (London) 1995: 345(8956): 1008-12.

38. Zhang G, Huang S, Wang Z. A meta-analysis of bevacizumab alone and in combination with irinotecan in the treatment of patients with recurrent glioblastoma

multiforme. J Clin Neurosci 2012: 19(12): 1636-40.

39. Hasselbalch B, Lassen U, Hansen S, et al. Cetuximab, bevacizumab, and irinotecan for patients with primary glioblastoma and progression after radiation therapy and temozolomide: a phase II trial. Neuro Oncol 2010: 12(5): 508-16.

40. Moller S, Grunnet K, Hansen S, et al. A phase II trial with bevacizumab and irinotecan for patients with primary brain tumors and progression after standard therapy. Acta Oncol (Stockholm, Sweden) 2012: 51(6): 797-804.

41. Chen C, Xu T, Lu Y, et al. The efficacy of temozolomide for recurrent glioblastoma multiforme. Eur J Neurol 2013: 20(2): 223-30.

42. Bloch O, Han SJ, Cha S, et al. Impact of extent of resection for recurrent glioblastoma on overall survival: clinical article. J Neurosurg 2012: 117(6): 1032-8.

43. Oppenlander ME, Wolf AB, Snyder LA, et al. An extent of resection threshold for recurrent glioblastoma and its risk for neurological morbidity. J Neurosurg 2014: 120(4): 846-53.

44. Hervey-Jumper SL, Berger MS. Reoperation for recurrent high-grade glioma: a current perspective of the literature. Neurosurgery 2014: 75(5): 491-9 [discussion: 498-9].

45. Chaichana KL, Zadnik P, Weingart JD, et al. Multiple resections for patients with glioblastoma: prolonging survival. J Neurosurg 2013: 118(4): 812-20.

46. Barbagallo GM, Jenkinson MD, Brodbelt AR. 'Recurrent' glioblastoma multiforme, when should we reoperate? Br J Neurosurg 2008: 22(3): 452-5.

47. Ortega A, Sarmiento JM, Ly D, et al. Multiple resections and survival of recurrent glioblastoma patients in the temozolomide era. J Clin Neurosci 2016: 24: 105-11.

48. Hong B, Wiese B, Bremer M, et al. Multiple microsurgical resections for repeated recurrence of glioblastoma multiforme. Am J Clin Oncol 2013: 36(3): 261-8.

49. Sughrue ME, Sheean T, Bonney PA, et al. Aggressive repeat surgery for focally recurrent primary glioblastoma: outcomes and theoretical framework. Neurosurg Focus 2015: 38(3): E11.

50. Barker FG 2nd, Chang SM, Gutin PH, et al. Survival and functional status after resection of recurrent glioblastoma multiforme. Neurosurgery 1998: 42(4): 709-20 [discussion: 720-3].

51. Chang SM, Parney IF, McDermott M, et al. Perioperative complications and neurological outcomes of first and second craniotomies among patients enrolled in the Glioma Outcome Project. JNeurosurg 2003: 98(6): 1175-81.

52. Moiyadi AV, Shetty PM. Surgery for recurrent malignant gliomas: feasibility and perioperative outcomes. Neurol India 2012: 60(2): 185-90.

53. Hoover JM, Nwojo M, Puffer R, et al. Surgical outcomes in recurrent glioma: clinical article. J Neurosurg 2013: 118(6): 1224-31.

54. Tsao MN, Mehta MP, Whelan TJ, et al. The American Society for Therapeutic Radiology and Oncology (ASTRO) evidence-based review of the role of radiosurgery for malignant glioma. Int J Radiat Oncol Biol Phys 2005: 63(1): 47-55.

55. Chan TA, Weingart JD, Parisi M, et al. Treatment of recurrent glioblastoma multiforme with GliaSite brachytherapy. Int J Radiat Oncol Biol Phys 2005: 62(4): 1133-9.

56. Grabowski MM, Recinos PF, Nowacki AS, et al. Residual tumor volume versus extent of resection: predictors of survival after surgery for glioblastoma. J Neurosurg 2014: 121(5): 1115-23.

57. Sanai N, Polley MY, McDermott MW, et al. An extent of resection threshold for newly diagnosed glioblastomas. J Neurosurg 2011: 115(1): 3-8.

58. Lacroix M, Abi-Said D, Fourney DR, et al. A multivariate analysis of 416 patients with glioblastoma multiforme: prognosis, extent of resection, and survival. J Neurosurg 2001: 95(2): 190-8.

59. Mohammadi AM, Hawasli AH, Rodriguez A, et al. The role of laser interstitial thermal therapy in enhancing progression-free survival of difficult-to-access high-grade gliomas: a multicenter study. Cancer Med 2014: 3(4): 971-9.

60. Sabel M, Rommel F, Kondakci M, et al. Locoregional opening of the rodent bloodbrain barrier for paclitaxel using Nd: YAG laser-induced thermo therapy: a new concept of adjuvant glioma therapy? Lasers Surg Med 2003: 33(2): 75-80.

61. Nakagawa M, Matsumoto K, Higashi H, et al. Acute effects of interstitial hyperthermia on normal monkey brain-magnetic resonance imaging appearance and effects on blood-brain barrier. Neurol Med Chir 1994: 34(10): 668-75.

62. Hawasli AH, Kim AH, Dunn GP, et al. Stereotactic laser ablation of high-grade gliomas. Neurosurg Focus 2014: 37(6): E1.

63. Carpentier A, Chauvet D, Reina V, et al. MR-guided laser-induced thermal therapy (LITT) for recurrent glioblastomas. Lasers Surg Med 2012: 44(5): 361-8.

64. Hawasli AH, Bagade S, Shimony JS, et al. Magnetic resonance imaging-guided focused laser interstitial thermal therapy for intracranial lesions: single-institution series. Neurosurgery 2013: 73(6): 1007-17.

65. Jethwa PR, Barrese JC, Gowda A, et al. Magnetic resonance thermometry-guided laser-induced thermal therapy for intracranial neoplasms: initial experience. Neurosurgery 2012: 71(1 Suppl Operative): 133-44,

144-5.

66. Leonardi MA, Lumenta CB. Stereotactic guided laser-induced interstitial thermotherapy (SLITT) in gliomas with intraoperative morphologic monitoring in an open MR: clinical experience. Minim Invasive Neurosurg 2002: 45(4): 201-7.

67. Leonardi MA, Lumenta CB, Gumprecht HK, et al. Stereotactic guided laser-induced interstitial thermotherapy (SLITT) in gliomas with intraoperative morphologic monitoring in an open MR-unit. Minim Invasive Neurosurg 2001: 44(1): 37-42.

68. Sakai T, Fujishima I, Sugiyama K, et al. Interstitial laserthermia in neurosurgery. J Clin Laser Med Surg 1992: 10(1): 37-40.

69. Schwarzmaier HJ, Eickmeyer F, von Tempelhoff W, et al. MR-guided laser irradiation of recurrent glioblastomas. J Magn Reson Imaging 2005: 22(6):

799-803.

70. Reimer P, Bremer C, Horch C, et al. MR-monitored LITT as a palliative concept in patients with high grade gliomas: preliminary clinical experience. J Magn Reson Imaging 1998: 8(1): 240-4.

71. Brown PD, Maurer MJ, Rummans TA, et al. A prospective study of quality of life in adults with newly diagnosed high-grade gliomas: the impact of the extent of resection on quality of life and survival. Neurosurgery 2005: 57(3): 495-504 [discussion: 495-504].

72. Hawasli AH, Ray WZ, Murphy RK, et al. Magnetic resonance imaging-guided focused laser interstitial thermal therapy for subinsular metastatic adenocarcinoma: technical case report. Neurosurgery 2012: 70(2 Suppl Operative): 332-7 [discussion: 338].

第 16 章

局部药物递送治疗胶质母细胞瘤

Kalil G. Abdullah, MD[a, b], Jason A. Burdick, PhD[b,*]

诊断胶质母细胞瘤的患者预后差。历史上，有许多著名的关于使用局部药物递送来治疗胶质母细胞瘤的尝试，包括对流增强递送（convection enhanced delivery，CED）、肿瘤直接注射，以及递送化疗药物[1-3]。对聚合物晶片使用是 FDA 唯一批准的颅内药物，用于治疗复发性和新生性胶质母细胞瘤的植入物——Gliadel 产生[4]。在几十年的时间里，研究者开发了从可生物降解的聚酸酐聚合晶片中递送化疗药物 1, 3- 双（2- 氯乙基）-1-亚硝基脲（BCNU）的方法，并测试了其疗效和安全性，最终于 1996 年获得用于复发性胶质母细胞瘤治疗的批准，2003 年获得用于新生胶质母细胞瘤治疗的批准。迄今为止，这种聚合物运载工具获得了最广泛的测试，也是少数为颅内药物递送创造的药物洗脱系统。本章回顾了在胶质母细胞瘤中局部使用化合物的科学挑战和发展，包括 BCNU 膜片、CED、直接注射和水凝胶递送。

颅内药物递送的背景介绍

局部药物递送的动力基本上是建立在绕过血脑屏障（BBB）的能力上的。BBB 由脑毛细血管中的内皮细胞组成，它们形成几乎不可穿透的紧密连接（闭锁带），有此限制，超过 200 Da 的分子经内皮转运几乎没有可检测到的途径。在物理屏障之外，BBB 还形成一个代谢门，通过胞内和胞外酶使被动运输化合物失活。在本书的其他部分，介绍了绕过 BBB 进行更有效的全身给药技术和方法。更具体地说，本章介绍了直接绕过 BBB 的局部颅内药物递送所使用的工具、材料和技术。

药物洗脱生物材料在脑内的植入受到多种因素的限制。首先也是最重要的因素是任何植入式材料必须保持高度的安全性。脑实质内所有可植入的设备都受到设备和脑组织之间的相互作用的影响，必须：①有完全的生物相容性，不引起生物反应；②不能迁移，也不能对脑室系统或解剖学结构造成机械损伤；③对其造成严重溶解或迁移化合物泄漏的副作用的能力进行限制。

胶质母细胞瘤应用局部和表面药物治疗的一个主要障碍是该病有细胞浸润性，浸润范围超出了可以手术切除或使用表面药物的范围。局部药物递送可提供控制性、缓释性的化合物，或在某些情况下可增强 BBB 的通透性以促进治疗性吸收，但不改变弥漫性细胞浸润的潜在病理生理性质。

对流增强递送

肿瘤内药物的使用因为药物通过脑间质扩散不良而被限制，在此基础上，对流增强

[a] Department of Neurosurgery, Perelman School of Medicine, Hospital of the University of Pennsylvania, 3400 Spruce Street, Philadelphia, PA 19104, USA; [b] Department of Bioengineering, University of Pennsylvania, 3400 Spruce Street, Philadelphia, PA 19104, USA

[*] Corresponding author.

E-mail address: burdick2@seas.upenn.edu

递送（CED）通过在间质输注过程中建立和维持压力梯度，促进小分子和大分子的扩散和分布[5-6]。改进是通过间质灌注控制压力差来实现的。实际上，这是通过将套管或微导管通过颅骨上的一个毛刺孔立体定位后放置在肿瘤腔附近或周围来实现的。该导管与机械泵装置相连，该泵装置通过恒定的输液速率、浓度和给药持续时间产生压力梯度。这个系统有几个优点。它可以绕过血脑屏障，并允许较大的分子在任何体积的脑组织内通过 CED 进行灌注。这种能力可能在几千道尔顿（Da）或更大的数量级上表现出来，而200 Da 的分子能够在没有对流的情况下渗透BBB。注射液的分布也可以是有针对性的，一般认为它们的分布比其他递送方法同质性更高。此外，与不使用 CED 的连续局部灌注或不使用对流的表面药物应用（扩散距离仅几毫米）相比，从初始微导管的放置地点到有效扩散的距离可高达 3 cm。CED 的缺点是较小的亲水分子更容易从中枢神经系统的血管系统泄漏到间质组织，进入全身循环。

CED 的临床应用范围广泛。除了传统的化学疗法外，它还尝试了递送多种毒素、抗体和载体。使用 CED 的最佳临床证据是Ⅲ期 PRECISE 试验[7]。在试验中，复发性胶质母细胞瘤患者分别使用 CED 的概率贝辛白介素［cimfredekin besudotox（一种人白细胞介素 -13 的重组嵌合细胞毒素与假单胞菌外毒素的突变形式融合，可杀死恶性胶质细胞系中表达白细胞介素 -13 受体的肿瘤（细胞）］与 Gliadel 薄片组进行比较。共有 296 名患者在 2 个中心注册，并被随机分为毒素 CED组或 Gliadel 薄片组。随机化后的总生存率是主要终点。CED 的中位总生存期为 9.1 个月，Gliadel 膜片的中位总生存期为 8.8 个月（P=0.476）。CED 组除无生存优势外，肺栓塞发生率还较高（8% vs. 1%）。如前所述[3]，这项研究可能有缺陷，因为根据方案规范进行的导管放置百分比不足，并且对显示生存获益的体现有严格要求。还应注意的是，无进

展生存率有所改善（CED 为 17.7 周，Gliadel薄片为 11.4 周），但这被研究者认为是事后分析的结果，而不是主要或次要的终点。

近年来，脂质体、纳米颗粒等药物已成为 CED 临床前研究的热点。导管放置技术的进步，以及实时成像对流的可视化，正在改善临床前治疗的前景。Ⅰ期和Ⅱ期试验正在进行中，并可能在未来几年发展到Ⅲ期。

药物洗脱薄片

Gliadel 薄片［（卡莫司汀植入薄片，carmustine wafer（CW）］是迄今为止最成熟和研究最完善的颅内药物递送的局部药物洗脱系统，也是除替莫唑胺和贝伐珠单抗外，唯一经 FDA 批准用于胶质母细胞瘤的复合疗法。该产品的开发源于 20 世纪 70 年代Robert Langer 和 Judah Folkman 将聚合物用于蛋白质和大分子的持续释放[8]。在整个 20 世纪 80 年代，Henry Brem 和他在约翰霍普金斯医院的团队在临床前模型中对这些递送系统的生物相容性进行了安全性和有效性的测试和评估[9]。如 Brem 和 Gabikian 所述[4]，CW（BCNU）被整合到一种控制递送的聚合物［聚（对羧基苯氧基）丙烷和癸二酸］中进行控制释放。作为一种化学治疗方法，BCNU发挥烷基化剂的作用来抑制 DNA、RNA 和其他蛋白质的合成。严重的毒性包括骨髓抑制和对终末器官系统的细胞毒性作用，阻碍了其在全身分布中的疗效。将 BCNU 整合到一种控制递送化合物中，既可以绕过 BBB，又可以将高浓度 BCNU 直接持续地释放到肿瘤切除腔中，在置入后 2 周或更长时间内发现有持续释放[4]。

在成功的动物研究之后，1981 年对 21例复发性胶质母细胞瘤患者进行了Ⅰ至Ⅱ期临床试验，结果显示 BCNU 成功释放，对研究人群无有害作用[10]。在这项研究之后于1995 年进行了一项随机、安慰剂对照的前瞻性研究，对复发性胶质母细胞瘤患者进行了

CW 治疗。27 个医疗中心共有 222 名复发胶质母细胞瘤患者随机接受功能性 CW 或安慰剂膜片治疗。110 名接受 CW 治疗的患者的中位生存期为 31 周，而 112 名接受安慰剂治疗的患者的中位生存期为 23 周。在研究过程中，没有在临床上发现可归因于 CW 的不良事件[11]。2003 年该患者群体的长期随访数据被公布，其中包括新发胶质母细胞瘤的患者，并报告了接受 CW 治疗的患者的生存获益为 13.9 个月，安慰剂组患者为 11.6 个月。然而，当将到脑脊液漏和颅内高压算作不良事件时，CW 引起的不良事件显著增加。这些研究的结果是使 Giadel 经过 FDA 的审查，于 1996 年获得 FDA 的用于复发性胶质母细胞瘤的批准，并于 2003 年获得用于新生胶质母细胞瘤的批准[12]（图 16.1）。

使用 Gliadel 薄片（图 16.2）一直是有争议的，因为在统计学上 2.3 个月的生存率显著增加（类似于替莫唑胺），但它会产生潜在的毒性，成本也比较高，如有手术部位感染、脑脊液漏和潜在的脑肿胀的风险[13]。这些风险可以通过在闭合硬脑膜时多加注意、明智地使用类固醇来避免。

Gliadel 植入术后感染率的增加也应引起警惕最初报道的感染率不足 5%，但随后报道的感染率高达 30%[13]。最近的一些 meta 分析研究了植入 Gliadel 薄片后的生存预后和安

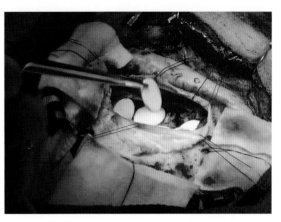

图 16.2 植入的 Gliadel 薄片（Courtesy of Arbor Pharmaceuticals, LLC, Atlanta, GA; with permission.）

全性[14-16]。Chowdhary 等[14] 回顾了 60 篇文章，其中包括 3 162 例 Gliadel 植入者和 1 736 例对照。在新生胶质母细胞瘤患者中，使用 Gliadel 的中位生存期为 16.4 个月，不使用的为 13.1 个月。在复发性胶质母细胞瘤患者中，使用 Gliadel 的中位生存期为 9.7 个月，不使用 Gliadel 的中位生存期为 8.6 个月。这两项发现均有统计学意义，但使用 Gliadel 薄片与手术部位感染、脑积水、囊肿形成、血肿和伤口裂开等并发症有关[15]。新诊断的胶质母细胞瘤患者的总并发症发生率高达 42.7%[15]，然而这是一篇无对照研究的文献回顾，放疗、化疗，以及手术本身都应考虑在内。根据随

图 16.1 接受 CW 和放疗或安慰剂和放疗患者的总生存期。CI，置信区间。（From Westphal M, Hilt DC, Bortey E, et al. A phase 3 trial of local chemotherapy with biodegradable carmustine (BCNU) wafers (Gliadel wafers) in patients with primary malignant glioma. Neuro Oncol 2003; 5:72; with permission.）

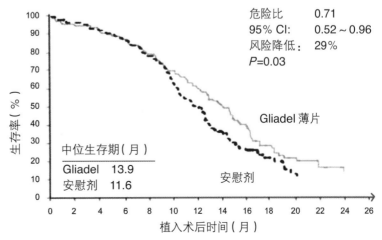

危险比 0.71
95% CI: 0.52~0.96
风险降低： 29%
P=0.03

中位生存期（月）
Gliadel 13.9
安慰剂 11.6

Gliadel 薄片

安慰剂

生存率（%）

植入术后时间（月）

机对照试验的结果[11]，FDA 批准 Gliadel 薄片用于新诊断和复发的胶质母细胞瘤。

这些并发症的生物力学基础可能与递送系统的特性有关。刚性聚合物，如 Gliadel 中使用的聚酐类，在植入后在脑腔内移动时容易发生微剪切活动[17]。这种微剪切被认为会随着时间的推移导致微运动和血管源性水肿，这可能与临床症状有关[15-16]。此外，它们的使用必须局限于不直接与脑室系统邻近的区域，因为它们可能迁移并导致阻危化脑积水。另外，当它们溶解时，内容物可能以非线性方式释放（取决于颅内条件），留下降解产物（惰性聚合物和溶解在液体中的化疗药物）。Gliadel 作为胶质母细胞瘤治疗药物，它的开发和应用，对临床和转化科学以及神经外科来说，仍然是一个里程碑式的成就，但是材料科学的最新进展可能会改进用于胶质母细胞瘤治疗的持续释放材料的概念。

最新进展

过去几十年来材料科学的发现提出了一系列生物材料，这些材料当作为药物使用时具有良好的生物相容性和可调的释放曲线[18]。

一类生物材料，称为水凝胶，是亲水性聚合物的三维交联网络。根据它们的构成，它们可能完全具有生物相容性和生物可降解性，因为它们的高含水量和理化特性与组织细胞外基质相似[18]。在生物医学应用中广泛使用的一个例子是隐形眼镜。这些化合物的相容性类似于一种软而硬的凝胶，能够在接触时黏附在物理结构上，并且它们能够通过结合水凝胶降解和药物从二级网络的扩散来实现胶囊递送疗法（图 16.3）。

到目前为止，用热凝胶库进行的实验在动物模型上显示出很有前景的结果[19-21]。除了这些可生物降解材料的选择之外，微电子机械系统、局部基因治疗和聚焦超声也显示出了临床前研究的前景[22-23]。

总结

胶质母细胞瘤的手术干预和外科手术切除仍是新生肿瘤治疗的主要手段，在许多情况下，复发性胶质母细胞瘤也是如此。这种对中枢神经系统的必要侵入为表面治疗策略的应用提供了逻辑上的延伸。在通过 CED 建立两种递送机制以及 Gliadel 面片表现出控释

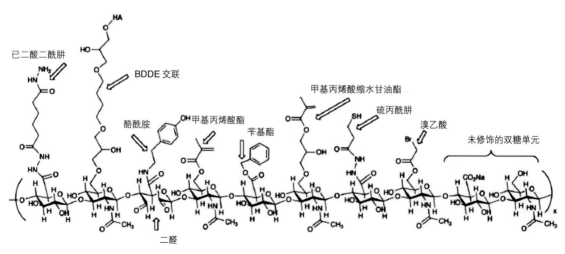

图 16.3 透明质酸分子的假设结构显示出可以通过化学合成对双糖重复单元进行一系列修饰。BDDE，1，4- 丁二醇二缩水甘油醚［Burdick JA, Prestwich GD. Hyaluronic acid hydrogels for biomedical applications. Adv Mater 2011; 23(12): H1-43; with permission.］

基质方面都取得了实质性进展。考虑到生物工程、纳米技术和材料科学领域的科学进步，在不久的将来，毒性更小、有更有效的局部和表面药物递送（到中枢神经系统）能力的方法是有可能出现的。

（译者：步星耀　胡森）

参考文献

1. Lonser RR, Sarntinoranont M, Morrison PF, et al. Convection- enhanced delivery to the central nervous system. J Neurosurg 2015: 122: 697-706.

2. Mehta AI, Linninger A, Lesniak MS, et al. Current status of intratumoral therapy for glioblastoma. J Neurooncol 2015: 125: 1-7.

3. Vogelbaum MA, Aghi MK. Convection-enhanced delivery for the treatment of glioblastoma. Neuro Oncol 2015: 17(Suppl 2): ii3-8.

4. Brem H, Gabikian P. Biodegradable polymer implants to treat brain tumors. J Control Release 2001: 74: 63-7.

5. Bobo RH, Laske DW, Akbasak A, et al. Convection-enhanced delivery of macromolecules in the brain. Proc Natl Acad Sci U S A 1994: 91: 2076-80.

6. Morrison PF. Principles of clinical pharmacology. In: Atkinson AJ Jr, Huang SM, Lertora JJL, editors. San Diego (CA): Academic Press: 2001. p. 117-38.

7. Kunwar S, Chang S, Westphal M, et al. Phase III randomized trial of CED of IL13-PE38QQR vs Gliadel wafers for recurrent glioblastoma. Neuro Oncol 2010: 12: 871-81.

8. Langer R, Folkman J. Polymers for the sustained release of proteins and other macromolecules. Nature 1976: 263: 797-800.

9. Langer R, Brem H, Tapper D. Biocompatibility of polymeric delivery systems for macromolecules. J Biomed Mater Res 1981: 15: 267-77.

10. Brem H, Mahaley MS Jr, Vick NA, et al. Interstitial chemotherapy with drug polymer implants for the treatment of recurrent gliomas. J Neurosurg 1991: 74: 441-6.

11. Brem H, Piantadosi S, Burger PC, et al. Placebo-controlled trial of safety and efficacy of intraoperative controlled delivery by biodegradable polymers of chemotherapy for recurrent gliomas. The Polymer-brain Tumor Treatment Group. Lancet 1995: 345: 1008-12.

12. Westphal M, Hilt DC, Bortey E, et al. A phase 3 trial of local chemotherapy with biodegradable carmustine (BCNU) wafers (Gliadel wafers) in patients with primary malignant glioma. Neuro Oncol 2003: 5: 79-88.

13. McGovern PC, Lautenbach E, Brennan PJ, et al. Risk factors for postcraniotomy surgical site infection after 1,3-bis (2-chloroethyl)-1-nitrosourea (Gliadel) wafer placement. Clin Infect Dis 2003: 36: 759-65.

14. Chowdhary SA, Ryken T, Newton HB. Survival outcomes and safety of carmustine wafers in the treatment of high-grade gliomas: a meta-analysis. J Neurooncol 2015: 122: 367-82.

15. Bregy A, Shah AH, Diaz MV, et al. The role of Gliadel wafers in the treatment of high-grade gliomas. Expert Rev Anticancer Ther 2013: 13: 1453-61.

16. Xing WK, Shao C, Qi ZY, et al. The role of Gliadel wafers in the treatment of newly diagnosed GBM: a meta-analysis. Drug Des Devel Ther 2015: 9: 3341-8.

17. Fleming AB, Saltzman WM. Pharmacokinetics of the carmustine implant. Clin Pharmacokinet 2002: 41: 403-19.

18. Buwalda SJ, Boere KW, Dijkstra PJ, et al. Hydrogels in a historical perspective: from simple networks to smart materials. J Control Release 2014: 190: 254-73.

19. Vellimana AK, Recinos VR, Hwang L, et al. Combination of paclitaxel thermal gel depot with temozolomide and radiotherapy significantly prolongs survival in an experimental rodent glioma model. J Neurooncol 2013: 111: 229-36.

20. Tyler B, Fowers KD, Li KW, et al. A thermal gel depot for local delivery of paclitaxel to treat experimental brain tumors in rats. J Neurosurg 2010: 113: 210-7.

21. Fourniols T, Randolph LD, Staub A, et al. Temozolomide-loaded photopolymerizable PEG-DMA-based hydrogel for the treatment of glioblastoma. J Control Release 2015: 210: 95-104.

22. Masi BC, Tyler BM, Bow H, et al. Intracranial MEMS based temozolomide delivery in a 9L rat gliosarcoma model. Biomaterials 2012: 33: 5768-75.

23. Aryal M, Arvanitis CD, Alexander PM, et al. Ultrasound- mediated blood-brain barrier disruption for targeted drug delivery in the central nervous system. Adv Drug Deliv Rev 2014: 72: 94-109.

第 17 章

胶质母细胞瘤的肿瘤电场治疗

Kenneth D. Swanson, PhD[a], Edwin Lok, MS[a], Eric T. Wong, MD[a, b, *]

电场治疗的历史背景

在胶质母细胞瘤治疗中，通常会使用来自电磁波谱各个部分的能量。最广泛使用的能量是 500 万赫兹等级的（10^{18} Hz 范围），其中电离辐射用于治疗各种类型的恶性肿瘤，包括胶质母细胞瘤（图 17.1）。治疗性辐射可以是弥漫性的，如全脑和介入场放射治疗；也可以是高度适形的，如立体定向放射外科手术（stereotactic radiosurgery, SRS），并且患者对这些不同类型辐射的生物学反应是不同的，可以用线性二次方剂量效应关系来模拟 [1-3]。在频谱的较低端，在千兆赫兹或 10^9 Hz 微波范围内，激光间质热疗（laser interstitial treamal therapy, LITT）被用于脑肿瘤的热凝结和放射性坏死治疗。MRI 技术现在可以实时显示靶区 LITT 治疗期间的温度变化。此外，在千赫兹或 10^3 Hz 范围的电磁频谱的更低部分，交变电场疗法或肿瘤电场治疗（tumor-treating electric fields, TTFields）现在已成为胶质母细胞瘤的公认疗法 [7]。本章概述 TTFields 对大脑肿瘤细胞和肿瘤的细胞生物学和物理科学作用，并对胶质母细胞瘤人群的临床研究进行历史回顾。

支持肿瘤电场治疗的物理学和生物学基础

肿瘤治疗领域的细胞生物学效应

早期的体外研究表明，暴露于 TTFields 的细胞在有丝分裂过程中发生剧烈的膜起泡现象，这被认为是有丝分裂纺锤体中 α/β 微管蛋白组装被破坏的结果 [8-9]。更详细的分析显示，这些细胞似乎正常通过分裂中期，表明正常细胞周期蛋白 B 破坏和在分裂中期退出的速率与预期进入分裂后期的时间一致 [10]。但是，分裂后期和胞质分裂受到干扰，导致异常的有丝分裂退出。有丝分裂是由无数过程主导的，这些过程必须在空间和时间上进行调节，以确保将亲代基因组 DNA 均匀地分布到产生的子细胞中。有丝分裂过程中的大多数调控事件都涉及染色体的迁移和排列，以及染色体分离后细胞动力学纹路收缩的时机。考虑到有丝分裂期间 TTFields 诱导的细胞破坏的时期，它们可能会对细胞内的蛋白质产生影响，这些蛋白质是分裂中期或后期所必需的，并且携带着 TTField 可以作用的高电荷。目前还不清楚这些 TTField 效应是由它们对多种蛋白质的联合作用引起的，还

[a] Brain Tumor Center & Neuro-Oncology Unit, Department of Neurology, Beth Israel Deaconess Medical Center, Harvard Medical School, 330 Brookline Avenue, Boston, MA 02215, USA; [b] Department of Physics, University of Massachusetts in Lowell, One University Avenue, Lowell, MA, USA

* Corresponding author. Brain Tumor Center & Neuro-Oncology Unit, Beth Israel Deaconess Medical Center, 330 Brookline Avenue, Boston, MA 02215.

E-mail address: ewong@bidmc.harvard.edu

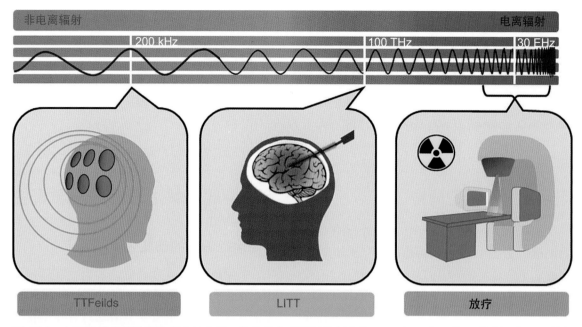

图 17.1 电磁波谱在脑肿瘤治疗中的应用。传统的电离辐射的频率为 500 万 Hz 或 10^{18} Hz 的范围内，而激光诱导的热治疗则使用千兆 Hz 或 10^9 Hz 的微波范围来引起热凝结。治疗肿瘤的电场使用的是千赫兹或 10^3 Hz 范围内的电磁频谱的下限。LITT，激光间质热疗；TTFields，肿瘤电场治疗 (Courtesy of Kisa Zhang, BS, Boston, MA.)

是由一个起关键作用的蛋白质的扰动引起的。作为一个 TTField 靶标，蛋白质必须具有足够高的偶极矩，以便由 TTField 治疗装置产生的交变电场扰乱其在有丝分裂中的功能。

通过检查已发布的不同蛋白质的偶极矩数据库，作者发现由隔膜蛋白（septin）2、6 和 7 组成的异三聚体蛋白质复合物的偶极矩为 2 711 Debyes（或等效于 10^{-18}statC · cm SI）。这比分析 14 000 多种细胞内蛋白质得出的中位数值大 5 个标准差 [10-11]。重要的是，这种隔膜蛋白复合物在分裂中期和后期都起着重要的作用，其短发夹 RNA 介导的耗竭会破坏细胞，导致有丝分裂时出现起泡，这与 TTField 处理过的细胞类似 [12]。在有丝分裂和细胞扩散过程中，TTFields 能够扰乱正常隔膜蛋白的定位，这强烈提示 TTFields 与这个复合物发生物理作用，并通过阻止这个包含隔膜蛋白的复合物在有丝分裂过程中定位到正确的作用位点而对有丝分裂细胞产生影响（图 17.2）。TTField 诱导的剧变导致分裂后期

细胞无法完成分裂，致使 G0/G1 阻滞和 p53 依赖的细胞凋亡，因此，TTField 可能对多种蛋白质产生影响，由此产生的累积的扰动可能是驱动所观察到的有丝分裂突变的必要因素。

经过 TTFields 处理并异常退出有丝分裂的有丝分裂后细胞会发展成非整倍体，而这些非整倍体细胞通常对凋亡具有抵抗力，这一过程已知会在宿主体内引发免疫抑制反应 [13-14]。然而，TTFields 也会引起细胞质应激和其他免疫原性细胞死亡的信号，包括高迁移率旋蛋白（HMGB1）分泌到细胞外空间、细胞表面钙网蛋白上调和膜联蛋白 V 结合 [15-16]。这些结果提示，TTFields 可能增加体内肿瘤细胞的免疫原性。将高转移性的 VX-2 肿瘤注射到兔子的肾被膜中，并在其生长后使用 TTFields 治疗 7 天。与未治疗的动物相比，它们的肺部转移明显减少。复原的肺转移病灶也显示肿瘤内的免疫细胞浸润明显增加 [17-18]。对这些结果的解释是，TTFields 使动物对转

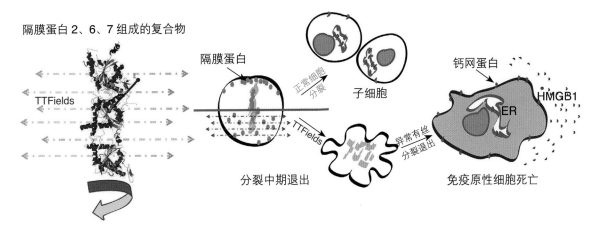

隔膜蛋白 2、6、7 组成的复合物

隔膜蛋白

TTFields

正常细胞分裂

子细胞

TTFields

分裂中期退出

异常有丝分裂退出

钙网蛋白

HMGB1

ER

免疫原性细胞死亡

图 17.2　TTFields 与有丝分裂肿瘤细胞的相互作用。TTFields 在隔膜蛋白 2、6、7 复合物上产生机电力，其偶极矩为 2711Debyes。这种运动导致有丝分裂剧变和异常的有丝分裂退出，致使内质网伴侣蛋白、钙网蛋白的细胞表面表达增加和 HMGB1 的分泌，当 HMGB1 从细胞释放时是一种危险信号，这两者都是免疫原性细胞死亡所必需的

移扩散敏感，而白细胞浸润的增加反映了其建立和维持是建立在免疫抑制基质的需求增加的基础上的。正如后来所讨论的，接受免疫抑制类固醇抗炎药物——地塞米松治疗的患者似乎对 TTField 治疗没有反应，而 CD31[+]、CD41[+] 和 CD8[+] 淋巴细胞水平更高的患者更有可能获得更好的治疗结果。总体而言 [19]，这些数据为 TTField 治疗的抗肿瘤反应提供了坚实的免疫学基础。

肿瘤治疗电场的物理性质和脑内电场分布

　　TTFields 的物理效应受高斯定律、欧姆定律、连续性方程和库仑定律等基本物理定律的支配 [20]。此外，包括介质的电导率（传递电荷的能力）、相对电容率（保持电荷的能力）的几个因素会影响脑组织内的电场分布。由于每种组织类型都是独特的，因此必须根据它们的电导率和电容率来确定颅内结构的特征。因此，大脑的高度异质性和几何形状会扭曲外部来源引发的颅内电场。电场通常由电势的瞬时变化来定义。这些电势的变化导致有丝分裂结构的电动势破坏，因此是 TTFields 治疗效果的基础 [9-10]。TTField 对

胶质母细胞瘤的治疗是通过两对正交排列在剃光的头皮上的换能器阵列进行的，附着一层导电凝胶提供良好的导电性（图 17.3 ）[20-21]。TTFields 由电池供电的交流发电机产生，其工作频率为 200 kHz，最大电压为 -50 ~ +50 伏。

　　为了获得电场在大脑中分布的综合模型，可以使用来自钆注射后 T1 加权、T2 和 MPRAGE（磁化准备的快速采集梯度回波）MRI 的共配准患者 DICOM（医学数字成像和通信）数据集进行计算机建模。以前，Lok 等 [22] 在大脑中发现电场的异质分布，并且靠近脑室角的区域电场强度特别高（图 17.4）。这种高强度电场可能是由于脑脊液的导电性高于周围组织而引起的，类似于电容器的端，而周围组织在导电端之间起着介电体的作用。由于介电介质通常保留电荷，所以介质能够收集和保留电荷的速率取决于其导电性和相对电容率。在 200 kHz 时，电容率的影响被介质的导电性所压制（图 17.5 ）[23]。此外，每一种介质都有其独特的容抗特性，介质收集和保留电荷的速率取决于频率。在高频情况下，介质只有有限的时间来收集有限数量的电荷，并在磁场因极性改变方向而崩溃之前保留它们，从而在重复这一过程之前释放

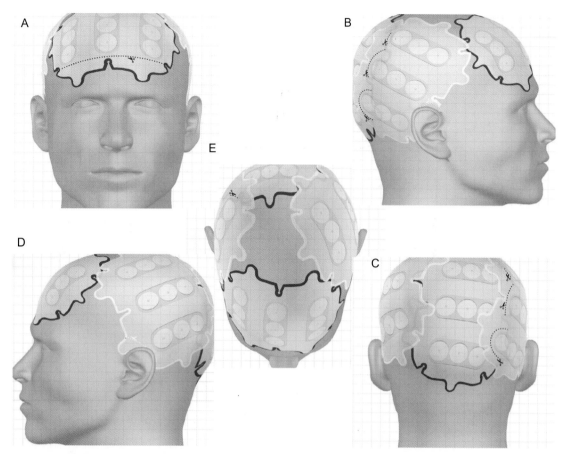

图 17.3　用于 TTField 治疗的换能器阵列放置。TTFields 由两对正交放置在剃光的头皮上的换能器阵列（A～E）传递。这些阵列连接到由电池供电的发电机，该发电机以 200 kHz 的频率工作，峰值电压为 -50～+50V。

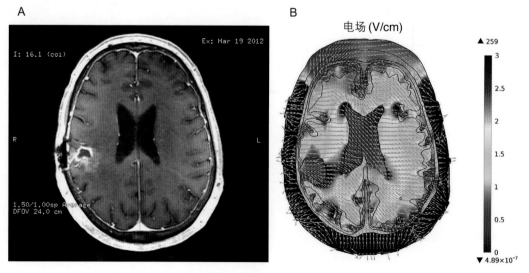

图 17.4　TTFields 在颅内的分布。患者右顶叶复发性胶质母细胞瘤的计算机模型（A）显示颅内空间内电场分布不均匀（B），在脑室角和面向侧脑室的肿瘤内侧可见高场强。

A

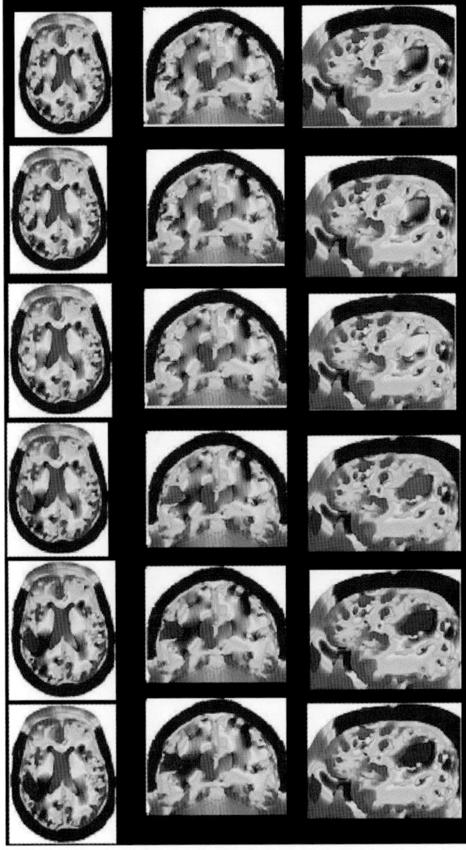

	σ（S/m）	ε	位置	电场（V/m）
			BV	294.37
	0.001	1 000	中心	177.64
			周围	265.41
			BV	276.15
	0.01	1 000	中心	176.94
			周围	261.63
			BV	194.23
	0.1	1 000	中心	157.08
			周围	229.31
			BV	151.37
	1	1 000	中心	69.15
			周围	111.02
			BV	152.83
	10	1 000	中心	16.39
			周围	30.90
			BV	154.30
	100	1 000	中心	9.23
			周围	16.23

B

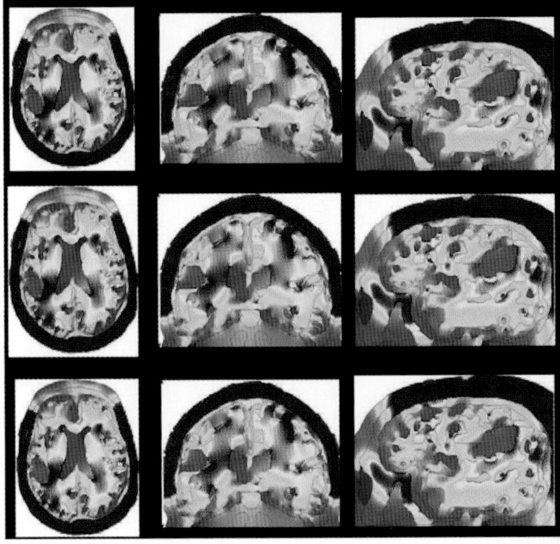

	σ（S/m）	ε	位置	电场（V/m）
			BV	294.37
	1	1 000	中心	69.10
			周围	110.98
			BV	151.37
	1	1 000	中心	69.15
			周围	111.02
			BV	151.39
	1	1 000	中心	69.14
			周围	111.02

图 17.5　肿瘤总体积（GTV）中电场分布与电导性或电容率的敏感性分析。（A）随着电导性从 0.001 增加到 100 S/m，GTV 及周围组织的电场强度降低。（B）然而，当电容率从 1 变化到 10 000 时，电场强度和分布没有显著变化。BV，双侧脑室。

最初保留的电荷。

由于脑脊液与周围组织相比，其电容率较低，因此它是一种较差的电介质，因此电荷在脑脊液层中以更快的速度移动，通过流体层迁移，而电荷滞留量却很小。这一特性解释了为什么大多数脑脊液的电场强度很低。但在脑脊液和相邻脑组织之间的界面处并非如此。对于理想的固体导体，其内部电场为零，并且电荷均匀地分布在导体的表面上。然而，当电荷被放置在一个平行的平面上时，就会产生排斥力，电荷就会彼此消散，这时脑脊液既不是理想的导体，也不是介电体。然而，在具有非常陡峭的几何梯度（即尖角处）的表面上，排斥力会大大增加，因为在较小的表面积内电荷密度要高得多。因此，由于电荷分布具有在不规则尖锐几何形状的区域中聚集效应的结果，可以预测到，脑室角具有比其余脑脊髓液空间更高的电场强度。

胶质瘤的电特性也可能因患者肿瘤的组成而有所不同。如前所述，由于容抗，坏死核心较大的肿瘤可能具有较高的肿瘤总体积电场强度。与此相反，具有更小或没有坏死核心的肿瘤可能在肿瘤中心处具有更低的场强度，这是因为不存在相邻的导电介质作为电流源。由于通过较低的电场强度治疗总肿瘤体积的外层，增加了对暴露于 TTFields 的时间的要求，因此该属性可能在临床上具有相关性。

肿瘤治疗电场治疗复发性和新生胶质母细胞瘤的证据

在人类肿瘤治疗领域首次治疗胶质母细胞瘤

2004—2005 年在欧洲进行了 TTFields 治疗安全性和有效性的首次人类试验，纳入了 10 例复发性胶质母细胞瘤患者[8]。最常见的不良反应是接触性皮炎，发生在 9 例患者中，被认为是由于水凝胶刺激头皮的结果。两名患者经历了与肿瘤相关的癫痫部分发作。除服用抗惊厥药物的患者除肝酶水平升高外，未见反映在血细胞计数上的毒性或化学毒性。10 例患者的中位总生存（median overall survival, mOS）期为 14.4 个月。肿瘤无进展生存（median progression free survival, mPFS）期为 6.0 个月，1 年总生存（overall survival, OS）率为 67.5%，而历史数据中的 mOS 期、mPFS 期、OS 率分别为 5.8 个月，2.1 个月和 21%[8, 24]。治疗开始后 84 个月和 87 个月分别有 1 名完全缓解者和 1 名部分缓解者存活[25]。重要的是，在 1 名患者体内直接测量的电场强度被证实与通过计算机模拟大脑内电场分布所估计的值差距在 10% 以内[8]。

2005—2007 年进行了一项同期的初步研究，纳入了 10 名新诊断为胶质母细胞瘤的患者[25]。在完成初始标准放射治疗和每日替莫唑胺辅助化疗后，在辅助替胺方案中加入 TTFields[26]。mPFS 期为 35.8 个月，mOS 期大于 39 个月，这与 III 期试验数据中 mPFS 期 6.9 个月，mOS 期 14.6 个月相比是有益的[25-26]。在该初步队列中唯一注意到的不良事件是头皮皮炎，这可以通过局部皮质类固醇激素和换能器阵列的周期性移位得到改善[25]。有 2 名长期存活者，分别在最初的诊断后存活了 84 和 64 个月[25]。

复发性胶质母细胞瘤患者使用 TTFields

2006—2009 年进行了 TTFields 治疗复发性胶质母细胞瘤的 III 期关键试验，主要终点为 OS（NCT00379470）[27]。在意向性治疗人群中，接受 TTFields 治疗的受试者中位 OS 期为 6.6 个月，而接受最佳医师选择（best physicians choice, BPC）化疗的受试者中位 OS 期为 6.0 个月，危险比为 0.86（$P=0.27$）（图 17.6）。大约 31% 的 BPC 化疗组接受贝伐珠单抗或联合化疗。TTFields 组和 BPC 化疗组的 mPFS 期分别为 2.2 个月和 2.1 个月，危险比为 0.81（$P=0.16$）。6 个月无进展生存（PFS）率分别为 21.4% 和 15.1%（$P=0.13$）。两组患者的 1 年生存率均为 20%。试验结果表明，

TTFields 的疗效可能与化疗和贝伐珠单抗相当。

　　1 级或 2 级头皮刺激是与该设备相关的最常见的不良事件。在阵列交换过程中稍微移动阵列并使用局部皮质类固醇可将这种刺激最小化 [28]。与 BPC 化疗相比，该装置的血液毒性，以及导致分子食欲减退、便秘、腹泻、疲劳、恶心、呕吐和疼痛症状明显较轻。此外，分析表明，使用此设备治疗的患者具有更好的认知和情感功能。基于可比疗效结果，以及没有严重 TTField 相关毒性反应，FDA 于 2011 年 4 月 8 日批准了将 TTFields 用于治疗复发性胶质母细胞瘤的方案。

　　Ⅲ期试验的结果与首次人类试点研究得出的可靠结果之间的 OS 率差异促使对试验数据进行一系列事后分析。第一个分析集中在缓解者中。该分析显示，在接受 TTField 单一治疗的 14 名缓解者中，有 5 名的组织学分级较低，而接受 BPC 化疗的 7 名缓解者中没有组织学分级较低者 [29]。其次，分析显示，与无缓解者相比，缓解者使用地塞米松的情

况明显减少 [29]。TTField 单一治疗组的缓解者接受地塞米松的中位剂量为 1.0 mg/d，而无缓解者为 5.2 mg/d。相似的差异也出现在地塞米松中位累积剂量中，缓解者为 7.1 mg，而无缓解者为 261.7 mg。在化疗组中，缓解者使用的地塞米松中位剂量为 1.2 mg/d，而无缓解者使用的地塞米松中位剂量为 6.0 mg/d。然而，地塞米松中位累积剂量没有显著差异：缓解者为 348.5 mg，无缓解者为 242.3 mg。这些数据表明，同时使用地塞米松可能影响 TTFields 疗效，这是一个临床可改变的因素。这一发现促使人们深入分析了地塞米松对整个试验人群的影响。

　　应用无监督的改良二分搜索算法，根据地塞米松剂量对Ⅲ期试验的 TTField 单药治疗进行分层，发现生存上的统计学差异最大，使用大于 4.1 mg/d 地塞米松的受试者中位 OS 期明显缩短为 4.8 个月，而使用小于或等于 4.1 mg/d 地塞米松的受试者的中位 OS 期为 11.0 个月（图 17.7）[19]。我们观察到化疗组的受试者具有相似但不那么稳固的二分

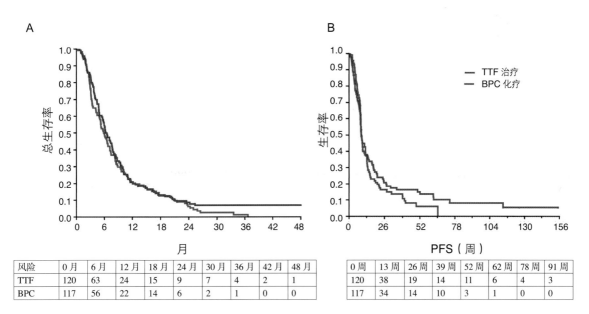

图 17.6　在复发性胶质母细胞瘤患者的关键试验中的 OS 和 PFS Kaplan-Meier 曲线，比较 TTField 和 BPC 化疗意向性治疗队列的预后。（A）接受 TTFields 治疗的患者中位 OS 期为 6.6 个月，而接受 BPC 化疗的患者中位 OS 期为 6.0 个月，危险比为 0.86（P=0.27）。（B）TTFields 和 BPC 化疗的中位 PFS 期分别为 2.2 个月和 2.1 个月，危险比为 0.81（P=0.16）。BPC，最佳医师选择；TTF，TTFields

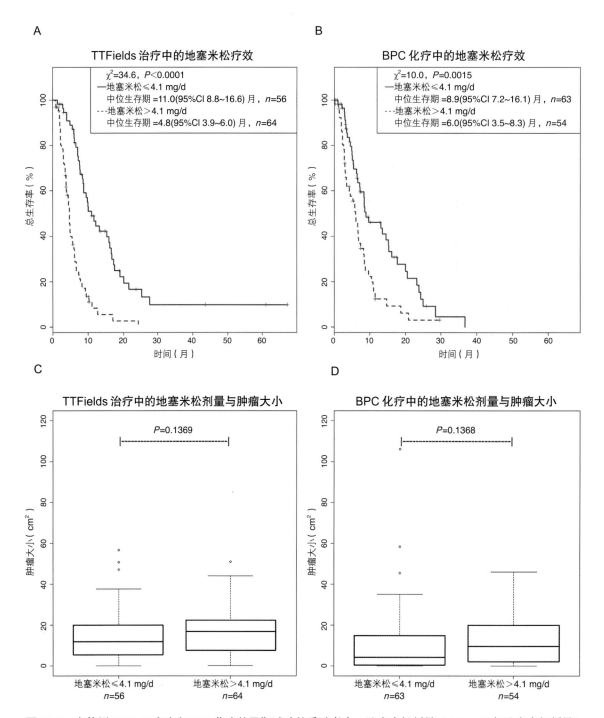

图 17.7 在使用 TTFields 疗法和 BPC 化疗的Ⅲ期试验的受试者中，地塞米松剂量≤4.1 mg/d 与地塞米松剂量＞4.1 mg/d 的 Kaplan-Meier OS 和肿瘤大小。（A）接受地塞米松剂量≤4.1 mg/d 的 TTField 治疗组的受试者用纯蓝色实线表示，而接受地塞米松剂量＞4.1 mg/d 的受试者用蓝色虚线表示，这是由无监督二分法确定的。使用地塞米松剂量≥4.1 mg/d 的受试者（n=64），使用≤4.1 mg/d（n=56）的受试者的中位 OS 期为 11.0 个月（95% CI 为 8.8～16.6，X^2=34.6、P<.0001）。（B）接受地塞米松剂量≤4.1 mg/d 中位 BPC 化疗组用红色实线表示，而地塞米松剂量＞4.1 mg/d 的受试者用红色虚线表示，这是由相同的无监督二分法确定的。使用地塞米松剂量≤4.1 mg/d 的受试者（n=63）的中位 OS 期为 8.9 个月（95% CI 为 7.2～16.1），使用地塞米松剂量≥4.1 mg/d 的受试者（n=54）的中位 OS 期为 6.0 个月（95% CI 为 3.5～8.3；$X2$=10.0，P=0.0015）。（C）TTField 治疗队

法，使用大于 4.1 mg/d 地塞米松和小于等于 4.1 mg/d 地塞米松者中位 OS 期分别为 6.0 和 8.9 个月。基于地塞米松剂量的 OS 差异与肿瘤大小无关，但很可能是由于干扰患者免疫效应引起的。应用 TTField 治疗的患者的单机构验证队列，使用患者的 CD3+、CD4+ 和 CD8+ T 淋巴细胞水平作为免疫能力的标志，这表明免疫能力对 TTField 治疗的重要性。重要的是，在刚完成放疗的新诊断患者中，大于 4.0 mg/d 的地塞米松剂量也是一个不良的预后因素 [30]，支持地塞米松可以干扰治疗的结论。随着地塞米松剂量的连续增加，两个队列的拐点均接近 8.0 mg/d，此后生存率缓慢下降。总之，地塞米松对 TTFields 和化学疗法治疗胶质母细胞瘤的疗效产生了广泛而深刻的影响。因此，应积极减少地塞米松的使用 [19, 31]。

TTFields 在临床实践中的应用

FDA 批准的 TTField 治疗在常规临床实践中的使用可能与注册试验中的使用有所不同，主要是因为临床试验数据可能并不总是代表常规临床实践环境中的治疗结果。造成这种差异的原因可能是受试者必须具备真实世界的患者可能没有的预先指定的临床特征。因此，受试者通常具有更健康的神经系统功能、更好的功能状态和更少的合并症，所有这些都可能使受试者从新治疗中受益更多。此外，FDA 必须在使公众快速获得致命疾病新疗法与要求综合数据和对其益处和风险进行长期审查之间取得良好的平衡。此操作有时会导致先前的加速批准决定被撤销。因此，这些问题促使患者注册数据集（Patient Registry Data Set, PRiDe）的发展，以获得常规临床实践环境中患者 TTField 使用情况的数据。

PRiDe 由来自美国 91 个治疗中心的 457 名患者组成。在注册试验中，使用 PRiDe 治疗的患者的中位 OS 期为 9.6 个月，而 TTField 单一治疗组的中位 OS 期为 6.6 个月 [27, 32]。1 年 OS 率也分别为 44% 和 20% [27, 32]，生存特征的差异可能是由于 PRiDe 首次复发时用 TTFields 治疗的患者比例更高（33%）导致的，这比注册试验登记的比例更高（9%）。在疾病过程中较早的时间点进行治疗可能比较晚的时间点进行治疗具有更高的疗效。既往没有贝伐珠单抗的使用也很有利 [32]。尽管如此，PRiDe 中与 TTField 疗法联合使用的辅助治疗（包括细胞毒性化疗、贝伐珠单抗，甚至替代药物）的异质性未能得到足够的重视，使其与 III 期临床试验中的 TTField 单一治疗组没有统计学上的可比性。

TTFields 对新诊断胶质母细胞瘤的疗效

在 2009—2014 年，对 700 例新诊断的胶质母细胞瘤患者进行了 TTField 治疗的 III 期随机开放标签研究（NCT00916409）。初次接受放疗并每日用替莫唑胺治疗后，受试者以 2：1 的比例随机接受 TTFields 加替莫唑胺维持或单独替莫唑胺维持治疗 [33]。主要终点为 PFS。在至少 18 个月的随访之后，对前 315 名受试者进行了预先设定的中期分析，接受 TTFields 加替莫唑胺治疗的意向性治疗队列的 PFS 期比单独使用替莫唑胺治疗的队列更长：中位 PFS 期分别 7.1 个月和 4.0 个月（HR=0.62，95% CI 为 0.43～0.89，对数秩

列中接受地塞米松剂量≤4.1 mg/d 与地塞米松剂量＞4.1 mg/d 的受试者中位肿瘤大小的箱线图。接受地塞米松剂量≤4.1 mg/d 的受试者（n=56）的中位肿瘤大小为 11.9 cm^2（范围 0.0～56.7 cm^2），而接受＞4.1 mg/d 的受试者（n=64）的中位肿瘤大小为 16.8 cm^2（范围为 0.3～51.0 cm^2，P=0.1369）。（D）BPC 化疗队列中接受地塞米松剂量≤4.1 mg/d 与接受地塞米松剂量＞4.1 mg/d 的中位肿瘤大小的箱线图。接受地塞米松剂量≤4.1 mg/d 的受试者（n=63）的中位肿瘤大小为 4.2 cm^2（范围为 0.0～11.2 cm^2），而接受地塞米松剂量＞4.1 mg/d 的受试者（n=54）的中位肿瘤大小为 9.6 cm^2（范围为 0.0～46.0 cm^2、P=0.1638）

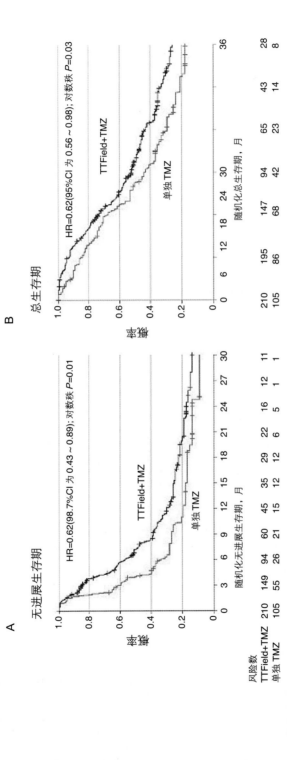

图 17.8 对新诊断的胶质母细胞瘤患者进行注册试验时，用预先设定的 PFS 和 OS 中期分析，比较 TTField 治疗加替莫唑胺维持治疗与单独替莫唑胺治疗的疗效。两个队列的 Kaplan-Meier 比较显示（A）中位 PFS 期分别为 7.1 个月和 4.0 个月，危险比为 0.62（P=0.0014），（B）中位 OS 期分别为 19.6 个月和 16.6 个月，危险比为 0.74（P=0.034）

P=0.0014)（图 17.8 ）。TTFields 加替莫唑胺组中位 OS 期也更长，两者分别为 19.6 个月和 16.6 个月（ HR=0.74，95% CI 为 0.56 ~ 0.98，对数秩 P=0.034 ），以及完成了 1 个以上两种治疗周期的符合方案的人群的中位 OS 期分别为 20.5 和 15.6 个月（ HR=0.64，95% CI 为 0.42 ~ 0.98，对数秩 P=0.004 ）。

试验人群未发生任何意外的不良事件 [33]。TTFields 加替莫唑胺组和单独使用替莫唑胺组的 3 级和 4 级血液毒性（ 12% vs. 9% ）、胃肠道疾病（ 5% vs. 2% ）和惊厥（ 7% vs. 7% ）之间没有显著性差异。在接受 TTFields 加替莫唑胺治疗的患者中，仅头皮反应更为常见。基于良好的疗效和毒性数据，美国 FDA 于 2015 年 10 月 5 日批准将 TTFields 与替莫唑胺维持治疗一起用于新诊断的胶质母细胞瘤患者。

总结

TTField 疗效的人类临床试验测试始于神经肿瘤学，最初用于治疗复发性胶质母细胞瘤（ NCT00379470 ），后来用于新诊断的胶质母细胞瘤（ NCT00916409 ）[27, 33]。这种新的抗癌疗法的开发路线极为罕见，因为传统上，在牢固确立了有关作用机制的临床前科学数据后，神经肿瘤学的治疗方法通常是采用其他疾病部位的既定治疗方法。尽管如此，在胶质母细胞瘤中进行的两项关键试验已帮助建立 TTFields 为一种真正的抗癌治疗方法，其功效正在胶质母细胞瘤以及中枢神经系统内外的其他恶性肿瘤中得到积极研究。

为了提高 TTFields 治疗复发性胶质母细胞瘤的疗效，有很强的理由将其与 SRS 结合使用。大剂量放疗可能会增强免疫介导的抗肿瘤活性 [34-35]。在 SRS 之后增加 TTFields 治疗可能会进一步增强这种效果，因为暴露的肿瘤细胞显示出钙网蛋白的细胞表面表达和 HMGB1 的分泌，这两者都是产生免疫原性细胞死亡所必需的 [15, 36-37]。此外，一项针对复发性胶质母细胞瘤患者的Ⅲ期临床试验的事后分析表明，在使用贝伐珠单抗治疗后疾病有进展的受试者（ n=23 ）中应用 TTFields 可以使 mOS 期延长至 6.0 个月，而接受 BPC 化疗的患者 mOS 期则为 3.3 个月（ n=21 ）（ HR=0.43，95 % CI 为 0.22 ~ 0.85，$\chi^2 P=0.06$ ）[38]。此外，TTFields 和贝伐珠单抗的颅内安全性良好，提示该组合将最可能具有最可接受的毒性水平 [38-39]。放射治疗肿瘤小组计划对单抗治疗期间进展的复发性患者应用 TTFields 和贝伐珠单抗治疗进行一项基础研究。

几项由研究人员发起的联合试验正在进行：① TTFields 联合贝伐珠单抗和卡莫司汀用于首次复发的胶质母细胞瘤患者（ NCT02348255 ）；② TTFields 联合贝伐珠单抗和低分割立体定向放疗用于复发的胶质母细胞瘤患者（ NCT01925573 ）；③ TTFields 联合替莫唑胺和贝伐珠单抗用于新诊断胶质母细胞瘤的患者，在初始放疗后用替莫唑胺加贝伐珠单抗维持治疗（ NCT02343549 ）。此外，还设计了一项研究来寻找复发性胶质母细胞瘤的基因组特征，这些特征可能与对 TTFields 的反应相关（ NCT0194576 ）。总的来说，这些计划和正在进行的研究表明，目前人们的研究热点是将 TTFields 与其他已确立的胶质母细胞瘤治疗方法相结合。

（译者：杨阳　马春晓）

参考文献

1. Wang JZ, Huang Z, Lo SS, et al. A generalized linear-quadratic model for radiosurgery, stereotactic body radiation therapy, and high-dose rate brachytherapy. Sci Transl Med 2010: 2(39): 39ra48.

2. Barendsen GW. Dose fractionation, dose rate and iso-effect relationships for normal tissue responses. Int J Radiat Oncol Biol Phys 1982: 8(11): 1981-97.

3. Dale RG. The application of the linear-quadratic dose-effect equation to fractionated and protracted radiotherapy. Br J Radiol 1985: 58(690): 515-28.

4. Rahmathulla G, Recinos PF, Valerio JE, et al. Laser interstitial thermal therapy for focal cerebral radiation necrosis: a case report and literature review. Stereotact Funct Neurosurg 2012: 90(3): 192-200.

5. Kahn T, Bettag M, Ulrich F, et al. MRI-guided laser-induced interstitial thermotherapy of cerebral neoplasms. J Comput Assist Tomogr 1994: 18(4): 519-32.

6. Rahmathulla G, Recinos PF, Kamian K, et al. MRI-guided laser interstitial thermal therapy in neurooncology: a review of its current clinical applications. Oncology 2014: 87(2): 67-82.

7. Fonkem E, Wong ET. NovoTTF-100A: a new treatment modality for recurrent glioblastoma. Expert Rev Neurother 2012: 12(8): 895-9.

8. Kirson ED, Dbaly V, Tovarys F, et al. Alternating electric fields arrest cell proliferation in animal tumor models and human brain tumors. Proc Natl Acad Sci U S A 2007: 104(24): 10152-7.

9. Kirson ED, Gurvich Z, Schneiderman R, et al. Disruption of cancer cell replication by alternating electric fields. Cancer Res 2004: 64(9): 3288-95.

10. Gera N, Yang A, Holtzman TS, et al. Tumor treating fields perturb the localization of septins and cause aberrant mitotic exit. PLoS One2015: 10(5): e0125269.

11. Felder CE, Prilusky J, Silman I, et al. A server and database for dipole moments of proteins. Nucleic Acids Res 2007: 35(Web Server Issue): W512-21.

12. Gilden JK, Peck S, Chen YC, et al. The septin cytoskeleton facilitates membrane retraction during motility and blebbing. J Cell Biol 2012: 196(1): 103-14.

13. Castedo M, Coquelle A, Vitale I, et al. Selective resistance of tetraploid cancer cells against DNA damage-induced apoptosis. Ann N Y Acad Sci 2006: 1090: 35-49.

14. Voll RE, Herrmann M, Roth EA, et al. Immunosuppressive effects of apoptotic cells. Nature 1997: 390(6658): 350-1.

15. Lee SX, Wong ET, Swanson KD. Disruption of cell division within anaphase by tumor treating electric fields (TTFields) leads to immunogenic cell death. Neuro Oncol 2013: 15: iii66-7.

16. Chaput N, De Botton S, Obeid M, et al. Molecular determinants of immunogenic cell death: surface exposure of calreticulin makes the difference. J Mol Med (Berl) 2007: 85(10): 1069-76.

17. Kirson ED, Schneiderman RS, Dbaly V, et al. Chemotherapeutic treatment efficacy and sensitivity are increased by adjuvant alternating electric fields (TTFields). BMC Med Phys 2009: 9: 1.

18. Kirson ED, Giladi M, Gurvich Z, et al. Alternating electric fields (TTFields) inhibit metastatic spread of solid tumors to the lungs. Clin Exp Metastasis 2009: 26(7): 633-40.

19. Wong ET, Lok E, Gautam S, et al. Dexamethasone exerts profound immunologic interference on treatment efficacy for recurrent glioblastoma. Br J Cancer 2015: 113(11): 1642.

20. Lok E, Swanson KD, Wong ET. Tumor treating fields therapy device for glioblastoma: physics and clinical practice considerations. Expert Rev Med Devices 2015: 12(6): 717-26.

21. Mcadams ET, Jossinet J, Lackermeier A, et al. Factors affecting electrode-gel-skin interface impedance in electrical impedance tomography. Med Biol Eng Comput 1996: 34(6): 397-408.

22. Lok E, Hua V, Wong ET. Computed modeling of alternating electric fields therapy for recurrent glioblastoma. Cancer Med 2015: 4(11): 1697-9.

23. Ramos A, Morgan H, Green NG, et al. AC electrokinetics: a review of forces in microelectrode structures. J Phys D Appl Phys 1998: 31: 2338-53.

24. Wong ET, Hess KR, Gleason MJ, et al. Outcomes and prognostic factors in recurrent glioma patients enrolled onto phase II clinical trials. J Clin Oncol 1999: 17(8): 2572-8.

25. Rulseh AM, Keller J, Klener J, et al. Long-term survival of patients suffering from glioblastoma multiforme treated with tumor-treating fields. World J Surg Oncol 2012: 10: 220.

26. Stupp R, Mason WP, Van Den Bent MJ, et al. Radiotherapy plus concomitant and adjuvant temozolomide for glioblastoma. N Engl J Med 2005: 352(10): 987-96.

27. Stupp R, Wong ET, Kanner AA, et al. NovoTTF- 100A versus physician's choice chemotherapy in recurrent glioblastoma: a randomised phase III trial of a novel treatment modality. Eur J Cancer 2012: 48(14): 2192-202.

28. Lacouture ME, Davis ME, Elzinga G, et al. Characterization and management of dermatologic adverse events with the NovoTTF-100A System, a novel anti-mitotic electric field device for the treatment of recurrent glioblastoma. Semin Oncol 2014: 41(Suppl 4): S1-14.

29. Wong ET, Lok E, Swanson KD, et al. Response assessment of NovoTTF-100A versus best physician's choice chemotherapy in recurrent glioblastoma. Cancer Med 2014: 3(3): 592-602.

30. Back MF, Eng ELL, Ng WH, et al. Improved median survival for glioblastoma multiforme following introduction of adjuvant temozolomide chemotherapy. Ann Acad Med Singapore 2007: 36(5): 338-42.

31. Wong ET, Swanson KD. Response to: Comment on 'Dexamethasone exerts profound immunologic interference on treatment efficacy for recurrent

glioblastoma'. Br J Cancer 2015: 113(11): 1633-4.

32. Mrugala MM, Engelhard HH, Dinh Tran D, et al. Clinical practice experience with NovoTTF-100A system for glioblastoma: the Patient Registry Dataset (PRiDe). Semin Oncol 2014: 41(Suppl 6): S4-13.

33. Stupp R, Taillibert S, Kanner AA, et al. Maintenance therapy with tumor-treating fields plus temozolomide vs temozolomide alone for glioblastoma: a randomized clinical trial. JAMA 2015: 314(23): 2535-43.

34. Postow MA, Callahan MK, Barker CA, et al. Immunologic correlates of the abscopal effect in a patient with melanoma. N Engl J Med 2012: 366(10): 925-31.

35. Dewan MZ, Galloway AE, Kawashima N, et al. Fractionated but not single-dose radiotherapy induces an immune-mediated abscopal effect when combined with anti-CTLA-4 antibody. Clin Cancer Res 2009: 15(17): 5379-88.

36. Kepp O, Senovilla L, Vitale I, et al. Consensus guidelines for the detection of immunogenic cell death. Oncoimmunology 2014: 3(9): e955691.

37. Kepp O, Tesniere A, Schlemmer F, et al. Immunogenic cell death modalities and their impact on cancer treatment. Apoptosis 2009: 14(4): 364-75.

38. Kanner AA, Wong ET, Villano JL, et al. Post hoc analyses of intention-to-treat population in phase III comparison of NovoTTF-100A system versus best physician's choice chemotherapy. Semin Oncol 2014: 41(Suppl 6): S25-34.

39. Zuniga RM, Torcuator R, Jain R, et al. Efficacy, safety and patterns of response and recurrence in patients with recurrent high-grade gliomas treated with bevacizumab plus irinotecan. J Neurooncol 2009: 91(3): 329-36.

致谢

感谢 Kisa Zhang 对图 17.1 的分享。

第三部分

科学进步、未来发展方向和社会经济因素

第 18 章

胶质瘤切除术前、术中、术后大脑的可塑性和结构重组

Hugues Duffau, MD, PhD[a, b, *]

引言

神经肿瘤学的传统原则是首先研究肿瘤，而很少考虑到宿主——大脑。尽管如此，为了确定每个患有弥漫性胶质瘤（diffuse glioma, DG）患者的最佳治疗方案，必须考虑到肿瘤功能平衡（oncofunctional balance）的概念。虽然了解疾病的自然史至关重要，但这还不够。胶质瘤生长和扩散所引起的中枢神经系统（central nervous system, CNS）的适应性反应也应该加以研究。胶质瘤和 CNS 之间的动态相互作用可能会产生神经可塑性现象，从而引起胶质瘤进展的补偿和生活质量的维持，直至达到可塑性潜能的极限，导致癫痫发作和（或）神经缺陷[1-2]。

基于 DG 患者唤醒手术的脑定位和功能结局的原始洞察，本章分析了支撑脑可塑性的机制。其目的是从一个局域化模型转换到一个神经处理的巷道拓扑化框架*。这种对脑组织连通性的认识，可以让我们根据 DG

---

* 译者注：原文hodopical应为hodotopical之误，译为"巷道拓扑化"，参见后文。

的病程与适应性脑功能区重塑在个体水平上的动态关系，量身订制了一种合适的治疗策略[3]。

神经可塑性
历史记录

1 个多世纪以来，人们提出了两种不同的中枢神经功能概念。首先，等势理论假设整个大脑或者至少 1 个完整的半球参与了功能性任务的实践。相反，在分布理论中（基于颅相学），大脑的每个部分都被认为与特定的功能相对应。渐渐地，一种介于中间的观点出现了，即大脑组织：①在高度专门化的功能区域，即功能区（例如，中央前区、布罗卡区和韦尼克区），任何损伤都会导致严重的永久性神经功能缺损；②在非功能区，受损时不会出现功能损害后果。因此，一个静态的中枢神经系统组织无法弥补涉及这些功能区的任何损害，这一理论教条根深蒂固。尽管如此，由于经常观察到被认为至关重要的结构损伤后出现功能改善的情况，这一死

Conflicts of Interest: None.

Funding Sources: None.

[a] Department of Neurosurgery, Gui de Chauliac Hospital, Montpellier University Medical Center, 80 Avenue Augustin Fliche, Montpellier 34295, France; [b] U1051 Laboratory, National Institute for Health and Medical Research (INSERM), Team "Brain Plasticity, Stem Cells and Glial Tumors", Institute for Neurosciences of Montpellier, Montpellier University Medical Center, 80 Avenue Augustin Fliche, Montpellier 34091, France

[*] Department of Neurosurgery, Gui de Chauliac Hospital, Montpellier University Medical Center, 80 Avenue Augustin Fliche, Montpellier 34295, France.

E-mail address: h-duffau@chu-montpellier.fr

板的 CNS 原理受到了质疑。可能在神经组织损伤后，大脑重新分配剩余的生理资源，以便在认知和社会需求的环境中维持一个令人满意的功能水平。因此，为了研究这些补偿现象的背后机制，学者首先在体外和动物中进行了许多探索，随后在人体中进行了研究，神经可塑性的概念由此得到了发展[4]。功能定位和神经成像技术的进步极大地改变了传统的模块化模型，为 CNS 组织提供了一种新的动态和分布式视角，其能够在日常生活（学习）和病理事件（如 DG）后进行自我重组。然而，尽管有一些文献报道了在不同的神经疾病状态下功能恢复或适应的案例，但大脑病变诱导可塑性的最具说服力的证据来自于神经外科手术，尤其是 DG 的切除[5]。

定义和机制

神经可塑性是一个连续的过程，允许短期、中期和长期的神经元突触体组织重塑，目的是在系统发生、个体发育和生理学习以及脑损伤后优化神经网络功能。在微观尺度上，潜在可塑性的病理生理机制主要表现为突触效应的调节、潜在连接的显现、表型的修饰、同步性变化以及神经发生。在宏观尺度上，涉及功能性失联、功能性冗余、感觉替代的跨模态塑性，以及形态学变化。有学者已经研究了这些现象的行为后果，特别是脑损伤后的恢复能力（损伤后的可塑性），并分析了功能区重塑的潜在模式[6]。神经可塑性只能在对中枢神经系统组织的动态描述中考虑；大脑是一个复杂网络的集合，这些网络动态地形成、重塑和刷新信息[7]。因此，基于存在多个且重叠冗余的分层组织，重组才可能会发生。所有这些发现表明，在病变旁或病变外的神经元聚集体，可以越来越多地利用受损区域的功能，切换自身的激活模式，以替代受损结构，同时促进功能恢复[6]。

在这种背景下，脑连接组（brain connectome）的概念最近才开始出现。这个概念捕捉了动态神经过程在多个时空尺度上的空间分布特征[8]。脑连接组学（brain connectomics）这门新科学有助于为作为复杂系统的大脑建立理论模型和计算模型，并可通过实验建立新的指标和度量（如节点、中枢、效率、模块化），以表征和衡量健康和病变的中枢神经系统的功能组织[9]。在病理学中，根据巷道拓扑学（hodotopy*）原理，只有保留了皮质下的连通性，才能实现神经可塑性，以允许大型互联网络之间的空间通信和时间同步[10-11]。尽管确认了皮质下可塑性的不同模式，即病灶周围潜在网络的显露、神经旁路的募集、神经元突触回路中附加中继的引入，以及平行的长距离关联通路的参与，然而建立新的结构连通性（所谓的重新布线）导致功能恢复的实际能力尚未在人类身上发现[12]。

疾病的时间进程和中枢神经系统的重塑

与急性病变，例如卒中或创伤性脑损伤相比，DG 是一种进行性生长的肿瘤，可在数周／数月（高级别胶质瘤）甚至数年内（低级别胶质瘤）侵犯 CNS。比如，这个缓慢的时间过程解释了为什么尽管低级别胶质瘤经常累及重要功能的结构患者通常没有或只有轻微的功能缺陷[13]，因为这些损伤可诱导逐步的脑功能重塑。在高级别胶质瘤中，由于其更快速的生长，在诊断时神经系统缺陷更为常见。然而，由于神经影像学的便利，许多间变性胶质瘤或胶质母细胞瘤患者在诊断时仅表现出轻微或中度的神经功能缺陷，这也支持他们存在一定程度的神经重组。因此，如果不考虑脑损伤的时间模式，就不能充分理解神经可塑性[4]。在脑卒中患者中，即使许多患者在损伤后的几个月内有所改善，也仅有约 25% 的患者完全康复，而 90% 以上的弥漫性低级别胶质瘤（diffuse low-grade

---

* 译者注：此词为新词，国内未见合适翻译，译者试译

glioma, DLGG)（与脑卒中的部位相同）患者的神经系统检查正常[14]。

最近的一项研究使用了一种基于一系列并行分布式处理神经网络模型训练的神经计算模型，模拟了急性和缓慢生长的损伤[15]。还有一种与卒中引起的模拟非常不同的DG模拟模式，即同一子网络内的链接衰减缓慢，导致功能下降最小，这与文献中的患者相一致。此外，在衰减过程结束时，整个受影响的隐藏层可以在模拟中被移除，而对功能没有影响，这与DG切除术没有造成严重损害非常吻合。这一发现可能是由于突然卒中导致神经元快速死亡而引起的，而DG最初避开了神经元组织，因此有时间进行大脑重塑。因此，诊断时的功能状态可以很好地反映疾病的自然史。

弥漫性胶质瘤患者术前功能再分配

关于DG治疗前的功能性补偿的神经基础，不同患者的重组模式可能不同。术前功能性神经影像学显示，无任何功能缺陷的患者可进行4种类型的术前功能再分配[1]：①DG中的功能仍然存在，施行合理切除的机会非常有限；②重要的功能区域在肿瘤周围重新分布，因此有合理的机会进行至步，近全切除术，尽管有可能立即出现短暂的缺损并随后恢复；③病变半球内离肿瘤较远区域已发生了术前补偿；④代偿区域在对侧半球募集。在后两种模式中，实现完全切除的机会非常高，且只有轻微和短暂的恶化。这些不同的模式可以相互关联。因此，在DG所累及功能区中，可塑性机制似乎是建立在分层组织模型的基础上；也就是说，首先是受损区域内部的固有重组（预后良好的指标）；其次，当这种重组不充分时，功能网络相关的其他区域也会被招募，可以在同侧半球（邻近甚至远离肿瘤部位），如果需要的话

也可以在对侧半球[3, 16-17]。

综上所述，最近的脑磁图研究也证实，局灶性DG不仅会影响肿瘤周围的特定区域，还会干扰整个大脑的功能和有效连通性[18]。这些网络功能障碍与DG患者的认知处理有关[19]。当进行客观的神经心理学和健康相关的生活质量评估时，脑胶质瘤患者的视觉空间、记忆、注意力、计划、学习、情绪、动机和行为的缺陷都会被定期观察到[20]。这些结果表明，脑可塑性有局限性，应在个体层面上进行研究。因为手术治疗本身可能会引起大规模功能连接的变化，所以应该关注关于个体重新定位模式的知识，以便为DG患者定制个性化的治疗管理[21]。

弥漫性胶质瘤手术的术中可塑性

术中电刺激定位

在DG手术过程中，尤其是在脑功能区，唤醒患者以评估大脑受限区域的功能，已成为临床常见的措施。外科医师可以最大限度地扩大切除范围，从而在不造成功能损伤的情况下提高总生存率，这要归功于关键结构的个体化定位和保护[22]。因此，切除并不完全是按照解剖学和肿瘤学的边界进行的，而是按照功能的边界[23]。当外科医师使用直接电刺激定位（direct electrostimulation mapping，DEM）与肿瘤周围灰质和白质内的离散区域相互作用时，患者可执行若干感觉运动、语言、认知和情感任务。如果患者停止执行任务或产生错误的反应，外科医师会避免切除该受刺激的部位[24-25]。DEM与一个小的皮质或轴突部位有短暂的局部相互作用，其实它也并非局部作用，因为局部扰动还是破坏了维持既定功能的整个子网络[26-27]。因此，DEM提供了一个独特的机会，可以在人体内以极高的精度和重复性来识别对大脑功能至关重要的皮质和皮质下（白质和深部灰质核团）结构[11]（图18.1和图18.2）。

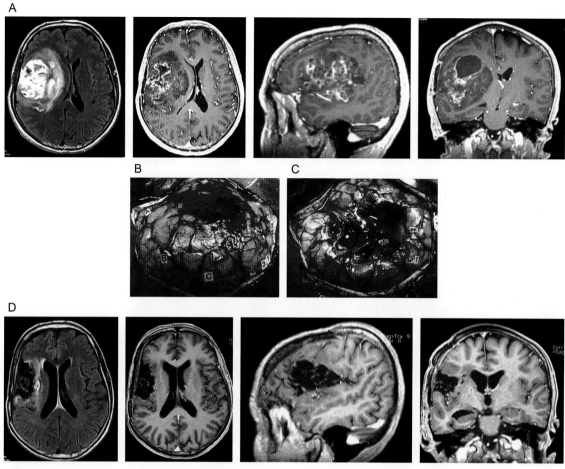

图 18.1 （A）54 岁右利手女性（有癫痫症状）的术前轴位 FLAIR 加权 MRI，增强轴位、矢状位和冠状位 T1 加权 MRI，显示右侧中央区高级别胶质瘤。术前神经系统检查发现左侧轻度中枢性麻痹，无认知障碍。（B）切除前的术中视野。右半球的前部位于图左侧，其后部位于图右侧；字母标签与超声在肿瘤边缘的皮质表面的投影相一致。数字标签显示了中央前回的 DEM 阳性区域。如下所示：（1）舌头的初级运动皮质；（2）面部的初级躯体感觉皮质；（3）面部的初级运动皮质。（C）切除后的术中视野，切除到皮质和皮质下的功能区。白质束的 DEM 可在深部监测到锥体束（标签 50，用作手术切除的深部功能界限）。（D）术后轴位 FLAIR 加权 MRI，增强轴位、矢状位和冠状位 T1 加权 MRI，显示完全切除增强灶和次全切除 FLAIR 高信号灶。化疗和放疗后，患者恢复了正常的家庭、社会和职业生活，没有功能缺陷（2 年随访）

术中认知区域定位的任务选择

术中定位时的最佳选择任务对于维持正常生活至关重要[28]。例如，如果在术前认知评估中发现语言障碍，语言区定位可以用来识别左利手或双手并用患者（甚至某些右利手患者）的右半球、非优势半球中的可能的关键中枢，即使在 fMRI 中发现左侧偏侧化的情况下也是如此[29]。定位的目的是形成支撑不同但相互作用的子功能的神经回路图，这些子功能应在术中作为切除的边界予以保留。DEM 可进行许多功能的定位，如运动（包括控制双手协调）[30]；躯体感觉功能[31]；视觉功能[32]；听觉前庭功能[33]；空间感知[34]；语言，包括自发言语和计数、对象命名、言语理解、写作、阅读、语法、双语、转换一种语言到另一种语言（有关基于 DEM 的语言解

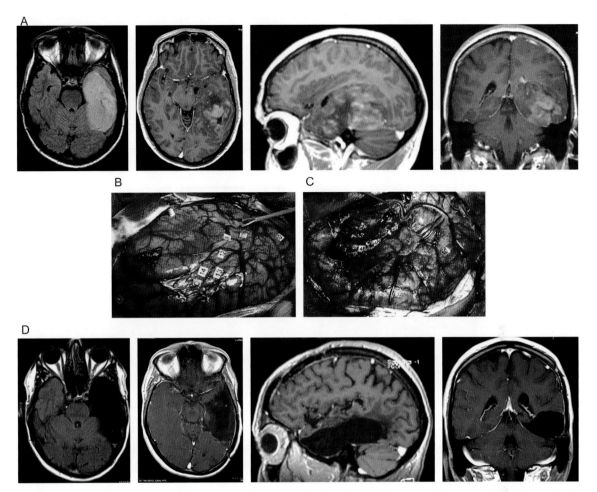

图 18.2　（A）42 岁的右利手女性，有语言障碍（遗漏单词），术前轴位 FLAIR 加权 MRI，增强轴位（A）矢状位和冠状位 T1 加权 MRI 显示出累及左侧颞叶区域的高级别胶质瘤。术前神经系统检查发现命名障碍和阅读障碍。（B）切除前的术中视野。左半球的前部在图右侧，后部在图左侧。字母标签对应超声检查识别的肿瘤边界在皮质表面的投影。数字标签显示中央前回的 DEM 阳性区域，如下所示：（10）腹侧运动前区皮质（受刺激时可诱发完全构音不全）；（11-15）命名部位（在颞上回内）在刺激期间可产生命名障碍或语义性错语。（C）切除后的术中视野，切除皮质和皮质下水平的功能区。白质束的 DEM 可以检测到皮质下通路，如下所示：（47）下额 - 枕束（刺激时产生语义性错语）；（46）视辐射（在刺激过程中引起视野缺损）；（48）下纵束后部（刺激时引起阅读障碍）；（49）弓状束颞部（在 DEM 期间产生语音性错语）。所有这些皮质下通路均被用作手术切除的深部功能局限。（D）术后轴位 FLAIR 加权 MRI，增强轴位、矢状位和冠状位 T1 加权 MRI，显示脑胶质瘤完全切除。经化疗和放疗后，患者恢复了正常的家庭、社会和职业生活，无功能缺陷（随访 7 年）

剖功能连通性的最新模型参见参考文献[35]）；高阶功能，如计算、记忆、注意力、认知控制、跨模态判断、非言语理解[11, 36-38]；心理化；以及意识[39-42]。

弥漫性胶质瘤术中急性功能定位

首先，如术前功能神经成像所推测的那样，切除前术中刺激定位可确认 DG 引起的功能重塑[1, 3]。尽管如此，最近比较术前功能 MRI 和术中 DEM 的研究表明，神经影像学的可靠性较低，尤其是对高级别胶质瘤，其灵敏度仅为 37.1%，对语言区定位的特异度仅为 83.4%。说明这项技术不够可靠，不能用于临床实践[43]。

关于手术中的可塑性，一个值得注意的发现是由切除术本身触发的急性功能重塑，可在手术开始后 30~60 min 内发生。这种类型的急性重组已经在感觉运动系统中得到了很好的证明。在一些有额叶病变的患者中，虽然在切除前刺激中央前回仅在有限数量的皮质部位水平上诱发运动反应，但病灶切除后可立即观察到同一中央前回内冗余运动部位的急性显现，刺激它们时可引起与刺激先前的相邻部位时相同的运动[44]。在顶叶胶质瘤手术患者中，在中央后回中也经常观察到冗余的躯体感觉部位的急性显现。此外，同样有可能在一个涉及整个中央前回区的较大网络内发现重新分布；也就是说，对于第一个皮质代表区而言，随着位于中央前回的功能同源区被显露出来，其对应的冗余部位则可在中央后回显现（反之亦然）[45]。最有可能的假说认为，皮质兴奋性的局部增强，通过减少皮质内抑制，使潜在的功能冗余（如同一功能的多个皮质代表区）得以急性显露[6]。与这一观点相吻合的是，动物模型表明，局灶性脑损伤可在受损和完整的大脑半球内诱发大面积的皮质兴奋性增强[46]。同样，人体研究提供的证据表明，卒中患者受损半球的皮质内抑制水平降低[47]。因此，人们很容易推测，手术切除过程中暴露的潜在冗余网络参与了功能恢复。这一观点与相邻重组对行为恢复的重要性非常吻合。

白质束作为神经可塑性的极限：巷道拓扑的概念

皮质下连通性和最小通用脑 (minimal common brain)

虽然皮质层的可塑性较高，但皮质下层的可塑性较低，这意味着轴突的连通性应通过手术加以保留，以便术后进行补偿[5, 10-12]。通过将皮质功能和轴突连通性相结合，一种更新的中枢神经系统处理模型被提出来，使局域化模型过渡到巷道拓扑化框架模型。在

病理学中，拓扑机制（来源于希腊语 topos，意为位置）是指大脑皮质的功能障碍（缺陷、功能亢进或兼而有之），而巷道机制（hodos，意为道路或路径）是指与连接路径（断开、超连接或兼而有之）有关的功能障碍[48-49]。因此，临床医师应考虑到大规模分布的皮质-皮质网络的复杂功能，以了解其生理学以及该回路损伤的功能后果，根据损伤的位置和程度（如纯皮质或纯皮质下，或两者兼有）可能会出现不同的功能缺失。

最近，基于术中 DEM 对接受切除手术的 DG 患者计算了术后残留和功能可塑性的概率图集[10, 50-51]。将术中功能数据与术后解剖影像相结合，不仅可以更好地理解手术切除的功能限制，还可以对神经可塑性有新的认识。这些图集通过计算每个脑体素在术后磁共振成像上因其功能作用而被保留的概率，为建立解剖学功能相关性提供了一个大体的框架。这些图集可与皮质 MNI（蒙特利尔神经研究所）模板和弥散张量路径成像重叠，为分析皮质区域和轴突通路的个体间变异性和可塑性的潜力和局限性提供了一个独特的工具。这些图集强调了轴突通路在损伤后重组中的重要作用。在皮质表面观察到残留肿瘤的概率较低，而大部分残留肿瘤概率较高的区域位于脑白质。因此，与皮质部位相比，由长距离投射和联合纤维支配的功能似乎较少受到个体间变异和重组的影响（一小部分神经中枢的初级单模态区除外）。由于这些通路决定了手术的深度界限，并且由于 DGs 浸润了这些纤维束[52]，皮质下的连通性就构成了根治性切除的主要障碍[10, 50, 51]。

对于其中的一些结构，其低重塑的可能性是可以解释的，因为它们充当输入或输出区域：输入区域传递信息，或者是信息进入大脑的第一个中继；而输出区域是最后一个中继，或者是向大脑外发送信息的纤维束。这些区域包括初级运动区和躯体感觉区、皮质脊髓和丘脑皮质束以及视辐射（即投射纤维）。这些区域主要是单模态和连续排列的。

由于缺乏平行的替代通路，因此在任何损伤后都不可能恢复其功能[12]。对于所有其他区域，应从网络的角度分析其不可修复性。高阶认知过程是由短距离和长距离网络介导的，皮质中心由 U 形纤维、联络与连合通路连接，需要特定的网络拓扑结构（譬如一个小单词 one），以便在几个遥远的区域之间实现适当的同步[53]。如前所述，局部损害会干扰整个网络，从而最终会阻碍该网络所维持的功能。例如，左颞上回的后部远端，诸如下额 - 枕束（inferior fronto-occipital fascicle，IFOF）和弓状束（arcuate fascicle，AF）的皮质下结构是不可切除的，因为它们的损害会引起网络的重大变化，从而导致动态可塑性不堪重负[11]。请注意，像左颞上回后部这样的区域被认为是重新审视认知模型的中枢[54-55]。这些功能中心可以对来自单模态区域的多个数据进行多模态整合。这种整合可能导致概念化，使其在包括中枢在内的广泛网络层面上执行。这些中枢通过皮质下通路相互连接，这些通路本身对大脑功能至关重要，例如，AF 可使颞叶后部和额叶多模态区之间能够直接沟通。尽管个体之间存在不同的解剖学功能变异和可塑机制，但这些结果的可重复性可能表明存在基本的认知功能所必需的最小通用脑，即使对于诸如多重处理等更复杂的功能来说可能还不够[10]。该假设与最近的生物数学模型非常吻合，该模型分析了模拟病损对全脑网络拓扑结构的影响[56]。在这些区域，即使是生物可塑性，从长远来看也无法修复重建有效网络拓扑结构所需的连通性，因此也就无法形成一个功能回路[12]。

总之，这些图集为中枢神经系统的拓扑结构提供了新的认识，可能有助于预测功能恢复的可能性（作为病变拓扑结构的函数），从而在术前客观评估术中 DEM 下 DG 切除的预期切除范围。这一理论基础有益于神经外科医师在手术切除方面的决策，并可能有助于完善 DG 的治疗共识[50]。

具有神经功能的解剖功能性皮质下连通

神经外科医生理应提高对白质回路的认识。如前所述，由于 DG 是沿主要投射、连合和长距离联络纤维束侵袭的[52]，如果不了解个体化的神经网络组织，就无法确定最佳的治疗方案。认知神经科学与神经肿瘤学密切相关，因为 DEM 的使用还为调节认知和行为功能的回路提供了新的见解。

例如，除了皮质脊髓束（锥体束）和丘脑皮质束（躯体感觉）外，支持运动规划和执行的功能性连通性还包括负性运动网络，部分由额 - 纹状体束所支配[30, 57]。视觉空间网络不仅由视放射支配[32]，还包括对视觉识别至关重要的下纵束（inferior longitudinal fascicle，ILF）[58]，以及对空间认知至关重要的上纵束（superior longitudinal fascicle，SLF）的第二部分，尤其是在右半球[34]。语言是由背侧和腹侧通路介导的。大致说来，背侧流的内侧部分（AF）支配语音和重复处理[35, 59]，而 SLF 的外侧部分支配言语清晰度，同时也是左腹侧前运动皮质可塑性潜能的限制因素[60]。腹侧流主要由直接腹侧路径（direct ventral route，IFOF）作为基础，支配语言语义[61-62]，而间接腹侧路径（indirect ventral route，ILF）则参与词汇检索和阅读[63]。关于对情绪和社会认知至关重要的网络维持心理化（心理理论），术中 DEM 结合术前和术后行为检查表明，这一功能是通过两个子系统的并行功能实现的：识别的准确性（镜像系统，即欣赏他人的情绪）和心理状态的归因（高级推理心理化）分别由 AF/SLF 复合体和扣带回所决定[39-40]。

综上所述，有关认知的神经基础的观点开始发生转变。长期以来，认知功能被认为是以中枢和通路为联想单位的，一般的假设是，信息是在局部皮质区域内处理的，各区域之间的信息通过白质束进行连续传递。在巷道拓扑论中，大脑功能被认为不是单个中心，而是由分散连接的神经元群进行的并行的非局部处理的结果。与一个进程必须在信息进入另一级处理之前完成的串行模型不同，这些新的独立网络模型表明，可以在交互式反馈的同时执行不同的处理。依据这种连接体的观点，神经功能来自于不同中心点之间的同步化，在一个给定任务期间同步工作。这也解释了为什么同一中枢可能会根据其随时连接的其他皮质区域参与多种功能。因此，不应将脑处理视为几个子功能的总和。相反，大脑功能是由并行的（尽管部分重叠）子网络的整合和强化产生的[11]。

为了说明这种大脑网络的多模态模型，DEM 显示了一个非模态执行系统（包括前额皮质、前扣带回和尾状核）的存在，这些系统参与了对更多专用子回路的认知控制。例如，多语言人群中的语言转换子网络（它本身由一个广泛的皮质 - 皮质下网络组成，包括颞后区、缘上回和角回、额下回和 SLF）[64]。根据轴突 DEM 结合围术期神经认知评估提供的数据，类似的推理也可以应用于多模态（语言和非语言）工作记忆和注意功能，这些功能似乎由 SLF 的不同子部分支持[59, 65]。在进行电刺激以提高功能定位的可靠性时，如果一个人按照唤醒患者的常规要求执行持续的双重任务（例如，在整个切除过程中每隔 4 s 进行一次言语和直线二等分组合测试），则除了专门涉及语言和视觉空间认知的特定回路外，还需要同时募集这些子网络。每个轴突 DEM 可以干扰特定的子功能，而不会影响其他功能[11]。下一步是探索涉及不同意识类型的皮质 - 皮质下回路之间的相互作用，例如理性意识（认识和理解世界和自我的意识，同时能意识到这种意识）[38] 和外部环境意识[41-42]。

神经可塑性对弥漫性胶质瘤手术的影响

无论其级别如何，最大范围手术切除是DG 的第一选择，因为它提高了总生存率，至少实现次全切除时也是如此[66-68]。因此，术前应该估计切除范围。如前所述，这种预测直接取决于功能无法得到补偿的皮质下通路的参与程度（或不参与），从而首选手术治疗，或者建议在活检后给予化疗 / 放疗，特别是在不是由占位效应所导致的严重神经功能缺陷的患者中[50]。在标准神经系统检查未发现缺陷的患者中，研究个体可塑性潜能时也需要进行神经心理学评估。如果患者已经存在严重的认知障碍，则意味着已经达到了神经可塑性的极限，从而可阻止功能补偿。这些参数应纳入 DG 患者的手术策略中，以达到：①扩大传统上认为不可手术的功能结构的切除指征；②切除至功能边界以实现最大限度切除胶质瘤；③维持甚至改善生活质量[22-23]。

由于术前和术中的神经可塑性现象，尽管侵及如中央前回区、布罗卡区、韦尼克区或岛叶等重要结构[69-73]（图 18.1 和图 18.2），以最小的致残率切除 DG 是可能的。除了 DEM 在基础研究中的作用外，术中电生理定位和脑处理的巷道拓扑视图也极大地改善了外科神经肿瘤学的治疗结果。在最近对 8 000 例胶质瘤患者进行的 meta 分析中，DEM 被认为是一种耐受性良好的方法，可以识别对大脑功能至关重要的皮质和皮质下结构，从而可以在先前认为无法切除的重要功能区进行手术（如布罗卡区或韦尼克区）[74]。此外，这种方法将术后永久性神经功能缺损的风险降低到 4% 以下，即使是在这些关键的结构中进行手术，也可以根据功能限制进行肿瘤切除，不留任何边界，从而优化肿瘤切除，提高总生存率。因此，已建议将普遍采用术中 DEM 作为胶质瘤手术的处理标准[74]。

但是，当肿瘤侵犯至对功能仍然至关重要的区域时，只能进行不完全的 DG 切除术。系列定位图的最新发现促成了一个多阶段手术方案的提出[5, 75]。切除手术后，整个神经网络可以自我重组，所以术后几周内可以达到良好的功能状态。术后早期和强化的功能康复对促进神经和认知功能的恢复具有重要意义[76]。通过对术后完全康复的 DG 患者术前和术后的功能神经影像学的系列研究，可以观察到同侧半球周围区域和（或）远端区域的募集和（或）对侧结构的募集[76]。最近，小脑和丘脑自发神经元活动的纵向变化在静息状态功能磁共振成像中得到了证实[77]。因此，我们建议在第二次手术中使用 DEM，目的是验证再次切除前由功能神经影像所提示但未证实的大脑重组机制[78]。在最近的一组低级别胶质瘤患者中（至少在第一次手术时是如此，因为第二次手术时有 58% 的肿瘤已发展为高级别胶质瘤），74% 的手术是完全切除或次全切除，尽管如此，也没有出现其他严重的神经功能缺损，甚至有 16% 的病例有所改善[79]。82% 的癫痫患者在第二次手术前癫痫发作减少或消失。两次手术之间的中位时间为 4.1 年，中位随访时间（6.6 年）内所有患者均存活。因此，这些原始数据表明，由于神经可塑性机制的存在，涉及重要功能区的 DG 患者可以以再次手术，这样并发症发生率最小，并且可能增加切除范围[79]。当由于功能原因无法进行广泛的再次切除时，这种多阶段手术方式也可以纳入动态多模态治疗管理中，尤其是包括化学疗法的多模态治疗管理[78]。最近，新辅助化疗被提倡用于低级别胶质瘤[80]和高级别胶质瘤[81]，以便在术前或再次手术前诱导肿瘤缩小，但同时也可能促进功能再分配[82]。相比之下，最近的研究表明，对脑部的放射会损害神经架构，特别是通过诱导显著降低树突复杂性、突触蛋白水平、树突棘密度和形态学改变，导致突触可塑性降低，从而限制了大脑重组的潜力[83]。

总结：神经可塑性和肿瘤功能平衡的概念

认知神经科学为神经肿瘤学提供了有用的补充，为制定详细的治疗策略提供了新的机会，从而提高了生活质量和中位生存期。现在是时候从模块化模型转换到巷道拓扑化（非局域化）和动态化的 CNS 处理模型了。围术期的功能性神经成像和术中 DEM 的结合已经形成了神经突触回路功能的新的个体化和综合性模型。这种网络模型可以更好地评估并行和交互式网络时空重组的动态潜力，即神经可塑性机制，但也可以更好地理解其局限性，主要表现为皮质下连通性[11, 51]。在此框架下，可以在传统认为不可手术的区域进行手术切除 DG，同时保留脑功能。因此，基于巷道拓扑化和可塑性大脑的新概念，DG 的下一个手术目标将是朝着个性化的连续性治疗管理迈进。其目的是权衡切除范围与根治性切除所产生的神经功能恶化之间的价值，也就是说，要在个体层面上研究肿瘤功能平衡[84]。应当根据侵袭的脑部结构及其可塑性来考虑不同切除策略的获益 / 风险比。其目标是在肿瘤进程、大脑重组和适应每个患者的随时间推移的多阶段手术方法之间的强大相互作用基础上，在正常的生活质量的前提下增加生命的数量和时间：这使得功能性的神经肿瘤学的概念成为可能[85]。在循证医学时代，考虑到不同个体大脑间的相当大的解剖功能变异，个体化医学是至关重要的[86]。

（译者：马春晓）

参考文献

1. Duffau H. Lessons from brain mapping in surgery for low-grade glioma: insights into associations between tumour and brain plasticity. Lancet Neurol 2005; 4: 476-86.

2. Szalisznyo K, Silverstein DN, Duffau H, et al. Pathological neural attractor dynamics in slowly growing gliomas supports an optimal time frame for white matter plasticity. PLoS One 2013; 8: e69798.

3. Duffau H. Brain plasticity and tumors. Adv Tech Stand Neurosurg 2008; 3: 3-33.

4. Desmurget M, Bonnetblanc F, Duffau H. Contrasting acute and slow growing lesions: a new door to brain plasticity. Brain 2007; 130: 898-914.

5. Duffau H. The huge plastic potential of adult brain and the role of connectomics: new insights provided by serial mappings in glioma surgery. Cortex 2014; 58: 325-37.

6. Duffau H. Brain plasticity: from pathophysiological mechanisms to therapeutic applications. J Clin Neurosci 2006; 13: 885-97.

7. Werner G. Brain dynamics across levels of organization. J Physiol Paris 2007; 101: 273-9.

8. Sporns O, Tononi G, Kötter R. The human connectome: a structural description of the human brain. PLoS Comput Biol 2005; 1: e42.

9. Basset DS, Bullmore ET. Human brain networks in health and disease. Curr Opin Neurol 2009; 22: 340-7.

10. Ius T, Angelini E, Thiebaut de Schotten M, et al. Evidence for potentials and limitations of brain plasticity using an atlas of functional resectability of WHO grade II gliomas: towards a "minimal common brain". Neuroimage 2011; 56: 992-1000.

11. Duffau H. Stimulation mapping of white matter tracts to study brain functional connectivity. Nat Rev Neurol 2015; 11: 255-65.

12. Duffau H. Does post-lesional subcortical plasticity exist in the human brain? Neurosci Res 2009; 65: 131-5.

13. Duffau H. Diffuse low grade glioma in adults: natural history, interaction with the brain, and new individualized therapeutic strategies. London: Springer; 2013.

14. Varona JF, Bermejo F, Guerra JM, et al. Long-term prognosis of ischemic stroke in young adults. Study of 272 cases. J Neurol 2004; 251: 1507-14.

15. Keidel JL, Welbourne SR, Lambon Ralph MA. Solving the paradox of the equipotential and modular brain: a neurocomputational model of stroke vs. slow-growing glioma. Neuropsychologia 2010; 48: 1716-24.

16. Duffau H. Brain mapping: from neural basis of cognition to surgical applications. New York: Springer Wien; 2011.

17. Duffau H. Diffuse low-grade gliomas and neuroplasticity. Diagn Interv Imaging 2014; 95: 945-55.

18. Bartolomei F, Bosma I, Klein M, et al. How do brain tumors alter functional connectivity? A magnetoencephalography study. Ann Neurol 2006; 59: 128-38.

19. Bosma I, Douw L, Bartolomei F, et al. Synchronized brain activity and neurocognitive function in patients with low-grade glioma: a magnetoencephalography study. Neuro Oncol 2008; 10: 734-44.

20. Klein M, Duffau H, De Witt Hamer PC. Cognition and resective surgery for diffuse infiltrative glioma: an overview. J Neurooncol 2012; 108: 309-18.

21. Douw L, Baayen JC, Bosma I, et al. Treatment-related changes in functional connectivity in brain tumor

22. patients: a magnetoencephalography study. Exp Neurol 2008; 212: 285-90.

22. Duffau H. The challenge to remove diffuse lowgrade gliomas while preserving brain functions. Acta Neurochir (Wien) 2012; 154: 569-74.

23. Duffau H. Resecting diffuse low-grade gliomas to the boundaries of brain functions: a new concept in surgical neuro-oncology. J Neurosurg Sci 2015; 69: 361-71.

24. Duffau H. Contribution of cortical and subcortical electrostimulation in brain glioma surgery: methodological and functional considerations. Neurophysiol Clin 2007; 37: 373-82.

25. Duffau H. A new concept of diffuse (low-grade) glioma surgery. Adv Tech Stand Neurosurg 2012; 38: 3-27.

26. Mandonnet E, Winkler P, Duffau H. Direct electrical stimulation as an input gate into brain functional networks: principles, advantages and limitations. Acta Neurochir 2010; 152: 185-93.

27. Vincent M, Rossel O, Hayashibe M, et al. The difference between electrical microstimulation and direct electrical stimulation - towards new opportunities for innovative functional brain mapping? Rev Neurosci 2016; 27(3): 231-58.

28. Fernández Coello A, Moritz-Gasser S, Martino J, et al. Selection of intraoperative tasks for awake mapping based on relationships between tumor location and functional networks. J Neurosurg 2013; 119: 1380-94.

29. Vassal M, Le Bars E, Moritz-Gasser S, et al. Crossed aphasia elicited by intraoperative cortical and subcortical stimulation in awake patients. J Neurosurg 2010; 113: 1251-8.

30. Rech F, Herbet G, Moritz-Gasser S, et al. Disruption of bimanual movement by unilateral subcortical stimulation. Hum Brain Mapp 2014; 35: 3439-45.

31. Duffau H, Capelle L. Récupé ration fonctionnelle après résection de gliomes infiltrant l'aire somatosensorielle primaire (SI): étude par stimulations électriques peropératoires. Neurochirurgie 2001; 47: 534-41.

32. Gras-Combes G, Moritz-Gasser S, Herbet G, et al. Intraoperative subcortical electrical mapping of optic radiations in awake surgery for glioma involving visual pathways. J Neurosurg 2012; 117: 466-73.

33. Spena G, Gatignol P, Capelle L, et al. Superior longitudinal fasciculus subserves vestibular network in humans. Neuroreport 2006; 17: 1403-6.

34. Thiebaut de Schotten M, Urbanski M, Duffau H, et al. Direct evidence for a parietal-frontal pathway subserving spatial awareness in humans. Science 2005; 309: 2226-8.

35. Duffau H, Moritz-Gasser S, Mandonnet E. A reexamination of neural basis of language processing: proposal of a dynamic hodotopical model from data provided by brain stimulation mapping during picture

naming. Brain Lang 2014; 131: 1-10.

36. Duffau H, Denvil D, Lopes M, et al. Intraoperative mapping of the cortical areas involved in multiplication and subtraction: an electrostimulation study in a patient with a left parietal glioma. J Neurol Neurosurg Psychiatry 2002; 73: 733-8.

37. Plaza M, Gatignol P, Cohen H, et al. A discrete area within the left dorsolateral prefrontal cortex involved in visual-verbal incongruence judgment. Cereb Cortex 2008; 18: 1253-9.

38. Moritz-Gasser S, Herbet G, Duffau H. Mapping the connectivity underlying multimodal (verbal and nonverbal) semantic processing: a brain electrostimulation study. Neuropsychologia 2013; 51: 1814-22.

39. Herbet G, Lafargue G, Moritz-Gasser S, et al. Interfering with the neural activity of mirror-related frontal areas impairs mentalistic inferences. Brain Struct Funct 2015; 220: 2159-69.

40. Herbet G, Lafargue G, Bonnetblanc F, et al. Inferring a dual-stream model of mentalizing from associative white matter fiber disconnection. Brain 2014; 137: 944-59.

41. Herbet G, Lafargue G, de Champfleur NM, et al. Disrupting posterior cingulate connectivity disconnects consciousness from the external environment. Neuropsychologia 2014; 56: 239-44.

42. Herbet G, Lafargue G, DuffauH. The dorsal cingulate cortex as a critical gateway in the network supporting conscious awareness. Brain 2016; 139(Pt 4): e23.

43. Kuchcinski G, Mellerio C, Pallud J, et al. Three-tesla functional MR language mapping: comparison with direct cortical stimulation in gliomas. Neurology 2015; 84: 560-8.

44. Duffau H. Acute functional reorganisation of the human motor cortex during resection of central lesions: a study using intraoperative brain mapping. J Neurol Neurosurg Psychiatry 2001; 70: 506-13.

45. Duffau H, Sichez JP, Lehéricy S. Intraoperative unmasking of brain redundant motor sites during resection of a precentral angioma. Evidence using direct cortical stimulations. Ann Neurol 2000; 47: 132-5.

46. Buchkremer-Ratzmann I, August M, Hagemann G, et al. Electrophysiological transcortical diaschisis after cortical photothrombosis in rat brain. Stroke 1996; 27: 1105-9.

47. Cicinelli P, Pasqualetti P, Zaccagnini M, et al. Interhemispheric asymmetries of motor cortex excitability in the postacute stroke stage: a paired-pulse transcranial magnetic stimulation study. Stroke 2003; 34: 2653-8.

48. De Benedictis A, Duffau H. Brain hodotopy: from esoteric concept to practical surgical applications.

Neurosurgery 2011; 68: 1709-23.

49. Ffytche DH, Catani M. Beyond localization: from hodology to function. Philos Trans R Soc Lond B Biol Sci 2005; 360: 767-79.

50. Mandonnet E, Jbabdi S, Taillandier L, et al. Preoperative estimation of residual volume for WHO grade II glioma resected with intraoperative functional mapping. Neuro Oncol 2007; 9: 63-9.

51. Herbet G, Maheu M, Costi E, et al. Mapping the neuroplastic potential in brain-damaged patients. Brain 2016; 139(Pt 3): 829-44.

52. Mandonnet E, Capelle L, Duffau H. Extension of paralimbic low grade gliomas: toward an anatomical classification based on white matter invasion patterns. J Neurooncol 2006; 78: 179-85.

53. Stam CJ. Characterization of anatomical and functional connectivity in the brain: a complex networks perspective. Int J Psychophysiol 2010; 77: 186-94.

54. Hickok G, Poeppel D. The cortical organization of speech processing. Nat Rev Neurosci 2007; 8: 393-402.

55. Ueno T, Saito S, Rogers TT, et al. Lichtheim 2: synthesizing aphasia and the neural basis of language in a neurocomputational model of the dual dorsalventral language pathways. Neuron 2011; 72: 385-96.

56. Alstott J, Breakspear M, Hagmann P, et al. Modeling the impact of lesions in the human brain. PLoS Comput Biol 2009; 5: e1000408.

57. Kinoshita M, De Champfleur NM, Deverdun J, et al. Role of fronto-striatal tract and frontal aslant tract in movement and speech: an axonal mapping study. Brain Struct Funct 2015; 220: 3399-412.

58. Fernández Coello A, Duvaux S, De Benedictis A, et al. Involvement of the right inferior longitudinal fascicle in visual hemiagnosia: a brain stimulation mapping study. J Neurosurg 2013; 118: 202-5.

59. Moritz-Gasser S, Duffau H. The anatomo-functional connectivity of word repetition: insights provided by awake brain tumor surgery. Front Hum Neurosci 2013; 7: 405.

60. Van Geemen K, Herbet G, Moritz-Gasser S, et al. Limited plastic potential of the left ventral premotor cortex in speech articulation: evidence from intraoperative awake mapping in glioma patients. Hum Brain Mapp 2014; 35: 1587-96.

61. Duffau H, Gatignol P, Mandonnet E, et al. New insights into the anatomo-functional connectivity of the semantic system: a study using corticosubcortical stimulations. Brain 2005; 128: 797-810.

62. Duffau H, Herbet G, Moritz-Gasser S. Toward a pluri-component, multimodal, and dynamic organization of the ventral semantic stream in humans: lessons from stimulation mapping in awake patients. Front Syst Neurosci 2013; 7: 44.

63. Zemmoura I, Herbet G, Moritz-Gasser S, et al. New insights into the neural network mediating reading processes provided by cortico-subcortical electrical mapping. Hum Brain Mapp 2015; 36: 2215-30.

64. Moritz-Gasser S, Duffau H. Evidence of a large-scale network underlying language switching: a brain stimulation study. J Neurosurg 2009; 111: 729-32.

65. Charras P, Herbet G, Deverdun J, et al. Functional reorganization of the attentional networks in low-grade glioma patients: a longitudinal study. Cortex 2014; 63: 27-41.

66. Capelle L, Fontaine D, Mandonnet E, et al. Spontaneous and therapeutic prognostic factors in adult hemispheric World Health Organization grade II gliomas: a series of 1097 cases. J Neurosurg 2013; 118: 1157-68.

67. Keles GE, Chang EF, Lamborn KR, et al. Volumetric extent of resection and residual contrast enhancement on initial surgery as predictors of outcome in adult patients with hemispheric anaplastic astrocytoma. J Neurosurg 2006; 105: 34-40.

68. Sanai N, Polley MY, McDermott MW, et al. An extent of resection threshold for newly diagnosed glioblastomas. J Neurosurg 2011; 115: 3-8.

69. Schucht P, Ghareeb F, Duffau H. Surgery for low-grade glioma infiltrating the central cerebral region: location as a predictive factor for neurological deficit, epileptological outcome, and quality of life. J Neurosurg 2013; 119: 318-23.

70. Benzagmout M, Gatignol P, Duffau H. Resection of WHO Health Organization grade II gliomas involving Broca's area: methodological and functional considerations. Neurosurgery 2007; 61: 741-52.

71. Plaza M, Gatignol P, Leroy M, et al. Speaking without Broca's area after tumor resection. Neurocase 2009; 9: 1-17.

72. Sarubbo S, Le Bars E, Moritz-Gasser S, et al. Complete recovery after surgical resection of left Wernicke's area in awake patient: a brain stimulation and functional MRI study. Neurosurg Rev 2012; 35: 287-92.

73. Duffau H. A personal consecutive series of surgically treated 51 cases of insular WHO Grade II glioma: advances and limitations. J Neurosurg 2009; 110: 696-708.

74. De Witt Hamer PC, Robles SG, Zwinderman AH, et al. Impact of intraoperative stimulation brain mapping on glioma surgery outcome: a meta-analysis. J Clin Oncol 2012; 30: 2559-65.

75. Gil Robles S, Gatignol P, Lehéricy S, et al. Longterm brain plasticity allowing multiple-stages surgical approach for WHO grade II gliomas in eloquent areas: a combined study using longitudinal functional MRI and intraoperative electrical stimulation. J Neurosurg 2008; 109: 615-24.

76. Herbet G, Moritz-Gasser S. Functional rehabilitation in patients with diffuse low-grade gliomas. In: Duffau H, editor. Diffuse low grade glioma in adults: natural history, interaction with the brain, and new individualized therapeutic strategies. London: Springer; 2013. p. 463-73.

77. Boyer A, Deverdun J, Duffau H, et al. Longitudinal changes in cerebellar and thalamic spontaneous neuronal activity after wide-awake surgery of brain tumors: a resting-state fMRI study. Cerebellum 2016; 15(4): 451-65.

78. Duffau H, Taillandier L. New concepts in the management of diffuse low-grade glioma: proposal of a multistage and individualized therapeutic approach. Neuro Oncol 2015; 17: 332-42.

79. Martino J, Taillandier L, Moritz-Gasser S, et al. Reoperation is a safe and effective therapeutic strategy in recurrent WHO grade II gliomas within eloquent areas. Acta Neurochir (Wien) 2009; 151: 427-36.

80. Blonski M, Pallud J, Gozé C, et al. Neoadjuvant chemotherapy may optimize the extent of resection of World Health Organization grade II gliomas: a case series of 17 patients. J Neurooncol 2013; 113: 267-75.

81. Voloschin AD, Louis DN, Cosgrove GR, et al. Neoadjuvant temozolomide followed by complete resection of a 1p- and 19q-deleted anaplastic oligoastrocytoma: case study. Neuro Oncol 2005; 7: 97-100.

82. Blonski M, Taillandier L, Herbet G, et al. Combination of neoadjuvant chemotherapy followed by surgical resection as a new strategy for WHO grade II gliomas: a study of cognitive status and quality of life. J Neurooncol 2012; 106: 353-66.

83. Parihar VK, Limoli CL. Cranial irradiation compromises neuronal architecture in the hippocampus. Proc Natl Acad Sci U S A 2013; 110: 12822-7.

84. Duffau H, Mandonnet E. The "onco-functional balance" in surgery for diffuse low-grade glioma: integrating the extent of resection with quality of life. Acta Neurochir (Wien) 2013; 155: 951-7.

85. Duffau H. Surgery of low-grade gliomas: towards a "functional neurooncology". Curr Opin Oncol 2009; 21: 543-9.

86. Duffau H. A two-level model of interindividual anatomo-functional variability of the brain and its implications for neurosurgery. Cortex 2016. [Epub ahead of print].

第 19 章

胶质母细胞瘤免疫治疗的一般原则

Andrew I. Yang, MD, MS[a], Marcela V. Maus, MD, PhD[b], Donald M. O'Rourke, MD[a, *]

背景介绍

尽管对于胶质母细胞瘤（GBM）而言，使用最大程度安全切除和辅助性部分放疗如替莫唑胺的同步和非同步化疗这种三模式治疗，其预后仍很差，中位生存期为 14.6 个月，5 年总生存率仅为 9.8%[1]。

GBM 的肿瘤间和肿瘤内异质性进一步增加了治疗难度[2]。根据 Stupp 等的研究，对替莫唑胺治疗反应最强的预测因子是 MGMT（O^6- 甲基鸟嘌呤甲基转移酶）启动子的甲基化。然而，已经发现 MGMT 甲基化状态存在瘤内异质性[3-4]，这也许可以解释为什么未甲基化 MGmT 的 GBMs 患者对替莫唑胺有积极治疗反应。此外，一小部分胶质瘤细胞被认为是干细胞样细胞，能够自我更新并产生不同的子细胞，已被证明是有化疗抗性和放射抗性的[5-7]，导致肿瘤不可避免地出现复发。

在这种情况下，人们对另一种利用免疫系统的独特特异性治疗癌症的方法产生了浓厚的兴趣，它可以进一步延长生存期，甚至可能提供治愈。根据早期实验，与其他部位相比，中枢神经系统（CNS）内的皮肤移植物存活时间更长，从而认为 CNS 的免疫活性较低[8]。之前的血脑屏障（BBB）与免疫系统隔离、中枢神经缺乏淋巴引流，以及天然抗原呈递细胞（APCs）的免疫功能不全的报道进一步深化了这一理念。相反，在临床上中枢神经系统的活跃免疫反应是常见的，如多发性硬化或阿尔茨海默病。

最近的研究进展与中枢神经系统作为免疫隔离部位的理念相悖。组织损伤和炎症可以导致血脑屏障破坏，特别是在恶性胶质瘤中，免疫细胞可以进入 CNS[9]。即使在没有 BBB 破坏的情况下，外周免疫细胞也可以利用运输信号绕过 BBB 进入 CNS[10]。另外，CNS T 细胞和抗原通过蛛网膜下腔，沿着嗅神经跨过筛板流入颈部淋巴管[11-12]，此外，中枢神经系统的巨噬细胞、小胶质细胞，可以表达 MHC II 类抗原，并诱导原始 T 细胞分化[13]。

一百多年前，人们已经注意到了感染和癌症缓解之间的联系（感染 - 癌症缓解的巧合）[14]。最近，一项回顾性的单中心队列研究报道了 GBM 术后细菌感染的患者生存率提高了 2 倍[15]。此外，在许多报告中也观察到了特应性疾病和胶质瘤之间的反向关系（如参考文献[16] 所述）。FDA 于 2010 年批准了用于前列腺癌的抗原特异性抑制剂 sipuleucel-T；并于 2011 年批准了用于转移性黑色素瘤的免疫检查点抑制剂——伊匹单抗，该药物已经成为临床癌症免疫治疗的主流药

[a] Department of Neurosurgery, Perelman School of Medicine, University of Pennsylvania, HUP - 3 Silverstein, 3400 Spruce Street, Philadelphia, PA 19104, USA; [b] Cancer Center, Massachusetts General Hospital, Harvard Medical School, Room 7.219, Building 149, Thirteenth Street, Charlestown, Boston, MA 02129, USA

* Corresponding author.

E-mail address: donald.orourke@uphs.upenn.edu

物。这些进展，以及 GBM 患者使用标准治疗预后不佳，引发了人们对使用免疫治疗脑肿瘤的兴趣。

癌症免疫治疗可以广泛地定义为基于免疫系统靶向和杀死肿瘤细胞的能力的治疗。按作用机制可分为免疫调节、被动免疫和主动免疫治疗。免疫调节治疗包括给予白细胞介素、细胞因子和趋化因子以增强天然效应细胞的抗肿瘤活性。复发性 GBM 的 III 期临床试验目前正在进行，涉及检查点调节因子溶细胞性 T 淋巴细胞相关蛋白 4（CTLA-4）和程序性细胞死亡蛋白 -1（PD-1）的失活[17]。被动免疫治疗历来是指给予针对靶肿瘤抗原的抗体 [如针对乳腺癌中人类表皮生长因子受体 2（HER2）/neu 受体的抗体]，目前正以转移体外扩增效应细胞的形式重新出现。此外，主动免疫治疗依赖于用所谓的肿瘤疫苗激活患者的免疫系统，它包含了各种方式。GBM 主动免疫治疗 III 期试验的例子包括一个基于树突细胞（DC）的试验（NCT00045968）和一个基于肽的试验（NCT01480479），后者最近已经停止。

肽靶向

学者们已经针对肿瘤抗原表皮生长因子受体变异体 III（EGFRv III）的多肽疫苗仁多哌齐（rindopepimut）（也称为 CDX-110）的研发投入了相当大的精力。rindopepimut 是一种跨越 EGFRv III 突变位点的多肽，与免疫原性载体蛋白匙孔虫戚血蓝蛋白偶联。与需要从患者身上采集肿瘤样本或血清样本的疫苗相比，肽疫苗的优点是制备简单。学者对新诊断为 EGFRv III 阳性的 GBM 患者，进行了 3 个 rindopepimut 的 II 期临床试验，显示出有可喜的结果，总生存期为 24 ~ 26 个月。大多数进展的肿瘤不再表达 EGFRv III。根据免疫编辑假设[18]，这表明 rindopepimut 能够通过免疫压力有效地根除其靶细胞群。在复发性 GBM 中进行的 II 期试验显示，在使用仁多哌齐和贝伐珠单抗的情况下，生存期分别为 11.6 个月和 9.3 个月[19]。尽管取得了这些早期成功，最近用于新诊断 GBM 的 rindopepimut 的 III 期试验已经停止[20]，中期分析显示治疗组（20.4 个月）与对照组（21.1 个月）的总生存期相当。该结果强调了需要进一步完善针对 EGFRv III 的肽疫苗的方法。

大约 30% 的人类 GBMs 细胞表面有 EGFRv III 表达[22-24]，它是最常见的表皮生长因子受体（EGFR）突变的代表。最近，基于组织标本 RNA 的下一代测序分析证实了这一点[25]。EGFRv III 能增强肿瘤侵袭性[26]、细胞活力[27] 和化疗抗性或放射抗性[28-29] 并与较差的预后相关[30]。因为这种突变促进肿瘤的发生，它可能代表癌细胞特有的驱动突变，实际上它表现出了肿瘤细胞的特异性[31]。此外，EGFRv III 还表达于具有癌症干细胞特性的 GBM 细胞亚群中[32]。

肽也可以通过使用肿瘤衍生的热休克蛋白（heat shock protein, HSP）作为靶点。热激蛋白在抗原携带和 APC（包括树突细胞）的靶向和激活中起作用，导致免疫系统的效应细胞的启动。这一家族的蛋白质被细胞应激源上调，如热、缺氧、感染和恶性变性。只有来自肿瘤细胞的热激蛋白与肿瘤抗原结合时，才能诱导抗肿瘤免疫[33]。因此，热激蛋白疫苗需要通过热激蛋白与患者的肿瘤抗原肽结合（热激蛋白 - 蛋白复合物）获得。

大多数热激蛋白疫苗试验都是基于原噬菌体（也称为 HSP-96 蛋白复合物），使用的是肿瘤裂解物的方法。HSP-96 具有与肿瘤发生相关的底物，包括 EGFRv III、血小板源性生长因子受体（PDGFR）、FAK、AKT、p53 和磷脂酰肌醇 3 激酶（PI3K）。在复发性 GBM 的 II 期临床试验中，6 个月的中位总生存率为 90.2%，12 个月的中位总生存率为 29.3%[34]。另一项针对新诊断的 GBM 的试验显示，患者中位总生存期为 23.8 个月[35]。原噬菌体与贝伐珠单抗联合治疗复发性 GBM 的 II 期临床试验目前正在进行

（NCT01814813）。

病毒疫苗

以病毒为基础的肿瘤疫苗也得到了广泛研究，其中病毒被用作体外或体内基因转移的载体，目的是表达一种直接杀死细胞的蛋白质（所谓的自杀基因疗法）或激活免疫系统来杀死靶细胞（图 19.1）。病毒是特别有效的载体，因为它们通常对某些细胞具有嗜性。

研究最多的自杀基因是编码 I 型单纯疱疹病毒胸苷激酶（HSV1-TK）的基因，HSV1-TK 可单磷酸化抗病毒药物——更昔洛韦。单磷酸基更昔洛韦，被宿主细胞转化为三磷酰更昔洛韦，随后用于 DNA 合成。三磷酸更昔洛韦阻断链的延长，使细胞分裂停止。

最初，逆转录病毒载体用于将 HSV1-TK 系统转导到脑肿瘤中[37]。因为逆转录病毒 RNA 在宿主细胞中复制之前必须转化成 DNA，所以该载体专用于合成 DNA 活跃的

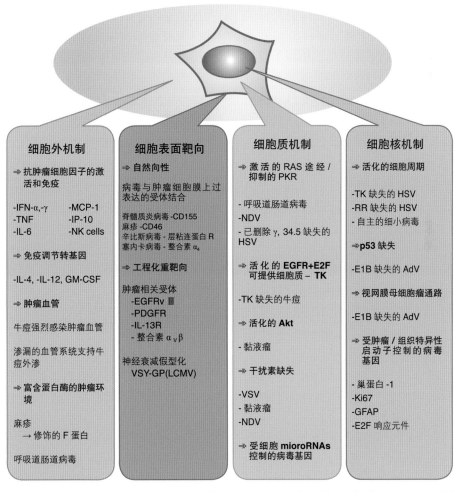

图 19.1　GBM 病毒疫苗研发时间轴。AdV，腺病毒；GFAP，胶质纤丝酸性蛋白质；GM-CSF，粒细胞巨噬细胞集落刺激因子；HSV，单纯疱疹病毒；IFN，干扰素；IL，白细胞介素；IP，干扰素 -γ- 诱导蛋白 10；LCMV，淋巴细胞性脉络丛脑膜炎病毒；MCP-1，单核细胞趋化蛋白 -1；NDV 新城疫病毒；NK，自然杀伤；PKR，蛋白激酶 R；TK，胸苷激酶；TNF，肿瘤坏死因子；VSV，水疱性口炎病毒；VSV-GP，水疱性口炎病毒糖蛋白（From Wollmann G, Ozduman K, van den Pol AN. Oncolytic virus therapy for glioblastoma multiforme: concepts and candidates. Cancer J 2012; 18(1): 72; with permission.)

增殖细胞。然而，由于大多数肿瘤细胞有丝分裂阻滞，在 HSV1-TK/ 更昔洛韦治疗过程中，大多数细胞不会被逆转录病毒转导。随后的研究使用腺病毒载体，这种载体允许将基因转移到分裂和未分裂的细胞中，但这种增强的功效是以牺牲肿瘤特异性为代价的，因此也就失去了安全性[38]。

溶瘤病毒治疗

溶瘤病毒治疗能够实现肿瘤选择性条件性病毒复制，导致局部自我复制，其中溶瘤细胞破坏和病毒后代释放，以维持病毒在攻击肿瘤的整个过程中的繁殖。单纯疱疹病毒（HSV）表现出天然的嗜神经性，临床上已知可导致坏死性脑炎。在 HSV 的基因工程中其 DNA 病毒复制的机制已经减弱，允许在分裂细胞中选择性地、有条件地复制病毒[39]。

腺病毒也被用于溶瘤治疗。腺病毒 E1A 和 E1B 的基因产物通常与宿主细胞相互作用，允许病毒在宿主细胞中复制。来自 E1A 基因的蛋白质通过抑制细胞视网膜母细胞瘤（pRb）而触发细胞进入 S 期，E1B 编码的蛋白质通过灭活细胞 p53 来抑制细胞凋亡。

通过删除这些基因，肿瘤细胞中的条件性复制成为可能，因为这些肿瘤抑制蛋白在恶性胶质瘤中经常失调[40]。E1B 删除腺病毒（ONYX-015）已经在 I 期试验中进行了研究[41]。虽然没有明显的毒性作用，但是没有治疗效果。值得注意的是，ONYX-015 试验涉及在新切除肿瘤后，在瘤周围注射溶瘤病毒。E2B 删除腺病毒（Delta-24）已经显示出肿瘤选择性[42]，并且进一步被设计成靶向癌细胞表面的肿瘤相关受体（例如整合素）（Delta-24-RGD，也称为 DNX-2401）[43]。目前正在进行肿瘤内和瘤周注射 Delta-24-RGD 治疗复发性 GBM 的 I 期试验[44]。

通过删除这些基因，肿瘤细胞中的条件性复制成为可能，因为这些肿瘤抑制蛋白在恶性胶质瘤中经常失控。40 E1B 缺失腺病

毒（Onyx-015）已经在 I 期试验中进行了研究[41]。虽然没有明显的毒性，但它没有治疗效果。值得注意的是，Onyx-015 试验涉及肿瘤周围注射溶瘤病毒到新鲜切除后的脑组织中。e2b 缺失腺病毒（Delta-24）已经显示出肿瘤选择性[42]，并且进一步被设计成靶向癌细胞表面的肿瘤相关受体（例如整合素）（Delta-24-RGD，也称为 DNX-2401）[43]。目前正在进行肿瘤内和瘤周注射 Delta-24-RGD 治疗复发性 GBM 的 I 期试验研究。

脊髓灰质炎病毒，临床上已知作用于可导致脊髓灰质炎的运动神经元，对肿瘤细胞表面过度表达的 CE155 受体表现出自然向性[45]，并在胶质瘤细胞中显示出溶解性生长[46]。脊髓灰质炎病毒的神经毒性是由其内部核糖体进入基因位点介导的[46]。通过用鼻病毒的对应元件替换此元件，设计了减毒脊髓灰质炎重组蛋白。目前正在对复发的 GBM 进行 I 期临床试验，在肿瘤切除前使用单一的瘤内对流增强递送的工程化的脊髓灰质炎病毒[47]。

溶瘤病毒疗法有可能结合多种作用模式，包括内皮细胞感染导致血管塌陷、病毒直接破坏受感染的肿瘤细胞，以及诱导先天免疫和适应性免疫反应，导致受感染的肿瘤细胞和邻近的肿瘤细胞破坏[48]。

树突细胞疫苗

一种被广泛研究的疫苗治疗形式是基于树突细胞。不同于肿瘤细胞的预效抗原呈递功能，DC 被认为是专职而高效的 APC。因此，给予肿瘤抗原负载的树突细胞是产生肿瘤特异性效应细胞的一种有吸引力的策略。第一个引入的 DC 疫苗是治疗前列腺癌的 sipuleucel-T，该疫苗于 2010 年获得 FDA 批准。DC 疫苗是从患者的外周血单核细胞中开发出来的，这些细胞在体外分化为 DC，然后用抗原脉冲刺激（图 19.2）。注意 DC 疫苗依赖于内源性 T 细胞，可能限制其治疗效果，由于 GBM 的免疫抑制性质[49]。

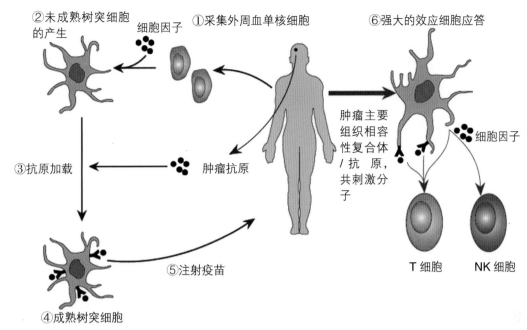

②未成熟树突细胞的产生

细胞因子

①采集外周血单核细胞

⑥强大的效应细胞应答

肿瘤主要组织相容性复合体 / 抗原，共刺激分子

③抗原加载

肿瘤抗原

细胞因子

⑤注射疫苗

T 细胞

NK 细胞

④成熟树突细胞

图 19.2　DC 疫苗的临床应用。Ag，抗原 (From Wang Xiaowen TC. A Systemic review of clinical trials on dendritic-cells based vaccine against malignant glioma. J Carcinog Mutagen 2015; 6(2): 2; with permission.)

目前针对 EGFRv Ⅲ 的 DC 疫苗已经开发出来。在新诊断的 GBM 的 Ⅰ 期临床试验中，通过体外抗原特异性 T 细胞的增殖和体内的迟发性超敏反应来确认免疫反应。没有发现明显的不良反应。

多价 DC 疫苗以多肿瘤抗原表位作为目标，尽管理论上增加了选择自身反应性 T 细胞的风险，但许多研究报道其是安全的。ICT-107 疫苗是用 6 种肿瘤抗原致敏的自体 DC 开发的，其中 6 种肿瘤抗原在癌症干细胞群体中特异性超表达 [MAGE-1（黑色素瘤关联抗原 -1 ）]、HER-2（人类表皮生长因子受体 -2 ）、AIM-2（免疫选择黑色素瘤 -2 ）、Trp-2（酪氨酸酶相关蛋白 -2 ）、gp100（糖蛋白 100 ）、白细胞介素（IL-13Ra2）[51]。中位总生存为 38.4 个月。一项随机的 Ⅱ 期试验目前正在分析中 [52]。

在另一种多价 DC 疫苗 DC-Vax-L 中 [53]，DC 用切除标本制备的肿瘤裂解物来脉冲。同样，不良反应也不显著。与历史对照相比，新诊断或复发性 GBM 患者的中位总生存期

也较好，为 31.4 个月。DC-VAX-L 的 Ⅲ 期临床试验目前正在进行中 [54]。

过继细胞治疗和嵌合抗原受体T细胞

最近，人们对过继细胞治疗（adoptive cellular therapy, ACT）产生了极大的兴趣，它需要用自体或同种异体抗肿瘤淋巴细胞。通常是先进行淋巴细胞清除，以消除调节性 T 细胞和天然淋巴细胞。这些细胞竞争内源性细胞因子，从而为转移的细胞提供最佳环境。选择具有所需抗肿瘤特性的淋巴细胞并进行体外扩增，然后将其输入患者体内（图 19.3 ）。

首先在黑色素瘤中进行人类 ACT 的研究，为此需要鉴定出自然产生的对肿瘤抗原具有高亲和力的肿瘤浸润淋巴细胞（TIL ）。从切除的黑色素瘤标本中获取自体 TIL，用 IL-2 体外扩增，然后再回输给患者 [55]。结合淋巴细胞清除方案，TIL 疗法可使 50% ~ 70%

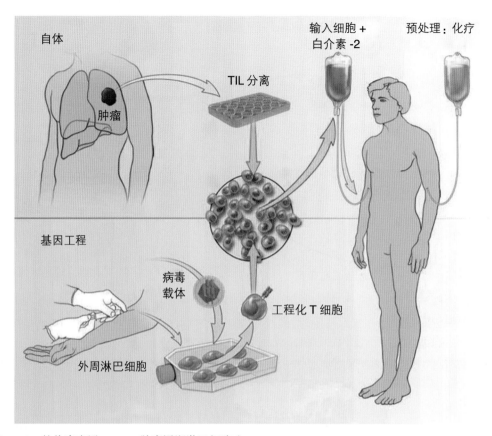

图 19.3　ACT 的临床应用。TIL，肿瘤浸润淋巴细胞（From Park TS, Rosenberg SA, Morgan RA. Treating cancer with genetically engineered T cells. Trends Biotechnol 2011; 29(11): 551; with permission.）

的患者产生客观反应。这些患者的客观反应与活体中注入的细胞持久性相关。值得注意的是，TIL 会导致包括大脑在内的多个转移部位持续消退[56]。

TIL 不仅需要通过手术获取肿瘤样本，而且不一定能在所有患者产生。这一发现导致了转基因 T 细胞的发展，其中高亲和力的 T 细胞受体（TCR）通过病毒基因转移载体导入患者的淋巴细胞，产生对目标肿瘤抗原具有高亲和力的 T 细胞克隆。这些 TCR 是通过用所需的抗原肽[57]或噬菌体展示技术，免疫人类白细胞抗原（HLA）转基因小鼠而产生的[58]。TCR 工程 T 细胞复制了肿瘤抗原的亲代克隆的特异性。

TCR 疗法的一个缺点是它将 MHC 分类限制在一种 HLA 类型，仅在对表达该特定

HLA 类型的患者有适用性。此外，TCR 工程 T 细胞不能杀死通过下调 MHC Ⅰ类分子表达来逃避免疫系统的肿瘤细胞[59]。为了解决这些问题，设计表达嵌合抗原受体（CARs）的 T 细胞。CARs 由结合肿瘤抗原的抗体单链可变片段的胞外区域组成，代替 MHC 限制性的 TCR。这些抗原特异性的胞外区与 TCR 的非特异性细胞内信号结构域偶联。CARS 可以用比已知的抗肿瘤 TCR 数量多得多的肿瘤抗原抗体来设计。值得注意的是，虽然 TCRs 可以识别细胞内和细胞外肽抗原，但 CARS 要求抗原存在于细胞外。此外，CARs 还可以为肽、碳水化合物和糖脂的靶向。

针对 CD19 的 CAR T 细胞治疗（CAR-T 治疗）已被证明可使 B 细胞恶性肿瘤持续缓解[60]。然而，在实体瘤中，缺乏癌细胞特异

的表面抗原是一个限制因素。靶向治疗时，肿瘤外靶抗原表达或与自身抗原的交叉反应性有可能导致显著的毒性[61]。这与 CAR T 细胞特点相关，因为它们没有经过胸腺选择。

CAR-T 疗法和其他 ACTs 免疫疗法在根本上进行对比，发现 ACTs 免疫疗法诱导内源性 T 细胞反应（如肽或 DC 疫苗），后者受到 T 细胞的天然谱系的限制（即由 HLA 呈递肿瘤抗原在细胞表面）。CAR-T 疗法克服了这一局限，对抗原处理和呈递方面有缺陷的肿瘤具有潜在的疗效。目前有 2 个用 CAR-T 治疗 EGFRvⅢ 阳性 GBM 的 Ⅰ / Ⅱ 期临床试验[62]。一项试验针对复发性 GBM，用编码 EGFRvⅢ CAR 的重组病毒进行转导，还有共刺激结构域 CD28 和 4-1BB（NCT01454596）。另一种试验针对复发性或新诊断的 GBM，并使用具有 4-1BB 共刺激结构域的慢病毒（NCT02209376）转导。一项试验的初步资料来自 9 例多灶性复发性胶质母细胞瘤患者，没有任何肿瘤外毒性的证据，这让研究者们产生了希望。5 例输注 CAR-T 后接受肿瘤切除的患者，显示 CAR-T 细胞浸润。在某些患者中，EGFRvⅢ 靶抗原（即免疫编辑）丢失[63]。新诊断的 GBM 将不会再纳入 NCT02209376。

针对 CAR-T 治疗 GBM 其他抗原[即 HER2（NCT01109095）和 IL-13Ra2（NCT02208362）] 的 Ⅰ 期试验也正在进行，主要用于对一线治疗没反应的 GBM 和复发性 GBM。前一项试验因使用 HER2 CAR-T 细胞而引人注目，HER2CAR-T 细胞也具有巨细胞病毒（CMV）特异性，CMV 是存在于大多数成人中的一种常见病毒。CMV 不仅对 GBM 细胞具有嗜性[64]，而且与胶质瘤肿瘤干细胞一起参与肿瘤的发生[65]。后一项试验使用瘤内或腔内导管传递 IL-13Rα2 CAR T 细胞，初步数据显示 IL-13Rα2 CAR T 细胞浸润到肿瘤区域，表达 IL-13Rα2 的肿瘤细胞减少（未发表）。

癌症免疫治疗的局限性和挑战

尽管 CAR-T 疗法的发展迅速，但仍然存在许多挑战，其中很多挑战可以推广到所有形式的癌症免疫疗法中。

恶性胶质瘤通过全身或局部免疫反应的改变而产生免疫抑制效应[66-67]。特别是肿瘤微环境中浸润免疫抑制因子，阻碍 T 细胞的迁移、存活和效应功能。针对免疫抑制途径的策略有很多：设计释放细胞因子的 CAR T 细胞，增强其抗肿瘤活性；辅助治疗，如补充氧气，以改善 T 细胞在缺氧肿瘤微环境中的存活。此外，肿瘤微环境的标志物，如肿瘤衍生的细胞因子，可用于提高 CAR-T 治疗的精准靶向。

免疫逃逸即为一些肿瘤细胞逃避靶向免疫反应的消除，产生新的癌细胞，最终导致复发[68]，这是影响 CAR-T 治疗效果的主要障碍。例如，在 EGFRvⅢ 肽疫苗治疗的情况下，82% 的复发患者 EGFRvⅢ 表达丢失[69]，表明靶向多种抗原可能是必要的。最近的临床前概念验证的研究表明，CAR T 细胞疗法对靶向 2 个不同的双特异性肿瘤抗原有效[70]。当两种抗原同时存在，有可能可以进一步加强 CAR-T 功能[71]。

更普遍的是，CAR-T 联合治疗以提高肿瘤治疗反应，正引起人们的兴趣。例如，与在免疫抑制肿瘤微环境中过度表达的免疫检查点受体抑制剂的联合治疗，可以协助将免疫细胞运输至靶点[72]。此外，联合化疗药物，无论是作为淋巴细胞清除剂，还是作为使肿瘤对 CAR T 细胞敏感的免疫原性调节剂，都在研究中。EGFRvⅢ CAR-T 疗法的临床前研究发现它与替莫唑胺联合使用疗效佳[62]。此外，也有临床前证据表明放射可以增强肿瘤细胞的抗原呈递[73]，进一步证实了免疫疗法与当前标准治疗的协同作用。

将 CAR-T 疗法发展为主流医学的挑战是需要该疗法高度个性化，以及有处理、制造和管理细胞所需的专业知识和后期保障。因此，与现成的药物相比，细胞疗法更难商业化。在某些方面来看，CAR-T 与其说是一种药物，不如说是一种服务，而且有先例的经验（如 sipuleucel-T），这证明它的价值。

非侵入性手段来评估基因改变成为了一个重要的发展领域（如 EGFRvⅢ）。目前，获取用于遗传和组织病理学分析的组织标本要用侵入性方法（脑活检或手术切除）。在临床医学中，随着解剖 MRI 和生理 MRI 的广泛应用，特定突变的生物标志物成像具有重要意义：选择患者进行术前靶向治疗；根据肿瘤异质性通过图像引导活检减少采样误差；评估患者治疗资格或监测对靶向治疗的反应，来描述肿瘤残留或复发。考虑到肿瘤血管生成和新生血管的增加的部分是由 EGFRvⅢ 表达介导的，最近的研究集中在 MR 灌注加权成像。初步证据表明，最大相对肿瘤血容量[23]和相对峰值高度[74]可作为 EGFRvⅢ 表达的潜在预测标志物。

此外，在癌症免疫治疗的临床试验设计和治疗效果评价标准存在方法学难题。在 500 多名接受 DC 疫苗治疗的恶性胶质瘤患者中，基于放射学上发现的客观反应一直很低，为 15.6%[75]。在免疫疗法中，肿瘤负担和患者生存之间的关系得到了较好的认识，因为对免疫治疗的直接临床反应是免疫过程的调节。因此，诸如对实体肿瘤的反应评估标准或世界卫生组织为细胞毒性易物设计的标准等疗效衡量指标，对于免疫治疗可能不合适[76]。基于对免疫治疗动力学和机制进展的进一步理解，神经肿瘤学工作组重新定义了免疫治疗的客观反应和疾病进展[77]。最终，在标准化生物标志物出现之前，患者的总生存率将是治疗效益的最终衡量标准。

（译者：周良学）

参考文献

1. Stupp R, Hegi ME, Mason WP, et al. Effects of radiotherapy with concomitant and adjuvant temozolomide versus radiotherapy alone on survival in glioblastoma in a randomised phase III study: 5-year analysis of the EORTC-NCIC trial. Lancet Oncol 2009; 10(5): 459-66.

2. Sturm D, Bender S, Jones DTW, et al. Paediatric and adult glioblastoma: multiform (epi)genomic culprits emerge. Nat Rev Cancer 2014; 14(2): 92-107.

3. Hamilton MG, Roldán G, Magliocco A, et al. Determination of the methylation status of MGMT in different regions within glioblastoma multiforme. J Neurooncol 2011; 102(2): 255-60.

4. Natsume A, Kondo Y, Ito M, et al. Epigenetic aberrations and therapeutic implications in gliomas. Cancer Sci 2010; 101(6): 1331-6.

5. Chen J, Li Y, Yu T-S, et al. A restricted cell population propagates glioblastoma growth after chemotherapy. Nature 2012; 488(7412): 522-6.

6. Bao S, Wu Q, McLendon RE, et al. Glioma stem cells promote radioresistance by preferential activation of the DNA damage response. Nature 2006; 444(7120): 756-60.

7. Liu G, Yuan X, Zeng Z, et al. Analysis of gene expression and chemoresistance of CD1331 cancer stem cells in glioblastoma. Mol Cancer 2006; 5: 67.

8. Medawar PB. Immunity to homologous grafted skin; the fate of skin homografts transplanted to the brain, to subcutaneous tissue, and to the anterior chamber of the eye. Br J Exp Pathol 1948; 29(1): 58-69.

9. Prins RM, Shu CJ, Radu CG, et al. Anti-tumor activity and trafficking of self, tumor-specific T cells against tumors located in the brain. Cancer Immunol Immunother 2008; 57(9): 1279-89.

10. Ransohoff RM, Kivisäkk P, Kidd G. Three or more routes for leukocyte migration into the central nervous system. Nat Rev Immunol 2003; 3(7): 569-81.

11. Cserr HF, Harling-Berg CJ, Knopf PM. Drainage of brain extracellular fluid into blood and deep cervical lymph and its immunological significance. Brain Pathol Zurich Switz 1992; 2(4): 269-76.

12. Goldmann J, Kwidzinski E, Brandt C, et al. T cells traffic from brain to cervical lymph nodes via the cribroid plate and the nasal mucosa. J Leukoc Biol 2006; 80(4): 797-801.

13. Carson MJ, Sutcliffe JG, Campbell IL. Microglia stimulate naive T-cell differentiation without stimulating T-cell proliferation. J Neurosci Res 1999; 55(1): 127-34.

14. Hobohm U. Fever and cancer in perspective. Cancer Immunol Immunother 2001; 50(8): 391-6.

15. De Bonis P, Albanese A, Lofrese G, et al. Postoperative infection may influence survival in patients with glioblastoma: simply a myth? Neurosurgery 2011;

69(4): 864-8 [discussion: 868-9].

16. Linos E, Raine T, Alonso A, et al. Atopy and risk of brain tumors: a meta-analysis. J Natl Cancer Inst 2007; 99(20): 1544-50.

17. Preusser M, Lim M, Hafler DA, et al. Prospects of immune checkpoint modulators in the treatment of glioblastoma. Nat Rev Neurol 2015; 11(9): 504-14.

18. Dunn GP, Old LJ, Schreiber RD. The three Es of cancer immunoediting. Annu Rev Immunol 2004; 22(1): 329-60.

19. Reardon DA, Desjardins A, Schuster J, et al. IMCT-08ReACT: long-term survival from a randomized phase II study of rindopepimut (CDX-110) plus bevacizumab in relapsed glioblastoma. Neuro Oncol 2015; 17(Suppl 5): v109.

20. Swartz AM, Li Q-J, Sampson JH. Rindopepimut: a promising immunotherapeutic for the treatment of glioblastoma multiforme. Immunotherapy 2014; 6(6): 679-90.

21. Data Safety andMonitoring Board Recommends Celldex's phase 3 study of RINTEGA (rindopepimut) in newly diagnosed glioblastoma be discontinued as it is unlikely to meet primary overall survival endpoint in patients with minimal residual disease (NASDAQ: CLDX). Available at: http: //ir.celldex.com/releasedetail. cfm?ReleaseID=959021. Accessed March 16, 2016.

22. Gan HK, Kaye AH, Luwor RB. The EGFRvIII variant in glioblastoma multiforme. J Clin Neurosci 2009; 16(6): 748-54.

23. Tykocinski ES, Grant RA, Kapoor GS, et al. Use of magnetic perfusion-weighted imaging to determine epidermal growth factor receptor variant III expression in glioblastoma. Neuro Oncol 2012; 14(5): 613-23.

24. Furnari FB, Fenton T, Bachoo RM, et al. Malignant astrocytic glioma: genetics, biology, and paths to treatment. Genes Dev 2007; 21(21): 2683-710.

25. Zhao J, Sukhadia S, Fox A, et al. Abstract 4916: development of a NGS-based method for EGFRvIII detection: sequence analysis of the junction. Cancer Res 2015; 75(Suppl 15): 4916.

26. Lal A, Glazer CA, Martinson HM, et al. Mutant epidermal growth factor receptor up-regulates molecular effectors of tumor invasion. Cancer Res 2002; 62(12): 3335-9.

27. Boockvar JA, Kapitonov D, Kapoor G, et al. Constitutive EGFR signaling confers a motile phenotype to neural stem cells. Mol Cell Neurosci 2003; 24(4): 1116-30.

28. Montgomery RB, Guzman J, O'Rourke DM, et al. Expression of oncogenic epidermal growth factor receptor family kinases induces paclitaxel resistance and alters beta-tubulin isotype expression. J Biol Chem 2000; 275(23): 17358-63.

29. Lammering G, Valerie K, Lin P-S, et al. Radiation-induced activation of a common variant of EGFR confers enhanced radioresistance. Radiother Oncol 2004; 72(3): 267-73.

30. Diedrich U, Lucius J, Baron E, et al. Distribution of epidermal growth factor receptor gene amplification in brain tumours and correlation to prognosis. J Neurol 1995; 242(10): 683-8.

31. Wikstrand CJ, Hale LP, Batra SK, et al. Monoclonal antibodies against EGFRvIII are tumor specific and react with breast and lung carcinomas and malignant gliomas. Cancer Res 1995; 55(14): 3140-8.

32. Morgan RA, Johnson LA, Davis JL, et al. Recognition of glioma stem cells by genetically modified T cells targeting EGFRvIII and development of adoptive cell therapy for glioma. Hum Gene Ther 2012; 23(10): 1043-53.

33. Udono H, Srivastava PK. Comparison of tumor-specific immunogenicities of stress-induced proteins gp96, hsp90, and hsp70. J Immunol 1994; 152(11): 5398-403.

34. Bloch O, Crane CA, Fuks Y, et al. Heat-shock protein peptide complex-96 vaccination for recurrent glioblastoma: a phase II, single-arm trial. Neuro Oncol 2014; 16(2): 274-9.

35. Bloch O, Raizer JJ, Lim M, et al. Newly diagnosed glioblastoma patients treated with an autologous heat shock protein peptide vaccine: PD-L1 expression and response to therapy. ASCO Meet Abstr 2015; 33(Suppl 15): 2011.

36. Chiocca EA, Aguilar LK, Bell SD, et al. Phase IB study of gene-mediated cytotoxic immunotherapy adjuvant to up-front surgery and intensive timing radiation for malignant glioma. J Clin Oncol 2011; 29(27): 3611-9.

37. Oldfield EH, Ram Z, Culver KW, et al. Gene therapy for the treatment of brain tumors using intratumoral transduction with the thymidine kinase gene and intravenous ganciclovir. Hum Gene Ther 1993; 4(1): 39-69.

38. Sandmair A-M, Loimas S, Puranen P, et al. Thymidine kinase gene therapy for humanmalignant glioma, using replication-deficient retroviruses or adenoviruses. Hum Gene Ther 2000; 11(16): 2197-205.

39. Mineta T, Rabkin SD, Yazaki T, et al.Attenuated multimutated herpes simplex virus-1 for the treatment of malignant gliomas. Nat Med 1995; 1(9): 938-43.

40. Puduvalli VK, Kyritsis AP, Hess KR, et al. Patterns of expression of Rb and p16 in astrocytic gliomas, and correlation with survival. Int JOncol 2000; 17(5): 963-9.

41. Chiocca EA, Abbed KM, Tatter S, et al. A phase I open-label, dose-escalation, multi-institutional trial of injection with an E1B-Attenuated adenovirus, ONYX-015, into the peritumoral region of recurrent malignant gliomas, in the adjuvant setting. Mol Ther J Am Soc

Gene Ther 2004; 10(5): 958-66.

42. Fueyo J, Gomez-Manzano C, Alemany R, et al. A mutant oncolytic adenovirus targeting the Rb pathway produces anti-glioma effect in vivo. Oncogene 2000; 19(1): 2-12.

43. Fueyo J, Alemany R, Gomez-Manzano C, et al. Preclinical characterization of the antiglioma activity of a tropism-enhanced adenovirus targeted to the retinoblastoma pathway. J Natl Cancer Inst 2003; 95(9): 652-60.

44. Lang FF, Conrad C, Gomez-Manzano C, et al. First-inhuman phase I clinical trial of oncolytic delta-24-RGD (DNX-2401) with biological endpoints: implications for viro- immunotherapy. Neuro Oncol 2014; 16 (Suppl 3): iii39.

45. Merrill MK, Bernhardt G, Sampson JH, et al. Poliovirus receptor CD155-targeted oncolysis of glioma. Neuro Oncol 2004; 6(3): 208-17.

46. Gromeier M, Lachmann S, Rosenfeld MR, et al. Intergeneric poliovirus recombinants for the treatment of malignant glioma. Proc Natl Acad Sci U S A 2000; 97(12): 6803-8.

47. Goetz C, Gromeier M. Preparing an oncolytic poliovirus recombinant for clinical application against glioblastoma multiforme. Cytokine Growth Factor Rev 2010; 21(2-3): 197-203.

48. Kirn DH, Thorne SH. Targeted and armed oncolytic poxviruses: a novel multi-mechanistic therapeutic class for cancer. Nat Rev Cancer 2009; 9(1): 64-71.

49. Dix AR, Brooks WH, Roszman TL, et al. Immune defects observed in patients with primary malignant brain tumors. JNeuroimmunol 1999; 100(1-2): 216-32.

50. Sampson JH, Archer GE, Mitchell DA, et al. An epidermal growth factor receptor variant Ⅲ-targeted vaccine is safe and immunogenic in patients with glioblastoma multiforme. Mol Cancer Ther 2009; 8(10): 2773-9.

51. Phuphanich S,Wheeler CJ, Rudnick JD, et al. Phase I trial of a multi-epitope-pulsed dendritic cell vaccine for patients with newly diagnosed glioblastoma. Cancer Immunol Immunother 2013; 62(1): 125-35.

52. Wen P, Reardon D, Phuphanich S, et al. At-60a randomized double blind placebo-controlled phase 2 trial of dendritic cell (DC) vaccine ICT-107 following standard treatment in newly diagnosed patients with GBM. Neuro Oncol 2014; 16(Suppl 5): v22.

53. Prins RM, Soto H, Konkankit V, et al. Gene expression profile correlates with T-cell infiltration and relative survival in glioblastoma patients vaccinated with dendritic cell immunotherapy. Clin Cancer Res 2011; 17(6): 1603-15.

54. Polyzoidis S, Ashkan K. DCVaxR-L—developed by Northwest Biotherapeutics. Hum Vaccines Immunother 2014; 10(11): 3139-45.

55. Rosenberg SA, Yang JC, Sherry RM, et al. Durable complete responses in heavily pretreated patients with metastatic melanoma using T-cell transfer immunotherapy. Clin Cancer Res 2011; 17(13): 4550-7.

56. Hong JJ, Rosenberg SA, Dudley ME, et al. Successful treatment of melanoma brain metastases with adoptive cell therapy. Clin Cancer Res 2010; 16(19): 4892-8.

57. Parkhurst MR, Joo J, Riley JP, et al. Characterization of genetically modified T-cell receptors that recognize the CEA: 691-699 peptide in the context of HLA-A2.1 on human colorectal cancer cells. Clin Cancer Res 2009; 15(1): 169-80.

58. Li Y,Moysey R, Molloy PE, et al. Directed evolution of human T-cell receptors with picomolar affinities by phage display. Nat Biotechnol 2005; 23(3): 349-54.

59. Facoetti A. Human leukocyte antigen and antigen processing machinery component defects in astrocytic tumors. Clin Cancer Res 2005; 11(23): 8304-11.

60. Maude SL, Frey N, Shaw PA, et al. Chimeric antigen receptor T cells for sustained remissions in leukemia. N Engl J Med 2014; 371(16): 1507-17.

61. Linette GP, Stadtmauer EA, Maus MV, et al. Cardiovascular toxicity and titin cross-reactivity of affinity-enhanced T cells in myeloma and melanoma. Blood 2013; 122(6): 863-71.

62. Johnson LA, Scholler J, Ohkuri T, et al. Rational development and characterization of humanized anti-EGFR variant III chimeric antigen receptor T cells for glioblastoma. Sci Transl Med 2015; 7(275): 275ra22.

63. O'Rourke D, Desai A, Morrissette J, et al. IMCT-15PILOT study of T cells redirected to EGFRvⅢ with a chimeric antigen receptor in patients with EGFRvⅢ+ glioblastoma. Neuro Oncol 2015; 17(Suppl 5): v110-1.

64. Cobbs CS, Harkins L, Samanta M, et al. Human cytomegalovirus infection and expression in human malignant glioma. Cancer Res 2002; 62(12): 3347-50.

65. Dziurzynski K, Wei J, Qiao W, et al. Glioma-associated cytomegalovirus mediates subversion of the monocyte lineage to a tumor propagating phenotype. Clin Cancer Res 2011; 17(14): 4642-9.

66. Charles NA, Holland EC, Gilbertson R, et al. The brain tumor microenvironment. Glia 2011; 59(8): 1169-80.

67. Waziri A. Glioblastoma-derived mechanisms of systemic immunosuppression. Neurosurg Clin N Am 2010; 21(1): 31-42.

68. Khong HT, Restifo NP. Natural selection of tumor variants in the generation of "tumor escape" phenotypes. Nat Immunol 2002; 3(11): 999-1005.

69. Sampson JH, Heimberger AB, Archer GE, et al. Immunologic escape after prolonged progression-free survival with epidermal growth factor receptor variant III peptide vaccination in patients with newly diagnosed

glioblastoma. J Clin Oncol 2010; 28(31): 4722-9.

70. Hegde M, Corder A, Chow KKH, et al. Combinational targeting offsets antigen escape and enhances effector functions of adoptively transferred T cells in glioblastoma. Mol Ther J Am Soc Gene Ther 2013; 21(11): 2087-101.

71. Grada Z, Hegde M, Byrd T, et al. TanCAR: a novel bispecific chimeric antigen receptor for cancer immunotherapy. Mol Ther Nucleic Acids 2013; 2: e105.

72. Peng W, Liu C, Xu C, et al. PD-1 blockade enhances T-cell migration to tumors by elevating IFN-g inducible chemokines. Cancer Res 2012; 72(20): 5209-18.

73. Lugade AA, Sorensen EW, Gerber SA, et al. Radiation-induced IFN-gamma production within the tumor microenvironment influences antitumor immunity. J Immunol 2008; 180(5): 3132-9.

74. Gupta A, Young RJ, Shah AD, et al. Pretreatment dynamic susceptibility contrast MRI perfusion in glioblastoma: prediction of EGFR gene amplification. Clin Neuroradiol 2015; 25(2): 143-50.

75. Anguille S, Smits EL, Lion E, et al. Clinical use of dendritic cells for cancer therapy. Lancet Oncol 2014; 15(7): e257-67.

76. Wolchok JD, Hoos A, O'Day S, et al. Guidelines for the evaluation of immune therapy activity in solid tumors: immune-related response criteria. Clin Cancer Res 2009; 15(23): 7412-20.

77. Okada H, Weller M, Huang R, et al. Immunotherapy response assessment in neuro-oncology: a report of the RANO working group. Lancet Oncol 2015; 16(15): e534-42.

第 20 章

胶质母细胞瘤的早期检测

Javier M. Figueroa, MD, PhD, Bob S. Carter, MD, PhD*

历史背景和生物学基础

　　早期发现实体肿瘤对延长癌症患者的生存期和提高治愈癌症的可能性至关重要。这一观点尤其适用于最常见、最致命的恶性脑肿瘤——胶质母细胞瘤（GBM）患者。因为早期发现不仅可能提高生存率，还可能提高生活质量。从历史上看，较为常见的恶性肿瘤，如乳腺癌和结肠癌，通过乳房 X 光检查和结肠镜检查为早期发现这些实体肿瘤铺平了道路，挽救了无数患者的生命。然而，检测大脑实体肿瘤是一项更为困难的任务，因为它被包裹在颅骨中，而影像学研究还没有达到完全诊断的技术水平。在这方面，以人群为基础的神经检查和影像学筛查要么用处不大，要么成本昂贵[1]。与其他癌症一样，GBM 的筛查需要一种假阳性率较低的诊断测试，以防止不必要且昂贵的影像学研究和进一步的临床检查。因此，临床医师和研究人员一直在寻找血清和脑脊液（CSF）中的生物标志物，以便尽早发现 GBM，进行有意义的治疗。

　　血清中癌胚抗原（CEA）水平升高，说明了分析恶性肿瘤患者的生物体液中的标志物的意义。这在结肠直肠癌患者中率先发现[2]。然而，这种正常生理蛋白的水平并不是在所有结肠癌患者中都升高，并且与许多其他癌症类型相关，这限制了它作为诊断性生物标志物的应用。其他生物标志物也很快出现在了此领域的前沿，如前列腺癌的前列腺特异性抗原和卵巢癌的肿瘤抗原 125（CA-125）；然而，这些测试的特殊性使其不能成为诊断性测试[3-4]。目前有美国 FDA 批准的 20 种肿瘤生物标志物蛋白，大部分用于监测疾病进展和对治疗的反应[5]。然而，GBM 没有可靠的血清生物标志物，目前的初步检测仅仅依赖于与肿瘤大小和位置相关的临床表现。因此，为了在患者出现症状之前开始治疗，早期发现是必要的，这可能会影响患者的生活质量和无进展生存。

　　在目前的治疗管理模式中，早期发现 GBM（最好是在临床症状出现之前）的能力有两种不同的益处。首先，早期发现的肿瘤体积较小，而较大的肿瘤只有在出现临床症状（如说话困难、癫痫、瘫痪等症状）后才能检测到，另外因为 GBM 具有侵犯周围组织的特性，手术中需切除部分正常的脑组织以防止复发。与较大的肿瘤相比，早期发现的肿瘤在首次手术中需切除的肿瘤体积较小，需切除的正常脑组织较少。其次，在分子遗传学水平上，较小肿瘤的细胞总数少，意味着肿瘤干细胞与其子代之间的遗传变异较少，这可能影响其逃过化疗和放疗作用的能力。较大的肿瘤细胞有更多的遗传多样性，其中一些有助于抵抗治疗、逃避免疫监测和引起复发。

Department of Neurosurgery, UC San Diego, 3855 Health Sciences Drive, La Jolla, CA 92093, USA
* Corresponding author.
E-mail address: BobCarter@ucsd.edu

GBM 中存在的特异性表面标志物和突变物，使得血清和（或）脑脊液早期检测成为可能。尤其让人感兴趣的是，由于大脑直接浸泡在脑脊液中，不需要跨越血脑屏障，找到相关生物标志物的可能性更大。另外收集脑脊液是一个比收集血液更具侵入性的过程，因此血清生物标志物更理想。此外，并不是所有 GBM 都是相同的，有些 GBM 对不同的放疗、化疗方案反应更好，因此理想的生物标志物应该能够区分不同的分子亚型。在许多 GBM 中发现的某些异常，如表皮生长因子受体（EGFR）和 RNA 谱，以及循环肿瘤细胞（CTCs）和细胞外小泡（EVs），都具有诊断 GBM 的潜力，并可区分经典、间质和神经前体亚型。因此，从血清或脑脊液中进行可靠的体液活检，不仅有助于提高 GBM 的诊断，而且还将影响治疗和复发监测。

生物标志物的研发及其证据

早期检测 GBM 的重点是在血液和脑脊液中寻找肿瘤特异性的生物标志物。在这方面，目前的研究主要集中在 3 种不同的肿瘤相关因素：细胞外大分子、细胞外小泡和循环肿瘤细胞。对这三种因素的研究跨越了肿瘤特异性生物标志物研究的范畴，结合起来有可能影响 GBM 的筛查和诊断。

细胞外大分子的检测

血清和脑脊液中游离核酸种类的检测对 GBM 具有特殊的意义，因为 DNA、信使 RNA（mRNA）或微小 RNA（miRNA）中的肿瘤特异性异常可用于区分恶性肿瘤和正常组织。此外，核酸信号可能能够在 GBM 的不同亚型之间有特异性，从而提供预后信息和肿瘤特异性的治疗。

近年来，多个研究小组报道了脑肿瘤患者血清中存在循环肿瘤 DNA（ctDNA）[6-7]。当肿瘤内的细胞开始死亡并释放细胞内的内容物时，ctDNA 可以从血清中分离出来，并

能提供恶性肿瘤分子遗传学相关的肿瘤特异性信息。具体来说，通过分析高级别胶质瘤（HGGs）患者的 ctDNA，可以确定抑癌基因的甲基化状态和杂合性丢失（LOH）[6]。血清 ctDNA 分析可以测定染色体 1p、19q、10q 中 O^6- 甲基鸟嘌呤甲基转移酶（MGMT）、磷酸酶和张力蛋白同系物（PTEN）的甲基化状态以及 COH，其灵敏度为 50% ~ 55%，特异度为 100%[6]。同样地，血清 ctDNA 可以检测到恶性胶质瘤患者 MGMT、RASSF1A、p15INK4B 和 p14ARF 中存在甲基化，这种方法的灵敏度为 50%，特异度为 100%[7]。这些生物标志物检测颅内肿瘤的灵敏度较差，可能与血清中肿瘤特异性 ctDNA 浓度较低有关，提示 CSF 分析可提高假阴性率。脑脊液分析与血清相比，肿瘤特异性 ctDNA 的浓度明显升高[8-9]。分离的循环肿瘤 DNA（ctDNA）已被证明可检测以下基因的组织一致性突变：NF2、AKT1、BRAF、NRAS、KRAS 和 EGFR[8]。尽管脑脊液中全部 ctDNA 浓度低于血清，但突变特异性 ctDNA 的浓度和突变等位基因出现的频率高于血清，此外，EGFR、PTEN、ESR1、IDH1、ERBB2 和 FGFR2 的突变很容易在脑脊液的 ctDNA 中检测到，灵敏度为 58%，而血清的灵敏度为 0[9]。总之，这些研究的结果表明，分析生物液体中的游离 ctDNA 可能有助于早期发现存在突变特异性的颅内肿瘤。

因为肿瘤的异质性，并不是所有的肿瘤细胞都能体现相同的基因突变，对生物体液中 RNA 表达谱的研究可能发现一些更为及时准确的恶性进展产物。对患者血清 miRNA 谱的研究发现，和正常对照组相比，胶质母细胞瘤患者中有超过 100 种 miRNA 显著上调（其中表达最高的是 miR-340、miR-576-5p、miR-626），同时有 20 余种 miRNA 显著下调（其中表达最少的是 let-7g-5p、miR-7-5p、miR-320）[10]。其他研究者发现在胶质母细胞瘤患者血清中 miR-185 表达水平显著增加，而在手术后及放化疗后其表达水平又降至正

常[11]。此外，胶质母细胞瘤患者血清中 miR-210 的表达水平，和肿瘤恶性程度及患者治疗结果都密切相关[12]。相比之下，胶质瘤患者血清中 miR-205 的表达水平显著下降，其与肿瘤级别、远期生活质量评估及总体生存水平有关[13]。对胶质瘤患者脑脊液中 miRNA 的分析研究也发现了一些有趣的结果。胶质母细胞瘤患者脑脊液中 miR-10b 和 miR-21 表达显著升高，而 miR-200 水平仅在中枢神经系统转移性肿瘤（CNS）患者中升高，这使得临床医师很容易鉴别原发性恶性肿瘤和转移瘤，其准确率可达 91%～99%[14]。同样，胶质瘤患者脑脊液中 miR-223、miR-451 和 miR-711 水平也显著升高。这些研究表明，在不久的将来，脑脊液中 miRNA 的种类不但可以帮助诊断胶质母细胞瘤，还可以将其与其他中枢神经系统肿瘤区分开来。

对胶质母细胞瘤蛋白质生物标志物的研究主要集中在生理分泌蛋白水平上的异常，目前还没有发现肿瘤特异性蛋白。这种方法依赖于监测从恶性肿瘤细胞中分泌到血清或脑脊液中的蛋白质，以期达到可以帮助临床医师能诊断胶质母细胞瘤的水平。

目前对 GBM 患者血清蛋白的研究最多的是胶质纤维酸性蛋白（GFAP），是一种在胶质细胞中高表达的中间纤维。有几份研究发现血清中 GFAP 水平的增加可以准确地诊断 GBM[16-18]。总体上，大于 0.05 ng/ml 的 GFAP 水平可用于诊断恶性胶质瘤的患者，其有 75%～85% 的灵敏度和 70%～100% 的特异度[16-18]。此外，GFAP 水平的升高与 IDH 1 突变缺失有关[18]，非 GBM 肿瘤患者血清中没有检测到 GFAP[16]。其他一些研究集中在 GFAP 以外的其他蛋白质上。血清 YKL-40 和基质金属蛋白酶 9 水平的升高与颅内肿瘤的发生有关，同时与患者的整体生存率降低有关[19]。此外，血清 BMP 2、HSP 70 和 CXCL 10 水平升高对诊断复发的高级别胶质瘤的灵敏性为 96%，特异性为 89%[20]。致力于胶质

母细胞瘤研究的人员对血清表皮生长因子受体（EGFR）水平的分析发现，大多数胶质母细胞瘤患者都出现了野生型 EGFR（WtEGFR）的 DNA 过度扩增和 RNA 过度表达[21]。血清 EGFR 水平升高的 GBM 患者预后较差，总生存率降低[22]。和其他细胞外大分子一样，与在血清中寻找蛋白质生物标志物相比，在脑脊液中寻找可能会发现更多的 GBM 特异性蛋白。脑脊液中 GFAP 超过 0.04 mg/ml 可以考虑诊断 GBM，同时可以与其他中枢神经系统恶性肿瘤及健康对照者相鉴别[23]。同样，髓磷脂碱性蛋白（MBP）是中枢神经系统特有的蛋白质，可以作为 GBM 患者脑脊液中的生物志记物。脑脊液中 MBP 大于 4.0 ng/ml 提示有肿瘤发生，手术和化疗后 MBP 水平下降[24]。其他生长因子和细胞因子，也被认为有可能成为 GBM 的生物标志物。大多数恶性胶质瘤患者脑脊液中血管内皮生长因子（VEGF）和白细胞介素 -6（IL-6）水平升高，据此可与低级别胶质瘤患者及正常健康对照组鉴别[25-26]。因此，这些蛋白质可以作为改进 GBM 患者的脑脊液生物标志物的基础。

最近，研究者也开始研究血清和脑脊液中的肿瘤代谢产物。血清半胱氨酸代谢物水平升高与 GBM 诊断有关，而少突胶质细胞瘤患者血清赖氨酸和 2- 氧异己酸代谢物的水平升高，据此可鉴别 GBM 和少突胶质细胞瘤[27]。此外，GBM 患者血清中肌醇和十六碳烯酸代谢物升高的水平，对患者远期生存有预测价值[27]。在脑脊液里，来自氨基酸、脂质、嘧啶和中心碳代谢途径的代谢物的含量，与健康对照组相比有显著差异。GBM 患者脑脊液中 2- 羟基戊二酸水平升高表明肿瘤中存在 IDH1 突变。临床上，脑脊液中色氨酸和组氨酸代谢物水平的提高，可以用来区分原发性 GBM 和复发性 GBM[28]。尽管代谢生物标志物是相当新的研究内容，但它们具有揭示细胞恶化内部工作过程能力，并且具有作为 GBM 的生物标志物的潜力。

细胞外囊泡的检测

在血清和脑脊液中检测作为 GBM 生物标志物，其结果还不如细胞外大分子。然而，鉴于血清和脑脊液的恶劣环境，和细胞外囊泡相比，游离循环核酸和蛋白质更容易降解。几乎在每一种细胞类型中，细胞外囊泡的分泌都是一个正常的生理过程，是一个广义的术语，包括微泡和外泌体[29]。微泡直径在 200～500 nm，是通过细胞膜的气泡释放出的，其内可以带有细胞质中的元素，如 mRNA 和 miRNA。外泌体直径一般为 40～100 nm，它通过细胞内小体系统进行包装和分泌，与微泡相比，外泌体中的 mRNA 和 miRNA 被更严格的调控[29]。然而，这两个亚组都可能含有肿瘤特异性的细胞膜元素，这些元素还可以用作在血清和脑脊液中检测 GBM 的诊断性生物标志物。

鉴于 EVs 含有可测量的核酸，研究人员分析了这些特定于 GBM 的生物标志物的原始资料。胶质母细胞瘤患者血清来源的 EVs mRNA 表达模式中，与核糖体功能相关的基因水平显著降低，这些基因包括 *rpl 11*、*rps 12*、*tms 13* 和 *b2m*[30]。同样，可以在血清来源的微泡中检测到 EGFR 变异体 Ⅲ（EGFRv Ⅲ）的 mRNA 表达，这表明除手术外，患者还可以进行受体特异性治疗[31]。考虑到非编码 RNA 可以调节 mRNA 的表达，研究其作为 GBM 生物标志物的作用也比较谨慎。血清来源的 EVs 中 RNU6-1、miR-320 和 miR-574-3p 水平的升高与 GBM 的诊断相关，其灵敏性为 87%，特异性为 86%[32]。在脑脊液中比在血清中更有可能发现 GBM 特异性 EVs，这个特点与游离循环大分子相似。与正常对照组相比，GBM 患者脑脊液来源的 EVs 中 miR-21 表达评价高于正常 10 倍以上，据此诊断 GBM 的灵敏性为 87%，特异性为 93%[33]。虽然微泡含有更多的 RNA 种类，但脑脊液来源的 EVs 中的大部分 miRNA 主要存在于外泌体中；外泌体中有超过 40 种

miRNA，而微泡中只有 10 种 miRNA[34]。这些研究结果表明，将来脑脊液来源的 EVs 中的 miRNA 谱可用于 GBM 的诊断。

血清来源的 EVs 中的蛋白质也可能被用作 GBM 的生物标志物。GBM 患者血清来源的 EVs 中有高表达的血管生成素、FGF-α、IL-6、VEGF、TIMP-1 和 TIMP-2[31]。另外，使用微磁共振技术检测血清来源的 EVs 中 EGFR、EGFRv Ⅲ、PDPN 和 IDH1 的表达情况，可用来诊断 GBM，具有 85% 的灵敏性和 80% 的特异性，并且能够预测替莫唑胺化疗的效果[35]。最近，研究人员还对脑脊液来源的 EVs 进行了研究，以期找到 GBM 特异性遗传变异的表达。我们的研究小组最近发现在 GBM 患者脑脊液来源的 EVs 中可以检测到 EGFRv Ⅲ 的突变，据此诊断 EGFRv Ⅲ 阳性的胶质瘤灵敏度为 60%，特异性为 98%。此外，EGFRv Ⅲ 阳性的胶细胞瘤患者脑脊液来源的 EVs 中显著增加了 WTEGFR 的表达，已知其在 GBM 的经典亚型中过量表达[36]。这些新的诊断性检测不仅有诊断 GBM 的潜力，而且对确定 EGFRv Ⅲ 状态和区分 GBM 亚型也有潜在的应用价值。

循环肿瘤细胞的检测

在 GBM 早期诊断策略中，研究最少的是循环肿瘤细胞（circulating tumor cells, CTCs）的检测。最常用的研究方法是研究人员分离孤立的恶性肿瘤细胞，这些肿瘤细胞是从原发肿瘤中脱离出来，然后进入循环系统或脑脊液的。然而，术语 CTC 不仅适用于恶性细胞，然而，CTC 一词不仅包括恶性肿瘤细胞，还包括肿瘤基质内的破坏细胞，如内皮细胞和免疫细胞。目前已有研究发现 GBM 患者血清中的 CTCs，但对脑脊液中 CTCs 的研究尚不多见。

在 GBM 中寻找 CTCs 是一项困难的工作，因为目前还没有明确的肿瘤细胞表面标志物。相反，研究人员更倾向于寻找能定向

作用于胶质母细胞瘤的 CTCs 的多种混合型抗体。通过对 GBM 已知的遗传变异分析，证实 GBM 患者中存在 CD 14 抗体、CD 16 抗体和 CD 45 抗体，这些抗体能够检测血清中与特定 GBM 亚型相关的 CTCs[36]。就像可利用腺病毒探针检测 GBM 患者已知增高的端粒酶逆转录酶一样，血清中的 CTCs 可以通过分析恶性胶质瘤患者的 Nestin、GFAP、EGFR 显著上调及上皮细胞黏附分子缺失，得以分离和确认 [37]。这些有希望的结果，表明在 GBM 患者中检测 CTCs 是可能的，并可能在将来得到改进，成为一种有用的诊断目标。

总结

　　通过对血清和脑脊液的分析来早期诊断 GBM 的能力仍需进一步提高。研究人员对生物体液中大量游离核酸和蛋白质进行了研究，取得了较好的结果。EV 分离的扩展领域及与其相关的 RNA 和蛋白质内容物，为临床医师提供了另一种有趣的诊断方法。此外，CTC 检测已被证明是一种很有前途的肿瘤诊断方式，但这方面仍有很多工作需要去做。在未来，这些方法不仅可以作为 GBM 早期诊断的筛选工具，还可以提供肿瘤特异性的信息，指导合适的治疗策略。

（译者：李治晓）

参考文献

1. Raizer JJ, Fitzner KA, Jacobs DI, et al. Economics of malignant gliomas: a critical review. J Oncol Pract 2015; 11(1): e59-65.

2. Gold P, Freedman SO. Specific carcinoembryonic antigens of the human digestive system. J Exp Med 1965; 122(3): 467-81.

3. Vihko P, Sajanti E, Jänne O, et al. Serum prostatespecific acid phosphatase: development and validation of a specific radioimmunoassay. Clin Chem 1978; 24(11): 1915-9.

4. Bast RC Jr, Klug TL, St John E, et al. A radioimmunoassay using a monoclonal antibody to monitor the course of epithelial ovarian cancer. N Engl J Med 1983; 309(15): 883-7.

5. Füzéry AK, Levin J, Chan MM, et al. Translation of proteomic biomarkers into FDA approved cancer diagnostics. Clin Proteomics 2013; 10(1): 13.

6. Lavon I, Refael M, Zelikovitch B, et al. Serum DNA can define tumor-specific genetic and epigenetic markers in gliomas of various grades. Neuro Oncol 2010; 12(2): 173-80.

7. Majchrzak-Celinska A, Paluszczak J, Kleszcz R, et al. Detection of MGMT, RASSF1A, p15INK4B, and p14ARF promoter methylation in circulating tumor-derived DNA of central nervous system cancer patients. J Appl Genet 2013; 54(3): 335-44.

8. Pan W, Gu W, Nagpal S, et al. Brain tumor mutations detected in cerebral spinal fluid. Clin Chem 2015; 61(3): 514-22.

9. De Mattos-Arruda L, Mayor R, Ng CK, et al. Cerebrospinal fluid-derived circulating tumour DNA better represents the genomic alterations of brain tumours than plasma. Nat Commun 2015; 10(6): 8839.

10. Dong L, Li Y, Han C, et al. MicroRNA microarray reveals specific expression in the peripheral blood of glioblastoma patients. Int J Oncol 2014; 45(2): 746-56.

11. Tang H, Liu Q, Liu X, et al. Plasma miR-185 as a predictive biomarker for prognosis of malignant glioma. J Cancer Res Ther 2015; 11(3): 630-4.

12. Lai NS, Wu DG, Fang XG, et al. Serum microRNA-210 as a potential noninvasive biomarker for the diagnosis and prognosis of glioma. Br J Cancer 2015; 112(7): 1241-6.

13. Yue X, Lan F, Hu M, et al. Downregulation of serum microRNA-205 as a potential diagnostic and prognostic biomarker for human glioma. J Neurosurg 2016; 124(1): 122-8.

14. Teplyuk NM, Mollenhauer B, Gabriely G, et al. MicroRNAs in cerebrospinal fluid identify glioblastoma and metastatic brain cancers and reflect disease activity. Neuro Oncol 2012; 14(6): 689-700.

15. Drusco A, Bottoni A, Laganà A, et al. A differentially expressed set of microRNAs in cerebro-spinal fluid (CSF) can diagnose CNS malignancies. Oncotarget 2015; 6(25): 20829-39.

16. Jung CS, Foerch C, Schänzer A, et al. Serum GFAP is a diagnostic marker for glioblastoma multiforme. Brain 2007; 130(12): 3336-41.

17. Tichy J, Spechtmeyer S, Mittelbronn M, et al. Prospective evaluation of serum glial fibrillary acidic protein (GFAP) as a diagnostic marker for glioblastoma. Neurooncol 2016; 126(2): 361-9.

18. Kiviniemi A, Gardberg M, Frantzén J, et al. Serum

levels of GFAP and EGFR in primary and recurrent high-grade gliomas: correlation to tumor volume, molecular markers, and progression-free survival. Neuro Oncol 2015; 124(2): 237-45.

19. Hormigo A, Gu B, Karimi S, et al. YKL-40 and matrix metalloproteinase-9 as potential serum biomarkers for patients with high-grade gliomas. Clin Cancer Res 2006; 12(19): 5698-704.

20. Elstner A, Stockhammer F, Nguyen-Dobinsky TN, et al. Identification of diagnostic serum protein profiles of glioblastoma patients. Neuro Oncol 2011; 102(1): 71-80.

21. Benito R, Gil-Benso R, Quilis V, et al. Primary glioblastomas with and without EGFR amplification: relationship to genetic alterations and clinical pathological features. Neuropathology 2010; 30(4): 392-400.

22. Quaranta M, Divella R, Daniele A, et al. Epidermal growth factor receptor serum levels and prognostic value in malignant gliomas. Tumori 2007; 93(3): 275-80.

23. Szymas J, Morkowski S, Tokarz F. Determination of the glial fibrillary acidic protein in human cerebrospinal fluid and in cyst fluid of brain tumors. Acta Neurochir 1986; 83(3-4): 144-50.

24. Nakagawa H, Yamada M, Kanayama T, et al. Myelin basic protein in the cerebrospinal fluid of patients with brain tumors. Neurosurgery 1994; 34(5): 825-33.

25. Sampath P, Weaver CE, Sungarian A, et al. Cerebrospinal fluid (vascular endothelial growth factor) and serologic (recoverin) tumor markers for malignant glioma. Cancer Control 2004; 11(3): 174-80.

26. Shen F, Zhang Y, Yao Y, et al. Proteomic analysis of cerebrospinal fluid: toward the identification of biomarkers for gliomas. Neurosurg Rev 2014; 37(3): 367-80.

27. Mörén L, Bergenheim AT, Ghasimi S, et al. Metabolomic screening of tumor tissue and serum in glioma patients reveals diagnostic and prognostic information. Metabolite 2015; 5(3): 502-20.

28. Locasale JW, Melman T, Song S, et al. Metabolomics of human cerebrospinal fluid identifies signatures of malignant glioma. Mol Cell Proteomics 2012; 11(6): M111.014688.

29. Kalra H, Simpson RJ, Ji H, et al. Vesiclepedia: a compendium for extracellular vesicles with continuous community annotation. PLoS Biol 2012; 10(12): e1001450.

30. Noerholm M, Balaj L, Limperg T, et al. RNA expression patterns in serum microvesicles from patients with glioblastoma multiforme and controls. BMC Cancer 2012; 12: 22.

31. Skog J, Würdinger T, van Rijn S, et al. Glioblastoma microvesicles transport RNA and proteins that promote tumour growth and provide diagnostic biomarkers. Nat Cell Biol 2008; 10(12): 1470-6.

32. Manterola L, Guruceaga E, Gállego Pérez-Larraya J, et al. A small noncoding RNA signature found in exosomes of GBM patient serum as a diagnostic tool. Neuro Oncol 2014; 16(4): 520-7.

33. Akers JC, Ramakrishnan V, Kim R, et al. MiR-21 in the extracellular vesicles (EVs) of cerebrospinal fluid (CSF): a platform for glioblastoma biomarker development. PLoS One 2013; 8(10): e78115.

34. Akers JC, Ramakrishnan V, Kim R, et al. MicroRNA contents of cerebrospinal fluid extracellular vesicles in glioblastoma patients. Neuro Oncol 2015; 123(2): 205-16.

35. Shao H, Chung J, Balaj L, et al. Protein typing of circulating microvesicles allows real-time monitoring of glioblastoma therapy. NatMed 2012; 18(12): 1835-40.

36. Sullivan JP, Nahed BV, Madden MW, et al. Brain tumor cells in circulation are enriched formesenchymal gene expression. CancerDiscov 2014; 4(11): 1299-309.

37. Macarthur KM, Kao GD, Chandrasekaran S, et al. Detection of brain tumor cells in the peripheral blood by a telomerase promoter-based assay. Cancer Res 2014; 74(8): 2152-9.

第 21 章

胶质母细胞瘤治疗后与健康相关的生活质量和神经认知功能

Florien W. Boele, PhD[a], Linda Dirven, PhD[b], Johan A.F. Koekkoek, MD, PhD[b, c], Martin J.B. Taphoorn, MD, PhD[b, c, *]

引言

由于中位生存期为 12 ~ 14 个月，多形性胶质母细胞瘤（glioblastoma multiforme, GBM）患者的预后仍然很差[1]。因此，治疗不仅是为了延长生存期，还也是为了保持最佳健康相关生活质量（health-related quality of life, HRQOL）。HRQOL 是由自我报告决定的，是一个多维的概念。它包括人们对躯体、认知和情感状态的感知，也包括他们对人际关系和社会角色的感知[2]，尤其与健康或疾病的影响有关。因此，认知功能是 HRQOL 概念的一部分。尽管 HRQOL 是通过自我报告来评估的，但患者呈现的认知表现并不能准确反映正式的神经心理学测试结果[3]。因此，为了明确患者的认知缺陷，需要进行正式的神经心理学评估，包括注意力、记忆储存和检索、工作记忆、信息处理、精神运动速度和执行功能等方面。

本章首先介绍了 GBM 的诊断和治疗对患者 HRQOL 和认知功能的影响。然后概述了可用于评估 GBM 患者的认知功能障碍的一些认知测试手段，并描述了如何改善认知功能，进而改善 HRQOL。

疾病与治疗对健康相关生活质量的影响

疾病及其治疗均可影响 HRQOL。常见的可能对 HRQOL 产生负面影响的症状包括疾病特异性症状如轻瘫、感觉丧失、视知觉缺陷、认知缺陷，以及与颅内压升高相关的症状，如恶心和头痛[4-6]。此外，疲劳和情绪问题也会导致较低的 HRQOL[7-8]。新诊断的 GBM 患者在术后不久，HRQOL 水平明显低于健康对照组[9-10]。与其他神经系统疾病患者相比，稳定的高级别胶质瘤患者的 HRQOL 相似[11]，但相对于其他癌症患者，GBM 患者表现出更少的积极情绪、更多的抑郁和更多的疾病侵入性[12]。

抗肿瘤治疗［手术继以放疗和（或）化疗］对 HRQOL 的影响可以是积极的，也可以是消极的[13]。手术既可以通过减少肿瘤体积和与颅内压升高相关的疾病特异性症状来改善 HRQOL[14]，也可以通过损伤功能组织来降低 HRQOL[15]。在低级别胶质瘤患者中，放射治疗通常会对 HRQOL 产生负面影响，因为疲劳和认知缺陷的增加会影响患者的日常功能[16-19]。由于高级别胶质瘤患者的预后较差，这些迟发的毒性反应对其作用不太明显。在群组水平上，高级别胶质瘤患者的 HRQOL

Disclosure: The authors report no conflict of interest.

[a] Edinburgh Centre for Neuro-Oncology, Western General Hospital, Crewe Road, Edinburgh EH4 2XU, UK;

[b] Department of Neurology, Leiden University Medical Center, PO Box 9600, Leiden 2300 RC, The Netherlands;

[c] Department of Neurology, Medical Center Haaglanden, PO Box 432, The Hague 2501 CK, The Netherlands

* Corresponding author. Department of Neurology, Leiden University Medical Center, PO Box 9600 (Postal Zone K5-Q), Leiden 2300 RC, The Netherlands.

E-mail address: M.J.B.Taphoorn@lumc.nl

似乎没有受到包括放疗和化疗的方案的负面影响[10, 20-23]。然而，HRQOL 的某些特定方面，如社会和认知功能，可能会暂时受到影响[23-24]。在接受放疗和化疗的间变性胶质瘤长期存活者（>2.5 年）中，低水平的运动功能和 HRQOL 的社会、认知和情感功能都有报道[25]。化疗的副作用，如恶心或呕吐、食欲缺乏和困倦，也会对患者的功能和 HRGOL 产生负面影响[23]。

添加贝伐珠单抗（一种有利于复发性 GBM 患者亚组的无进展生存的抗血管生成药[26]）治疗似乎不影响 HRQOL[27-30]，但有一项研究报告其降低了 HRQOL[31]。其他常用于控制症状的药物，如抗癫痫药物（AED）和皮质类固醇，会影响 HRQOL。减少癫痫的发作频率可改善 HRQOL，但其有害作用或药物的相互作用可降低 HRQOL[32]。然而，第二代 AEDs 如左乙拉西坦和奥卡西平引起的副作用较少，从长期来看似乎对 HRQOL 没有显著影响[33-34]。相似地，皮质类固醇可以通过缓解颅内压升高的症状来改善 HRQOL，但也可能导致不良作用，进而影响 HRQOL。因此，建议用最低有效剂量的皮质类固醇来减少副作用[35]。

值得注意的是，包括 GBM 患者在内的研究 HRQOL 的结果往往是有偏倚的，因为那些参与研究的患者通常都相对年轻，并且有良好的功能状态。此外，出现临床恶化的患者更容易失去随访[36]。因此，HRQOL 可能会被高估，特别是在长期随访的研究中[36]。随着 GBM 的复发或疾病的进展，HRQOL 似乎变得更糟[30, 37-38]。然而，在长期存活的 GBM 患者（即生存超过 16 个月）中，HRQOL 可以恢复到与正常对照组相当的水平[37]。尽管预后不良，患者往往渴望恢复正常的日常生活，包括初始治疗后重返工作和参与社会活动。尤其在这一阶段，HRQOL 可能与认知功能有关，因为即使是轻微的认知缺陷也可能妨碍患者的自主性和职业生活[39-40]（图 21.1）。

与健康相关的生活质量与神经认知功能的关系

几乎所有的 GBM 患者都有认知缺陷[9]，包括在信息处理、注意力、精神运动速度、执行功能，语言和工作记忆等领域的功能障碍。在诊断之后不久，记忆存储和检索、分类词流畅性、信息处理能力和更复杂的执行功能任务似乎受到最普遍的影响[9]。一般来讲，随着疾病进展，认知功能下降[41]；尽管长期存活者（>3 年）可能只显示轻度认知功能障碍[42]。

认知功能是 HRQOL 概念的一部分，因为即使是轻度的功能障碍也会影响患者的独立功能，在很大程度上影响他们的社会和情

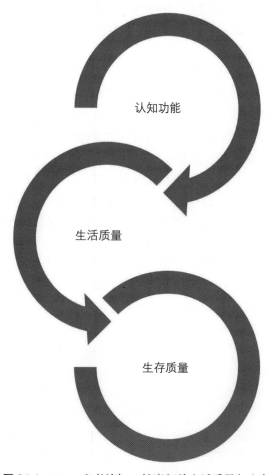

图 21.1 GBM 患者认知、健康相关生活质量与生存质量的关系

感功能。严重时，认知缺陷也会影响患者准确报告其 HRQOL 的能力，使认知与 HRQOL 之间的关联更加复杂。尽管有一些证据，但在整个 GBM 疾病发展过程中，关于 HRQOL 测量与客观认知功能之间关系的研究很少。最近的一项纵向研究显示，术前认知症状可以预测 GBM 患者第一年的生活质量[43]。在新诊断的 GBM 患者中，信息处理速度与心理健康相关[9]。此外，在颞叶胶质瘤患者中，言语学习、处理速度和执行功能分别与总体、社会和功能性幸福感相关[44]。此外，自我报告的认知诉求与 GBM 患者的 HRQOL 相关[9]，尽管自我报告的认知测量与正式的神经心理学评估的表现只有中等程度的相关性[3]。在疾病的整个发展过程中，保持对认知功能的关注是很重要的，这不仅是因为认知功能和健康生活质量之间的关系，还因为它可以预测功能衰退甚至生存情况[45-49]。

与胶质母细胞瘤治疗相关的神经认知问题

患者的认知功能受患者发病前的认知功能和心理压力的影响，但认知缺陷也可能是脑肿瘤、其症状和治疗（如手术、放疗、化疗、癫痫、使用抗癫痫药物和皮质类固醇）的结果[50]。GBM 的侵袭性会对功能性脑组织造成损害，破坏神经网络，造成认知损害[51]。根据肿瘤的大小和位置，它可导致特定的（如语言受损）或更加广泛的认知功能障碍（如注意缺陷）[52]。在肿瘤切除之前，较大的肿瘤会导致更多的认知缺陷，特别是在言语和视觉记忆、语言流畅性、不同任务之间的转换以及视觉空间能力等方面。如果认知障碍是由于颅内压升高或脑神经功能网络破坏所引起，肿瘤切除后认知障碍可以得到缓解[51, 54-56]，尽管术后不久也可以观察到症状恶化[55, 57]。为了治疗肿瘤而切除功能组织可能会导致特定的认知缺陷，这取决于其在大脑内的定位[52]。例如，辅助运动区的损伤可导致失写[58]。

长期以来，放射治疗被认为与认知效应有关，认知效应可能是短暂的（急性或早期

迟发性毒性），也可能是持久性和进展性的（晚期迟发性毒性）[59]。血管异常、脱髓鞘、放射性坏死和脑萎缩被认为是一种晚期的迟发性效应（照射后超过 6 个月）[52, 59]。然而，认知缺陷可独立于脑部损伤的影像学或临床证据而发生[59]。据估计，50% ~ 90% 的脑肿瘤患者在接受分割全脑放射治疗 6 个月后会出现认知障碍[59]。言语和空间记忆、注意力和解决问题的能力似乎尤其容易受到影响[59]。即使在低剂量放射治疗后多年，认知功能仍可能存在缺陷，因为与未放射治疗的患者相比，接受放射治疗的低级别胶质瘤患者在治疗 12 年后注意功能仍下降[17]。在接受放疗和化疗长期存活的间变性胶质瘤患者（>2.5 年）中，工作记忆、注意力、精神运动速度、信息处理和执行功能的测试分数明显低于年龄、性别和教育程度相匹配的健康对照组[25]。尽管大多数研究都是在低级别胶质瘤患者身上进行的，但值得注意的是，许多胶质母细胞瘤患者的存活时间也足够长（超过 6 个月），也足以受到认知后遗症的影响。

化疗也会影响认知功能[60]。化疗后出现神经毒性的危险因素包括高剂量、多种化疗药物治疗、同时或先后进行化疗和放疗、动脉内给药并破坏血脑屏障，以及鞘内给药[60]。在不同的癌症群体中，注意力、专注力、记忆和视觉功能在化疗后容易受损害[61]。尤其在高级别胶质瘤患者中，他们的学习能力、信息处理能力、注意功能和注意力集中度的降低似乎与化疗有关[62]。然而，其他研究显示，化疗对认知功能仅有轻微影响，甚至没有影响。例如，在功能状态不佳的老年 GBM 患者中，在疾病进展之前，单纯化疗似乎不影响他们的 HRQOL 或认知功能[63]。此外，一项小规模的研究评估了无进展的 GBM 患者在放疗加辅助化疗治疗期间的功能，发现认知功能没有下降[64]。同样，抗血管生成药贝伐珠单抗对 GBM 患者的认知作用仍不明确[65]。一些研究发现贝伐珠单抗治疗对认知功能没有明显的负面影响[66-67]，然而一项大

型随机对照试验显示，GBM 患者的 HRQOL 和认知功能均下降，尤其是贝伐珠单抗长期治疗后[31]。

除了抗肿瘤治疗外，控制症状的药物也可能导致认知功能障碍。癫痫发作和使用抗癫痫药都与认知功能恶化有关[68]。现已知第一代抗癫痫药（如卡马西平、苯妥英钠和丙戊酸）会影响认知功能[69]。认知减慢和注意力缺陷会导致受试者在随后的其他认知测试中表现不佳。与 AED 使用相关的疲劳也会影响神经心理学测试的表现。在胶质瘤患者中，癫痫发作和 AED 似乎与信息处理速度、注意力和执行功能的缺陷有关[18, 52]。皮质类固醇可以导致认知能力的提高，降低颅内压，但长期使用可能会导致行为异常以及注意力和记忆障碍[52, 70]。这些问题在很大程度上取决于类固醇的剂量和治疗时间，并且在治疗停止后可能是可逆的[70]。值得注意的是，GBM 中的治疗方案几乎总是包括多种治疗，这使得很难解释某些特定治疗导致的认知障碍的程度。

神经认知问题的评估和治疗

当怀疑存在认知问题时，可由神经心理学家进行正式的认知评估，以确定患者认知功能障碍的程度。理想情况下，神经心理学家应该是多学科治疗团队的一部分，但这一点并非所有医院都是可行的。简短的认知筛查可以由医师在神经系统检查期间进行，也可以由护理专家在会诊期间进行。因为筛选工具不需要对测试的心理测量特性有完全的了解，而且操作简单快捷，所以这可能是一种可行的选择。如果怀疑存在认知困难，可以向神经心理学家咨询，以便评估认知康复和支持性护理的需要。

评估和监测认知缺陷的工具

临床实践中，常采用简易精神状态检查量表（Mini-Mental State Examination, MMSE）来筛查是否有认知缺陷[71]。该量表的评分范围为 0 至 30 分，分数越高说明认知功能越好。评分低于 25 被认为是认知障碍，但这可能太不敏感，无法发现更细微的认知问题，因此评分低于 26 或 27 也被用作临床试验的临界点（如参考文献［72］和［73］）。MMSE 涉及 7 个认知领域：时间定向、地点定向、工作记忆、言语记忆、注意力和计算、语言、视觉感知功能。其他筛选工具包括蒙特利尔认知评估（Montreal Cognitive Assessment, MoCA）[74]和艾登布鲁克认知测验修订版（Addenbrooke cognitive examination-revised, ACE-R）[75]。ACE-R 结合了 MMSE，并增加了额外的问题，使其成为一个更全面的筛选工具。MoCA 由 30 个项目组成，可在 10 min 内完成。MoCA 涉及时间和地点定向、注意力、工作记忆和言语记忆、视空间功能、执行功能、语言和流畅性等领域。这三种筛选工具都被翻译成各种语言，并得到广泛应用。然而，认知筛查方法本身的有用性是值得商榷的，因为这些都是粗略的检测方法，而细微的认知功能障碍有可能会被忽视，但主要的认知问题可能会被发现。

经过认知筛选后，由受过训练的神经心理学家进行综合的神经心理学评估是有必要的。基于他们的研究背景和训练经历，神经心理学家特别适合对心理学测试结果进行洞察和解读。例如，如果视觉记忆测试表现不佳，可能为记忆的一个或多个组成部分（例如，学习新材料、编码、检索、巩固的能力）的缺陷造成的，但也可能受到注意力、视知觉缺陷或执行功能的影响（如计划一个学习策略）。动机、疲劳和情绪也起着至关重要的作用。神经心理学家在他们的报告中对这些因素的作用进行了评估。

对 GBM 患者来说，完成一个完整的神经心理学评估可能是一个负担。根据认知功能障碍的程度和患者对问题的洞察力，若患者以这种直截了当的方式面对自己的认知问题，他们可能会感到不舒服。因此，神经心理学家通常根据患者的病史和测试表现，将测试限制在一些领域进行，这样操作起来不会有问题。在一个患者的测试分数落后的认知领域，可能需要 1 个以上的神经心理学测试，来确定问题的确切性质。在临床实践中，各研究机构之间的结果存在差异，但一般认为 1 ~ 1.5 小时足以获得认知特征。

　　然而，在实际应用中，一个涵盖认知领域广度而非深度的测试组合更为合适。这个测试组合应简短，应在 30 min 以内完成，应适合随时间进行重复评估（即应提供替代版本以限制实践效果），并应具有良好的心理测量特性[76-77]。当然，随着时间的推移，也必须能够检测到功能的变化[76-77]。使用常用的测试方法可以更容易地在不同的研究和人群中进行比较。表 21.1 概述了包括国际癌症和认知工作组在内的主要研究人员经常使用，或建议使用的神经心理学测试[76, 78-82]。值得注意的是，对于工作记忆领域，由于没有一项测试方法符合心理测量特性的所有要求，因此

没有提出具体的测试建议[82]。此外，神经心理学测试经常涉及多个认知领域。例如，流畅性有时被认为是执行功能，因为它需要患者使用策略从记忆中提取单词；有时被认为是语言功能，因为语言成分很重；但也可以作为一个单独的领域来评分。表中显示的领域和测试方法只是示例，至于最终采取哪种特定的测试，仍然取决于研究的目的。

　　在解读已发表的 GBM 患者认知研究结果时，请注意，由于所研究的患者群体、采用的神经心理学测试手段或者正常值和截点值的不同，认知障碍的发病率会有所不同[83]。与 HRQOL 中报告的高估的偏倚类似[36]，在临床试验中，解读作为最终衡量指标的认知功能结果应慎重，因为恶化的患者（因此可能有认知功能下降）可能会退出研究，而保持良好的状态的患者会留下来。此外，在临床试验中，不会存在神经心理学家的详细报告，所以疲劳、动机和情绪等因素可能被忽略，只有单纯的测试表现会被考虑进去。

表 21.1
对 GBM 患者进行的认知评估研究的建议

认知领域	认知测试	描述	完成时间（分）[a]
处理速度	连线测试 A 部分[105]	尽快连接标记为 1 ~ 25 的圆	2 ~ 3
工作记忆	数字广度[106]	大声读出一个数字序列，要求患者重复（试验：向前）或按相反顺序重复（试验：向后）。广度 2 ~ 8 位	4
言语记忆	霍普金斯言语学习测验 - 修订版[107]	每隔 2 s 朗读 12 个单词给患者听。试验 1 ~ 3 测试直接回忆能力。间隔 20 ~ 25 min 后，对延迟回忆（试验 4）和识别进行评分	15，加 5
执行功能	连线测试 B 部分[105]	标记为 1 至 13 和 A 至 L 的圆应以交替的顺序（即，1-A、2-B 等）尽快连接	4 ~ 5
流畅性	控制性口语联想[108]	在 1 min 内尽可能多地命名属于某一类别或以某个字母开头的单词	2 ~ 3
精神运动速度、视空间功能	木插板试验[109]	以正确的方向尽快将销钉插入孔中，使用优势侧、非优势侧和双手	10
视觉构造	Rey-Osterrieth 复合图形（副本）[110]	要求患者尽可能精确地复制一个图形	5

[a] 这是一种估计，在很大程度上取决于患者个人

多形性胶质母细胞瘤认知缺陷的治疗

在神经心理学评估之后，可以评估在应对认知缺陷时对治疗或支持的需求。在此，重要的是要记住，认知功能可能会受到抗肿瘤治疗和症状处理的影响，如前所述。这些作用可以是可逆的（如使用皮质类固醇或 AEDs 的情况下），也可以是不可逆的，就像在手术中一样。然而，大脑的可塑性不应被低估，因为即使在成年人中，获得性脑损伤后也可能出现认知功能的自发恢复[84-85]。这种再生过程大多发生在脑损伤后 6 个月内，但可能会持续较长时间[84]。虽然在疾病过程的早期开始对认知缺陷进行治疗会使我们无法确定恢复是治疗的结果，还是自发的神经元再生，但这可能有助于加快恢复过程，并对 HRQOL 有积极的影响。这与 GBM 患者的早期康复尤其相关，他们面临的预后问题通常是以月为单位，而不是以年为单位来计算。

在确定治疗或支持性护理的需求时，不仅患者的认知状况起作用，他们改善认知功能的动机、患者及其家庭成员所经历的认知功能障碍的负担，都同样重要。因此，应采用参与式方法，考虑患者及家属的意见。由医师、（神经）心理学家、护理专家和社会工作者出席的多学科讨论，可能有助于进一步确定哪种支持最适合 GBM 患者个体。

认知缺陷的非药物治疗策略包括认知康复和心理教育或指导。可用于认知康复的项目各不相同，而且可能非常密集，患者在数周的治疗周期内，要每天接受数小时的治疗。对于一部分 GBM 患者，尤其是那些正在接受积极治疗的患者，这个时间表可能要求太高。此外，如前所述，认知缺陷通常在手术后几周至几个月逐渐改善[84-85]。也许正因为如此，那些进行认知康复的患者已经基本完成了他们的初始治疗，并且正处于疾病稳定期。然而，人们越来越重视认知缺陷的早期治疗。在新诊断 GBM 的患者中，由于早期以身体功能为中心的住院康复被证明是可行

和有效的[86]，认知也可能在疾病病程的早期得到改善。进行一项比较早期的认知康复和疾病稳定期认知康复的研究是很有意思的，但是，据我们所知，到目前为止还没有这样的试验开展。

研究者已经进行了一些研究，表明认知康复对脑胶质瘤患者有一些有益的效果[87-91]。此外，尽管没有进行正式的神经心理学评估多学科康复干预能够帮助认知功能主观改善[92]。值得注意的是，这些研究样本量通常很小，且研究设计通常缺乏对照组。对预后良好的胶质瘤患者进行了一项随机对照试验[87]。6 个月后，与常规对照组相比，他们的注意力、言语记忆和精神疲劳有所改善。然而，这是一个高强度的康复计划，GBM 患者没有包括在内，因此限制了将此研究推广到这一患者群体的能力。在一项 meta 分析中，Langenbahn 等得出结论[93]，对于成人脑肿瘤患者，关于认知康复研究的有效性仍然没有太多的证据。

作为低强度治疗的一个例子，在疾病病程的早期以神经心理学评估的反馈形式进行心理教育，可以帮助患者及其家庭理解患者所经历的认知困难，这可能会大大改善家庭处境。患者和家庭护理人员表示，在目前的医疗保健方面，这种支持往往是缺乏的[94]。这些反馈可以帮助医疗保健专业人员和家庭评估患者在家中需要什么样的正式或非正式的支持，而且有助于确定是否重返工作岗位，何时可以重返工作岗位。其他干预措施包括重建家庭环境来帮助患者减少对受损功能的依赖、提供使用外部辅助设备和技术的建议、教授应对认知问题的策略，以及帮助他们重新获得特定的认知技能[83]。这种支持还可以让他们有更好的心理调整和功能改善，并可以帮助患者保持独立性。

其他非药物的替代手段的研究在进行中。在随机对照环境下进行康复计划的在线申请正在开发中[87]，这允许患者在他们选择的时间段内接受训练[95]。基于体育锻炼的干预

措施在改善认知功能方面也显示出良好的效果[96-97]。尽管这些方式对某些患者可能有用，也排除了一些 GBM 患者：一些患者使用电脑困难，另一些患者的身体状况不允许他们锻炼。

用药物治疗认知缺陷也是可能的。有时，会给予患者处方精神兴奋药来改善认知功能。有研究评估了哌甲酯[98-99]、莫达非尼[99-100]、阿莫非尼[101]、美金刚[102]和多奈哌齐[103]的使用，结果显示它们对认知功能的影响不大。大多数研究都包括了 GBM 患者，尽管 GBM 患者仅在一份报告中占样本的大多数[101]。一些研究纳入了正在接受放疗[98, 101-102]或化疗[99]的患者，尽管有些研究集中在病情稳定的患者身上[100, 103]。使用精神兴奋药后，他们在工作记忆[100]、注意力[103]、处理速度[99]、信息处理[100]、执行功能[99]，有时甚至是语言[102-103]和视觉记忆[103]等方面，认知筛查或测试的表现可能会有所改善[98]。然而，这些可能归因于安慰剂效应，因为在比较两种精神兴奋药时[99]，或者比较精神兴奋药与安慰剂时[98, 100-101]，在认知功能方面通常并未发现存在差异。在最近的一次系统回顾中，Day 等[104]讨论了在头颅放疗期间对疲劳患者进行治疗干预，并且得出同样的结论，尽管药物如美金刚或多奈哌齐可能有有益的效果，但是研究受到小样本的限制，偏倚风险高。

总结

GBM 患者经常会出现 HRQOL 降低和认知缺陷，这可能来自于肿瘤及其症状、抗肿瘤治疗或症状控制的结果。虽然存活者的生活质量和认知功能可能恢复到接近正常的水平，但随着病情的发展，两者都会下降。由于 HRQOL 与认知功能是相互联系的，治疗认知缺陷可以提高患者的 HRQOL。可能是由于 GBM 预后不良，认知功能障碍较少给予早期治疗，而术后不久给予（低强度）治疗和支持是可行和有效的。当将 GBM 患者转诊至给予认知治疗或支持时，多学科治疗团队发挥着关键作用。认知障碍的筛查可由医师或护士进行，之后如有必要，可进行全面的神经心理学评估。护士或心理学家可以在解决认知缺陷的日常问题方面提供指导，而更加深入的认知康复计划通常需要多学科治疗团队的参与，例如，心理学家、物理治疗师、职业治疗师和语言治疗师。为了确定哪种治疗形式是最有效的（非药物的或药物的），需要强有力的方法学设计的进一步的研究。

（译者：杨红旗）

参考文献

1. Stupp R, Mason WP, van den Bent MJ, et al. Radiotherapy plus concomitant and adjuvant temozolomide for glioblastoma. N Engl J Med 2005; 352(10): 987-96.
2. WHOQOL Group. The World Health Organization quality of life assessment (WHOQOL): position paper from the World Health Organization. Soc Sci Med 1995; 41(10): 1403-9.
3. Gehring K, Taphoorn M, Sitskoorn M, et al. Predictors of subjective versus objective cognitive functioning in patients with stable grade II and III glioma. Neurooncol Pract 2015; 2(1): 20-31.
4. Bergo E, Lombardi G, Guglieri I, et al. Neurocognitive functions and health-related quality of life in glioblastoma patients: a concise review of the literature. Eur J Cancer Care 2015. [Epub ahead of print].
5. Mukand JA, Blackinton DD, Crincoli MG, et al. Incidence of neurologic deficits and rehabilitation of patients with brain tumors. Am J Phys Med Rehabil 2001; 80(5): 346.
6. Young R, Jamshidi A, Davis G, et al. Current trends in the surgical management and treatment of adult glioblastoma. Ann Transl Med 2015; 3(9): 121-36.
7. Aprile I, Chiesa S, Padua L, et al. Occurrence and predictors of the fatigue in high-grade glioma patients. Neurol Sci 2015; 36(8): 1363-9.
8. Rooney AG, Carson A, Grant R. Depression in cerebral glioma patients: a systematic review of observational studies. J Natl Cancer Inst 2011; 103(1): 61-76.
9. Klein M, Taphoorn MJ, Heimans JJ, et al. Neurobehavioral status and health-related quality of life in newly diagnosed high-grade glioma patients. J Clin Oncol 2001; 19(20): 4037-47.

10. Taphoorn M, Stupp R, Coens C, et al. Health-related quality of life in patients with glioblastoma: a randomised controlled trial. Lancet Oncol 2005; 6(12): 937-44.

11. Giovagnoli AR. Quality of life in patients with stable disease after surgery, radiotherapy, and chemotherapy for malignant brain tumour. J Neurol Neurosurg Psychiatry 1999; 67: 358-63.

12. Edelstein K, Coate L, Massey C, et al. Illness intrusiveness and subjective well-being in patients with glioblastoma. J Neurooncol 2016; 126(1): 127-35.

13. Dirven L, Aaronson N, Heimans J, et al. Health-related quality of life in high-grade glioma patients. Chin J Cancer 2014; 33(1): 40-5.

14. Brown P, Maurer M, Rummans T, et al. A prospective study of quality of life in adults with newly diagnosed high-grade gliomas: the impact of the extent of resection on quality of life and survival. Neurosurgery 2005; 57(3): 495-504.

15. Taphoorn MJB, Klein M. Cognitive deficits in adult patients with brain tumors. Lancet Neurol 2004; 3(3): 159-68.

16. Aaronson NK, Taphoorn MJ, Heimans JJ, et al. Compromised health-related quality of life in patients with low-grade glioma. J Clin Oncol 2011; 29(33): 4430-5.

17. Douw L, Klein M, Fagel SS, et al. Cognitive and radiological effects of radiotherapy in patients with low-grade glioma: long-term follow-up. Lancet Neurol 2009; 8(9): 810-8.

18. Klein M, Heimans JJ, Aaronson NK, et al. Effect of radiotherapy and other treatment-related factors on mid-term to long-term cognitive sequelae in low-grade gliomas: a comparative study. Lancet 2002; 360(9343): 1361-8.

19. Postma T, Klein M, Verstappen C, et al. Radiotherapy-induced cerebral abnormalities in patients with low-grade glioma. Neurology 2002; 59(1): 121-3.

20. Ernst-Stecken A, Ganslandt O, Lambrecht U, et al. Survival and quality of life after hypofractionated stereotactic radiotherapy for recurrent malignant glioma. J Neurooncol 2007; 81(3): 287-94.

21. Keime-Guibert F, Chinot O, Taillandier L, et al. Radiotherapy for glioblastoma in the elderly. N Engl J Med 2007; 356(15): 1527-35.

22. Minniti G, Scaringi C, Baldoni A, et al. Health-related quality of life in elderly patients with newly diagnosed glioblastoma treated with short-course radiation therapy plus concomitant and adjuvant temozolomide. Int J Radiat Oncol Biol Phys 2013; 86(2): 285-91.

23. Taphoorn MJ, van den Bent MJ, Mauer ME, et al. Health-related quality of life in patients treated for anaplastic oligodendroglioma with adjuvant chemotherapy: results of a European Organisation for Research and Treatment of Cancer randomized clinical trial. J Clin Oncol 2007; 25(36): 5723-30.

24. Reddy K, Gaspar L, Kavanagh B, et al. Prospective evaluation of health-related quality of life in patients with glioblastoma multiforme treated on a phase II trial of hypofractionated IMRT with temozolomide. J Neurooncol 2013; 114(1): 111-6.

25. Habets EJ, Taphoorn MJ, Nederend S, et al. Health-related quality of life and cognitive functioning in long-term anaplastic oligodendroglioma and oligoastrocytoma survivors. J Neurooncol 2014; 116: 161-8.

26. Erdem-Eraslan L, van den Bent M, Hoogstrate Y, et al. Identification of patients with recurrent glioblastoma who may benefit from combined bevacizumab and CCNU therapy: a report from the BELOB trial. Cancer Res 2016; 76(3): 525-34.

27. Chinot O, Wick W, Mason W, et al. Bevacizumab plus radiotherapy-temozolomide for newly diagnosed glioblastoma. N Engl J Med 2014; 370(8): 709-22.

28. Dirven L, van den Bent M, Bottomley A, et al. The impact of bevacizumab on health-related quality of life in patients treated for recurrent glioblastoma: results of the randomised controlled phase 2 BELOB trial. Eur J Cancer 2015; 51(10): 1321-30.

29. Poulsen H, Urup T, Michaelsen S, et al. The impact of bevacizumab treatment on survival and quality of life in newly diagnosed glioblastoma patients. Cancer Manag Res 2014; 6: 373-87.

30. Taphoorn M, Henriksson R, Bottomley A, et al. Health-related quality of life in a randomized phase III study of bevacizumab, temozolomide, and radiotherapy in newly diagnosed glioblastoma. J Clin Oncol 2015; 33(19): 2166-75.

31. Gilbert M, Dignam J, Armstrong T, et al. A randomized trial of bevacizumab for newly diagnosed glioblastoma. N Engl J Med 2014; 370(8): 699-708.

32. Klein M, Engelberts NH, van der Ploeg HM, et al. Epilepsy in low-grade gliomas: the impact on cognitive function and quality of life. Ann Neurol 2003; 54(4): 514-20.

33. Maschio M, Dinapoli L, Sperati F, et al. Levetiracetam monotherapy in patients with brain tumorrelated epilepsy: seizure control, safety, and quality of life. J Neurooncol 2011; 104(1): 205-14.

34. Maschio M, Dinapoli L, Sperati F, et al. Oxcarbazepine monotherapy in patients with brain tumor-related epilepsy: open-label pilot study for assessing the efficacy, tolerability and impact on quality of life. J Neurooncol 2012; 106(3): 651-6.

35. Kaal E, Vecht C. The management of brain edema in brain tumors. Curr Opin Oncol 2004; 16(6): 593-600.

36. Dirven L, Reijneveld JC, Aaronson NK, et al. Health-related quality of life in patients with brain tumors: limitations and additional outcome measures. Curr Neurol Neurosci Rep 2013; 13(7): 1-9.

37. Bosma I, Reijneveld J, Douw L, et al. Health-related quality of life of long-term high-grade glioma survivors. Neuro Oncol 2009; 11(1): 51-8.

38. Yavas C, Zorlu F, Ozyigit G, et al. Health-related quality of life in high-grade glioma patients: a prospective single-center study. Support Care Cancer 2012; 20(10): 2315-25.

39. Giovagnoli AR, Boiardi A. Cognitive impairment and quality of life in long-term survivors of malignant brain tumors. Ital J Neurol Sci 1994; 15(9): 481-8.

40. Mitchell A, Kemp S, Benito-Leon J, et al. The influence of cognitive impairment on health-related quality of life in neurological disease. Acta Neuropsychiatr 2010; 22(1): 2-13.

41. Bosma I, Vos M, Heimans J, et al. The course of neurocognitive functioning in high-grade glioma patients. Neuro Oncol 2007; 9(1): 53-62.

42. Flechl B, Ackerl M, Sax C, et al. Neurocognitive and sociodemographic functioning of glioblastoma long-term survivors. J Neurooncol 2012; 109(2): 331-9.

43. Sagberg L, Solheim O, Jakola A. Quality of survival the 1st year with glioblastoma: a longitudinal study of patient-reported quality of life. J Neurosurg 2015; 124(4): 989-97.

44. Noll K, Bradshaw M, Weinberg J, et al. Relationships between neurocognitive functioning, mood, and quality of life in patients with temporal lobe glioma. Psychooncology 2015. [Epub ahead of print].

45. Brown PD, Buckner JC, O'Fallon JR, et al. Importance of baseline mini-mental state examination as a prognostic factor for patients with low-grade glioma. Int J Radiat Oncol Biol Phys 2004; 59(1): 117-25.

46. Johnson DR, Sawyer AM, Meyers CA, et al. Early measures of cognitive function predict survival in patients with newly diagnosed glioblastoma. Neuro Oncol 2012; 14(6): 808-16.

47. Klein M, Postma TJ, Taphoorn MJB, et al. The prognostic value of cognitive functioning in the survival of patients with high-grade glioma. Neurology 2003; 61(12): 1796-8.

48. Meyers CA, Hess KR, Yung WA, et al. Cognitive function as a predictor of survival in patients with recurrent malignant glioma. J Clin Oncol 2000; 18(3): 646.

49. Meyers CA, Hess KR. Multifaceted end points in brain tumor clinical trials: cognitive deterioration precedes MRI progression. Neuro Oncol 2003; 5(2): 89-95.

50. Klein M. Neurocognitive functioning in adult WHO grade II gliomas: impact of old and new treatment modalities. Neuro Oncol 2012; 14(Suppl 4): iv17-24.

51. Derks J, Reijneveld J, Douw L. Neural network alterations underlie cognitive deficits in brain tumor patients. Curr Opin Oncol 2014; 26(6): 627-33.

52. Klein M, Duffau H, de Witt Hamer P. Cognition and resective surgery for diffuse infiltrating glioma: an overview. J Neurooncol 2012; 108: 309-18.

53. Tucha O, Smely C, Preier M, et al. Cognitive deficits before treatment among patients with brain tumors. Neurosurgery 2000; 47(2): 324-34.

54. Agner C, Dujovny M, Gaviria M. Neurocognitive assessment before and after cranioplasty. Acta Neurochir (Wien) 2002; 144(10): 1033-40.

55. Talacchi A, Santini B, Savazzi S, et al. Cognitive effects of tumour and surgical treatment in glioma patients. J Neurooncol 2011; 103(3): 541-9.

56. Tucha O, Smely C, Preier M, et al. Preoperative and postoperative cognitive functioning in patients with frontal meningiomas. J Neurosurg 2003; 98(1): 21-31.

57. Yoshii Y, Tominaga D, Sugimoto K, et al. Cognitive function of patients with brain tumor in preand postoperative stage. Surg Neurol 2008; 69(1): 51-61.

58. Scarone P, Gatignol P, Guillaume S, et al. Agraphia after awake surgery for brain tumor: new insights into the anatomo-functional network of writing. Surg Neurol 2009; 72(3): 223-41.

59. Greene-Schloesser D, Robbins M. Radiation-induced cognitive impairment - from bench to bedside. Neuro Oncol 2012; 14: iv37-44.

60. Wefel J, Schagen S. Chemotherapy-related cognitive dysfunction. Curr Neurol Neurosci Rep 2012; 12(3): 267-75.

61. Abrey L. The impact of chemotherapy on cognitive outcomes in adults with primary brain tumors. J Neurooncol 2012; 108: 285-90.

62. Lucas M. The impact of chemo brain on the patient with a high-grade glioma. Adv Exp Med Biol 2010; 678: 21-5.

63. Perez-Larraya G, Ducray F, Chinot O, et al. Temozolomide in elderly patients with newly diagnosed glioblastoma and poor performance status: an ANOCEF phase II trial. J Clin Oncol 2011; 29(22): 3050-5.

64. Hilverda K, Bosma I, Heimans J, et al. Cognitive functioning in glioblastoma patients during radiotherapy and temozolomide treatment: initial findings. J Neurooncol 2010; 97(1): 89-94.

65. Fathpour P, Obad N, Espedal H, et al. Bevacizumab treatment for human glioblastoma. Can it induce cognitive impairment? Neuro Oncol 2014; 16(5): 754-6.

66. Henriksson R, Asklund T, Poulsen H. Impact of therapy on quality of life, neurocognitive function and their correlates in glioblastoma multiforme: a review. J Neurooncol 2011; 104(3): 639-46.

67. Wefel J, Cloughesy T, Zazzali J, et al. Neurocognitive function in patients with recurrent glioblastoma treated with bevacizumab. Neuro Oncol 2011; 13(6): 660-8.

68. van Breemen M, Wilms E, Vecht C. Epilepsy in patients with brain tumours: epidemiology, mechanisms, and management. Lancet Neurol 2007; 6(5): 421-30.

69. Carreno M, Donaire A, Sanchez-Carpintero R. Cognitive disorders associated with epilepsy: diagnosis and treatment. Neurologist 2008; 14(6): S26-34.

70. Fietta P, Fietta P, Delsante G. Central nervous system effects of natural and synthetic glucocorticoids. Psychiatry Clin Neurosci 2009; 63(5): 613-22.

71. Folstein M, Folstein S, McHugh P. 'Mini-mental state': a practical method for grading the cognitive state of patients for the clinician. J Psychiatr Res 1975; 12(3): 189-98.

72. Gorlia T, Van den Bent MJ, Hegi M, et al. Nomograms for predicting survival of patients with newly diagnosed glioblastoma: prognostic factor analysis of EORTC and NCIC trial 26981-22981/CE.3. Lancet Oncol 2008; 9(1): 29-38.

73. Larner A. Screening utility of the Montreal Cognitive Assessment (MoCA): in place of - or as well as - the MMSE? Int Psychogeriatr 2012; 24(3): 391-6.

74. Nasreddine Z, Phillips N, Bedirian V, et al. The Montreal Cognitive Assessment, MoCA: A brief screening tool for mild cognitive impairment. J Am Geriatr Soc 2005; 53(4): 695-9.

75. Mioshi E, Dawson K, Mitchell J, et al. The Addenbrooke's Cognitive Examination Revised (ACE-R): a brief cognitive test battery for dementia screening. Int J Geriatr Psychiatry 2006; 21(11): 1078-85.

76. Meyers C, Brown P. Role and relevance of neurocognitive assessment in clinical trials of patients with CNS tumors. J Clin Oncol 2006; 24(8): 1305-9.

77. Schagen S, Klein M, Reijneveld J, et al. Monitoring and optimising cognitive function in cancer patients: present knowledge and future directions. EJC Suppl 2014; 12(1): 29-40.

78. Correa DD, DeAngelis LM, Shi W, et al. Cognitive functions in low-grade gliomas: disease and treatment effects. J Neurooncol 2007; 81(2): 175-84.

79. Lageman S, Cerhan J, Locke D, et al. Comparing neuropsychological tasks to optimize brief cognitive batteries for brain tumor clinical trials. J Neurooncol 2010; 96(2): 271-6.

80. Lin N, Wefel J, Lee E, et al. Challenges relating to solid tumour brain metastases in clinical trials, part 2: neurocognitive, neurological, and quality-of-life outcomes. A report from the RANO group. Lancet Oncol 2013; 14(10): e407-16.

81. Van den Bent MJ, Wefel JS, Schiff D, et al. Response assessment in neuro-oncology (a report of the RANO group): assessment of outcome in trials of diffuse low-grade gliomas. Lancet Oncol 2011; 12(6): 583-93.

82. Wefel J, Vardy J, Ahles T, et al. International Cognition and Cancer Task Force recommendations to harmonise studies of cognitive function in patients with cancer. Lancet Oncol 2011; 12(7): 703-8.

83. Gehring K, Aaronson NK, Taphoorn MJ, et al. Interventions for cognitive deficits in patients with a brain tumor: an update. Expert Rev Anticancer Ther 2010; 10(11): 1779-95.

84. Munoz-Cespedes J, Rios-Lago M, Paul N, et al. Functional neuroimaging studies of cognitive recovery after acquired brain damage in adults. Neuropsychol Rev 2005; 15(4): 169-83.

85. Stein D, Hoffman S. Concepts of CNS plasticity in the context of brain damage and repair. J head Trauma Rehabil 2003; 18(4): 317-41.

86. Roberts PS, Nuño M, Sherman D, et al. The impact of inpatient rehabilitation on function and survival of newly diagnosed patients with glioblastoma. Phys Med Rehabil 2014; 6: 514-21.

87. Gehring K, Sitskoorn MM, Gundy CM, et al. Cognitive rehabilitation in patients with gliomas: a randomized, controlled trial. J Clin Oncol 2009; 27(22): 3712-22.

88. Hassler MR, Elandt K, Preusser M, et al. Neurocognitive training in patients with high-grade glioma: a pilot study. J Neurooncol 2010; 97(1): 109-15.

89. Locke DE, Cerhan JH, Wu W, et al. Cognitive rehabilitation and problem-solving to improve quality of life of patients with primary brain tumors: a pilot study. J Support Oncol 2008; 6(8): 383-91.

90. Sacks-Zimmerman A, Duggal D, Liberta T. Cognitive remediation therapy for brain tumor survivors with cognitive deficits. Cureus 2015; 7(10): e350.

91. Sherer M, Meyers CA, Bergloff P. Efficacy of post-acute brain injury rehabilitation for patients with primary malignant brain tumors. Cancer 1997; 80(2): 250-7.

92. Khan F, Amatya B, Physio B, et al. Effectiveness of integrated multidisciplinary rehabilitation in primary brain cancer survivors in an Australian community cohort: a controlled clinical trial. J Rehabil Med 2014; 46(8): 754-60.

93. Langenbahn DM, Ashman T, Cantor J, et al. An evidence-based review of cognitive rehabilitation in medical conditions affecting cognitive function. Arch Phys Med Rehabil 2013; 94(2): 271-86.

94. Piil K, Juhler M, Jakobsen J, et al. Daily life experiences of patients with a high-grade glioma and their caregivers: a longitudinal exploration of rehabilitation and supportive care needs. J Neurosci Nurs 2015; 47(5):

271-84.

95. Gehring K, Hoogendoorn P, Sitskoorn M. The development of a web-based application of an evidence-based cognitive rehabilitation program for patients with primary brain tumors. Neuro Oncol 2013; 15(Suppl 3): iii92-7.

96. Gomez-Pinilla F, Hillman C. The influence of exercise on cognitive abilities. Compr Physiol 2013; 3: 403-28.

97. Hötting K, Röder B. Beneficial effects of physical exercise on neuroplasticity and cognition. Neurosci Biobehav Rev 2013; 37(9): 2243-57.

98. Butler JM Jr, Case LD, Atkins J, et al. A phase III, double-blind, placebo-controlled prospective randomized clinical trial of d-threo-methylphenidate HCl in brain tumor patients receiving radiation therapy. Int J RadiatOncolBiolPhys 2007; 69(5): 1496-501.

99. Gehring K, Patwardhan SY, Collins R, et al. A randomized trial on the efficacy of methylphenidate and modafinil for improving cognitive functioning and symptoms in patients with a primary brain tumor. J Neurooncol 2012; 107(1): 165-74.

100. Boele FW, Douw L, de Groot M, et al. The effect of modafinil on fatigue, cognitive functioning, and mood in primary brain tumor patients: a multicenter randomized controlled trial. Neuro Oncol 2013; 15(10): 1420-8.

101. Page B, Shaw E, Lu L, et al. Phase II double-blind placebo-controlled randomized study of armodafinil for brain radiation-induced fatigue. Neuro Oncol 2015; 17(10): 1393-401.

102. Brown PD, Pugh S, Laack NN, et al. Memantine for the prevention of cognitive dysfunction in patients receiving whole-brain radiotherapy: a randomized, double-blind, placebo-controlled trial. Neuro Oncol 2013; 15(10): 1429-37.

103. Shaw EG, Rosdhal R, D'Agostino RB, et al. Phase II study of donepezil in irradiated brain tumor patients: effect on cognitive function, mood, and quality of life. J Clin Oncol 2006; 24(9): 1415-20.

104. Day J, Zienius K, Gehring K, et al. Interventions for preventing and ameliorating cognitive deficits in adults treated with cranial irradiation. Cochrane Database Syst Rev 2014; (12): CD011335.

105. Reitan R. Validity of the trail making test as an indicator of organic brain damage. Percept Mot Skills 1958; 8(3): 271-6.

106. Wechsler D. Wechsler adult intelligence scale- fourth edition. San Antonio (TX): Pearson; 2008.

107. Benedict R, Schretlen D, Groninger L, et al. Hopkins Verbal Learning Test-Revised: normative data and analysis of inter-form and test-retest reliability. Clin Neuropsychol 1998; 12(1): 43-55.

108. Ruff R, Light R, Parker S, et al. Benton Controlled Oral Word Association Test: reliability and updated norms. Arch Clin Neuropsychol 1996; 11(4): 329-38.

109. Ruff R, Parker S. Gender- and age-specific changes in motor speed and eye-hand coordination in adults: normative values for the finger tapping and grooved pegboard tests. Perceptual Mot skills 1993; 76(3c): 1219-30.

110. Strauss E, Sherman E, Spreen O. A compendium of neuropsychological tests: administration, norms, and commentary. New York: Oxford University Press; 2006.

第 22 章

社会经济学与生存

Maya A. Babu, MD, MBA

引言

胶质母细胞瘤占原发性脑肿瘤的 52%，是最常见、最具侵袭性的肿瘤[1]，占颅内肿瘤的 20%[1]。它的几种类型在危险因素[2-3]、发病率[4-5]、治疗[6-7]和随访[8-9]方面的差异在文献中已有报道。对于胶质母细胞瘤患者，社会经济因素（包括性别，种族、民族、经济收入水平、婚姻状况和职业）的影响已在几篇文章中探讨过。本章主要回顾社会经济状态（socioeconomic status，SES）和胶质母细胞瘤的关系。

胶质母细胞瘤可能的危险因素

虽然胶质母细胞瘤目前还没有明确的危险因素，但一些研究已经探讨了可能的危险因素。在一项研究中，80% 的新诊断的胶质母细胞瘤患者外周血中有可检测到的巨细胞病毒（cytomegalovirus，CMV）DNA，而血清学阳性的正常供体和其他手术患者并未显示检测到病毒[1]。对这一发现提出质疑的另一项研究报告称，5 名胶质母细胞瘤患者的一系列研究表明，无论是用逆转录聚合酶链式反应还是血培养法，均未检测到循环 CMV[1]。一些研究者假设，如果考虑到感染时的年龄，CMV 可能是胶质母细胞瘤发生的一个因素，因为胶质母细胞瘤和 CMV 感染的发生率均与 SES 呈负相关。儿童早期 CMV

感染（在社会经济地位较低的人群中最为常见）可能对胶质母细胞瘤有保护作用，而儿童晚期或成人 CMV 感染可能是胶质母细胞瘤的危险因素。如果是这样，胶质母细胞瘤发生类似于麻痹性脊髓灰质炎：低 SES、卫生条件差和早期感染有保护作用[1]。这个假设并没有得到文献的支持。

一些研究者认为胶质母细胞瘤与神经囊尾蚴病有关系。在一项病例对照研究中，8 例神经囊尾蚴病合并脑胶质瘤患者中，6 例在肿瘤内部和周围有钙化的寄生虫病变。研究人员推测，钙化囊尾蚴周围强烈的星形胶质细胞增生，以及囊尾蚴诱导的细胞免疫反应的抑制，可能有助于神经囊尾蚴患者恶性胶质细胞的生长[10]。但胶质母细胞瘤与神经囊尾蚴的关系无统计学意义。

在行为危险因素方面，美国国立卫生研究院-美国退休人员协会（American Association for Retired Persons，AARP）对 477 095 名美国男性和女性进行的吸烟、饮酒和脑胶质瘤风险的饮食和健康研究发现，吸烟和饮酒不会增加脑胶质瘤的风险[11]。

社会经济状况和胶质母细胞瘤的诊断

社会经济地位对人的健康状况的负面影响是众所周知的；没有经济资源、缺乏交通工具、无法及时获得初级保健服务的患者往

Department of Neurological Surgery, Mayo Clinic, 200 First Street SW, Rochester, MN 55905, USA
E-mail address: Babu.Maya@mayo.edu 265

往在诊断方面遇到延误。关于不同 SES 的胶质母细胞瘤患者的早期诊断，文献中没有明确报道。然而，有几篇文章探讨了胶质母细胞瘤的发病率及其与 SES 的关系。例如，一项研究发现年龄、性别、医疗补助登记和1996—1997 年密歇根州原发性恶性脑瘤发病率之间存在关联，该研究调查了密歇根州癌症监测计划（1 006 例）。参加医疗补助登记的人比未参加医疗补助登记的人，更容易患上所有类型的恶性脑肿瘤，包括胶质母细胞瘤或星形细胞瘤。在参加医疗补助登记的人中，恶性脑肿瘤的发病率在年轻时达到高峰[12]。

另一项研究调查了 1974—1999 年加利福尼亚州洛杉矶县胶质母细胞瘤的发病率和流行病学。男性胶质母细胞瘤的总体发病率高于女性。在这项研究中，非拉丁美洲白人的发病率最高（2.5/10 万），其次是拉丁美洲白人（1.8/10 万）和非裔美国人（1.5/10 万）。1989 年以后洛杉矶县的胶质母细胞瘤发病率增加，提示 MRI 的引入可能有助于提高诊断率。在这篇文章中，高龄、男性、高 SES、非拉丁美洲白人增加了胶质母细胞瘤的风险[13]。与此类似，另一项研究调查了 880 名在 2006—2012 年间接受手术的胶质母细胞瘤患者，发现胶质母细胞瘤发病率的增加与工资增加、就业状况改善、人口密度降低和汽车拥有量增加有关[14]。

其他几项研究发现，较高的 SES 与较高的胶质母细胞瘤风险之间存在关联。例如，一项研究表明，与居住在 SES 五分位数最低的人口普查地区的人相比，SES 五分位数最高的人的胶质母细胞瘤发病率较高[15]。在按年龄、性别和种族定义的人群亚组中也发现了类似的关联。一项对华盛顿州 1969—1978年间死于脑肿瘤的年龄为 20 岁及以上的男性的研究发现，高 SES 与所有脑肿瘤的高风险相关，包括胶质瘤和星形细胞瘤。对 SES 进行调整后发现，电力工程师患所有类型的肿瘤的风险都很高。炼油厂工人、林业工人和清洁服务工人中星形细胞瘤患者数量较多[16]。

由于胶质母细胞瘤进展迅速并最终致命，高 SES 和胶质母细胞瘤风险之间的密切联系不太可能代表确定效应。确定效应表示一个系统不能平等地代表所有类别的案例或人（假设他们应该在一个样本），即有抽样偏倚。在这种情况下，确定效应表明低 SES 患者没有被适当地包含在抽样范围内，这样看来，高 SES 是胶质母细胞瘤的一个相关危险因素。此研究的研究者不认为确定效应能解释这些发现，相反，他们认为一些先前提出的胶质瘤危险因素可能与 SES 相关，包括特应性和过敏率[15]。

在儿童脑肿瘤方面，一些研究人员回顾了 2001—2005 年加州癌症登记项目来调查原发性中枢神经系统肿瘤（primary central nervous system tumors，PCNST）的情况。5岁以下儿童恶性 PCNST 发生率最高（2.6/10万），15～19 岁青少年良性 PCNST 的发生率最高（1.8/10 万）。在本研究所评估的任何年龄组中，按种族划分的恶性 PCNST 发生率没有统计学上的显著差异[17]。

胶质母细胞瘤患者的社会经济状况及治疗随访

研究表明胶质母细胞瘤的长期生存主要与预后良好的临床因素有关，特别是年轻和良好的初始功能评分，以及 O^6- 甲基鸟嘌呤DNA 甲基转移酶启动子过度甲基化[18]。社会经济、环境和职业因素与生存率无关。治疗地点的影响已在文献中进行了探讨。在一项研究中，在私立医院治疗的患者的生存率在统计学上优于在公立医院治疗的患者[19]。

对 1996—2000 年首次诊断为原发性星形细胞瘤的参加密歇根州医疗补助和医疗保险患者的回顾性研究显示，在控制年龄、收入、手术干预、合并症、性别和肿瘤分期等因素以后，非裔美国人比白人更不可能接受过放射治疗[20]。对具有医疗保险和医疗补助双重资格的患者，接受放射治疗的可能性要比只有医疗保险的患者要小。这些差异在化疗中未发现。如果仅研究胶质母细胞瘤的患者，双重资格的患者和非裔美国人接受放射治疗的可能性要小得多。这些数据表明，在接受星形细胞瘤的治疗标准时，种族和保险状态的差异可能存在[20]。另一项研究调查了1988—2007年间诊断为胶质母细胞瘤的22 777名患者。总的来说，74%的患者接受了放射治疗，26%没有。与放射治疗遗漏相关的因素包括高龄、年收入低、非裔美国人、西班牙裔美国人、亚裔美国人、未婚、次全切除/活检。使用放射治疗与总生存率的提高显著相关（2年生存率使用放疗者为14.6%未使用为4.2%）[21]。一些研究人员评估了手术干预和术后放射治疗的接受情况，并从国家癌症研究所的数据库中获得了2004—2008年诊断为胶质母细胞瘤患者的数据。医院服务区中位收入较高的年轻、已婚患者接受全切除和术后放射治疗的可能性显著增加。配备放射治疗设备的肿瘤医院的密度也是术后接受放射治疗的重要预测因素。这些发现表明神经肿瘤服务和收入存在地区差异[22]。

一项针对2000—2010年26 481名患者的监测、流行病学和最终结果的研究发现，从最低的SES五分位数患者到最高的SES五分位数患者，其中位生存期分别为5~9个月[23]。在SES最低的人群中，SES和生存率之间的关联并不仅仅只受不良结局影响；中等五分位数患者和最高五分位数患者之间的生存率差异也具有统计学意义。在一个包含患者年龄、性别、种族/民族、使用的放射治疗和手术类型（全切术、其他手术与非手术）等多变量模型中，SES与生存率密切相关。这项研究表明，在美国，在胶质母细胞瘤诊断后，高SES与生存率的增加之间存在着密切的联系。

另一项回顾性队列研究比较了早期和晚期临终关怀对原发性恶性脑肿瘤患者的影响，这些患者为2009—2013年间接受大型城市非营利家庭医疗机构家庭临终关怀计划的人。

160例原发性恶性脑肿瘤患者在临终关怀中死亡，其中22.5%在死亡前7天内入组。与死亡前7天以上入组临终关怀的患者相比，入组晚的患者卧床、失语症、无反应或呼吸困难的比例更大。在多变量分析中，接受医疗补助或慈善关怀且没有生前医疗嘱托的男性患者，更有可能在死亡前1周内才加入临终关怀。较晚参与临终关怀的原发性恶性脑肿瘤晚期患者，临终关怀开始时其神经系统严重衰弱，可能无法从多学科临终关怀中获得最大益处[24]。同样，一项对197名脑肿瘤患者的研究发现，53%的患者死于家中，34%死于临终关怀，12.5%死于医院。家庭援助对97%的照料者的产生了积极影响，72%的患者因康复而使生活质量评分提高。生命临终阶段的决策过程是费时的，但家庭的痛苦程度与准备期的程度成反比[25]。

国际经验

英国国家卫生署认为，对于新诊断的胶质母细胞瘤患者，替莫唑胺联合放疗治疗可提高其生存率。苏格兰西部是英国的一个半自治区，由于人群的SES较低，实施这种治疗模式的记录也很少。研究者对105例术后联合放化疗的胶质母细胞瘤患者的临床资料进行了前瞻性分析，将这些数据与106例术后辅以放射治疗的胶质母细胞瘤患者的数据进行了比较。治疗组的中位总生存期为15.3个月，1年和2年总生存率分别为65.7%和19%。多因素Cox回归分析显示，年轻、手术切除范围大、术后放化疗方案是较好生存率的独立预后因素[26]。在另一项英国研究中，在553例2001—2011年间确诊为胶质母细胞瘤的患者中，81%的患者进行了1次手术，19%的患者进行了2次及2次以上的手术。与进行1次手术的患者相比，进行2次以上手术的患者明显年轻（中位年龄为55岁vs. 64岁），不易发生多灶性或双侧性疾病，更容易进行初次较大范围切除[27]。

529 名 1998—2010 年确诊为胶质母细胞瘤的澳大利亚患者的生存期被分为短期（<6 个月）、中等（6~24 个月）和长期（>24 个月）。生存时间超过 24 个月的患者更年轻，更可能有高 SES 和好的功能状态，更可能为额叶肿瘤、进行开颅术（而不是活检）和较大范围切除、行 2 次或以上手术、参与临床试验。在将患胶质母细胞瘤的长期和短期的生存者进行比较时，未在两者的社会人口统计学上发现显著差异[28]。针对 156 242 名加拿大阿尔伯塔省、萨斯喀彻温省和马尼托巴省男性农民的研究发现，胶质母细胞瘤死亡风险与燃料/石油消费增加之间存在显著相关性。低收入与脑肿瘤死亡率显著降低相关[29]。对 56 名希腊脑胶质瘤患者进行的前瞻性研究发现，46.5% 的患者为低 SES，25% 为中等 SES，28.5% 为高 SES[30]。

对巴西公共和私营机构 2003—2011 年确诊的 171 例胶质母细胞瘤患者的回顾性研究发现，在私营机构治疗的患者的中位生存期为 17.4 个月，而在公共机构治疗的患者的中位生存期为 7.1 个月[31]。公共机构从首发症状发现到手术的时间较长（公立医院为 64 天，私立医院为 31 天）。在私立医院，59.3% 的患者同时接受放疗和化疗；在公立医院，只有 21.4% 的患者同时接受这种方案。尽管存在这些差异，治疗机构并不是预后的独立预测因素。Karnofsky 功能状态和术后的任何额外治疗是生存情况的预测因素。术后的额外治疗直接影响生存情况。研究人员得出结论，在巴西这样的发展中国家，增加获得治疗资源的机会对患者是非常有益处的。

获得医疗服务的潜在补救措施

随着文献发现不同 SES 和种族的患者所接受的治疗存在差异，人们对如何为患者提供标准化的放疗和化疗方案表示了深入的关注。第一，让肿瘤学家和神经外科医师意识到治疗的差异，并提供如何解决这些差异的教育，教育必须在各级培训中进行。医学院开始将文化能力作为标准课程的一部分，且这部分内容必须在住院医师、研究员和执业医师中进行强化[32]。继续医学教育为帮助教育和提高医师对治疗差异的认识提供一个具体途径。第二，获得医疗服务的系统性障碍必须解决。人们希望，通过在美国强制实行保险，让更多的贫困人口能够获得医疗保健。然而，许多州为患者提供边际保险的医疗补助计划，再加上初级保健医师短缺，以及许多地区等待预约时间过长，使医疗服务获得延误[33-34]。对于遗传特征良好的恶性胶质母细胞瘤等侵袭性恶性肿瘤患者，及时的治疗有助于减轻症状和延缓并发症发病。第三，如何保证有足够的专家来治疗医疗条件不足的人群仍然是一项挑战。患者要进入三级医疗中心，意味着要走几百千米。如果没有足够的资金支持，这通常很难实现[35]。第四，继续研究不同 SES、种族、宗教、地域和性别的胶质母细胞瘤患者如何获得治疗服务，以帮助制定公共政策。如果不继续关注对诊断和治疗差异的理解，这些不平等就不能得到恰当的解决。

（译者：杨红旗）

参考文献

1. Lehrer S. Cytomegalovirus infection in early childhood may be protective against glioblastoma multiforme, while later infection is a risk factor. Med Hypotheses 2012; 78(5): 657-8.
2. Golden SH, Brown A, Cauley JA, et al. Health disparities in endocrine disorders: biological, clinical, and nonclinical factors-an Endocrine Society scientific statement. J Clin Endocrinol Metab 2012; 97(9): E1579-639.
3. Doubeni CA, Major JM, Laiyemo AO, et al. Contribution of behavioral risk factors and obesity to socioeconomic differences in colorectal cancer incidence. J Natl Cancer Inst 2012; 104(18): 1353-62.
4. Hebert JR, Daguise VG, Hurley DM, et al. Mapping

cancer mortality-to-incidence ratios to illustrate racial and sex disparities in a high-risk population. Cancer 2009; 115(11): 2539-52.

5. O'Keefe EB, Meltzer JP, Bethea TN. Health disparities and cancer: racial disparities in cancer mortality in the United States, 2000-2010. Front Public Health 2015; 3: 51.

6. Golden SH, Purnell T, Halbert JP, et al. A community engaged cardiovascular health disparities research training curriculum: implementation and preliminary outcomes. Acad Med 2014; 89(10): 1348-56.

7. Chin MH, Clarke AR, Nocon RS, et al. A roadmap and best practices for organizations to reduce racial and ethnic disparities in health care. J Gen Intern Med 2012; 27(8): 992-1000.

8. Chu KC, Chen MS Jr, Dignan MB, et al. Parallels between the development of therapeutic drugs and cancer health disparity programs: implications for disparities reduction. Cancer 2008; 113(10): 2790-6.

9. Palmer NR, Kent EE, Forsythe LP, et al. Racial and ethnic disparities in patient-provider communication, quality-of-care ratings, and patient activation among long-term cancer survivors. J Clin Oncol 2014; 32(36): 4087-94.

10. Del Brutto OH, Castillo PR, Mena IX, et al. Neurocysticercosis among patients with cerebral gliomas. Arch Neurol 1997; 54(9): 1125-8.

11. Braganza MZ, Rajaraman P, Park Y, et al. Cigarette smoking, alcohol intake, and risk of glioma in the NIH-AARP Diet and Health Study. Br J Cancer 2014; 110(1): 242-8.

12. Sherwood PR, Stommel M, Murman DL, et al. Primary malignant brain tumor incidence and Medicaid enrollment. Neurology 2004; 62(10): 1788-93.

13. Chakrabarti I, Cockburn M, Cozen W, et al. A population-based description of glioblastoma multiforme in Los Angeles County, 1974-1999. Cancer 2005; 104(12): 2798-806.

14. Muquit S, Parks R, Basu S. Socio-economic characteristics of patients with glioblastoma multiforme. J Neurooncol 2015; 125(2): 325-9.

15. Porter AB, Lachance DH, Johnson DR. Socioeconomic status and glioblastoma risk: a population-based analysis. Cancer Causes Control 2015; 26(2): 179-85.

16. Demers PA, Vaughan TL, Schommer RR. Occupation, socioeconomic status, and brain tumor mortality: a death certificate-based case-control study. J Occup Med 1991; 33(9): 1001-6.

17. Brown M, Schrot R, Bauer K, et al. Incidence of first primary central nervous system tumors in California, 2001-2005: children, adolescents and teens. J Neurooncol 2009; 94(2): 263-73.

18. Krex D, Klink B, Hartmann C, et al. Long-term survival with glioblastoma multiforme. Brain 2007; 130(Pt 10): 2596-606.

19. Lynch JC, Welling L, Escosteguy C, et al. Socioeconomic and educational factors interference in the prognosis for glioblastoma multiform. Br J Neurosurg 2013; 27(1): 80-3.

20. Sherwood PR, Dahman BA, Donovan HS, et al. Treatment disparities following the diagnosis of an astrocytoma. J Neurooncol 2011; 101(1): 67-74.

21. Aizer AA, Ancukiewicz M, Nguyen PL, et al. Underutilization of radiation therapy in patients with glioblastoma: predictive factors and outcomes. Cancer 2014; 120(2): 238-43.

22. Aneja S, Khullar D, Yu JB. The influence of regional health system characteristics on the surgical management and receipt of post operative radiation therapy for glioblastoma multiforme. J Neurooncol 2013; 112(3): 393-401.

23. Leeper HE, D.R.J. Socioeconomic status predicts survival in patients with newly diagnosed glioblastoma. Neuro Oncol 2014; 16(Suppl 2): ii97.

24. Diamond EL, Russell D, Kryza-Lacombe M, et al. Rates and risks for late referral to hospice in patients with primary malignant brain tumors. Neuro Oncol 2016; 18(1): 78-86.

25. Pompili A, Telera S, Villani V, et al. Home palliative care and end of life issues in glioblastoma multiforme: results and comments from a homogeneous cohort of patients. Neurosurg Focus 2014; 37(6): E5.

26. Teo M, Martin S, Owusu-Agyemang K, et al. A survival analysis of glioblastoma patients in the West of Scotland pre- and post-introduction of the Stupp regime. Br J Neurosurg 2014; 28(3): 351-5.

27. Sia Y, Field K, Rosenthal M, et al. Socio-demographic factors and their impact on the number of resections for patients with recurrent glioblastoma. J Clin Neurosci 2013; 20(10): 1362-5.

28. Field KM, Rosenthal MA, Yilmaz M, et al. Comparison between poor and long-term survivors with glioblastoma: review of an Australian dataset. Asia Pac J Clin Oncol 2014; 10(2): 153-61.

29. Morrison HI, Semenciw RM, Morison D, et al. Brain cancer and farming in western Canada. Neuroepidemiology 1992; 11(4-6): 267-76.

30. Gousias K, Markou M, Voulgaris S, et al. Descriptive epidemiology of cerebral gliomas in northwest Greece and study of potential predisposing factors, 2005-2007. Neuroepidemiology 2009; 33(2): 89-95.

31. Loureiro LV, Pontes Lde B, Callegaro-Filho D, et al. Initial care and outcome of glioblastoma multiforme patients in 2 diverse health care scenarios in Brazil:

does public versus private health care matter? Neuro Oncol 2014; 16(7): 999-1005.

32. American Medical Association. Med school curriculum changes aim to eliminate health care disparities. Chicago: AMA Wire; 2014.

33. Felland LE, Lechner AE, Sommers A. Improving access to specialty care for Medicaid patients: policy issues and options. New York: The Commonwealth Fund; 2013.

34. Rosenthal E. The health care waiting game. New York: New York Times; 2014.

35. Rabalais GP. Telemedicine and the pediatric tertiary care center: presented as the 2002 Melinda J. Pouncey Memorial Lecture. Ochsner J 2003; 5(2): 11-4.

第 23 章

胶质母细胞瘤对国家和全球经济的影响

YouRong Sophie Su, MD*, Kalil G. Abdullah, MD

引言

在过去 10 年中，随着新型化疗和免疫治疗药物应用，癌症治疗费用不断提高。因为胶质母细胞瘤相关的神经功能损害严重，而且为了延长生存采取了更多的治疗措施，所以胶质母细胞瘤在医疗卫生体系中费用占比甚高。胶母细胞瘤带来的负担包括医疗方面、情感方面和经济方面。虽然与胶质瘤相关的经济费用经常被忽视，它仍然会给胶质母细胞瘤患者所带来近期和远期影响。

经济背景和治疗费用

随着影像学技术普遍使用，胶质母细胞瘤的诊断已经标准化。美国脑瘤学会（The National Brain Tumor Society）估计在美国目前有 700 000 人罹患原发性脑肿瘤，2016 年将会有 78 000 人被诊断出脑肿瘤。随着诊断率提高，治疗模式也不断改善，从广泛性治疗规范到个体化治疗方案。在描述不同治疗方案的效用时，经济学研究使用术语成本—效果（cost-effectiveness）来形容每取得一年生存期所需要额外费用，并且比较不同治疗方案的成本—效果以确定费用最小效用最大的治疗方案。在成本 - 分析研究中经常使用根据国家卫生和临床医学研究所（NICE）定义的经济术语，列于表 23.1。许多临床研究引用与质量调整生存年（quality-adjurod life-year, QALYs）的增量成本 - 效果比（incromental cost-offectivemecs ratios, ICERs）来衡量医疗干预的成本 - 效果。

癌症治疗的费用可分为直接医疗费用、直接非医疗费用和间接费用。直接医疗费用包括影像学检查、外科手术、药物、放疗和化疗所需的费用，而直接非医疗费用包括治疗运送的费用、停车费、餐费、电话费，住宿费，任何医疗和物理治疗所需设备的费用，以及家庭护士或治疗师的报酬。在行化学治疗之前，在直接医疗费用中，患者进行外科手术和住院护理的初始住院费用占 71%。间接费用是指因患者的病假和（或）提前退休而造成的经济损失以及患者的护理人员所投入的时间[1]。

一般来说，在所有癌症种类中，脑肿瘤的初始费用最高，在 2010 年，美国平均每位脑肿瘤患者的净费用超过 10 万美元[2]。比较 Greenberg 等和 Uyl-de Groot 等的 ICER 数据[3]，发现与其他种类的癌症相比，替莫唑胺治疗胶质母细胞瘤的 ICER 最高（图 23.1）。

即使该研究主要集中在脑肿瘤患者在使用替莫唑胺之前的治疗费用，由于脑肿瘤患者平均每月费用为 8 478 美元（每年 10 1736 美元），在 2004 年，Chang 等[4]也将脑肿瘤

Department of Neurosurgery, University of Pennsylvania, 3 Silverstein Pavilion, 3400 Spruce Street, Philadelphia, PA 19104, USA
* Corresponding author.
E-mail address: Sophie.Su@uphs.upenn.edu

表 23.1
经济研究中的常用术语

术语	定义
成本 - 效果分析	比较不同健康干预措施的成本和健康结果的经济研究，以确定干预措施的益处；益处通常以健康为单位来衡量
直接成本	住院和门诊费用，包括医疗费用和非医疗费用
间接成本	因错过工作时间或无法工作而导致生产力下降而给患者带来的成本
成本 - 效果	每单位健康效应产生的干预成本
健康单位	评估个体对健康状态的重视程度的方法，如 QALYs、DALYs 或 HYEs；最常用的健康单位是 QALY
ICER	两种干预措施成本的差异 / 两种干预措施产生的健康效应的差异；更高的数值意味着产生每一个额外健康效应单位的成本更高
QALY	个体健康寿命长短的衡量是根据生活质量进行调整的，生活质量是由个人进行日常生活活动的能力、免于痛苦和精神负担所决定的；1 QALY = 1 年完美健康的生活
意愿支付门槛	社会认为可以接受的健康干预费用的货币门槛

DALYs，伤残调整生存年；HYE，健康当量年；ICER，增量成本-效果比；QALY，质量调整生存年

的直接医疗费用排在 7 种癌症中的第 4 位，尽管总体上脑肿瘤直接医疗费用较高，但脑肿瘤总费用的 75% 是间接费用[1]。这一发现同之前的研究一致，不仅在脑肿瘤，甚至在其他类型的肿瘤中，最大费用负担是初期护理和临终护理[5]。

胶质母细胞瘤的推荐治疗方法主要为手术切除、辅助放疗和化疗。各种研究发现这三种治疗胶质母细胞瘤方法的经济费用较其他种类的癌症高。尽管该研究已过时，Silverstein 等报告[6]，在 1996 年，胶质母细胞瘤直接医疗服务的总费用的平均数和中位数分别为 $ 99 253 和 $91 368，其中放疗和影像学费用是前两大主要来源。在对恶性胶

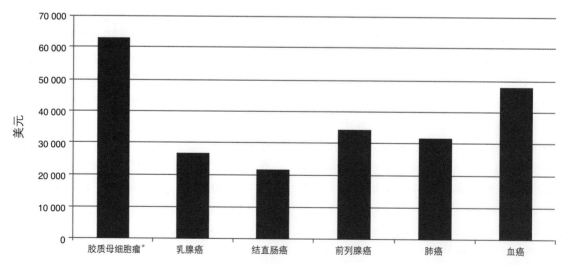

图 23.1 报告的 ICER 的中位数。* 虽然所列的费用直接指的是报道中最具侵袭性的脑肿瘤之一的胶质母细胞瘤的 ICER 的中位数，但总的来说，脑肿瘤在所有癌症类型中的成本最高

质瘤成本的综述中，Raizer 等也给出了化疗前的手术和放疗费用一个类似的费用范围[7]，为 5.06 万 ～9.27 万美元。脑胶质母细胞瘤开颅术的平均估计为 12 178 ～16 292 美元[8-9]。在通货膨胀和技术进步的情况下，甚至比上述费用更高。同时，人均每月支付的直接费用的平均数和中位数为 1 341 ～2 450 美元（每年的费用为 16 092 ～29 400 美元不等），以涵盖医疗费、交通费和医药费。英国国家临床研究所 Raizer 等的数据[7]估计胶质母细胞瘤患者疾病无进展的周费用为 1 955 美元，疾病无进展期的年费用增加到 78 185 美元。

替莫唑胺（Temodar，泰道）是一种烷化剂，以 75 mg/m^2 体表面积的剂量给药 42 日同时伴局部放疗，随后以维持剂量 150 mg/m^2 在 28 日（1 个周期）中选择 5 日给药，共 6 个周期。如果患者可以忍受更高剂量且在血液学检查中来发现明显副作用，可以用 200 mg/（m^2·d）剂量维持 2～6 个周期。5 粒替莫唑胺的预计售价是 1 584.57 美元（第一数据库）。退伍军人事务联邦供应计划中列出的基本价格为 100 mg 和 20 mg 的替莫唑胺胶囊分别为 110 美元和 22 美元[10]。使用替莫唑胺胶囊后获得的每生存年平均费用为 39 012～42 054 美元，2011 年随着通货膨胀调整后的费用为 45 822.55～61 140.20 美元[7]。每质量调整生存年有效生存期的费用为 55 731～72 251 美元。参考 Raizer 等的研究[7]，在 2008 年，Lamers 等[11]对新诊断的胶质母细胞瘤患者在放疗的同时使用替莫唑胺和辅助治疗的直接成本进行了研究，他们的研究列出了接受替莫唑胺治疗的患者每一个生存年的成本为 57 858 美元，而无进展生存年的成本为 53 572 美元。虽然另一项研究发现与其他研究相比替莫唑胺治疗的平均费用更低，为 31 274 美元，这项研究的主要发现为使用替莫唑胺作为伴随和辅助治疗增加了 8 倍的医疗费用[12]。替莫唑胺的大部分费用与前期费用相关。

由于替莫唑胺具有毒性较低同时也易于使用的特点，所以替莫唑胺已广泛取代其他化疗药物，经济研究不仅要考虑质量调整生存年成本 - 效益，此外还应考虑到每个生命月或疾病无进展月费用[13]。Gliadel 是植入肿瘤切除腔中的卡莫司汀薄片，美国食品药品监督管理局（FDA）批准在新罹患和复发性胶质母细胞瘤中已被证明可以提高数月的总生存率。Westphal 等[14]发现，尽管最新的数据分析显示，长期并发症的发生率可能会比较高，但卡莫司汀薄片在不增加并发症的情况下，可使 1 年生存率提高约 2.5 个月[15]。此外，无论是年轻的胶质母细胞瘤患者还是年老的胶质母细胞瘤患者，当卡莫司汀薄片与替莫唑胺联合使用时，可使脑胶质母细胞瘤患者的中位生存期延长 4 个月[16-17]。对于胶质母细胞瘤患者，植入卡莫斯汀薄片后进行放疗与仅进行放疗的手术相比，每质量调整生存年费用增加 545 000 英镑（101 000 美元）[18]。另一项研究也同样反映了相似的费用，发现植入卡莫司汀薄片的每位胶质母细胞瘤患者每质量调整生存年需要额外多费用 54 501 英镑（2004 年平均 99 900 美元）[19]。使用英国的成本 - 效果标准，每质量调整生存年意愿支付门槛为 30 万欧元（55 635 美元）时，卡莫司汀薄片成本 - 效果概率低于 10%[18]。

对符合条件的患者，如果患者经初步治疗后，疾病有复发或进展，可以使用一种抗血管内皮生长因子的抗体——贝伐珠单抗。贝伐珠单抗原被批准作为复发性胶质母细胞瘤的单一疗法，研究发现已可减小肿瘤的大小，延长疾病无进展生存期，并减少了肿瘤相关性水肿，这可进一步减少对类固醇的需要[20]。然而，2014 年的一项研究发现，贝伐珠单抗的益处仅限于延长疾病无进展生存期，包括有和没有 MGMT（O^6- 甲基鸟嘌呤 -DNA-甲基转移酶）状态的患者，而贝伐珠单抗不能延长患者的中位总生存期[21]。Raizer 等[7]估计每两周服用 10 mg/kg 的贝伐珠单抗，每月的费用在 1 万 ～2 万美元。加拿大一项聚

焦于成本 - 效益的研究发现，在新诊断的胶质母细胞瘤患者中，使用贝伐珠单抗的患者在 2 年期间需要费用 97 000 美元，但 QACY 年仅增加 0.13[22]。在英国，贝伐珠单抗治疗估计费用 21 000 英镑（平均 28 400 美元）。大多数使用贝伐珠单抗的费用与门诊静脉用药、副作用的处理和治疗、额外的就诊住院有关[22]。尽管在费用上存在差异，不论意愿支付门槛是多少，但总体共识是贝伐珠单抗具有低成本 - 效果的可能性。

替莫唑胺、卡莫司汀薄片和贝伐珠单抗是唯一直接批准用于胶质母细胞瘤的化疗药物，但通常会向患者开具治疗化疗明显不良反应的药物。此外，胶质瘤患者的费用通常较高，这是因为对专用设备（如轮椅、马桶）或物理的、职业的、认知和（或）语言的治疗的需求较大，具体费用取决于肿块的位置和大小所致的神经系统缺陷[23]。据美国癌症协会（American Cancer Society）报告，与癌症治疗相关的总费用中有 66% 通常是非医疗性的，因此，保险公司不承保。这些非医疗费用包括交通费、影像检查费、理疗费、儿童照护费、电话费、食物费和住房费。这些给患者及其家人造成负担的费用常常被忽视，不仅表现在经济方面，而且还表现在因精打细算而劳心费神方面[24]。

间接费用中最重要的部分与患者和家庭遭受的生产力损失有关，因为患者不能够正常工作，并且家庭成员必须在工作与患者护理之间取得平衡。美国国家脑肿瘤基金会指出，在被诊断患有脑肿瘤的患者中，只有 33% 的人在诊断后仍然受雇，而诊断前这一比例为 91%。因脑肿瘤而致残的人难以保证工作安全及稳定收入，许多患者的家庭成员和护理人员不得不改变工作习惯、请假、转为兼职和（或）离职以便全职照护患者。对于直接的药品费用而言，患者也经常需要负担新的化疗药物的负担，除非他们有资格并被选中进行临床试验，因为保险公司可能会拒绝未经 FDA 批准或仍在接受审查的药物。

收入差异对标准治疗管理和随访的影响

胶质母细胞瘤诊治的社会经济学是困难的，因为患有高级别肿瘤的患者会在临床上表现为急性和（或）快速恶化，需要紧急干预，并且一半的患者会出现需要治疗和康复支持的长期认知缺陷。因此，对于许多被诊断的患者，主要观点是采用可以在治疗中逐步改善病情的疗法，而不论改善多少、该疗法费用多少。但是，由于治疗胶质母细胞瘤的费用高，许多患者有可能负担不起治疗费用，并很容易破产。根据患者收入差异选择合适的治疗方案也是合乎逻辑的。较高的收入可使患者负担得起质量更好的保险，这种保险可以支付标准的护理服务、未包括在基本保险范围内的研究药物的任何自付费用、复发患者的外科手术和（或）辅助设备以提高患者的生活质量。在美国，有 25% 的家庭将大部分或全部积蓄用于癌症治疗。

尽管很少有研究致力于收入差异对脑肿瘤治疗的影响，但 Lawrence 等[25]（2012）分析了家庭收入中位数对替莫唑胺治疗胶质母细胞瘤预后的影响。研究发现在使用替莫唑胺表现出生存受益的人群中，高收入地区的患者的总生存期比低收入地区的患者长 2 个月。尽管收入较高的患者也更有可能接受产生获益的全切除术和术后放疗，但 Lawrence 等的研究[25]强调，收入会导致治疗方案和疗效的差异。分析高收入和低收入患者，生存差异似乎随着时间而增大，这表明收入可能是胶质母细胞瘤的独立预后因素。

与 Lawrence 等的[25]研究一致，Aneja 等[26]（2013）同样发现收入在胶质母细胞瘤的治疗中起着重要作用。年轻的患者和收入较高的患者更有可能接受全切除术和术后放疗。具体来说，Aneja 等[26]发现，若将患者的种族和同一区域内神经外科医生的数量的因素除去，胶质母细胞瘤患者的中位收入每增加 10 000 美元，其行全切除术的概率将增加 7%。

私立和公立医院的准入和护理也会影响生存结果，因为不同的医院可以使用不同级别的资源[27]。Loureiro 等[27] 发现，私立和公立医院患者接受辅助治疗的方式有所不同，包括类型和频率，导致在私立医院接受治疗的患者（17.4 个月）比公立医院（7.1 个月）有更长的的中位总生存期。

在开始治疗之前，很少有患者意识到高昂的费用。当患者最初因精神状态变化或唤醒力下降而住院并且被发现患有颅内病变时，患者之间通常会毫不犹豫地进行进一步的影像学检查和手术干预。尽管肿瘤学家报告说只有在治疗有效的情况下患者才应该获得癌症治疗，然而在门诊患者中，他们很少有在见面并讨论计划时就提出了化疗费用的问题[28]。尽管胶质母细胞瘤治疗的经济学研究很少，据估计胶质母细胞瘤的预后和疗效不仅受肿瘤特征、患者年龄和合并疾病情况的影响，而且还受到诸如收入和教育程度等社会经济因素的影响。

研究发现，社会经济状况低下的患者在诊断时往往有病情进展，延误或医疗护理不足也会有更高的复发率[29-30]。针对这种负相关性最常见的解释可能是他们在经济上无法获得有效和持续的医疗保障。他们可能生活在缺少医护人员、设备，无法及时提供足够资源的地区。此外，社会经济状况低下的患者可能无法或不愿意因轻度症状而就医，甚至可能将其神经系统症状（如头痛、疲劳或视物模糊）归因于财务上的不安全感、从事多项工作或压力。社会经济地位较低的患者通常会伴有其他慢性合并症（即肥胖、糖尿病、高血压、心脏病），这些并发症会影响患者的整体健康状况。此外，低社会经济地位与低学历相关联，如果没有护理团队的正确指导，可能会使处理复杂的治疗计划变得更加困难。

患者保险的质量可能会严重影响患者的诊断和治疗决策。在美国卫生系统中，保险在社会经济中常扮演着代理人的角色。高收入患者通常拥有第三方私人保险。低收入患者可能只有有限的健康保险或没有健康保险，这会降低脑部病灶的早期检查和诊断的概率。尽管美国的《平价医疗法案》会减少未保险的状况，但保险不足的状况可能会持续存在，尤其在癌症的长期治疗和高昂费用的情况下。此外，免赔额、共同保险和共付额甚至可能迫使拥有私人优质保险的患者遭受经济压力。一项针对胶质母细胞瘤患者的研究显示，拥有私人保险、医疗保险或医疗援助下的患者在死亡率和不良出院方面有所不同。与医疗保险相比，医疗救助保险的患者死亡率增加，而私人保险的患者死亡率最低[31]。根据保险情况，患者还会被推荐在不同类型的医院进行诊治，有医疗保险患者常常在社区医院接受治疗，而社区医院神经外科的手术进行得较少。对于神经外科手术后的疗效，El-Sayed[32]（2011）发现，拥有政府签发的保险与私人保险的患者在对重症监护需求、住院时间和并发症数量上存在差异。保险不足或未保险的患者被认为结局较差，因为他们无力负担保险未涵盖的辅助设施或人员（即家庭签约护士的伤口检查、康复所需理疗）。

胶质母细胞瘤诊疗经济学的国家和国际观点

与其他工业化国家相比，美国通常对昂贵的治疗药物采取更为激进的立场。这种立场部分源于对患者护理的非社会化、个人主义的方法，这种方法不支持节省费用的方法。对医疗保健的经济评估通常在具有社会化医疗保健的国家（如澳大利亚、加拿大、英国）中使用，以评估治疗的成本效益，并随后确定如何最好地分配有限的资金。英国国家卫生局的 NICE 可能是用于成本效益研究最有价值的数据库，以研究新治疗或新疗法是否比目前使用的疗法具有更好的价值。自 1999 年以来，NICE 设定的意愿支付门槛为每增加一个 QALY 费用 20 000 ~ 30 000 英镑（相当于 2016 年的 28 445.70 ~ 42 668.55 美元）。相反，从美国的角度来看，尽管临床中很少有限制基于 ICER 或成本效益的治疗许多成本 - 效果研究都假设每个 QALY 的意愿支付门槛为 150 000 美元。无论如何，许多新的抗癌药物都会导致成本急剧上升，但与现有的癌症治疗方法相比，获益却没有同等的增加，这导致更高的 ICER。幸运的是，对于终末期患者，NICE 最近采用了一种新方法来确定终末期用药的每 QALY 的 ICER，这使 ICER 保持在当前门槛之下 [33-35]，使患者有机会接受以前拒绝的治疗和药物。

在历史上曾有临床试验报道亚硝脲类药物获益之后，这类药物在 20 世纪 80 年代和 90 年获批在临床中使用，如卡莫司汀和洛莫司汀。然而，直到 2007 年，NICE 才发布了关于卡莫司汀的指南，限制其只适用于新诊断为高级别胶质瘤的接受切除范围≥90％的手术的患者 [36]。回顾性研究发现，卡莫司汀与替莫唑胺联用可改善中位生存期。但是，由于缺乏随机对照研究和对潜在毒性的关注，许多欧洲国家继续对使用卡莫司汀持保守立场 [38-39]。

同样，尽管贝伐珠单抗在某些癌症中可延长总生存期 [40]，但在胶质母细胞瘤中的临床获益并不显著。另两项最近的 III 期临床试验表明，贝伐珠单抗的获益仅限于无进展生存期，而不是总生存期。并且，贝伐珠单抗的不良事件发生率也明显比较高。贝伐珠单抗的首批研究之一探讨了其与伊立替康（一种具有拓扑异构酶抑制剂活性的药物）在复发性胶质母细胞瘤中的应用，发现 46％的患者具有 6 个月的无进展生存期，而 77％的患者具有 6 个月的总生存期，且仅具有可接受的毒性 [41]。根据一项 II 期临床研究结果（报告中位无进展生存期为 3.7 ~ 4.2 个月，中位总生存期为 7.2 ~ 9.2 个月），FDA 于 2009 年加快批准贝伐珠单抗用于放疗联合替莫唑胺治疗后复发的胶质母细胞瘤 [42]。然而，贝伐株

单抗的不良事件和高费用可能会显著影响胶质母细胞瘤患者的生活质量，因此，可以解释某些国家（包括欧盟）由于其疗效有限、成本 - 效果低而未批准贝伐珠单抗用于上述复发的胶质母细胞瘤 [43]。2014 年一项研究发现，单用贝伐珠单抗治疗复发性胶质母细胞瘤患者，与洛莫司汀或含洛莫司汀的联合疗法相比，9 个月的总生存率低而且药物毒性更大。因此，药物评估委员会不建议对复发性胶质母细胞瘤患者使用贝伐珠单抗 [44]。

不同社会经济地位的患者之间以及具有不同医疗卫生体系的国家之间，其意愿支付门槛差异很大。与从国有医疗卫生系统获得补贴的患者相比使用美国第三方付款系统中得患者承担了更多的自付费用。WHO 认可将意愿支付门槛定为使用该干预措施的国家的国内生产总值的 3 倍。例如，在美国，替莫唑胺的意愿支付门槛为每个 QALY 150 000 美元。在英国，每 QALY 的门槛为 30 000 英镑（ 34 200 美元）。

另一个关于意愿支付门槛差异的例子是 Wu 等 [45] 研究了中国这个健康资源有限的国家，并研究了中国治疗胶质母细胞瘤患者的方法。中国的支付能力不足以支付替莫唑胺的高昂费用。结果，为了治疗他们的胶质瘤患者，中国许多医院继续使用亚硝脲药物，这些药物成本较低，但对患者的疗效较差。在中国，支付门槛为 11 034 美元，放疗和亚硝脲药物治疗收益的每 QALY 的费用分别为 87 940.60 美元和 94 968.30 美元。

总结

尽管胶质母细胞瘤的治疗费用高昂，但许多研究发现，与低级别胶质瘤相比，胶质母细胞瘤的中位治疗费用较低，部分原因是胶质母细胞瘤具有侵袭性，而且许多患者尽管采取了最佳疗法，但生存期仍然较短。胶质母细胞瘤患者的年龄也较大，患有合并症，可能不适用于某些治疗。然而，关于胶质母

细胞瘤的治疗经济学相关研究甚至可以扩展到所有胶质瘤患者这一更广泛人群。护理费用会给患者带来巨大的经济负担，并造成治疗差异。为了解决这些差异，需要将更多的透明度和关注放在胶质母细胞瘤诊疗经济学上。这就需要我们先从成本—效果研究着手。尽管在其他外科手术领域中，治疗经济学研究相当普遍，但是针对胶质母细胞瘤诊疗经济学相关研究最近才开始起步。随着可选化疗方案的增多和医疗费用的增加，对成本 - 效果和成本 - 效用的关注日益重要。同时，重要的是患者人群之间，甚至发达国家和发展中国家之间的社会经济差异，都不应妨碍患者获得适当的标准治疗。需要更好地了解胶质母细胞瘤治疗的经济负担，以便为个体患者以及地方、国家和国际社会提供最适当的治疗。

（译者：刘建波）

参考文献

1. Blomqvist P, Lycke J, Strang P, et al. Brain tumors in Sweden 1996: care and costs. J Neurol Neurosurg Psychiatr 2000; 69(6): 792-8.

2. Mariotto AB, Yabroff KR, Shao Y, et al. Projections of the cost of cancer care in the United States: 2010-2020. J Natl Cancer Inst 2011; 103(2): 117-28.

3. Uyl-de Groot CA, Stupp R, van der Bent M. Cost-effectiveness of temozolomide for the treatment of newly diagnosed glioblastoma multiforme. Expert Rev Pharmacoecon Outcomes Res 2009; 9(3): 235-41 [Erratum appears in J Clin Oncology 2007; 25(30): 4722-9].

4. Chang S, Long SR, Kutikova L, et al. Estimating the cost of cancer: results on the basis of claims data analyses for cancer patients diagnosed with seven types of cancer during 1999 to 2000. J Clin Oncol 2004; 22: 3524-30.

5. Yabroff KR, Lund J, Kepka D, et al. Economic burden of cancer in the US: estimates, projections, and future research. Cancer Epidemiol Biomarkers Prev 2011; 20(10): 2006-14.

6. Silverstein MD, Cascino TL, Harmsen WS. High-grade astrocytomas: resource use, clinical outcomes, and cost of care. Mayo Clin Proc 1996; 71: 936-44.

7. Raizer JJ, Fitzner KA, Jacobs DI, et al. Economics of malignant gliomas: a critical review. J Oncol Pract 2015; 11(1): e59-65.

8. Long D, Gordon T, Boman H, et al. Outcome and cost of craniotomy performed to treat tumors in regional academic referral centers. Neurosurgery 2003; 62(5): 1056-65.

9. Polinsky MN, Greer CP, Ross DA. Stereotaxy reduces cost of brain tumor resection. Surg Neurol 1997; 48: 542-50.

10. Messali A, Villacorta R, Hay JW. A review of the economic burden of glioblastoma and the cost effectiveness of pharmacologic treatments. Pharmacoeconomics 2014; 32: 1201-12.

11. Lamers LM, Stupp R, van den Bent M, et al. Cost effectiveness of temozolomide for the treatment of newly diagnosed glioblastoma multiforme. Cancer 2008; 112(6): 1337-44.

12. Wasserfallen JB, Ostermann S, Pica A, et al. Can we afford to add chemotherapy to radiotherapy for glioblastoma multiforme? Cost-identification analysis of concomitant and adjuvant treatment with temozolomide until patient death. Cancer 2004; 101(9): 2098-105.

13. Martikainen JA, Kivioja A, Hallinen T, et al. Economic evaluation of temozolomide in the treatment of recurrent glioblastoma multiforme. Pharmacoeconomics 2005; 23(8): 803-15.

14. Westphal M, Ram Z, Riddle V, et al. Gliadel wafer in initial surgery for malignant glioma: long-term follow-up of a multicenter controlled trial. Acta Neurochir (Wien) 2006; 148(3): 269-75.

15. Bregy A, Shah A, Diaz M, et al. The role of Gliadel wafers in the treatment of high-grade gliomas. Expert Rev Anticancer Ther 2013; 13(12): 1453-61.

16. Affronti ML, Heery CRII, Herndon JE 2nd, et al. Overall survival of newly diagnosed glioblastoma patients receiving carmustine wafers followed by radiation and concurrent temozolomide plus rotational multiagent chemotherapy. Cancer 2009; 115(15): 3501-11.

17. Chaichana KL, Zaidi H, Pendleton C, et al. The efficacy of carmustine wafers for older patients with glioblastoma multiforme: prolonging survival. Neurol Res 2011; 33(7): 759-64.

18. Rogers G, Garside R, Mealing S, et al. Carmustine implants for the treatment of newly diagnosed high-grade gliomas: a cost-utility analysis. Pharmacoeconomics 2008; 26(1): 33-44.

19. Garside R, Pitt M, Anderson R, et al. The effectiveness and cost-effectiveness of carmustine implants and temozolomide for the treatment of newly diagnosed high-grade glioma: a systematic review and economic evaluation. Health Technol Assess 2007; 11(45): 1-258.

20. Gilbert MR, Dignam JJ, Armstrong TS, et al. A randomized trial of bevacizumab for newly diagnosed glioblastoma. NEngl JMed2014; 370: 699-708.

21. Chinot OL, Wick W, Mason W, et al. Bevacizumab plus radiotherapy-temozolomide for newly diagnosed glioblastoma.NEngl JMed2014; 370: 709-22.

22. Kovic B, Xie F. Economic evaluation of bevacizumab for the first-line treatment of newly diagnosed glioblastoma multiforme. J Clin Oncol 2015; 33(20): 2296-302.

23. Kumthekar P, Stell BV, Jacobs DI, et al. Financial burden experienced by patients undergoing treatment for malignant gliomas. Neurooncol Pract 2014; 1(2): 71-6.

24. Bradley S, Sherwood PR, Donovan HS, et al. I could lose everything: Understanding the cost of a brain tumor. J Neurooncol 2007; 85: 329-38.

25. Lawrence YR, Mishra MV, Werner-Wasik M, et al. Improving prognosis of glioblastoma in the 21st century: who has benefited most? Cancer 2012; 118: 4228-34.

26. Aneja S, Khuller D, Yu JB. The influence of regional health system characteristics on the surgical management and receipt of post operative radiation therapy for glioblastoma multiforme. J Neurooncol 2013; 112(3): 393-401.

27. Loureiro L, de Barros Pontes L, Callegaro- Filho D, et al. Initial care and outcome of glioblastoma multiforme patients in 2 diverse health care scenarios in Brazil: does public versus private health care matter? Neuro Oncol 2014; 16(7): 999-1005.

28. Neumann PJ, Palmer JA, Nadler E, et al. Cancer therapy costs influence treatment: a national survey of oncologists. Health Aff (Milwood) 2010; 29(1): 196-202.

29. Curry WT, Carter BS, Barker FG. Racial, ethnic, and socioeconomic disparities in patient outcomes after craniotomy for tumor in adult patients in the US. 1988-2004. Neurosurgery 2010; 66(3): 427-37.

30. Dropcho EJ. Should the cost of care for patients with glioblastoma influence treatment decision. Continuum (Minneap Minn) 2012; 18(2): 416-20.

31. Curry WT, Barker FG II. Racial, ethnic, and socioeconomic disparities in the treatment of brain tumors. J Neurooncol 2009; 93: 25-39.

32. El-Sayed AM. Insurance status and inequalities in outcomes after neurosurgery. World Neurosurg 2011; 76(5): 459-66.

33. Collins M, Latimer N. NICE's end of life decision making scheme: impact on population health. BMJ 2013; 346: f1363.

34. Greenberg D, Earle C, Fang CH, et al. When is cancer care cost-effective? A systematic overview of cost-utility analysis in oncology. J Natl Cancer Inst 2010; 102: 82-8.

35. Lai A, Tran A, Nghiemphu PL, et al. Phase II study of bevacizumab plus temozolomide during and after radiation therapy for patients with newly diagnosed glioblastoma multiforme. J Clin Oncol 2011; 29(2): 142-8.

36. National Institute of Health and Clinical Excellence. TA121 glioma(newly diagnosed and high grade) - carmustine implants and temozolomide. Available at: http: //www.niceorg/uk/nicemedia/live/11620/34049/34049.peft.2007.London: NICE. Accessed February 4, 2016.

37. Barr JG, Grundy PL. The effects of the NICE Technology Appraisal 121 (Gliadel and Temozolomide) on survival in high-grade glioma. Br J Neurosurg 2012; 26(6): 818-22.

38. Messali A, Hay JW, Villacorta R. The cost-effectiveness of temozolomide in the adjuvant treatment of newly diagnosed glioblastoma in the United States. Neuro Oncol 2013; 15(11): 1532-42.

39. Price SJ, Whittle IR, Ashkan K, et al. NICE guidance on the use of carmustine wafers in high grade gliomas: a national study on variation in practice. Br J Neurosurg 2012; 26(3): 331-5.

40. Tewari KS, Sill MW, Long HJ, et al. Improved survival with bevacizumab in advanced cervical cancer. N Engl J Med 2014; 370: 734-43.

41. Vredenburgh JJ, Desjardins A, Herndon JE, et al. Bevacizumab plus irinotecan in recurrent glioblastoma multiforme. J Clin Oncol 2007; 25(30): 4722-9.

42. Kreisl TN, Kim L, Moore K, et al. Phase II trial of single-agent bevacizumab followed by bevacizumab plus irinotecan at tumor progression in recurrent glioblastoma. J Clin Oncol 2009; 27: 740-5.

43. Wick W, Weller M, van den Bent M, et al. Bevacizumab and recurrent malignant gliomas: a European perspective. J Clin Oncol 2010; 28(12): e188-9.

44. Taal W, Oosterkamp HM, Walenkamp AME, et al. Single-agent bevacizumab or lomustine versus a combination of bevacizumab plus lomustine in patients with recurrent glioblastoma (BELOB trial): a randomised controlled phase 2 trial. Lancet Oncol 2014; 15(9): 943-53.

45. Wu B, Miao Y, Bai Y, et al. Subgroup economic analysis for glioblastoma in a health resource-limited setting. PLoS One 2012; 7(4): e34588.

第 24 章

经验教训：胶质母细胞瘤的临床试验和其他干预措施

Rodica Bernatowicz, MD, David Peereboom, MD*

胶质母细胞瘤（GBM）仍然是成年人最常见的原发性恶性脑肿瘤，占所有原发性脑肿瘤的 16%，占原发性恶性脑肿瘤的 45%[1]。尽管为寻找更好的治疗方法研究者进行了大量的研究，但 GBM 的预后仍然严峻，患者的 5 年生存率低于 10%，并且医疗费用仍然较高[2]。

2004 年欧洲癌症研究与治疗组织和加拿大试验小组国家癌症研究所进行了一项随机的 III 期临床试验，根据研究结果确定了目前的标准治疗方法，包括外科手术切除、联合替莫唑胺的放射治疗、之后单独使用替莫唑胺[2-4]。从那时起，多个单中心和多中心试验结果进一步推进了 GBM 的治疗水平，但没有取得足够大的成功。本章回顾了 GBM 临床研究中的经验教训，希望患者能从有效的试验和实践中受益。

外科手术

一些回顾性的[5-11]和前瞻性的[12-13]研究表明，切除范围对 GBM 患者的总生存期和功能状态起着关键作用。手术是减轻肿瘤负荷的快速方法（切除肿瘤），通过消除肿瘤组织占位效应，多数可以改善甚至消除症状。然而，并不是所有的肿瘤都是可切除的，尤其是在 GBM 中，很少可以清楚地界定肿瘤边界。切除太少的肿瘤可能导致早期复发进展，而切除太多的脑组织可能会导致不必要的神经功能缺损。此外，切除程度的可变性导致治疗效果出现偏差：容易切除的肿瘤一般有更好的预后，是因为它们的侵袭性小，而不一定是因为被完全切除，反之亦然。

术中肿瘤识别技术

认识到最大切除是 GBM 患者生存时间的独立预测因素，促使人们去寻找术中识别肿瘤组织的技术。术中肿瘤的可视化使外科医师能够实时判断切除的范围，并在需要时进行进一步的切除。肿瘤组织术中可视化的几种方法，包括术中超声、术中 MRI 和各种肿瘤细胞标志物。

术中 MRI

过去的十年中，术中 MRI（iMRI）得到了广泛的研究。虽然有多组报告了通过使用 iMRI 增加了病变切除范围[14-20]，但是很少有关于通过总生存期和无进展生存期以及患者功能状态作为衡量临床益处标准的 iMRI 报道[21]，到目前为止，只有 1 个随机对照研究证实，与常规手术相比，iMRI 的使用提高了肿瘤完全切除率。这项研究还表明，两组术后并发症和新的神经功能缺陷的概率相似，

Cleveland Clinic, 9500 Euclid Avenue, R35, Cleveland, OH 44195, USA
* Corresponding author.
E-mail address: peerebd@ccf.org

因此使用 iMRI 是安全的。然而，未观察到无进展生存期的改善[22]。使用 iMRI 对成本和手术时间有影响。iMRI 延长了手术过程和在手术室的总时间[22-23]。在医疗费用不断上升的时代，临床医师必须要考虑到收益能否超过手术室 MRI 设备的购置费用和维护成本，并做出相应的选择。我们作者已经认识到，诸如此类的艰难决定将成为未来医疗创新成败的一部分。

5- 氨基乙酰丙酸作为肿瘤标志物的研究

2006 年，ALA 胶质瘤研究小组进行了唯一一项前瞻性随机研究，评估 5- 氨基乙酰丙酸（5-ALA）用于恶性胶质瘤切除术的疗效和安全性。5-ALA 是一种血红蛋白前体，可导致恶性胶质瘤细胞中荧光卟啉的积聚，但在健康脑组织中则没有。将使用 5-ALA 的荧光引导手术与传统的使用白光的显微手术进行比较。虽然 5-ALA 的使用增加了肿瘤切除率、延长了无进展生存期，这是此次研究的两个主要结果，但在总生存期、术后神经状态或 Karnofsky 功能评分方面没有发现明显的益处[24]。

Barone 等[25] 对成像引导在脑肿瘤手术中的作用进行了系统性回顾，包括 iMRI、使用 5-ALA 的荧光引导手术、神经导航和超声检查。截至 2013 年，共有 3 个来源于大型数据库的研究和 1 个文献综述，包括 4 个随机对照试验。它们的目标是回答两个基本问题：①影像引导手术在切除脑肿瘤方面是否比无影像引导手术更有效？②一种影像指导技术或工具是否优于另一种？根据他们的综述，有低到非常低的等级的证据［（根据 GRADE（建议评定、发展和评估）标准分级］表明，使用 iMRI，5-ALA 的影像引导手术，或弥散张量成像的神经导航能够增加高级别胶质瘤患者肿瘤完全切除（术后 MRI 证实）的比例[25]。同样，也没有证据表明影像引导手术能改善总生存或无进展生存情况或生活质量[25]。因此，尽管 5-ALA 随机试验确实达到

了预期效果，但它并没有延长生存期或改善生活质量，这表明一个执行良好的试验如果不能显示出这些指标的改善，也可能无法获得监管机构的批准（至少在美国），也无法成为治疗标准。

卡莫司汀薄片

可生物降解聚合物（薄片）植入切除后的胶质瘤瘤腔被证为安全的[26-28]。根据多中心随机对照研究结果，美国食品药品监督管理局（FDA）批准该药物用于治疗复发性 GBM 的治疗[28]。卡莫司汀薄片在复发性高级别胶质瘤全切除术后植入肿瘤床。与安慰剂片相比，卡莫司汀薄片治疗 GBM 患者有明显的生存获益。

卡莫司汀薄片对新诊断的 GBM 患者的益处尚不清楚。首次使用卡莫司汀薄片治疗新诊断的高级别胶质瘤的前瞻性、随机、双盲研究在芬兰进行[29]。诊断为 GBM 的患者的亚组分析显示，卡莫司汀薄片组与安慰剂组相比有显著的生存获益[29]。4 年后，对 240 名新诊断的高级别胶质瘤患者进行了 III 期试验[30]。尽管卡莫司汀薄片治疗的患者与安慰剂组相比具有长期的总体生存益处[31]，在 GBM 亚组中却未发现明显的生存益处[30]。上述研究均未在术后阶段使用替莫唑胺进行治疗，因为这些研究是在替莫唑胺被确立为 GBM 的治疗标准之前进行的。

几项回顾性研究评估了卡莫司汀薄片联合放射治疗和替莫唑胺（Stupp 方案[3]）治疗 GBM 患者的安全性和有效性，并得出结论：三联方案是安全的[32-35]。目前尚无前瞻性数据比较卡莫司汀薄片和替莫唑胺 Stupp 方案联合应用与单独采用 Stupp 方案治疗新诊断的 GBM 患者的差异。在法国，787 例患者中只有一项前瞻性但非随机的研究比较了两个治疗组的生存率和术后并发症的差异。卡莫司汀加 Stupp 方案组无进展生存期明显延长，但总生存期的获益无统计学意义[36]。与之前的研究相比，接受卡莫司汀片加 Stupp 方案

的患者术后并发症明显多于仅用 stupp 方案治疗的患者，如术后水肿引起的感染和颅内压升高。

卡莫司汀薄片的优点似乎显而易见：它们提供局部治疗，而没有明显的全身副作用，并且是全身治疗的补充。然而，前面提到的与卡莫司汀薄片相关的并发症也很明显。请注意关于卡莫司汀薄片的大多数数据不能区分 GBM 和非 GBM 胶质瘤，在将结果应用到 GBM 患者亚组时应谨慎使用。此外，由于硅片引起的局部增强增加，卡莫司汀硅片会干扰磁共振成像的表达。因此，许多 GBM 临床试验排除了接受过卡莫司汀薄片的患者。总的来说，尽管获得了 FDA 的批准，但基于疗效一般和之前临床试验的排除，人们对普遍使用卡莫司汀薄片的热情似乎并不高。

然而，在 I 期试验中增加薄片中卡莫司汀的百分比达到最大耐受剂量——20%（按体重计），与标准的 3.8% 薄片相比增加了 5 倍 [37]。但是，该剂量的 II 期试验从未进行过，这意味着错失了一个药物开发的机会 [38]。这样的试验可能提高薄片的疗效，表明 II 期试验对于进一步开发有前途的疗法至关重要。应该利用其他的试剂来探索这项技术的进一步发展。

放射治疗

立体定向放射外科（SRS）利用多种技术将放射计划聚焦在小肿瘤上（通常 $\leq 2 \sim 3$ cm），使多束射线汇聚在一个目标上，形成单个或多个高剂量组分的高度适形传递。SRS 提供了一种治疗希望，如果把大分割剂量浸加到放射治疗中，就可以克服 GBM 的放疗拊抗。有几项试验显示了将 SRS 加到脑转移瘤患者的全脑放射治疗中的益处 [39-40]。在标准放射治疗加（或不加）SRS 的高级胶质瘤试验中也尝试了相同的方法 [41]。与 SRS 对脑转移患者的益处相比，它们在高级别胶质瘤的试验中均无作用，SRS 在 GBM 的治疗中

也没有发挥作用。这些试验告诉临床医师，尽管 SRS 能够靶向可强化的病灶，但 GBM 和所有其他胶质瘤的生物学特点和浸润模式，使得 SRS 不能处理足够数量的非强化肿瘤。因此，较新的局部治疗，如对流增强递送，可以治疗在强化病灶周围的浸润性非增强肿瘤。未来改善 GBM 患者预后的方法需要结合对非强化肿瘤的有效治疗。

多种放射治疗技术已成为几种恶性肿瘤的标准治疗方法 [42]。这些方法包括近距离放射治疗、术中放射治疗和靶向放射性核素治疗。这些方法在 GBM 试验中基本失败。两项近距离放射治疗的随机试验 [43-44] 未能产生生存优势，正如在外科球囊导管腔内放置的液体溶液中使用 I-125 的试验 [45]，几种放射增敏剂（如溴脱氧尿苷、米索硝唑、莫替沙劳钆）与单独的放射治疗相比不能改善局部控制 [46-48]。这些强化局部放射治疗的各种尝试表明，放射治疗的最大安全剂量还不足以克服 GBM 的抗辐射作用是最可能的原因。此外，改善 GBM 的初始治疗可能需要对全身性药物进行改善，使这些药物在化疗和放疗同时完成后仍具有作为辅助药物的活性。

化学治疗

血管生成抑制剂

与许多恶性肿瘤一样，GBM 需要充足的血管供应来支持其高氧需求和代谢活性 [49-50]。血管生成，即新血管的形成，是恶性肿瘤的标志，对肿瘤生长至关重要 [51]。肿瘤内形成的新血管是不正常的，阻碍氧气和化疗药物向肿瘤的递送 [52]。主要肿瘤相关调节因子之一是血管内皮生长因子（VEGF）[53-54]。临床前研究表明，VEGF 抑制剂可导致肿瘤血管的形成减少，甚至消退，继而使肿瘤细胞凋亡 [55-56]。抑制血管生成可使血管正常化，并改善氧气和化疗药物的递送，可能会增强化疗和放疗的效果 [57,58]。

VEGF 抑制剂可延长转移性结直肠癌和

非小细胞肺癌[59]患者的总生存期，转移性肾细胞癌[60]和乳腺癌的无进展生存期[61]。主要用于癌症研究的血管内皮生长因子抑制剂是贝伐珠单抗（Avastin），它是一种重组人源单克隆免疫球蛋白G1抗体，可结合并中和VEGF。

基于贝伐珠单抗和伊立替康在结直肠癌中的标准组合，肿瘤学家Stark Vance[62]报道了一系列对复发性GBM患者使用相同方案的病例。这些有效的结果最终促成了3项试验，使得FDA批贝伐单抗珠用于治疗复发性GBM，尽管贝伐珠单抗对复发性GBM有益处，但最初期望的贝伐珠单抗作为新诊断的GBM用药新标准，并未在两项主要的独立、随机、双盲、安慰剂对照研究中实现（Avaglio[63-64]和RTOG 0825[65]）。缺乏生存获益表明复发性疾病（通常比新诊断的疾病更具耐受性）的令人鼓舞的结果并不能先验地支持此类药物的使用，必须在这两种情况下进行严格、充分的临床试验。随着疫苗和其他免疫疗法等新型药物的出现，这一试验将变得更加重要。

替莫唑胺的剂量 – 密度方案

O⁶-甲基鸟嘌呤DNA甲基转移酶（MGMT）甲基化状态是新诊断GBM的重要预后和预测因素。MGMT启动子甲基化与使用替莫唑胺治疗的GBMs的患者的总生存情况和无进展生存情况的改善有关[66-70]。MGMT未甲基化并因此保留活性的患者对替莫唑胺相对耐药，对药物治疗的反应明显较弱。研究者进行了数项试验，其中最大的试验包括90和120名患者，他们试图通过改变替莫唑胺使用方案来克服这种耐药性[71-72]。这些试验背后的理论是长期持续暴露于替莫唑胺会导致细胞MGMT耗竭，从而克服对替莫唑胺的耐药性[73]。此外，一些临床前研究表明，替莫唑胺的节律性给药对肿瘤细胞有抗血管生成的作用[74-75]。然而，一项Ⅲ期随机试验，RTOG 0525（放射治疗肿瘤学组）将新诊断的GBM患者分为剂量密集型辅助替莫唑胺组和标准型辅助替莫唑胺组，与标准组相比，使用剂量密集型替莫唑胺方案治疗的患者的总生存期或无进展生存期没有任何获益[76,77]。

关于剂量密集型替莫唑胺在复发性GBM中的使用存在矛盾的数据。尽管一项比较标准剂量和剂量密集型替莫唑胺的随机试验显示，标准剂量组的无进展生存率和总生存率明显较高[78]。包括33个Ⅱ期试验和回顾性研究的meta分析显示，个体使用剂量密集方案时，无进展生存期和总生存期显著提高[79]。两份报告中两组的客观缓解和临床获益均无差异。

目前，没有Ⅰ级证据支持剂量密集型替莫唑胺疗效超过目前的标准治疗方案。剂量大并不一定好，并且当使用更高剂量或延长时间剂量的细胞毒性药物时，必须考虑像不良反应和生活质量这样的参数。一项前瞻性随机对照研究可能有助于阐明对于给定药物哪种给药方案更好。尽管使用替莫唑胺的此类试验不太可能进行，但如果认为给定药物的剂量强度具有潜在的重要性，则可能需要以这种方式评估未来的药物。正如在其他实体瘤中所显示的，即使是对化疗最敏感的肿瘤[80]，剂量强度通常不会转化为更好的预后。

表皮生长因子受体抑制剂

表皮生长因子受体（EGFR）通常在GBM细胞中发生突变或扩增，从而导致肿瘤生长和侵袭性增加[81-84]。EGFR表达是GBM患者独立的预后不好的预测指标[85]，是潜在的治疗靶点，也是一个广泛研究的课题。临床前研究报告了EGFR抑制剂对GBM细胞作用的好的结果[86-88]，但迄今为止还没有大型随机对照研究试图将这些结果转化为临床实践。关于将EGFR抑制剂——厄洛替尼加入标准治疗对新诊断的GBM治疗的益处存在矛盾的数据。一项单机构前瞻性Ⅱ期研究报告显示，在接受厄洛替尼加标准治疗的患者中，无进展生存期和总生存期显著延长[89]。一项多中心前瞻性Ⅰ/Ⅱ期试验未发现将厄洛替尼加入标准治疗有任何生存益处[90]。由于不可接受的毒性，必须提前停止另一个试验。[91]

EGFR 变异体Ⅲ（EGFRvⅢ）是最常见的 EGFR 突变，约占 GBM 的 1/3[85, 92-93]。Sampson 等[94] 采用了一种新的治疗方法，通过在 GBM 患者的标准辅助治疗中加入一种 EGFRvⅢ疫苗，对患者的免疫应答和生存进行了Ⅱ期多中心研究。结果是有希望的：与单纯接受标准治疗的对照组相比，接受 EGFRvⅢ疫苗皮内注射的患者无进展生存期和总生存期显著延长，且无不良事件增加。几乎一半的患者接种疫苗产生了体液免疫应答，这与总生存期延长有关。另一个引人注目的发现是，82% 的接种过 EGFRvⅢ疫苗的患者在肿瘤复发时无 EGFRvⅢ 的表达。

Schuster 等进行的一项开放标签的Ⅱ期试验[95] 证实了在标准的 GBM 辅助治疗中加入 rindopepimut（一种 EGFRVm 疫苗）的生存优势。同一组通过将其加入随机Ⅱ期 ReACT 研究中的贝伐珠单抗标准治疗中，评估了在复发性 GBM 中使用 rindopepimut 的情况[96]。这项研究在 6 个月无进展生存率、总生存率和 2 年生存率以及类固醇的使用方面的初步结果是有希望的。所有 3 项研究均为Ⅱ期试验，每年接受 EGFRvⅢ疫苗接种的患者数量较少：分别为 18、65 和 36[94-96]。然而，在与贝伐珠单抗相似的模式下，在一项中期分析确定该研究可能无法达到其总生存的主要目标后，研究者终止了对新诊断的 GBM 患者进行的大规模、Ⅲ期 rindopepimut 试验[97]。复发性 GBM 试验的良好结果并不总是预示着新诊断的 GBM 患者会出现类似的结果。

肿瘤电场治疗

肿瘤电场治疗（TTF）是通过放置在头皮上的经皮传递的低强度中频交流电场阵列起到作用的。这些电场[98]通过抗微管机制抑制肿瘤生长。237 例复发性 GBM 患者的随机试验显示出相同的疗效，但没有受化疗毒性影响的，拥有更高的生活质量[99]。最近，一个随机对照的大型国际多中心研究，在其中期分析显示替莫唑胺联合 TTF 治疗的总生存期和无进展期比替莫唑胺辅助治疗显著提高后，该研究提前终止[100]。两组不良事件的发生率和严重程度是相当的。不过，研究人群的最终分析，包括亚组分析，目前仍在观察中。

这些结果是鼓舞人心的，并促使监管部门批准了 TTF。这种方法在可行性和合规性方面可能面临问题。患者需要或多或少地昼夜佩戴 TTF 电极，可能难以正确戴回面罩。然而，这种装置在其他多种恶性肿瘤的临床试验中显示，中枢神经系统（CNS）肿瘤可以作为局部非侵入性癌症治疗方法发展的主要部分，考虑到与其他肿瘤相比，脑肿瘤相对接近身体外部，从而促进了新型治疗技术的应用。

癫痫和抗癫痫药物

29%~49% 的 GBM 患者出现癫痫[101-103]或在病程后期发生癫痫[104-106]。控制脑瘤患者的癫痫发作至关重要，因为不受控制的癫痫发作对生活质量有不利影响，并可能导致长期残疾[107-109]。在治疗脑肿瘤相关癫痫（BTRE）时，医院会遇到某些挑战：BTRE 因其难治性和多药耐药而知名[110-111]；酶诱导的 AED（EIAED）会增加某些化疗药物[112-115]以及类固醇[116-119]的代谢，从而需要增加这些药物的剂量；AED 的副作用在 BTRE 患者中发生的频率高于[120-121]总人群；许多 AED 会导致脑肿瘤患者认知功能的恶化[122-125]。从这一经验中得到的教训是，非 EIAED 是 GBM 患者或任何需要它们的脑肿瘤患者的首选治疗药物。另一个相关的教训是，目前大多数 GBM 试验，特别是早期研究，不使用 EIAED 作为试验合格性的标准，以便获得更一致和可预测的药物动力学特性。目前的随机试验（NCT0143171）对照安慰剂组来评估拉考沙胺在新诊断的高级别胶质瘤患者的预防癫痫中的作用。

评估治疗效果和有效性的挑战

研究人员在评估治疗药物的疗效和有效性时面临着一些挑战。之前讨论的大多数试验都集中在生存率上，一些报告通过测量放射学或临床标准来确定疾病是稳定的或是进展的。

直到最近，1990年制定的麦克唐纳（Mac Donald）标准还是评估高级别胶质瘤治疗反应的标准工具[126]。它们基于影像学特征（如增强和新病变）以及临床特征（如皮质类固醇需求和临床疾病稳定性）。在2010年，Wen等[127]发布了更新的神经肿瘤治疗反应评估（RANO）标准，很大程度上取代了麦克唐纳标准。RANO标准的实施重新定义了进展性疾病的放射学表现。修订标准的主要原因之一是假性进展现象，这是一种与治疗相关的影像学表现，通常在放化疗后3个月内出现。假性进展在影像学上似乎是疾病进展，但在几个月内未经治疗即可自行缓解[128-131]。疾病进展的诊断通常与疾病处理有关（如过早停止辅助治疗或再次手术），基于误导性的影像学发现而进行不必要的治疗对某些患者是有害的。因此，区分治疗引起的影像学改变（假性进展）和真性进展对患者治疗极为重要。

假性进展是一种主要在放射治疗和替莫唑胺标准治疗后出现的现象[131]。一个复杂的因素是替莫唑胺加放化疗也与早期坏死有关[129]。假性进展和治疗相关的坏死在MRI上的表现相似，通常难以区分[132]，这对监测GBM患者的疾病进展和治疗提出了另一个挑战。

评估成功的另一个陷阱是治疗诱导的假性反应，这是在使用抗血管生成疗法（如VEGF抑制剂贝伐珠单抗）治疗后出现的另一种影像学表现[133-134]。抗血管生成药物的影像学上的缓解率归因于肿瘤血管通透性的正常化[135]，并不一定表示真正的抗肿瘤作用。影像学上的显著改善与生存期上的小获益之间的差异，应该再次促使从业者谨慎对待VEGF抑制剂治疗后的放射学上的缓解。随着TTF和免疫疗法的出现，在成像分析方面也出现了类似的挑战，在这两种情况下，缓解表现都可能被延迟，以致在治疗过程的早期MRI可能错误地提示进展性疾病[136-137]。

药物能抵达肿瘤吗？

在治疗任何疾病，尤其是脑肿瘤时，需要问的一个基本问题是治疗药物是否能到达病变组织。药物抵达肿瘤特别困难，因为血脑屏障（BBB）阻止外源性物质进入中枢神经系统[138-139]。此外，由于多种因素（包括药物的化学性质、血脑屏障的物理和化学阻碍、药物的主动转运机制以及血脑屏障和大脑内的药物代谢），在血清或脑脊液中测得的药物浓度不能可靠地反映靶点的药物浓度[140]。病变组织内药物水平不足可能导致治疗失败和临床效果不佳。一个发现是理想情况下，能够穿透BBB的分子应该很小（<500 kDa），并且通常是脂溶性的。相比之下，一些药物不需要通过血脑屏障就能使患者受益。贝伐珠单抗是一种不需要穿过血脑屏障的药物，因为它作用于血管系统，而不是直接作用于肿瘤。同样，新出现的一组检查点抑制剂和其他免疫疗法也在BBB之外发挥作用。

微透析是一种新兴的更直接地测量特定部位药物浓度的工具。微透析技术是一种连续量化体内组织细胞外液中药物浓度的技术[141]。微透析用于评估非中枢神经系统肿瘤的化疗反应或毒性，取得了良好的结果[143]。脑内微透析相当安全[144]，已应用于癫痫[145]、创伤性脑损伤[146]和脑出血等情况[146]。很少有研究可确定肿瘤的化疗药物浓度。这些研究发现，药物浓度在脑内存在相当大的区域差异，在造影剂强化组织（通常由肿瘤或肿瘤周围组织组成）中测得的药物浓度较高，而

健康脑组织积累的药物较少[147-148]。Portnow
等[149]测量了新诊断为 GBM 患者的替莫唑
胺在切除床周围非增强组织中的浓度。根据
Stupp 方案，在放射治疗前 1 h 口服替莫唑胺。
如先前所述，脑中替莫唑胺浓度的峰值时
间（摄取后 1.2～3.4 h）长于血清峰值（摄取
后约 1 h）[150]。基于这些发现，作者指导接
受放疗和替莫唑胺的患者在放疗前 1.5～3 h
服用替莫唑胺，以获得最大的放射增敏作用。
脑渗透的动力学与血清药代动力学不同，如
果可能的话，应确定脑内动力学，并应充分
告知与放射相互作用最大药代的药物的给药
剂量表。

总结

在过去的几十年里，临床试验无论是阳
性还是阴性都推动了 GBM 的治疗向前发展。
虽然有些经验教训与一般肿瘤学的经验教训
相类似，但有些经验教训是神经肿瘤学所独
有的，而且可以说有益于身体其他部分的大
多数肿瘤。例如，头部与躯干相比体积较小，
以及头骨的固定结构，使中枢神经系统成为
研究 TTF 和几种放射疗法的理想初始平台。
也许中枢神经系统将为使用它们和其他创新
疗法的治疗策略提供依据。

（译者：孙勇）

参考文献

1. Thakkar JP, Dolecek TA, Horbinski C, et al. Epidemiologic and molecular prognostic review of glioblastoma. Cancer Epidemiol Biomarkers Prev 2014; 23: 1985-96.

2. Stupp R, Hegi ME, Mason WP, et al. Effects of radiotherapy with concomitant and adjuvant temozolomide versus radiotherapy alone on survival in glioblastoma in a randomised phase III study: 5-year analysis of the EORTC-NCIC trial. Lancet Oncol 2009; 10: 459-66.

3. Stupp R, Mason WP, van den Bent MJ, et al. Radiotherapy plus concomitant and adjuvant temozolomide for glioblastoma. N Engl J Med 2005; 352: 987-96.

4. Brem SS, Bierman PJ, Brem H, et al. Central nervous system cancers. J Natl Compr Canc Netw 2011; 9: 352-400.

5. Devaux BC, O'Fallon JR, Kelly PJ. Resection, biopsy, and survival in malignant glial neoplasms. A retrospective study of clinical parameters, therapy, and outcome. J Neurosurg 1993; 78: 767-75.

6. Noorbakhsh A, Tang JA, Marcus LP, et al. Grosstotal resection outcomes in an elderly population with glioblastoma: a SEER-based analysis. J Neurosurg 2014; 120: 31-9.

7. Ammirati M, Vick N, Liao YL, et al. Effect of the extent of surgical resection on survival and quality of life in patients with supratentorial glioblastomas and anaplastic astrocytomas. Neurosurgery 1987; 21: 201-6.

8. Winger MJ, Macdonald DR, Cairncross JG. Supratentorial anaplastic gliomas in adults. The prognostic importance of extent of resection and prior low-grade glioma. J Neurosurg 1989; 71: 487-93.

9. Kreth FW, Warnke PC, Scheremet R, et al. Surgical resection and radiation therapy versus biopsy and radiation therapy in the treatment of glioblastoma multiforme. J Neurosurg 1993; 78: 762-6.

10. Kiwit JC, Floeth FW, Bock WJ. Survival in malignant glioma: analysis of prognostic factors with special regard to cytoreductive surgery. Zentralbl Neurochir 1996; 57: 76-88.

11. Stummer W, Reulen HJ, Meinel T, et al. Extent of resection and survival in glioblastoma multiforme: identification of and adjustment for bias. Neurosurgery 2008; 62: 564-76 [discussion: 564-76].

12. Laws ER, Parney IF, Huang W, et al. Survival following surgery and prognostic factors for recently diagnosed malignant glioma: data from the Glioma Outcomes Project. J Neurosurg 2003; 99: 467-73.

13. Vuorinen V, Hinkka S, Färkkilä M, et al. Debulking or biopsy of malignant glioma in elderly people - a randomised study. Acta Neurochir (Wien) 2003; 145: 5-10.

14. Schneider JP, Trantakis C, Rubach M, et al. Intraoperative MRI to guide the resection of primary supratentorial glioblastoma multiforme-a quantitative radiological analysis. Neuroradiology 2005; 47: 489-500.

15. Nimsky C, Ganslandt O, Buchfelder M, et al. Intraoperative visualization for resection of gliomas: the role of functional neuronavigation and intraoperative 1.5 T MRI. Neurol Res 2006; 28: 482-7.

16. Nimsky C, Ganslandt O, Buchfelder M, et al. Glioma surgery evaluated by intraoperative lowfield magnetic resonance imaging. Acta Neurochir Suppl 2003; 85: 55-63.

17. Senft C, Franz K, Blasel S, et al. Influence of iMRI-guidance on the extent of resection and survival of

patients with glioblastoma multiforme. Technol Cancer Res Treat 2010; 9: 339-46.

18. Wirtz CR, Knauth M, Staubert A, et al. Clinical evaluation and follow-up results for intraoperative magnetic resonance imaging in neurosurgery. Neurosurgery 2000; 46: 1112-20 [discussion: 1120-2].

19. Hirschberg H, Samset E, Hol PK, et al. Impact of intraoperative MRI on the surgical results for high-grade gliomas. Minim Invasive Neurosurg 2005; 48: 77-84.

20. Muragaki Y, Iseki H, Maruyama T, et al. Usefulness of intraoperative magnetic resonance imaging for glioma surgery. Acta Neurochir Suppl 2006; 98: 67-75.

21. Kubben PL, ter Meulen KJ, Schijns OE, et al. Intraoperative MRI-guided resection of glioblastoma multiforme: a systematic review. Lancet Oncol 2011; 12: 1062-70.

22. Senft C, Bink A, Franz K, et al. Intraoperative MRI guidance and extent of resection in glioma surgery: a randomised, controlled trial. Lancet Oncol 2011; 12: 997-1003.

23. Bernstein M, Berger MS. Neuro-oncology: The Essentials 3rd Edition. New York: Thieme; 2015. p. 130-4.

24. Stummer W, Pichlmeier U, Meinel T, et al. Fluorescence- guided surgery with 5-aminolevulinic acid for resection of malignant glioma: a randomised controlled multicentre phase III trial. Lancet Oncol 2006; 7: 392-401.

25. Barone DG, Lawrie TA, Hart MG. Image guided surgery for the resection of brain tumours. Cochrane Database Syst Rev 2014; (1): CD009685.

26. Brem H, Mahaley MS Jr, Vick NA, et al. Interstitial chemotherapy with drug polymer implants for the treatment of recurrent gliomas. J Neurosurg 1991; 74: 441-6.

27. Brem H, Ewend MG, Piantadosi S, et al. The safety of interstitial chemotherapy with BCNU-loaded polymer followed by radiation therapy in the treatment of newly diagnosed malignant gliomas: phase I trial. J Neurooncol 1995; 26: 111-23.

28. Brem H, Piantadosi S, Burger PC, et al. Placebo-controlled trial of safety and efficacy of intraoperative controlled delivery by biodegradable polymers of chemotherapy for recurrent gliomas. The Polymer-brain Tumor Treatment Group. Lancet 1995; 345: 1008-12.

29. Valtonen S, Timonen U, Toivanen P, et al. Interstitial chemotherapy with carmustine-loaded polymers for high-grade gliomas: a randomized double-blind study. Neurosurgery 1997; 41: 44-8 [discussion: 48-9].

30. Westphal M, Hilt DC, Bortey E, et al. A phase 3 trial of local chemotherapy with biodegradable carmustine (BCNU) wafers (Gliadel wafers) in patients with primary malignant glioma. Neuro Oncol 2003; 5: 79-88.

31. Westphal M, Ram Z, Riddle V, et al. Gliadel wafer in initial surgery for malignant glioma: long-term follow-up of a multicenter controlled trial. Acta Neurochir (Wien) 2006; 148: 269-75 [discussion: 275].

32. Affronti ML, Heery CR, Herndon JE 2nd, et al. Overall survival of newly diagnosed glioblastoma patients receiving carmustine wafers followed by radiation and concurrent temozolomide plus rotational multiagent chemotherapy. Cancer 2009; 115: 3501-11.

33. Pan E, Mitchell SB, Tsai JS. A retrospective study of the safety of BCNU wafers with concurrent temozolomide and radiotherapy and adjuvant temozolomide for newly diagnosed glioblastoma patients. J Neurooncol 2008; 88: 353-7.

34. Pavlov V, Page P, Abi-Lahoud G, et al. Combining intraoperative carmustine wafers and Stupp regimen in multimodal first-line treatment of primary glioblastomas. Br J Neurosurg 2015; 29: 524-31.

35. McGirt MJ, Than KD, Weingart JD, et al. Gliadel (BCNU) wafer plus concomitant temozolomide therapy after primary resection of glioblastoma multiforme. J Neurosurg 2009; 110: 583-8.

36. Pallud J, Audureau E, Noel G, et al. Long-term results of carmustine wafer implantation for newly diagnosed glioblastomas: a controlled propensity-matched analysis of a French multicenter cohort. Neuro Oncol 2015; 17: 1609-19.

37. Olivi A, Grossman SA, Tatter S, et al. Dose escalation of carmustine in surgically implanted polymers in patients with recurrent malignant glioma: a New Approaches to Brain Tumor Therapy CNS Consortium trial. J Clin Oncol 2003; 21: 1845-9.

38. Kleinberg L. Polifeprosan 20, 3.85% carmustine slow-release wafer in malignant glioma: evidence for role in era of standard adjuvant temozolomide. Core Evid 2012; 7: 115-30.

39. Andrews DW, Scott CB, Sperduto PW, et al. Whole brain radiation therapy with or without stereotactic radiosurgery boost for patients with one to three brain metastases: phase III results of the RTOG 9508 randomised trial. Lancet 2004; 363(9422): 1665.

40. Kondziolka D, Patel A, Lunsford LD, et al. Stereotactic radiosurgery plus whole brain radiotherapy versus radiotherapy alone for patients with multiple brain metastases. Int J Radiat Oncol Biol Phys 1999; 45(2): 427.

41. Souhami L, Seiferheld W, Brachman D, et al. Randomized comparison of stereotactic radiosurgery followed by conventional radiotherapy with carmustine to conventional radiotherapy with carmustine for patients with glioblastoma multiforme: report of Radiation Therapy Oncology Group 93-05 protocol. Int J Radiat Oncol Biol Phys 2004; 60: 853-60.

42. DeVita Jr VT, Lawrence TS, Rosenberg SA, et al.

Cancer: Principles & Practice of Oncology. 10th Edition. Philadelphia: Lippincott Williams & Wilkins; 2014. p. 136-57.

43. Laperriere NJ, Leung PM, McKenzie S, et al. Randomized study of brachytherapy in the initial management of patients with malignant astrocytoma. Int J Radiat Oncol Biol Phys 1998; 41: 1005-11.

44. Selker RG, Shapiro WR, Burger P, et al. The Brain Tumor Cooperative Group NIH Trial 87-01: a randomized comparison of surgery, external radiotherapy, and carmustine versus surgery, interstitial radiotherapy boost, external radiation therapy, and carmustine. Neurosurgery 2002; 51: 343-55 [discussion: 355-7].

45. Wernicke AG, Sherr DL, Schwartz TH, et al. Feasibility and safety of GliaSite brachytherapy in treatment of CNS tumors following neurosurgical resection. J Cancer Res Ther 2010; 6: 65-74.

46. Prados MD, Seiferheld W, Sandler HM, et al. Phase III randomized study of radiotherapy plus procarbazine, lomustine, and vincristine with or without BUdR for treatment of anaplastic astrocytoma: final report of RTOG 9404. Int J Radiat Oncol Biol Phys 2004; 58: 147-1152.

47. A study of the effect of misonidazole in conjunction with radiotherapy for the treatment of grades 3 and 4 astrocytomas. A report from the MRC Working Party on misonidazole in gliomas. Br J Radiol 1983; 56: 673-82.

48. Brachman DG, Pugh SL, Ashby LS, et al. Phase 1/2 trials of temozolomide, motexafin gadolinium, and 60-Gy fractionated radiation for newly diagnosed supratentorial glioblastoma multiforme: final results of RTOG 0513. Int J Radiat Oncol Biol Phys 2015; 91: 961-7.

49. Liotta LA, Kleinerman J, Saidel GM. Quantitative relationships of intravascular tumor cells, tumor vessels, and pulmonary metastases following tumor implantation. Cancer Res 1974; 34: 997-1004.

50. Folkman J. What is the evidence that tumors are angiogenesis dependent? J Natl Cancer Inst 1990; 82: 4-6.

51. Hanahan D, Folkman J. Patterns and emerging mechanisms of the angiogenic switch during tumorigenesis. Cell 1996; 86: 353-64.

52. Niederhuber JE, Armitage JO, Doroshow JH, et al. Abeloff's Clin Oncology. 5th edition. Philadelphia: Elsevier; 2014. p. 108-26.

53. Plate KH, Breier G, Weich HA, et al. Vascular endothelial growth factor is a potential tumour angiogenesis factor in human gliomas in vivo. Nature 1992; 359: 845-8.

54. Hicklin DJ, Ellis LM. Role of the vascular endothelial growth factor pathway in tumor growth and angiogenesis. J Clin Oncol 2005; 23: 1011-27.

55. Holmgren L, O'Reilly MS, Folkman J. Dormancy of micrometastases: balanced proliferation and apoptosis in the presence of angiogenesis suppression. Nat Med 1995; 1: 149-53.

56. Gimbrone MA, Leapman SB, Cotran RS, et al. Tumor dormancy in vivo by prevention of neovascularization. J Exp Med 1972; 136: 261-76.

57. Jain RK. Antiangiogenic therapy for cancer: current and emerging concepts. Oncology (Williston Park) 2005; 19: 7-16.

58. Jain RK. Normalization of tumor vasculature: an emerging concept in antiangiogenic therapy. Science 2005; 307: 58-62.

59. Johnson DH. Randomized phase II trial comparing bevacizumab plus carboplatin and paclitaxel with carboplatin and paclitaxel alone in previously untreated locally advanced or metastatic nonsmall- cell lung cancer. J Clin Oncol 2004; 22: 2184-91.

60. Escudier B, Pluzanska A, Koralewski P, et al. Bevacizumab plus interferon alfa-2a for treatment of metastatic renal cell carcinoma: a randomized, double-blind phase III trial. Lancet 2007; 370: 2103-11.

61. Miller K, Wang M, Gralow J, et al. Paclitaxel plus bevacizumab versus paclitaxel alone for metastatic breast cancer. N Engl J Med 2007; 357: 2666-76.

62. Stark-Vance V. Bevacizumab and CPT-11 in the treatment of relapsed malignant glioma. Neuro- Oncol 2005; 7: 369.

63. Chinot OL, Wick W, Mason W, et al. Bevacizumab plus radiotherapy-temozolomide for newly diagnosed glioblastoma. N Engl J Med 2014; 370(8): 709-22. Available at: http: //www.nejm.org/doi/ full/10.1056/ NEJMoa1308345. Accessed February 28, 2016.

64. Chinot OL, de La Motte Rouge T, Moore N, et al. AVAglio: phase 3 trial of bevacizumab plus temozolomide and radiotherapy in newly diagnosed glioblastoma multiforme. Adv Ther 2011; 28: 334-40.

65. Gilbert MR, Dignam JJ, Armstrong TS, et al. A randomized trial of bevacizumab for newly diagnosed glioblastoma. N Engl J Med 2014; 370: 699-708.

66. Hegi ME, Liu L, Herman JG, et al. Correlation of O6-methylguanine methyltransferase (MGMT) promoter methylation with clinical outcomes in glioblastoma and clinical strategies to modulate MGMT activity. J Clin Oncol 2008; 26: 4189-99.

67. Hegi ME, Diserens AC, Gorlia T, et al. MGMT gene silencing and benefit from temozolomide in glioblastoma. N Engl J Med 2005; 352: 997-1003.

68. Criniére E, Kaloshi G, Laigle-Donadey F, et al. MGMT prognostic impact on glioblastoma is dependent on therapeutic modalities. J Neurooncol 2007; 83: 173-9.

69. Eoli M, Menghi F, Bruzzone MG, et al. Methylation of O6-methylguanine DNA methyltransferase and loss

of heterozygosity on 19q and/or 17p are overlapping features of secondary glioblastomas with prolonged survival. Clin Cancer Res 2007; 13: 2606-13.

70. Chinot OL, Barrié M, Fuentes S, et al. Correlation between O6-methylguanine-DNA methyltransferase and survival in inoperable newly diagnosed glioblastoma patients treated with neoadjuvant temozolomide. J Clin Oncol 2007; 25: 1470-5.

71. Perry JR, Bélanger K, Mason WP, et al. Phase II trial of continuous dose-intense temozolomide in recurrent malignant glioma: RESCUE study. J Clin Oncol 2010; 28(12): 2051.

72. Wick A, Felsberg J, Steinbach JP, et al. Efficacy and tolerability of temozolomide in an alternating weekly regimen in patients with recurrent glioma. J Clin Oncol 2007; 25(22): 3357-61.

73. Tolcher AW, Gerson SL, Denis L, et al. Marked inactivation of O6-alkylguanine-DNA alkyltransferase activity with protracted temozolomide schedules. Br J Cancer 2003; 88: 1004-11.

74. Kurzen H, Schmitt S, Näher H, et al. Inhibition of angiogenesis by non-toxic doses of temozolomide. Anticancer Drugs 2003; 14: 515-22.

75. Kim JT, Kim JS, Ko KW, et al. Metronomic treatment of temozolomide inhibits tumor cell growth through reduction of angiogenesis and augmentation of apoptosis in orthotopic models of gliomas. Oncol Rep 2006; 16: 33-9.

76. Gilbert MR, Wang M, Aldape KD, et al. Dose-dense temozolomide for newly diagnosed glioblastoma: a randomized phase III clinical trial. J Clin Oncol 2013; 31: 4085-91.

77. Armstrong TS, Wefel JS, Wang M, et al. Net clinical benefit analysis of radiation therapy oncology group 0525: a phase III trial comparing conventional adjuvant temozolomide with doseintensive temozolomide in patients with newly diagnosed glioblastoma. J Clin Oncol 2013; 31: 4076-84.

78. Brada M, Stenning S, Gabe R, et al. Temozolomide versus procarbazine, lomustine, and vincristine in recurrent high-grade glioma. J Clin Oncol 2010; 28: 4601-8.

79. Wei W, Chen X, Ma X, et al. The efficacy and safety of various dose-dense regimens of temozolomide for recurrent high-grade glioma: a systematic review with meta-analysis. J Neurooncol 2015; 125: 339-49.

80. Nichols CR, Williams SD, Loehrer PJ, et al. Randomized study of cisplatin dose intensity in advanced germ cell tumors. A Southeastern and Southwest Oncology Group Protocol. J Clin Oncol 1991; 9: 1163-72.

81. Berens ME, Rief MD, Shapiro JR, et al. Proliferation and motility responses of primary and recurrent gliomas related to changes in epidermal growth factor receptor expression. J Neurooncol 1996; 27: 11-22.

82. Sugawa N, Yamamoto K, Ueda S, et al. Function of aberrant EGFR in malignant gliomas. Brain Tumor Pathol 1998; 15: 53-7.

83. Schlegel J, Merdes A, Stumm G, et al. Amplification of the epidermal-growth-factor-receptor gene correlates with different growth behaviour in human glioblastoma. Int J Cancer 1994; 56: 72-7.

84. Nishikawa R, Ji XD, Harmon RC, et al. A mutant epidermal growth factor receptor common in human glioma confers enhanced tumorigenicity. Proc Natl Acad Sci U S A 1994; 91: 7727-31.

85. Heimberger AB, Hlatky R, Suki D, et al. Prognostic effect of epidermal growth factor receptor and EGFRvIII in glioblastoma multiforme patients. Clin Cancer Res 2005; 11: 1462-6.

86. Haas-Kogan DA, Prados MD, Tihan T, et al. Epidermal growth factor receptor, protein kinase B/Akt, and glioma response to erlotinib. J Natl Cancer Inst 2005; 97: 880-7.

87. Uchida H, Marzulli M, Nakano K, et al. Effective treatment of an orthotopic xenograft model of human glioblastoma using an EGFR-retargeted oncolytic herpes simplex virus. Mol Ther 2013; 21: 561-9.

88. Wykosky J, Fenton T, Furnari F, et al. Therapeutic targeting of epidermal growth factor receptor in human cancer: successes and limitations. Chin J Cancer 2011; 30: 5-12.

89. Prados MD, Chang SM, Butowski N, et al. Phase II study of erlotinib plus temozolomide during and after radiation therapy in patients with newly diagnosed glioblastoma multiforme or gliosarcoma. J Clin Oncol 2009; 27: 579-84.

90. Brown PD, Krishnan S, Sarkaria JN, et al. Phase I/II trial of erlotinib and temozolomide with radiation therapy in the treatment of newly diagnosed glioblastoma multiforme: North Central Cancer Treatment Group Study N0177. J Clin Oncol 2008; 26: 5603-9.

91. Peereboom DM, Shepard DR, Ahluwalia MS, et al. Phase II trial of erlotinib with temozolomide and radiation in patients with newly diagnosed glioblastoma multiforme. J Neurooncol 2010; 98: 93-9.

92. Wong AJ, Ruppert JM, Bigner SH, et al. Structural alterations of the epidermal growth factor receptor gene in human gliomas. Proc Natl Acad Sci U S A 1992; 89: 2965-9.

93. Wikstrand CJ, McLendon RE, Friedman AH, et al. Cell surface localization and density of the tumor-associated variant of the epidermal growth factor receptor, EGFRvIII. Cancer Res 1997; 57: 4130-40.

94. Sampson JH, Heimberger AB, Archer GE, et al.

Immunologic escape after prolonged progression-free survival with epidermal growth factor receptor variant III peptide vaccination in patients with newly diagnosed glioblastoma. J Clin Oncol 2010; 28: 4722-9.

95. Schuster J, Lai RK, Recht LD, et al. A phase II, multicenter trial of rindopepimut (CDX-110) in newly diagnosed glioblastoma: the ACT III study. Neuro Oncol 2015; 17: 854-61.

96. Reardon DA, Desjardins A, Schuster J, et al. Longtermsurvival benefit demonstrated in phase 2 ReACT Study of RINTEGA in recurrent bevacizumab-naive glioblastoma (NASDAQ: CLDX). 2015. Available at: http: //ir.celldex.com/releasedetail.cfm?ReleaseID =943877. Accessed March 26, 2016.

97. Available at: http: //ir.celldex.com/releasedetail. cfm?ReleaseID=959021. Accessed April 12, 2016.

98. Kirson ED, Dbaly V, Tovarys F, et al. Alternating electric fields arrest cell proliferation in animal tumor models and human brain tumors. Proc Natl Acad Sci U S A 2007; 104: 10152-7.

99. Stupp R, Wong ET, Kanner AA, et al. NovoTTF- 100A versus physician's choice chemotherapy in recurrent glioblastoma: a randomised phase III trial of a novel treatment modality. Eur J Cancer 2012; 48: 2192-202.

100. Stupp R, Taillibert S, Kanner AA, et al. Maintenance therapy with tumor-treating fields plus temozolomide vs temozolomide alone for glioblastoma. JAMA 2015; 314: 2535.

101. Lote K, Stenwig AE, Skullerud K, et al. Prevalence and prognostic significance of epilepsy in patients with gliomas. Eur J Cancer 1998; 34: 98-102.

102. Tandon PN, Mahapatra AK, Khosla A. Epileptic seizures in supratentorial gliomas. Neurol India 2001; 49: 55-9.

103. Penfield W. Relation of intracranial tumors and symptomatic epilepsy. Arch Neurol Psychiatry 1940; 44: 300.

104. Glantz MJ, Cole BF, Forsyth PA, et al. Practice parameter: anticonvulsant prophylaxis in patients with newly diagnosed brain tumors. Report of the Quality Standards Subcommittee of the American Academy of Neurology. Neurology 2000; 54: 1886-93.

105. Pace A, Bove L, Innocenti P, et al. Epilepsy and gliomas: incidence and treatment in 119 patients. J Exp Clin Cancer Res 1998; 17: 479-82.

106. Telfeian AE, Philips MF, Crino PB, et al. Postoperative epilepsy in patients undergoing craniotomy for glioblastoma multiforme. J Exp Clin Cancer Res 2001; 20: 5-10.

107. Taylor RS, Sander JW, Taylor RJ, et al. Predictors of health-related quality of life and costs in adults with epilepsy: a systematic review. Epilepsia 2011; 52: 2168-80.

108. Mendez MF. Depression in epilepsy. Arch Neurol 1986;

43: 766.

109. Sperling MR. The consequences of uncontrolled epilepsy. CNS Spectr 2004; 9: 98-109.

110. Löscher W, Potschka H. Role of multidrug transporters in pharmacoresistance to antiepileptic drugs. J Pharmacol Exp Ther 2002; 301: 7-14.

111. French JA. The role of drug-resistance proteins in medically refractory epilepsy. Epilepsy Curr 2002; 2: 166-7.

112. Fetell MR, Grossman SA, Fisher JD, et al. Preirradiation paclitaxel in glioblastoma multiforme: efficacy, pharmacology, and drug interactions. New Approaches to Brain Tumor Therapy Central Nervous System Consortium. J Clin Oncol 1997; 15: 3121-8.

113. Grossman SA, Hochberg F, Fisher J, et al. Increased 9-aminocamptothecin dose requirements in patients on anticonvulsants. NABTT CNS Consortium. The New Approaches to Brain Tumor Therapy. Cancer Chemother Pharmacol 1998; 42: 118-26.

114. Mason WP, MacNeil M, Kavan P, et al. A phase I study of temozolomide and everolimus (RAD001) in patients with newly diagnosed and progressive glioblastoma either receiving or not receiving enzyme-inducing anticonvulsants: an NCIC CTG study. Invest New Drugs 2012; 30: 2344-51.

115. Loghin ME, Prados MD, Wen P, et al. Phase I study of temozolomide and irinotecan for recurrent malignant gliomas in patients receiving enzymeinducing antiepileptic drugs: a North American Brain Tumor Consortium study. Clin Cancer Res 2007; 13: 7133-8.

116. Chalk JB, Ridgeway K, Brophy T, et al. Phenytoin impairs the bioavailability of dexamethasone in neurological and neurosurgical patients. J Neurol Neurosurg Psychiatry 1984; 47: 1087-90.

117. Haque N, Thrasher K, Werk EE, et al. Studies on dexamethasone metabolism in man: effect of diphenylhydantoin. J Clin Endocrinol Metab 1972; 34: 44-50.

118. Rüegg S. Dexamethasone/phenytoin interactions: neurooncological concerns. Swiss Med Wkly 2002; 132: 425-6.

119. Penry JK, Newmark ME. The use of antiepileptic drugs. Ann Intern Med 1979; 90: 207-18.

120. Wen PY, Schiff D, Kesari S, et al. Medical management of patients with brain tumors. J Neurooncol 2006; 80: 313-32.

121. Moots PL, Maciunas RJ, Eisert DR, et al. The course of seizure disorders in patients with malignant gliomas. Arch Neurol 1995; 52: 717-24.

122. Bosma I, Vos MJ, Heimans JJ, et al. The course of neurocognitive functioning in high-grade glioma patients. Neuro Oncol 2007; 9: 53-62.

123. Taphoorn MJB, Klein M. Cognitive deficits in adult

patients with brain tumours. Lancet Neurol 2004; 3: 159-68.

124. Klein M, Engelberts NH, van der Ploeg HM, et al. Epilepsy in low-grade gliomas: the impact on cognitive function and quality of life. Ann Neurol 2003; 54: 514-20.

125. Vecht CJ, Wagner GL, Wilms EB. Interactions between antiepileptic and chemotherapeutic drugs. Lancet Neurol 2003; 2: 404-9.

126. Macdonald DR, Cascino TL, Schold SC, et al. Response criteria for phase II studies of supratentorial malignant glioma. J Clin Oncol 1990; 8: 1277-80.

127. Wen PY, Macdonald DR, Reardon DA, et al. Updated response assessment criteria for highgrade gliomas: response assessment in neurooncology working group. J Clin Oncol 2010; 28: 1963-72.

128. de Wit MCY, de Bruin HG, Eijkenboom W, et al. Immediate post-radiotherapy changes in malignant glioma can mimic tumor progression. Neurology 2004; 63: 535-7.

129. Brandsma D, Stalpers L, Taal W, et al. Clinical features, mechanisms, and management of pseudoprogression in malignant gliomas. Lancet Oncol 2008; 9: 453-61.

130. Chamberlain MC, Glantz MJ, Chalmers L, et al. Early necrosis following concurrent Temodar and radiotherapy in patients with glioblastoma. J Neurooncol 2007; 82: 81-3.

131. Taal W, Brandsma D, de Bruin HG, et al. Incidence of early pseudo-progression in a cohort of malignant glioma patients treated with chemoirradiation with temozolomide. Cancer 2008; 113: 405-10.

132. Shah AH, Snelling B, Bregy A, et al. Discriminating radiation necrosis from tumor progression in gliomas: a systematic review what is the best imaging modality? J Neurooncol 2013; 112: 141-52.

133. Vredenburgh JJ, Desjardins A, Herndon JE 2nd, et al. Bevacizumab plus irinotecan in recurrent glioblastoma multiforme. J Clin Oncol 2007; 25: 4722-9.

134. Xu T, Chen J, Lu Y, et al. Effects of bevacizumab plus irinotecan on response and survival in patients with recurrent malignant glioma: a systematic review and survival-gain analysis. BMC Cancer 2010; 10: 252.

135. Keunen O, Johansson M, Oudin A, et al. Anti-VEGF treatment reduces blood supply and increases tumor cell invasion in glioblastoma. Proc Natl Acad Sci U S A 2011; 108: 3749-54.

136. Villano JL, Williams LE, Watson KS, et al. Delayed response and survival from NovoTTF-100A in recurrent GBM. Med Oncol 2013; 30: 338.

137. Huang RY, Neagu MR, Reardon DA, et al. Pitfalls in the neuroimaging of glioblastoma in the era of antiangiogenic and immuno/targeted therapy - detecting illusive disease, defining response. Front Neurol 2015; 6: 33.

138. Motl S, Zhuang Y, Waters CM, et al. Pharmacokinetic considerations in the treatment of CNS tumours. Clin Pharmacokinet 2006; 45: 871-903.

139. Neuwelt EA. Mechanisms of disease: the blood-brain barrier. Neurosurgery 2004; 54: 131-40 [discussion: 141-2].

140. de Lange ECM, Danhof M. Considerations in the use of cerebrospinal fluid pharmacokinetics to predict brain target concentrations in the clinical setting: implications of the barriers between blood and brain. Clin Pharmacokinet 2002; 41: 691-703.

141. Ungerstedt U. Microdialysis-principles and applications for studies in animals and man. J Intern Med 1991; 230: 365-73.

142. Zhou Q, Gallo JM. In vivo microdialysis for PK and PD studies of anticancer drugs. AAPS J 2005; 7: E659-67.

143. Dabrosin C. Variability of vascular endothelial growth factor in normal human breast tissue in vivo during the menstrual cycle. J Clin Endocrinol Metab 2003; 88(6): 2695-8. Available at: http://www.ncbi.nlm.nih.gov/pubmed/12788875. Accessed March 29, 2016.

144. Poca MA, Sahuquillo J, Vilalta A, et al. Percutaneous implantation of cerebral microdialysis catheters by twist-drill craniostomy in neurocritical patients: description of the technique and results of a feasibility study in 97 patients. J Neurotrauma 2006; 23: 1510-7.

145. During MJ, Spencer DD. Extracellular hippocampal glutamate and spontaneous seizure in the conscious human brain. Lancet 1993; 341(8861): 1607-10. Available at: http://www.ncbi.nlm.nih.gov/pubmed/8099987. Accessed March 29, 2016.

146. Salci K, Nilsson P, Howells T, et al. Intracerebral microdialysis and intracranial compliance monitoring of patients with traumatic brain injury. J Clin Monit Comput 2006; 20: 25-31.

147. Mindermann T, Zimmerli W, Gratzl O. Rifampin concentrations in various compartments of the human brain: a novel method for determining drug levels in the cerebral extracellular space. Antimicrob Agents Chemother 1998; 42: 2626-9.

148. Blakeley JO, Olson J, Grossman SA, et al. Effect of blood brain barrier permeability in recurrent high grade gliomas on the intratumoral pharmacokinetics of methotrexate: a microdialysis study. J Neurooncol 2009; 91: 51-8.

149. Portnow J, Badie B, Chen M, et al. The neuropharmacokinetics of temozolomide in patients with resectable brain tumors: potential implications for the current approach to chemoradiation. Clin Cancer Res 2009; 15: 7092-8.

150. Dhodapkar M, Rubin J, Reid JM, et al. Phase I trial of temozolomide (NSC 362856) in patients with advanced cancer. Clin Cancer Res 1997; 3: 1093-100.

译后记

在新冠疫情前的 2018 年，我在意大利进行研修，无意间发现了一本英文专著 *Glioblastoma*，其涉及范围之广泛，内容之丰富，令人叹为观止。涵盖了从脑胶质瘤的发现、治疗历史、目前的标准治疗、分子生物学、影像学、唤醒开颅手术、免疫靶向治疗到电场治疗以及临床试验的各个方面，还有专门章节探讨胶质母细胞瘤对个体健康生活和认知功能的影响以及对社会经济和全球经济的影响，让我耳目一新。对一种疾病有如此系统和深刻的认知在国内书籍中是很少见的。当时，我就萌生了要翻译引介此书的心愿。

胶质瘤是最常见的原发性中枢神经系统肿瘤，恶性胶质瘤的发病率为 5/100 万 ~8/100 万，5 年病死率在全身肿瘤中仅次于胰腺癌和肺癌，位列第 3。《2016 中国肿瘤登记年报》指出，中国的脑及中枢神经系统恶性肿瘤病死率为 4.23/10 万，位列十大高病死率肿瘤第 9。以恶性胶质瘤为代表的中枢神经系统恶性肿瘤造成了巨大的社会经济及家庭负担，一直是当今神经肿瘤研究的热点。近年来，我国的胶质瘤研究在江涛教授等专业团队的带领下取得了长足的进步，但我们的研究深度、广度、原创性及临床转化与欧美发达国家还有一定差距。

回国后，我与志同道合的同事组建了河南省人民医院的脑肿瘤多学科诊疗（multi-disciplinary treatment, MDT）团队。工作之余，团队着手翻译该书，并得到了我的博士生导师四川大学华西医院神经外科游潮教授和师兄徐建国教授团队的支持和协作。

筹划本书翻译距今已 3 年有余，期间，疫情对我们的日常生活、工作都造成了影响，尤其是对遭受疾病折磨的人来说更是一种磨难。看到罹患胶质母细胞瘤的患者及其亲人的困顿，作为专业人员更感责任重大，也更觉得应该为攻克这一顽疾贡献一份绵力。虽几易译稿、修订、校对，我们亦愿为此不疲。

现在，译稿终于完成了。感谢参译同道的不懈努力，感谢我的学生屈洪彬、左争辉、胡森等不厌其烦地整理译稿。特别感谢两位推动我国胶质瘤研究及临床实践的著名专家江涛教授和陈忠平教授在翻译过程中的指导，并拨冗为译作作序推荐。也要感谢北京大学医学出版社的支持，使得此译著能够顺利与读者见面。

译稿完成付梓，虽喜亦忧。喜的是通过翻译此书，我们不仅开阔了视野，更重要的是引入了国际上有关胶质瘤的最全面、最前沿的认知，激励从事此道的专家同仁总结经验、早日编撰、出版专著，向国际同行发出中国声音。担忧的是由于我学识的局限，译著中的错误和不足在所难免，望祈读者见谅指正。

马春晓
于河南省人民医院
2022 年 5 月

索 引